Essential Analysis of Ophthalmic Cases

眼科精选病例分析

吕红彬　主编

中国科学技术出版社
·北　京·

图书在版编目（CIP）数据

眼科精选病例分析 / 吕红彬主编 . — 北京 : 中国科学技术出版社 , 2021.2

ISBN 978-7-5046-8956-6

Ⅰ . ①眼… Ⅱ . ①吕… Ⅲ . ①眼病—病案 Ⅳ . ① R77

中国版本图书馆 CIP 数据核字 (2021) 第 004208 号

策划编辑　焦健姿　王久红
责任编辑　焦健姿
装帧设计　佳木水轩
责任印制　李晓霖

出　　版　中国科学技术出版社
发　　行　中国科学技术出版社有限公司发行部
地　　址　北京市海淀区中关村南大街 16 号
邮　　编　100081
发行电话　010-62173865
传　　真　010-62179148
网　　址　http://www.cspbooks.com.cn

开　　本　889mm × 1194mm　1/16
字　　数　479 千字
印　　张　19.75
版　　次　2021 年 2 月第 1 版
印　　次　2021 年 2 月第 1 次印刷
印　　刷　天津翔远印刷有限公司
书　　号　ISBN 978-7-5046-8956-6 / R · 2669
定　　价　128.00 元

编著者名单

主　编　吕红彬

副主编　喻应贵　康刚劲　张熙伯　周　琦

编　者　（以姓氏笔画为序）

王　芳　王妍茜　王贵渠　孔祥梅　田　敏

向小红　李友谊　杨　微　陈　璐　范秋梅

欧阳科　郐　莉　徐曼华　郭　露　唐　敏

黄朝霞　曹　阳　曾　俊　雷颖庆

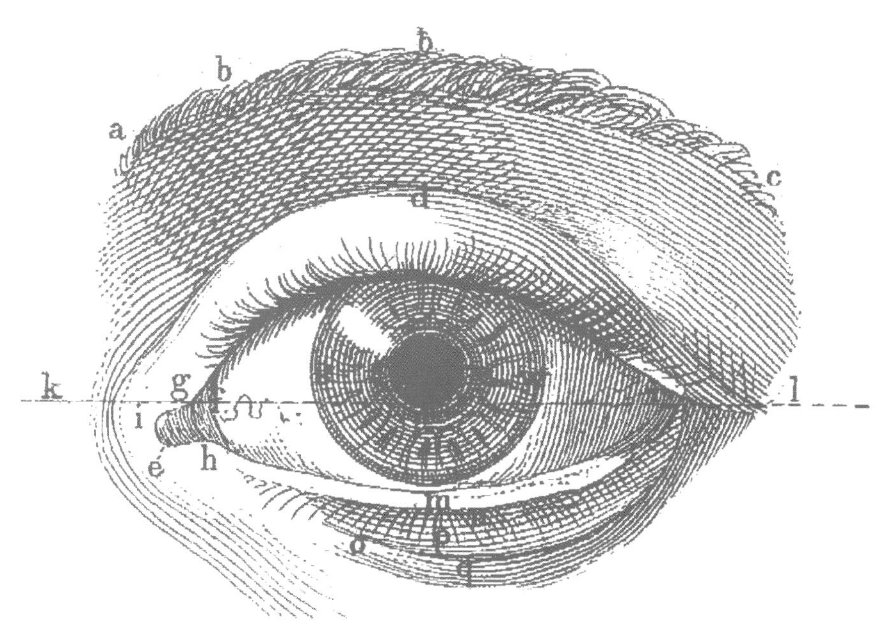

主编简介

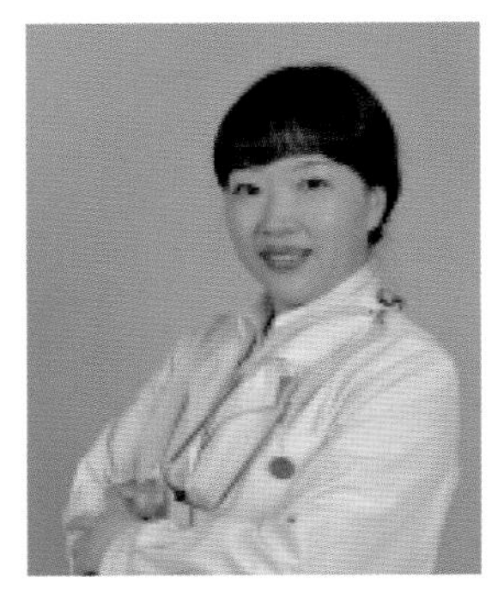

吕红彬，女，医学博士，主任医师、教授、硕士研究生导师，西南医科大学附属医院眼科主任兼视光科负责人，眼科学教研室主任。四川省卫生厅学术技术带头人，四川省学术技术带头人后备人才，中国医疗保健国际交流促进会眼科分会委员，中国残疾人康复协会视力残疾康复专业委员会委员，中国微循环学会眼微循环专业委员会眼影像学组委员，中国老年保健协会眼保健分会委员，中国医疗保健国际交流促进会华佗工程眼科分级诊疗联盟四川省中心副主任，四川省医学会眼科专委会副主任委员，四川省眼科质量控制中心副主任，四川省防盲技术指导组副组长，四川省医师协会眼科医师分会副会长，四川省康复医学会眼科分会副会长，四川省预防医学会眼视觉保健分会副主任委员，四川省医学会日间手术专委会副主任委员，泸州市医学会眼科专委会主任委员，泸州市眼科质量控制中心主任，泸州市残疾儿童鉴定专家组组长，泸州市近视防控中心负责人，西南医科大学附属医院药物临床试验机构眼科专业组组长。《西南医科大学学报》编委，《中华眼底病杂志》《眼科新进展》《中国组织工程研究》《川北医学院学报》审稿专家，《中华眼科医学杂志（电子版）》通讯编委。曾作为公派访问学者在英国 Manchester 大学学习 6 个月。从事眼科临床、教学和科研工作近 30 年，擅长各种玻璃体、视网膜及视神经疾病的诊治，同时对眼屈光、眼视光、白内障、青光眼、眼外伤及眼眶疾病等的诊治具有较高的造诣。获省部级、市厅级及校级奖励 12 项。主持、主研了国家级、省部级、厅局级及校院级科研课题 40 余项。主编专著 1 部，参编 3 部，在国内外专业期刊发表学术论文 132 篇。迄今已培养硕士研究生 40 余名。

编者的话

众所周知，临床医学的重点在于疾病的诊断与治疗。对于同病异症、异病同症，日常临床经验的积累和总结尤为重要。正所谓“不积跬步，无以至千里；不积小流，无以成江海”。作为以外科手术为主、内科治疗为辅的眼科学，对临床常见典型眼科疾病的诊治总结十分必要，现与同行一道斟酌。

普通医学院校眼科学教材多为系统介绍眼部的基础知识，常见眼科疾病的病因、临床表现、诊断及治疗，主要是为了帮助医学生系统了解眼科学的基本知识。这类教材很少会涉猎典型病例的举例分析、个体化治疗方案的设计思路及目前相关研究的最新进展。鉴于此，本书从真实病例出发，以症状、体征为线索，对具体病例进行分析讨论，给出诊断及鉴别诊断，同时结合该疾病提出个体化治疗方案并介绍目前相关诊疗的进展。本书从临床角度出发，可为初入眼科的同道在临床实践操作中提供指导。

在本书编写过程中，承蒙各位编者的大力支持，提供了大量宝贵病例。感谢中国科学技术出版社对本书出版给予的专业性意见，感谢各位患者对医学事业的理解和支持。正是大家的共同努力，才促成本书最终付梓。

由于眼科诊疗技术不断发展，加之书中病例收集所限，书中所述可能存在一定的疏漏和局限，恳请各位同道及读者予以批评指正。

西南医科大学附属医院　吕红彬

目　录

第 1 章　眼前节疾病

第 2 章　眼后节疾病

第 3 章 屈光不正、眼肌病

第 4 章　眼　外　伤

第 5 章　眼 眶 疾 病

第1章　眼前节疾病

一、眼睑疾病

病例1　先天性上睑下垂

【病例介绍】

患者，男性，14岁。

主诉：发现双眼上睑抬举困难14年。

现病史：14年前患儿出生时家属发现患儿双眼上睑抬举困难，左眼为重，伴双眼视力下降，一直未予以重视。

既往史、家族史：无特殊。

【专科查体】

眼部检查。视力：右眼3.8－7.50DS/－0.50DC×165＝4.9，左眼3.6－15.00DS/－2.00DC×25＝4.0。自然睁眼向前平视时，右眼上睑遮盖角膜上缘约3mm，额肌肌力约7mm，上睑提肌肌力约5mm；左眼上睑遮盖角膜上缘约5mm，额肌肌力约6mm，上睑提肌肌力约3mm。双眼Bell征（+）（图1-1）。双眼球向各方向运动到位。双眼结膜无充血，角膜透明，前房轴深约4CT，虹膜纹理清楚，瞳孔形圆，直径约3.5mm，直接和间接对光反应灵敏，晶状体透明，眼底可见后极部视网膜呈豹纹状改变，左眼视盘颞侧可见近视弧形斑。眼压：右眼17mmHg，左眼16mmHg。

【辅助检查】

1. 超广角眼底成像　左眼底视盘颞侧可见近视弧形斑，后极部视网膜呈豹纹状改变（图1-2）。

2. 胸部X线片　未见明显异常。

3. 新斯的明试验　（－）。

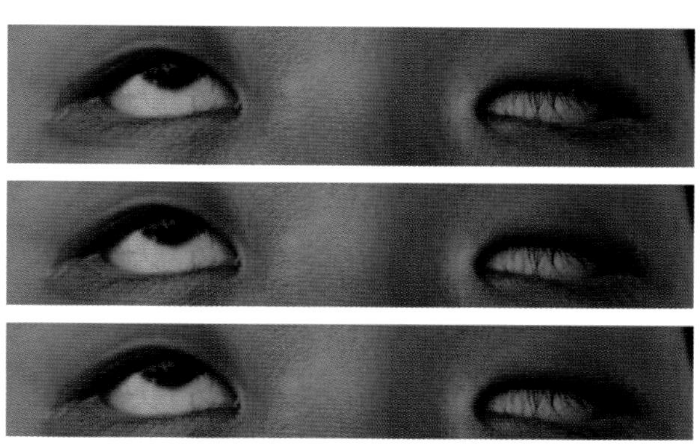

▲ 图1-1　双眼外眼照

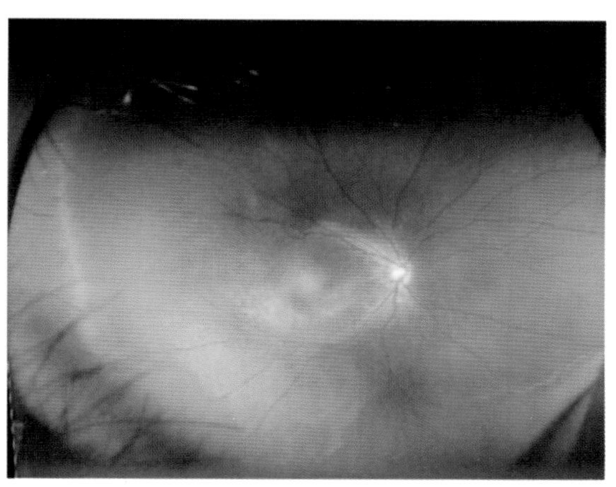

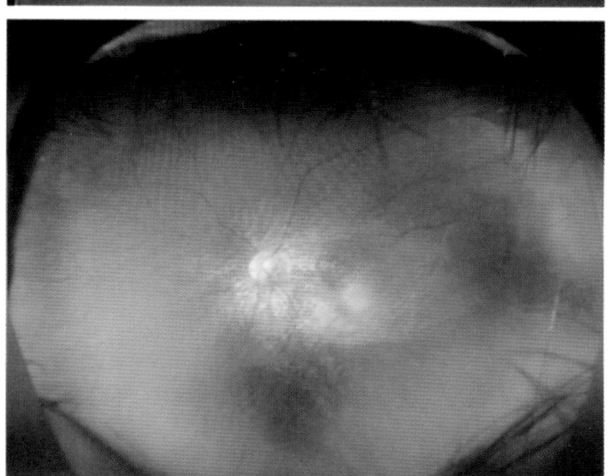

▲ 图1-2　超广角眼底成像

【诊断】

1. 双眼先天性上睑下垂（congenital ptosis，CP）。

2. 双眼弱视。

3. 双眼高度近视。

4. 双眼高度近视眼底改变。

【鉴别诊断】

1. 动眼神经麻痹性上睑下垂　因动眼神经麻痹所致，多为单眼，常合并动眼神经支配的其他眼外肌或眼内肌麻痹，可出现复视。

2. 肌源性上睑下垂　多见于重症肌无力患者，常有全身随意肌疲劳现象。

3. 机械性上睑下垂　由于眼睑本身的重量引起上睑下垂，如重症沙眼、眼睑肿瘤等。

【治疗经过】

患者入院后完善术前检查，予以“双眼上睑提肌缩短 + 重睑成形术”，术后自然睁眼向前平视时，双眼上睑遮盖角膜上缘约 1mm，重睑形成满意（图 1-3）。

▲ 图 1-3　术后双眼外眼照

【病例分析及诊疗思路】

该患者诊断“先天性上睑下垂”明确，患者出生后即发现上睑抬举困难，行胸部 X 线片未发现异常，新斯的明试验阴性。患儿上睑下垂遮挡瞳孔影响视力发育，导致双眼弱视形成。

上睑下垂（ptosis）是指上睑提肌（动眼神经支配）和 Müller 肌（颈交感神经支配）功能部分或完全丧失，致使一侧或双侧的上睑明显低于正常位置，分为先天性和获得性两大类。先天性者多为动眼神经核或上睑提肌发育不良，肌纤维收缩和舒张功能均异常，常染色体显性或隐性异常。

先天性上睑下垂主要表现为睑裂变窄，呈现耸肩皱额现象，额部皱纹明显。单眼或双眼发生，如为双眼，需抬头仰视。常合并其他先天异常，如内眦赘皮、斜视、小睑裂及眼球震颤等。先天性上睑下垂遮盖瞳孔，影响视力发育，可导致弱视形成，所以在视觉发育关键期及时对儿童先天性上睑下垂进行矫正极为重要。上睑提肌在出生后已基本发育完善，上睑提肌肌力不会随着年龄的增长而提高，因此儿童重度先天性上睑下垂早期采用上睑提肌缩短术矫正是可行的。上睑下垂的手术矫正方法众多，具体术式的选择主要依据术前上睑提肌肌力的测定。当上睑提肌肌力 ≤ 4mm 时，多采用额肌悬吊术。但近期出现了较多的改良术式。同时有学者发现联合筋膜鞘悬吊术可安全有效地治疗先天性中重度上睑下垂。对于上睑提肌力量在 8mm 以上的轻度上睑下垂患者可采用上睑提肌腱膜折叠术。但在临床工作中，有些患儿虽然术前检查提示上睑提肌肌力不佳，但术中检查可见上睑提肌发育良好，厚度及弹性正常。上睑提肌是提举上睑的主要肌肉，增强上睑提肌力量来矫正上睑下垂，无论从解剖还是从生理角度都是最理想的术式。

（田　敏　张熙伯）

参考文献

[1] 刘家琦，李凤鸣 . 实用眼科学 . 北京：人民卫生出版社，2014：239.

[2] 牛贺平，田青，胡贤丽，等 . 上睑提肌缩短术矫正儿童重度先天性上睑下垂 . 中国实用眼科杂志，2015，33（5）：534–536.

[3] 叶娟，王嫦君 . 如何选择上睑下垂的手术时机和手术方法 . 中华眼科杂志，2011，47（8）：676–679.

[4] 翟文娟，潘叶，唐东润，等 . 先天性上睑下垂 379 例治疗体会 . 中国实用眼科杂志，2009，27（10）：126–129.

[5] 王恒，刘柳，王振军 . 联合筋膜鞘悬吊术治疗小儿中重度上睑下垂 . 中华整形外科杂志，2018，34（9）：739–743.

病例 2　眼肌型重症肌无力

【病例介绍】

患者，女性，15 岁。

主诉：左眼上睑下垂 7 天。

现病史：患者 7 天前无明显诱因出现左眼上睑下垂，无“晨轻暮重”特点，与活动、休息无关，不伴眼睑红肿、畏光、流泪、复视、视力下降等不适，在当地医院行“头颅 MRI 及头颅 CTA 检查”未见明显异常，现为进一步诊治入院。

既往史、个人史、家族史：无特殊。

【专科查体】

眼部检查。视力：双眼 5.0，双眼球各方向运动到位。右眼前后节未见明显异常，右眼上睑提肌肌力 9mm，额肌肌力 16mm。左眼上睑下垂遮盖一半角膜，睑裂宽约 3mm，上睑提肌肌力 0mm，额肌肌力 1mm，Bell 征（-），余前后节未见明显异常。眼压：右眼 19mmHg，左眼 17mmHg。四肢肌力Ⅴ级，肌张力不高，腱反射对称，病理征（-），脑膜刺激征（-）。

【辅助检查】

1. 自身抗体谱、抗 O+RF+ 免疫球蛋白 +C3+C4+CRP 检查　未见异常。

2. 甲状腺功能检查　未见异常。

3. 头颅及胸部 CT　未见异常。

4. 重复电刺激　未见明显异常。

5. 新斯的明试验　患者左眼上睑下垂（图 1-4A），注射新斯的明 20min 后观察，患者左眼上睑抬起，睑裂开大（图 1-4B）。

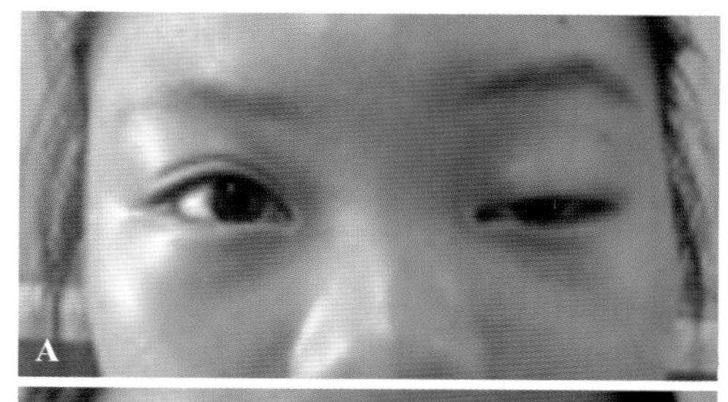

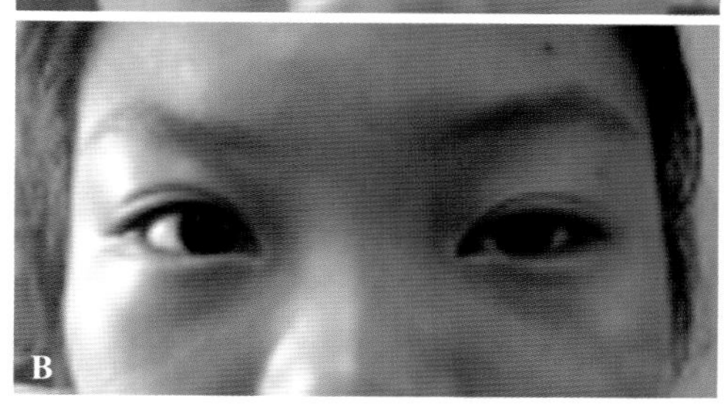

▲ 图 1-4　新斯的明试验

【诊断】

眼肌型重症肌无力（ocular myasthenia gravis，OMG）。

【鉴别诊断】

1. 先天性上睑下垂　以双侧居多，有遗传性、显性或隐性遗传，新斯的明试验（-）可鉴别。

2. 下颌瞬目综合征　当患者咀嚼、张嘴或者将下颌朝下垂对侧方向移动时，下垂的上睑可以突然上提。

3. 线粒体脑肌病　在第 1 型线粒体脑肌病患者中均有慢性进展性眼外肌麻痹，主要表现为双眼睑下垂，眼球各方向运动受限，可有肢体近端无力，同时患者也常有肌无力易疲劳的主诉，但无“晨轻暮重”的特点。此外若还伴有视网膜色素变性、心脏传导阻滞、矮小、弱智等，则为慢性进行性眼外肌麻痹（Keams-Sayre syndrome，KSS）型。血乳酸浓度常增高，运动前与运动后的比较更有意义。

4. 动眼神经麻痹　患者表现为眼睑下垂，眼球运动障碍。患侧瞳孔散大，对光反应消失，症状无波动，新斯的明试验（-）。

5. 眼睑痉挛和 Meige 综合征　这两种疾病是锥体外系统疾病，表现为面部或主要是眼睑的肌肉痉挛，患者在紧张时加重，安静和休息时减轻。某些严重患者的主诉为双眼无法睁开，但无眼球活动障碍，新斯的明试验可鉴别。

【治疗经过】

患者诊断明确后，转入神经内科进一步治疗，全身予以溴吡斯的明抗胆碱酯酶治疗，泼尼松免疫调节，症状好转后出院继续用药，门诊随访。

【病例分析及诊疗思路】

患者为后天出现的上睑下垂，不伴全身症状，胸部 CT 未见异常，新斯的明试验（+），考虑重症肌无力眼肌型。予以溴吡斯的明抗胆碱酯酶治疗后左眼上睑下垂症状好转，长期随访。

重症肌无力（myasthenia gravis，MG）是乙酰胆碱受体抗体介导的累及神经肌肉接头的神经系统自身免疫性疾病。MG 的发病机制主要涉及免疫和遗传因素。在遗传因素方面，既往研究发现 HLA 基因在 MG 发病机制中起重要作用。HLA 基因型因 MG 的发病年龄、种族、临床症状、胸腺组织的不同而变化。另外，IL-1β、TNF-α、CHRNA1 等基因也与 MG 有相关性。普遍认为 MG 是由自身乙酰胆碱受体（AChR）致敏的自身免疫病。患者体内存在 AChR 抗体，受体被破坏，终板不能产生足够的电位，影响肌肉收缩功能。

根据 Osserman 分型法，MG 分为五型：①Ⅰ型，眼肌型（15%～20%）。肌无力限于眼外肌，此型预后较良好，但对抗胆碱酯酶药的治疗敏感性较差。②ⅡA 型，轻度全身型（30%）。进展缓慢，无危象，药物反应较好。③ⅡB 型，中度全身型（25%）。严重的骨骼肌及延髓肌无力，无危象，药物反应差。④Ⅲ型，急性暴发型（15%）。快速进展的严重肌无力伴危象，药物反应差，胸腺瘤发生率高，死亡率高。⑤Ⅳ型，迟发重症型（10%）。与Ⅲ型表现相同，但从Ⅰ型进展到Ⅱ型的时间超过 2 年。大部分 MG 患者以眼肌型起病，超过 60% 的 OMG 患者在 2 年内进展为全身型重症肌无力（generalized myasthenia gravis，GMG）。

OMG 是临床症状最轻、发病早期的 MG，病变仅侵犯眼肌，以眼外肌多见。表现为上睑下垂、复视、眼球运动受限、视物模糊，病情晨轻暮重，时好时坏或左右交替。临床中需注意除外患者可能并发的其他疾病，如甲状腺功能异常、胸腺瘤、风湿性关节炎、系统性红斑狼疮、肺癌、颈椎病、多发性硬化、慢性髓样白血病、糖尿病等。

OMG 的治疗目标是在尽量减少不良反应的前提下，获得症状减轻甚或稳定缓解。皮质类固醇是治疗 OMG 的一线用药，可通过抑制抗 AChR $CD4^+$ T 细胞反应、减少特异性抗 AChR 抗体产生、促进神经肌肉接头终板结构修复和 AChR 重新合成等途径发挥强大的抗炎及免疫抑制作用，改善 OMG 患者症状、缩短 OMG 病程。激素的使用主要有大剂量递减法和小剂量递增法两种方案。前者的优点是使 OMG 症状缓解快，起效后可快速将激素减为维持量，其骨质疏松、感染的不良反应相对较少，但其在治疗早期可使病情加重，尤其是在有感染时更易发生，需要积极对症治疗，故仅住院患者才使用该方案。对于临床症状较轻的 OMG 患者，我们多采用小剂量递增疗法，优点是避免了使用激素初期导致病情恶化的可能，但小剂量递增疗法起效慢，且由于长时间使用较大剂量激素，易出现骨质疏松、感染、肥胖、无菌性股骨头坏死等激素并发症。大多数激素的并发症与剂量的累积有关，防止并发症最重要的方法是控制激素量及缓慢减少激素用量。抗胆碱酯酶药物能抑制胆碱酯酶活性，使胆碱能神经末梢释放的 ACh 减少。此外，胆碱酯酶抑制剂能直接兴奋运动终板上的烟碱样胆碱受体，并能促进运动神经末梢释放 ACh，从而提高全身骨骼肌的肌张力，起到改善症状作用。溴吡斯的明仍是国内外治疗 OMG 的一线对症的药物，对于仅有上睑下垂者效果更好，但由于不改变患者的自身免疫，往往还需要寻求其他治疗方案。由于胸腺在 MG 发病过程中占重要地位。因此，目前胸腺切除手术已成为治疗 MG 的一种重要方法。但是，对于单纯眼肌型重症肌无力患者，胸腺手术是否必要，仍缺乏有力的临床证据。

眼肌型重症肌无力的临床表现及诊断相对简

单，但其发病机制十分复杂，由于自身免疫性损伤在眼肌型重症肌无力的发病过程中具有核心作用，免疫相关疗法遂成为本病治疗的关键环节。但目前对 OMG 的治疗研究尚存不少缺点，迄今还缺乏成熟的特异性根治疗法，需要更多、更深入的相关基础和临床研究，使其病理生理机制更加明确，并逐渐使治疗（尤其是特异性免疫干预措施）更加成熟。

（周　琦　张熙伯　吕红彬）

参考文献

[1] 田燕，魏世辉，于生元 . 眼肌型重症肌无力的临床研究 . 中华眼底病杂志，2006，22（6）：379-380.

[2] 李凤鸣 . 中华眼科学（下册）.2 版 . 北京：人民卫生出版社，2005：3006.

[3] 王雪，郎卫华，李坤 . 眼肌型重症肌无力误诊二例 . 中华眼科杂志，2017，53（8）：626-628.

[4] Nair AG，Patilchhablani P，Venkatramani DV，et al. Ocular myasthenia gravis：A review. Indian J Ophthalmol，2014，62（10）：985-991.

[5] Karni A，Asmail A，Drory VE，et al. Characterization of patients with ocular myasthenia gravis-A case series. Eneurologicalsci，2016，4：30-33.

[6] 成艳 . 眼肌型重症肌无力研究进展 . 国际儿科学杂志，2014，41（3）：274-276.

病例 3　下颌瞬目综合征

【病例介绍】

患者，女性，15 岁。

主诉：左眼随咀嚼运动频繁眨眼 15 年。

现病史：患者 15 年前自出生后出现左眼上睑不能抬起，随咀嚼运动左眼上睑抬起，睑裂增大，不伴复视、眼球运动受限、斜视等不适，未曾诊治，今为改善外观来我院治疗。

既往史、个人史及家族史：无特殊。

【专科查体】

眼部检查。视力：右眼 4.4－6.25DS＝5.0，左眼 3.6－4.00DS＝5.0。右眼上睑提肌肌力 9mm，额肌肌力 19mm，左眼上睑提肌肌力 7mm，额肌肌力 15mm。右眼前后节未见明显异常。左眼上睑下垂，上睑缘遮盖一半瞳孔，睑裂高度为 4mm，咀嚼时睑裂增大约 7mm（图 1-5），余左眼前后节未见明显异常。眼压：双眼 17mmHg。

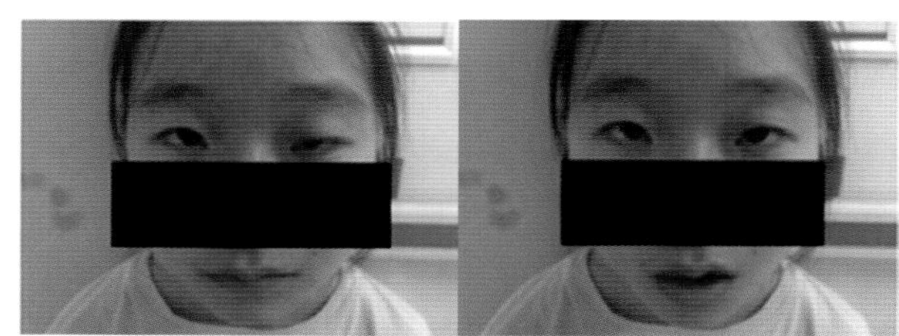

▲ 图1-5　左眼上睑下垂，随咀嚼运动上睑抬起，睑裂开大

【诊断】

1. 左眼下颌瞬目综合征（Marcus-Gunn syndrome）。

2. 左眼先天性上睑下垂。

3. 双眼屈光不正。

【鉴别诊断】

1. 先天性上睑下垂　表现自然平视时上睑缘遮盖角膜上缘超过 3mm，患侧额部皮肤可有横向皱纹，与下颌瞬目综合征鉴别表现为随咀嚼运动时，上睑缘高度无变化。

2. 重症肌无力　表现为后天出现的单眼或者双眼上睑下垂，有“晨轻暮重”的特点，新斯的明试验可鉴别。

3. 下颌瞬目综合征（marin-amat syndrome）　常见于面神经麻痹、偏瘫和肌萎缩性侧索硬化症患者，主要表现为张口时出现不随意的一侧闭眼现象。

【治疗经过】

患者入院后行“左眼上睑提肌节段性切除＋额肌腱膜悬吊＋重睑成形术”。术毕左眼睑裂开大，重睑成形，睑裂高度为 7mm，咀嚼时睑裂增大现象消失。

【病例分析及诊疗思路】

该患者诊断左眼下颌瞬目综合征明确，无家

族史，咀嚼时左眼上睑抬起到角膜上缘，考虑中度下颌瞬目综合征，治疗上采取左眼上睑提肌节段性切除 + 额肌腱膜悬吊 + 重睑成形术，术后左眼睑裂开大，重睑成形，下颌瞬目联动现象消失。

下颌瞬目综合征属于先天性脑神经异常支配综合征的一种，于 1883 年由美国眼科学家 Robert Marcus Gunn 首次报道，又名 Marcus-Gunn 综合征，是一种少见的特殊类型的先天性上睑下垂，占先天性上睑下垂病例的 2%，男性多于女性，左眼多于右眼，少数患者有家族史。下颌瞬目综合征发病机制目前尚无明确阐述，鉴于患侧翼外肌与上睑提肌的连带运动现象，故推测本病是因支配上睑提肌的动眼神经纤维与支配翼外肌的三叉神经纤维之间有异常的中枢性或周围性联系，从而发生错误的支配所致，少数后天性动眼神经中枢损害恢复期也可发生该现象。

本病的典型症状包括单侧先天性上睑下垂、咀嚼时出现患侧上睑瞬动不停，张口时或下颌动向健侧时，患侧上睑上举、下颌动向患侧时，下垂的上睑无变化或睑下垂更明显。根据下颌运动时上睑开大的程度，Marcus-Gunn 现象分为轻度、中度、重度。轻度，下颌运动时上睑颤动；中度，上睑开大至角膜上缘；重度，上睑开大至暴露巩膜。下颌瞬目综合征常伴有弱视、斜视、屈光参差、散光和上直肌麻痹。

下颌瞬目综合征患者的治疗目的：一是为了保护患者视力，对较重的上睑下垂者必须矫正；二是改善仪表，解除颌动瞬目联动现象。文献上曾报道可试用三叉神经注入酒精、开颅将患侧三叉神经运动根切断、三叉神经压挫术、翼外肌切割术等方法。但这些方法损伤太大，患者及家属难以接受，且未查见有术后成功病例的报道。虽然有文献报道，下颌瞬目联动运动可以通过后期的学习得以控制，但对于中重度下颌瞬目综合征患儿遮盖性弱视是影响视觉发育的关键因素。由于弱视治疗随年龄增加效果越差，而斜视、屈光参差又是导致弱视的常见原因，因此对于伴有弱视、斜视、屈光参差的下颌瞬目综合征患者应尽量早期手术治疗，以利尽早进行弱视治疗。

目前矫正下颌瞬目综合征的手术方法有以下几种：①单纯提上睑手术，包括上睑提肌腱膜前移或上睑提肌减弱。采用常规矫正上睑下垂增加上睑提肌力量或上睑提肌缩短方法，因不能完全阻断具有异常联系的上睑提肌纤维或其神经末梢，并且上睑提肌缩短切除量难以估计，所以无法消除颌动瞬目症状。而涂惠芳等报道 3 例下颌瞬目综合征采用上睑提肌松解及徙前术治疗，取得满意疗效。术中发现下颌瞬目综合征患者上睑提肌与上方组织有诸多粘连（可能是异常的神经通道），进行游离以后，在悬韧带下方处横行截断上睑提肌，将上睑提肌徙前固定于睑板，手术中还保留了上睑提肌腱膜和 Müller 肌，术后取得较好效果。②单侧上睑提肌切除联合同侧额肌肌瓣悬吊术，是目前较理想的一种手术方式。该手术由于术中切断患眼的上睑提肌，彻底解除上睑提肌提睑作用，造成上睑完全处于下垂状态，从而可以消除异常神经联系，同时，面神经支配的额肌瓣可替代动眼神经以外异常神经支配的上睑提肌来完成提睑功能，以达到消除颌动瞬目和矫正上睑下垂的目的。采用上睑提肌离断对于上睑下垂的额肌悬吊，其材料各有优缺点。临床上常用的材料为丝线和自体阔筋膜。丝线优点为取材方便、廉价，其缺点为抗张性能不佳，眼睑闭合不好，复发率高。自体阔筋膜具有符合儿童生理状态、生物相容性好、无排斥反应、感染少的优点，但其缺点是取材困难，增加新的创伤，另外 3 岁以下儿童阔筋膜发育不完善，不能很好地起到悬吊作用。有学者使用上睑提肌腱膜节段去除联合膨体聚四氟乙烯（EPTFE）额肌瓣腱膜悬吊术治疗单眼中重度下颌瞬目综合征，手术疗效好，术后反应轻。1971 年，膨体聚四氟乙烯最早应用于心血管手术，Korobelnik 等将其用于眼科的角膜穿孔修补及视网膜脱离环扎，还有一些学者将其用于治疗先天性上睑下垂并取得了较好的功能及美容效果。EPTFE 经过特殊工艺膨化，形成了规则排列的微孔结构（表面孔径 22μm），细胞易于长入。EPTFE 作为生物材料与其他材料相比优点是生物相容性好、不可吸收、排斥反应低，且有一定的延展性，术后眼睑闭合好，上睑迟落现象持续时间短，有利于小龄儿童的术后护理。

上睑提肌腱膜节段性切除 - 额肌悬吊术治疗中重度下颌瞬目综合征是一种可靠有效的手术方法，分离并切断上睑提肌腱膜将其与额肌瓣吻合能够完全阻断先天性三叉神经与动眼神经中枢或末梢异常联系，术后可获得较好的美容效果，而且对于存在弱视的患儿可于术后尽早进行弱视训练。但手术本身亦存在缺点，如术后较长时间的睑裂闭合不全、上睑迟落等。因此，在选择手术前应进行完善的术前评估方能正确选择手术方式。

（周 琦 张熙伯 吕红彬）

参考文献

[1] Ye Tu, Feng Gao. Dexmedetomidine-based monitored conscious sedation combined local anesthesia for levator resection in a 10-year-old child with Marcus Gunn jaw-winking synkinesis. Medicine (Baltimore), 2017, 96 (51): 9369.

[2] Monalisha Sahu. A rare case of marcus gunn jaw winking phenomenon in a community health setting. J Clin Diagn Res, 2017, 11 (7): LJ01.

[3] 周炼红，张俊涛，陈樱，等 . 中重度下颌瞬目综合征患者的手术治疗 . 眼科新进展，2012，32（2）：172-174.

[4] Demirci H, Frueh BR, Nelson CC. Marcus Gunn jaw-winking synkinesis: clinical features and management. Ophthalmology, 2010, 117 (7): 1447-1452.

[5] 涂惠芳，曾宪武 . 上睑提肌松解及徙前术治疗下颌瞬目综合征 . 中国实用眼科杂志，2004，22（11）：928.

[6] 樊云葳，吴倩，于刚，等 . 上睑提肌离断联合 EPTFE 额肌悬吊术治疗儿童中重度下颌瞬目综合征的疗效 . 中华眼视光学与视觉科学杂志，2016，18（8）：493-497.

[7] Korobelnik JF, D'Hermies F, Chauvaud D, et al. Expanded polytetrafluoroethylene episcleral implants used as encircling scleral buckling, an experimental and histopathological study.Ophthalmic Res, 2000, 32 (2-3): 110-117.

病例 4 先天性小睑裂综合征

【病例介绍】

患者，男性，3 岁 6 个月。

主诉：家属发现患儿双眼睑异常 3⁺ 年。

现病史：患儿父母诉 3⁺ 年前（患儿出生时）发现患儿双眼睑异常，跑步、玩耍时经常跌倒，6⁺ 个月前曾因“睑裂小”在我科先行“双眼内眦韧带缩短 + 内眦赘皮切除 + 外眦开大术”，建议第一次术后半年再行“双眼上睑提肌缩短 + 重睑成形术”。现为第二次手术来我院我科，门诊以“双眼先天性小睑裂综合征”收入院。自发病以来，患儿精神良好，食欲正常，睡眠正常，大小便正常，体重无减轻。

既往史、个人史：无特殊。

家族史：家族中无类似病史。

【专科查体】

眼部检查：因患儿年幼不配合，视力检查未进行。双眼内眦部可见八字形皮肤瘢痕增生，双眼眼睑无红肿，睑裂高约 5mm，宽度约 24mm，双眼内眦部间距约 31mm，双眼上睑提肌肌力约 1mm，额肌肌力约 2.5mm，上睑上提量约 5mm。右侧眉弓上方可见一大小约 5mm × 5mm 表面轻度隆起的黑色包块，表面无破溃，质软、边界清，无活动度；右眼 MRD1（上睑缘角膜映光点距离）-2.5mm，MRD2（下睑缘角膜映光点距离）5.5mm，左眼 MRD1（上睑缘角膜映光点距离）-

3mm，MRD2（下睑缘角膜映光点距离）6mm，双眼结膜无充血水肿，角膜透明，KP（-），前房中央深约4CT，房水清，虹膜纹理清晰，颜色正常，瞳孔形圆居中，直径约3mm，对光反应灵敏，晶状体透明，余眼内结构因患儿不配合无法窥得。眼压、眼球运动及眼位均因患儿不配合无法测得（图1-6）。

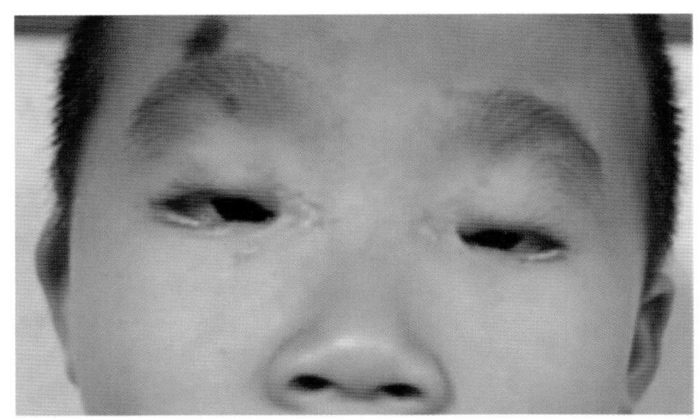

▲ 图 1-6　患儿面部体征

【辅助检查】

1. 电脑验光　视力：右眼 -10.25DS/-1.00DC × 130，左眼 -8.75DS/-3.50DC × 155。

2. 1m 检影验光　右眼 -10.00DS/-1.00DC × 130，左眼 -9.00DS/-1.50DC × 160。

3. 双眼 B 超　右眼眼轴 26.24mm，左眼眼轴 24.42mm；双眼玻璃体暗区散在点状弱回声，后运动试验阳性；后巩膜锅底样改变（图1-7）。

【诊断】

1. 双眼先天性小睑裂综合征。

2. 双眼高度近视。

3. 右眼眉弓色素痣。

【鉴别诊断】

先天性上睑下垂　可见睑裂变窄，上睑部分或完全不能上举，遮盖部分或全部瞳孔，额部皱纹明显，单眼或双眼发生，如为双眼，患者常需抬头仰视。而本病以先天性上睑下垂、睑裂狭小、逆向型内眦赘皮和内眦间距增宽四联征为主要表现，同时可合并鼻梁低平、下睑外翻、上眶

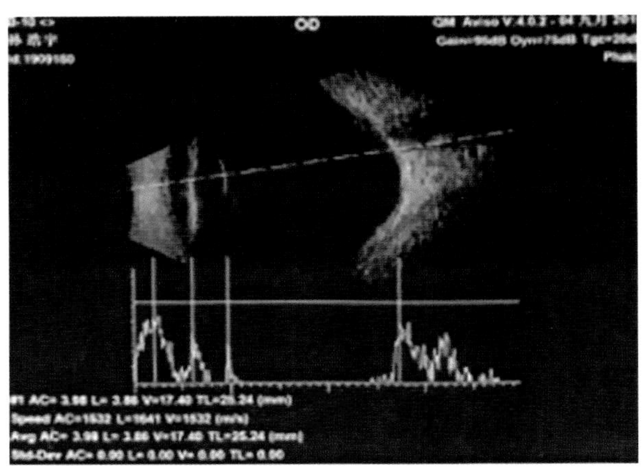

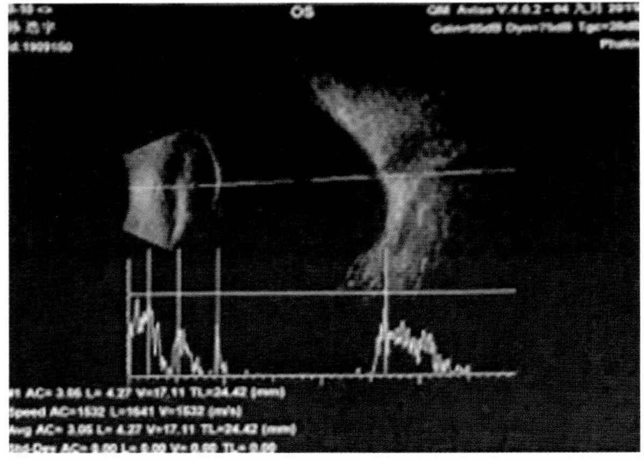

▲ 图 1-7　双眼 B 超

缘发育不良等一系列眼睑、颜面部发育异常和特殊面容等，可加以鉴别。

【治疗经过】

患者完善相关术前检查，排除相关手术禁忌，于2019年9月5日在全麻下行“双眼上睑提肌缩短＋重睑成形＋右侧眉弓色素痣切割术”，术后予以抗炎、预防感染等对症治疗，并严密观察患者病情变化。术后切口Ⅰ期愈合，患者睑裂增宽（图1-8）。

【病例分析及诊疗思路】

先天性睑裂狭小综合征又称睑裂狭小-上睑下垂-倒向型内眦赘皮综合征（blepharophimosis-ptosis-epicanthus inversus syndrome，BPES）、Komoto综合征等，1841年由Aon Ammon首次报道，1889年由Vignes详细描述。该病以先天性上睑下垂、睑裂狭小、逆向型内眦赘皮和内眦

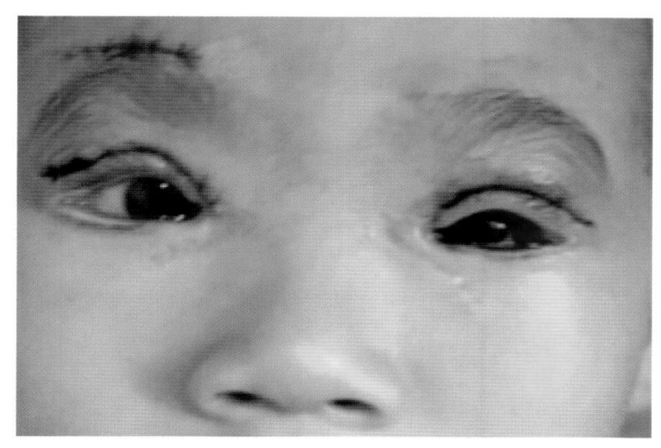

▲ 图 1-8　术后面部体征

间距增宽四联征为主要表现。同时可合并鼻梁低平、下睑外翻、上眶缘发育不良等一系列眼睑、颜面部发育异常和特殊面容。

本病为一种罕见的先天性疾病，发病率约 1/50 000，多为家族性，呈常染色体显性遗传，偶有散发病例，男性多于女性，致病基因是位于染色体 3q23 上的 FOXL2 基因。目前 BPES 主要分为两型：Ⅰ型为四种典型眼部表现伴女性患者卵巢功能早衰（premature ovarian failure，POF），通过患病男性传递，外显率 100%，其女性患者因卵巢功能早衰而不育，但男性生育功能正常；Ⅱ型为具备四种眼部表现，不伴 POF，男女传代概率相等，外显率约为 96.5%，其男女患者因只累及眼睑故均可生育。

先天性睑裂狭小综合征特有的眼部畸形，不仅严重影响患者外观，并且会影响视力发育及心理健康，目前手术是矫正眼部畸形唯一的治疗方式。治疗时机的选择仍存在争议，早期手术有利于患儿视力的发育，而晚期手术可获得更确切的治疗效果。大多数学者主张分期手术，首先 3—5 岁行内眦赘皮矫正术，3～6 个月后再行上睑下垂矫正术，分期手术有利于组织增生，减轻局部张力。近年来，尚有学者报道提出可行一期完成内外眦开大 + 上睑下垂整复联合术，同期手术可使患者避免多次手术的痛苦和经济负担，且内眦切口与重睑切口延续，术后内眦部瘢痕较轻，但是由于多个手术同时进行，也增加手术并发症的可能。此外，由于患者手术年龄较小，手术大多在全麻下进行，手术时间过长必然也会增加手术的风险。因此，同期手术治疗对术者的经验及技术提出了较高的要求，其治疗方案是否适合推广仍值得进一步的探讨。

本例患儿选择的是分期手术，先于我院行“双眼内眦韧带缩短 + 内眦赘皮切除 + 外眦开大术”，6 个月后再行“双眼上睑提肌缩短 + 重睑成形 + 右侧眉弓色素痣切割术”，术后患儿恢复良好，现可见患儿上睑下垂症状得以纠正，眼部外观获得了较好的改善。

先天性睑裂狭小综合征因其具有典型的临床表现，临床上易诊断。目前虽明确了 FOXL2 基因为 BPES 致病基因，但基因型与表型的对应关系目前尚未完全明确，产前诊断与遗传咨询是现存的难题之一，仍需进一步研究。矫正眼部畸形的手术方法与手术时机、分期选择仍存在争议，各种手术方式也有待进一步改进。

（雷颖庆　张熙伯）

参考文献

[1] 陈园婧，王太玲 . 先天性睑裂狭小综合征诊疗的研究进展 . 中国美容医学，2019，28（2）：163-166.

[2] Graziadio C，de Moraes FN，Rosa RF，et al. Blepharophimosis-ptosisepicanthus inversus syndrome.Pediatr Int，2011，53（3）：390-392.

[3] Oley C，Baraitser M. Blepharophimosis，ptosis，epicanthus inversus syndrome（BPES syndrome）. J Med Genet，1988，25（1）：47-51.

二、泪器疾病

病例 5 急性泪囊炎

【病例介绍】

患者，女性，63 岁。

主诉：左眼流泪伴分泌物增多 1⁺ 年，眼红肿 1 天。

现病史：患者于 1⁺ 年前无明显诱因出现左眼流泪不适，伴黄白色分泌物，不伴畏光、流泪、视力下降等，曾于门诊就诊，行泪道冲洗检查，诊断“左眼泪道阻塞”，建议手术治疗，患者未行手术治疗，1 天前无明显原因出现左眼红肿，遂于门诊就诊，门诊以“左眼急性泪囊炎”收治入院。

既往史、个人史及家族史：无特殊。

【专科查体】

眼部检查。视力：双眼 4.9，矫正无提高。右眼睑无内外翻，结膜无充血，角膜透明，前房轴深约 3CT，Tyn（－），纹理清楚，颜色正常，瞳孔直径约 3mm，形圆居中，直接对光反应灵敏，晶状体轻度混浊，右眼底未见明显异常。左眼睑红肿明显，泪囊区红肿，未见脓肿液化（图 1-9），结膜轻度充血，结膜囊见少许黄白色分泌物，角膜透明，前房轴深 3CT，Tyn（－），虹膜纹理清楚，颜色正常，瞳孔形圆居中，直径约 3mm，瞳孔对光反应灵敏，晶状体轻度混浊，左眼底未见明显异常。眼压：双眼 11mmHg。

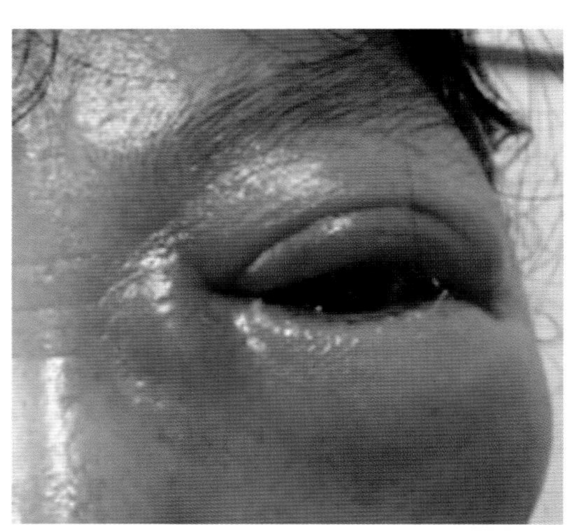

▲ 图 1-9 左眼外眼照

【诊断】

1. 左眼急性泪囊炎（acute dacryocystitis）。
2. 左眼眶蜂窝织炎。

【鉴别诊断】

1. 泪囊突出 常见于婴幼儿非炎症性轻度增大，出生时即出现，但较晚些时候才被发现。原因为鼻泪管阻塞或泪囊内黏液或羊水存留所致。通常单侧发病，如果是双侧发病，需确定呼吸道是否通畅以排除为鼻塞造成。若为非阻塞性原因造成，抗生素眼膏和热敷保守治疗有效。

2. 急性筛窦炎 表现为鼻骨疼痛、触痛、鼻塞，可蔓延至内眦部，患者可有发热表现。影像学可确诊。

3. 额窦黏液囊肿 皮肤肿胀位于内眦韧带的上方。常见的症状包括眼前突出和眼外肌麻痹。影像学检查可确诊。

4. 累及内眦部的面部蜂窝织炎 平时无流泪症状，挤压泪囊区无分泌物自泪点溢出，泪道冲洗通畅。

【治疗经过】

患者予以全身及局部抗感染治疗，脓肿液化后行泪囊脓肿切开引流术，待炎症完全控制，左眼睑及泪囊区红肿消退后行泪囊鼻腔吻合术。术后皮肤切口Ⅰ期愈合，泪道冲洗通畅。

【病例分析及诊疗思路】

该患者左眼急性泪囊炎诊断明确，既往有长期流泪流脓病史，院外行泪道冲洗检查提示上（下）冲下（上）返，伴分泌物增多，此次左眼泪囊脓肿及左眼睑红肿形成，急性期以全身及局部抗感染治疗，待脓肿液化形成行脓肿切开引流，待感染完全控制后行泪囊鼻腔吻合术。

急性泪囊炎大多在慢性泪囊炎的基础上发生，与侵入细菌毒力强或机体抵抗力有关，最常见的致病菌为金黄色葡萄球菌或溶血性链球菌。新生儿急性泪囊炎并不多见，儿童患者常为流感嗜血杆菌感染。临床表现为患眼充血、流泪，有脓性分泌物，泪囊区局部皮肤红肿、坚硬、疼痛、压痛明显，炎症可扩展到眼睑、鼻根和面颊部，甚至可引起眶蜂窝织炎，严重时可出现畏寒、发热等全身不适。数日后红肿局限，出现脓点，脓点可穿破皮肤，脓液排出，炎症减轻。但有时可形成泪囊瘘管，经久不愈，泪液长期经瘘管溢出。

治疗上可行局部热敷，全身和局部使用足量抗生素控制炎症，炎症期切忌泪道探通或泪道冲洗，以免导致感染扩散，引起眶蜂窝织炎。如炎症未能控制，脓肿形成，则应切开排脓，放置橡皮引流条，待伤口愈合。急性炎症已控制，泪囊区红肿局限，边界清晰，周围无压痛，排除手术禁忌证后尽早行泪囊鼻腔吻合术，术中虽常常发现泪囊结构不完整，层次不清，但也可将残留部分泪囊壁，进行改良泪囊鼻腔吻合术（术中仅吻合残留泪囊壁上唇）。急性泪囊炎泪囊相对扩张且较大，组织较薄、脆，为防止破碎需注意动作轻柔，术中需将骨膜与相粘连泪囊一起分离，另外急性炎症期泪囊蓄脓，泪囊相对扩张增大。炎症基本控制后泪囊仍处于相对较大状态，为术中与鼻黏膜成功吻合创造了有利条件。但此种手术方式存在术前准备时间长、术中创伤大、出血量多、术后疼痛缓解慢、泪囊区皮肤瘢痕形成等缺点。

近年来，随着鼻内镜技术在慢性泪囊炎鼻腔泪囊吻合术中逐渐成熟和鼻眼相关疾病研究深入，认为早期鼻内镜下泪囊造口，对泪囊扰动较小，对泪囊周围急性炎症基本无扰动，造成急性炎症因创伤引起扩散的可能性较小，因此，有学者对急性泪囊炎患者行鼻内镜下鼻腔泪囊吻合术，结果表明此种方法可以缩短病程，临床切实可行。且鼻内镜下手术可避免脓肿形成后经皮肤切开面部瘢痕形成的不足，同时不至于破坏内眦韧带结构，很好地维护了泪泵系统的功能。另有学者对急性泪囊炎并发脓肿患者使用泪小点引流联合泪道Nd:YAG激光成形加泪道再通管置入术，置管6个月拔管后再随访6个月，脓肿均消退，溢泪消失或改善，泪道冲洗通畅，但复发率高，可再次手术。

（周　琦　张熙伯　吕红彬）

参考文献

[1] 李凤鸣 . 中华眼科学（上册）. 2 版 . 北京：人民卫生出版社，2005：929.

[2] 雷小龙，蔡丽萍 . 急性泪囊炎的早期治疗 . 中华眼外伤职业眼病杂志，2011，33（2）：154-155.

[3] 李荣需，李军政，梁永强，等 . 鼻内镜下鼻腔泪囊吻合术治疗急性泪囊炎的疗效 . 国际眼科杂志，2012，12（6）：1174-1175.

[4] 蒲思思，张黎 . 鼻内镜下鼻腔囊炎泪囊造口联合支架植入术治疗急性泪囊炎 . 国际眼科杂志，2017，17（2）：362-365.

[5] Joshi RS，Deshpande AS，Joshi RS，et al. Entsuccess rate of conventional dacryocystorhinostomy in post-acute dacryocystitis compared to endonasal dacryocystorhinostomy in acute dacryocystitis. J Ophthalmic Vis Res，2017，12（3）：290-295.

[6] 江明洁，赵贵阳 . 泪小点引流联合泪道激光置管治疗急性泪囊炎并发脓肿 . 国际眼科杂志，2016，16（4）：770-772.

三、结膜疾病

病例 6　春季角结膜炎

【病例介绍】

患者，男性，9 岁。

主诉：双眼反复红、痒 3 年。

现病史：3 年前患儿因患双眼“角膜炎”后出现双眼红，伴眼痒、异物感、分泌物增多等，不伴眼痛、头痛等症状，于院外治疗（具体不详），治疗后症状有所好转，期间双眼红反复出现，经治疗后好转。半个月前患儿家属发现患儿双眼内侧有新生物。

既往史：3 年前诊断为“双眼春季卡他性结膜炎”“双眼角膜炎”，未规律使用眼药水。

【专科查体】

眼部检查。视力：右眼 5.0，左眼 4.9－0.50DC×10=5.0，双眼角膜知觉减退，双眼 1min 瞬目次数 9 次。平视前方时，右眼睑裂高度约 8mm，右眼上睑结膜见大小不一铺路石样乳头增生（图 1–10），睑结膜充血、水肿，下睑结膜可见滤泡增生，鼻侧球结膜增生肥厚，浸入角膜缘内约 1.5mm（图 1–11），增生组织水肿，角膜缘可见胶冻样增生（图 1–12），余角膜透明；平视前方时，左眼睑裂高度约 8mm，左眼上睑可见少许乳头增生、水肿，下睑结膜充血、水肿，鼻侧球结膜增生肥厚（图 1–13），浸入角膜缘内约 3mm，增生组织水肿，角膜缘可见胶冻样增生，余角膜透明。

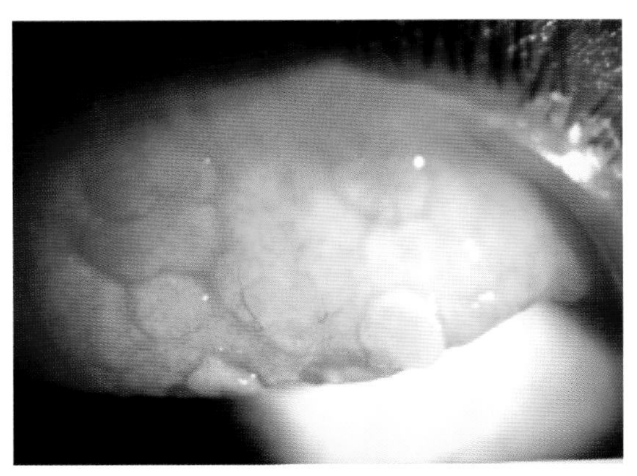

▲ 图 1–10　右眼上睑结膜大小不一铺路石样乳头增生

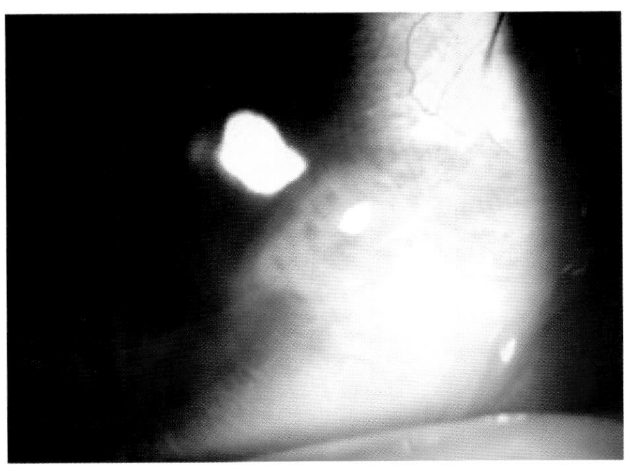

▲ 图 1–11　鼻侧球结膜增生肥厚，浸入角膜缘内约 1.5mm

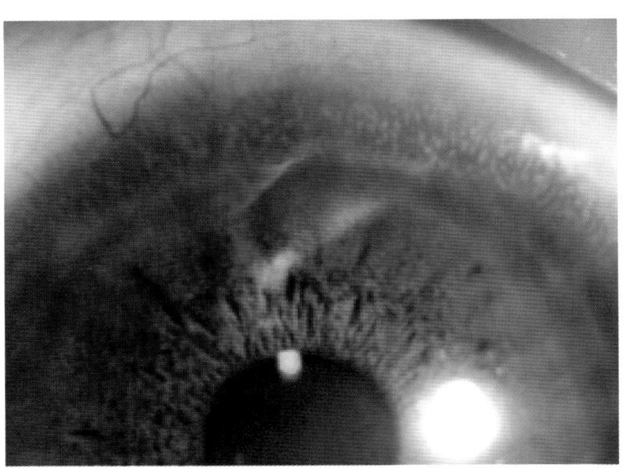

▲ 图 1–12　角膜缘可见胶冻样增生

【辅助检查】

眼前节照相：可见双眼鼻侧结膜新生物长入角膜缘内（图 1–14）。

【诊断】

1. 双眼春季角结膜炎（混合型）（vernal keratocon-junctivitis，VKC）。

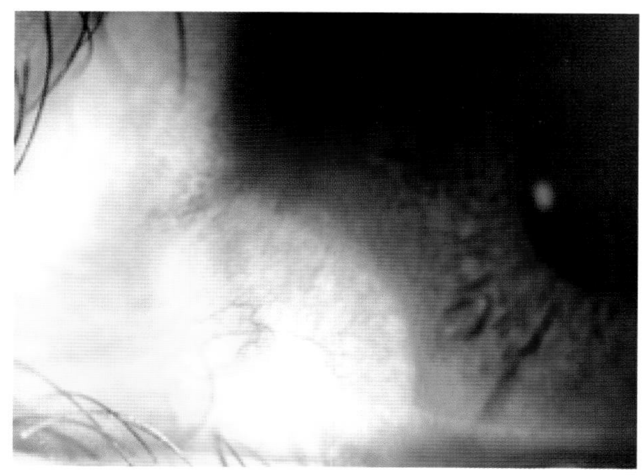

▲ 图 1-13 鼻侧球结膜增生肥厚，浸入角膜缘内约 3mm

▲ 图 1-14 双眼眼前节照相

2. 双眼翼状胬肉。

【鉴别诊断】

1. 巨乳头性结膜炎 见于长期佩戴软性、硬性角膜接触镜，白内障术后和角膜移植术后保留缝线者，或长期佩戴义眼者，眼部症状和体征与春季卡他性结膜炎相似，有扁平、巨大、形状不规则、外观似铺路石子样的乳头。

2. 慢性滤泡性结膜炎 原因不明，常见于儿童及青少年，皆为双侧。下穹隆及下睑结膜可见大小均匀、排列整齐的滤泡。无角膜血管翳。

3. 泡性角结膜炎 为迟发型免疫反应性疾病，多见于女性、青少年及儿童，春夏季节好发。典型表现是角膜缘或球结膜处实性结节样小泡，其周围充血。

【治疗经过】

患者入院后完善相关检查，予以局部使用妥布霉素地塞米松滴眼液及奥洛他定滴眼液治疗，每日监测双眼眼压，使用妥布霉素地塞米松滴眼液治疗 5 天后，改为氟米龙滴眼液，并加用他克莫司滴眼液。患者出院后眼科门诊随访。

【病例分析及诊疗思路】

该患者诊断“春季角结膜炎（混合型）”明确，9 岁男孩，反复双眼红伴异物感，眼痒，查体结膜可见典型的铺路石样乳头，双眼角膜缘胶冻样增生，并发双眼鼻侧结膜增生。

春季角结膜炎（VKC）是一种复发性、双侧性、增生型变态反应性结膜炎，好发于儿童、少年。季节性发病，见于春夏季，秋冬季缓解。主要症状为刺痒、畏光、异物感、流泪和丝状分泌物等，可发现睑结膜有巨大、形状不规则、扁平的乳头增生和角膜缘的胶冻样增生。VKC 分为三种类型，即睑结膜型、球结膜型或角膜缘型、混合型。春季角结膜炎治疗原则是去除过敏源、免疫治疗和症状治疗。由于脱敏治疗效果有限，临床上主要是应用药物进行局部、对症治疗，主要包括肥大细胞稳定剂、组胺拮抗药、免疫抑制药、糖皮质激素等。局部使用糖皮质激素对迟发性超敏反应有良好的抑制作用，但长期使用可能导致青光眼、白内障等并发症；非甾体抗炎药可以缓解眼痒、结膜充血等症状；肥大细胞稳定剂色甘酸钠最好在接触过敏源之前使用，并与抗组胺药物一起使用效果更好；使用以上药物仍然存在畏光等顽固病症，可局部使用 2% 环孢素 A 控制局部炎症；他克莫司是与环孢素类似却更为强效的免疫抑制药，体外环境的作用是环孢素的 30～100 倍，体内环境的作用是环孢素的 10～20 倍。他克莫司最先应用于抑制移植术后的免疫排斥反应，在眼科领域最主要用于角膜移植术后排斥反应，可作为难治性免疫排斥反应或环孢素不良反应后的有效治疗药物。他克莫司治疗春季角结膜炎的有效率可观，大部分患者早期用药主观不适感即可减轻，1 个月左右仅存少量不适感，轻度充血，偶有分泌物，上睑乳头扁平甚至消失。局部不良反应主要包括刺激感、灼热感、分泌物增多等，均可在 2 周内消失。

（田　敏　吕红彬）

参考文献

[1] 赵堪兴，杨培增. 眼科学. 8 版. 北京：人民卫生出版社，2013：109–110.

[2] 费文雷，陈家祺，王智崇，等. FK506 局部治疗顽固性春季角结膜炎. 中国实用眼科杂志，2004，22（11）：916–918.

[3] 史伟云，刘廷，谢立信，等. FK506 缓释系统前房植入抑制兔高位角膜移植术后排斥反应. 中华眼科杂志，2006，42（4）：299–304.

[4] 王宇静，杨燕宁. FK506 治疗春季角结膜炎的 Meta 分析. 中国实用眼科杂志，2016，34（9）：971–975.

病例 7　翼状胬肉

【病例介绍】

患者，男性，35 岁。

主诉：双眼眼红、异物感 2^+ 个月。

现病史：2^+ 个月前患者无明显诱因出现双眼眼红、异物感，不伴视力下降、分泌物增多、流泪，今门诊以“双眼翼状胬肉”收入院。

既往史：否认高血压、糖尿病，否认脑血管病、心脏病，预防接种史不详，自诉对青霉素类药物过敏。

个人史：长期居住于云南地区。

家族史：否认类似家族史。

【专科查体】

眼部检查。视力：双眼 5.0。双眼睑无红肿及内外翻，鼻侧结膜及结膜下组织增生肥厚，呈扇形向角膜生长，右眼侵入角膜缘约 4mm，左眼侵入角膜缘约 3cm，表面结膜充血，余球结膜无充血，双眼角膜透明，前房深度正常，房水清，瞳孔形圆居中，直径约 3mm，对光反应灵敏，晶状体透明，玻璃体透明，视网膜未见明显异常。眼压：右眼 15mmHg，左眼 16mmHg。

【辅助检查】

1. 眼前节照相　双眼鼻侧结膜及结膜下组织增生肥厚，呈扇形向角膜生长，右眼侵入角膜缘约 4mm，左眼侵入角膜缘约 3cm，表面结膜充血（图 1–15）。

2. 眼 B 超　双眼玻璃体点状混浊。

【诊断】

双眼翼状胬肉（pterygium）。

【鉴别诊断】

1. 睑裂斑　通常不充血，形态与翼状胬肉不同，底部方向相反，且不向角膜方向发展。

2. 假性翼状胬肉　通常有角膜溃疡或创伤病史，与附近结膜组织粘连。

【治疗经过】

患者入院后完善相关检查，并行心肺功能、血压血糖、凝血功能等全身检查，排除手术禁忌后，予以双眼左氧氟沙星滴眼液局部预防感染，术前冲洗结膜囊，表麻下行“双眼翼状胬肉切除 + 自体结膜瓣移植术”。

手术过程（以右眼手术为例）如下。

1. 术眼盐酸丙美卡因滴眼液表麻满意后，常规消毒、铺巾，暴露术眼。

2. 开睑器开睑，1 ∶ 10 聚维酮碘及平衡液相

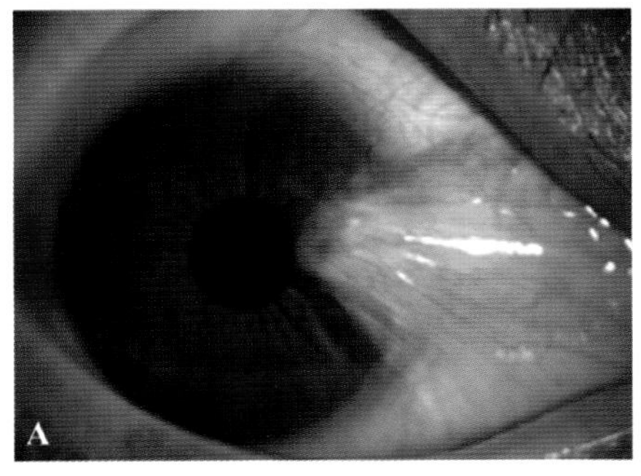

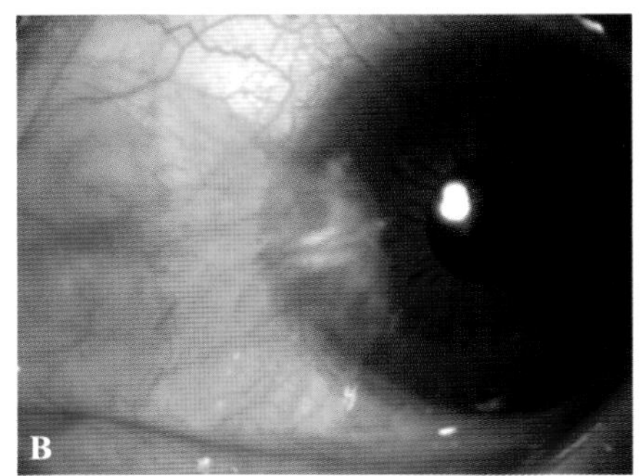

▲ 图 1–15　双眼眼前节照相

A. 右眼；B. 左眼

继冲洗术眼结膜囊。

3. 2% 盐酸利多卡因注射液 0.2ml 及盐酸肾上腺素注射液 0.01ml 混合液行患处球结膜下注射麻醉。

4. 自翼状胬肉颈部剪开球结膜，沿胬肉两侧 1mm 放射状剪开球结膜，分离胬肉与结膜、巩膜达上下泪小点连线，烧灼巩膜表面血管止血，剪除胬肉组织及胬肉头端变性结膜。

5. 再次清除角膜、巩膜表面残余胬肉组织。

6. 5 点 30 分至 8 点 30 分位置分离一约 2mm × 3mm 结膜瓣，平移覆盖病灶及其周围区域后，10-0 尼龙线间断缝合固定结膜瓣。

7. 妥布霉素地塞米松眼膏涂于结膜囊后包贴术眼，术毕。

术后予以双眼妥布霉素地塞米松滴眼液抗炎预防感染、玻璃酸钠滴眼液改善眼表。次日出院，出院双眼视力 5.0。

【病例分析及诊疗思路】

根据患者典型症状及体征，诊断明确。翼状胬肉是常见的眼表疾病之一，其确切病因和发病机制至今尚未完全清楚，但多数研究表明，翼状胬肉的主要诱因是环境因素，紫外线过强刺激与翼状胬肉的发生密切相关，还有如眼部长期受到风沙、烟尘、热、花粉等过度刺激，遗传因素、营养缺乏、泪液分泌不足、过敏反应及解剖因素等，种种诱因使角膜缘上皮屏障破坏，继而结膜变性与增生而发生本病，在此过程中，免疫因素参与的成纤维细胞转化起重要作用。

胬肉小而静止时一般无须治疗，但应尽可能减少风沙、阳光等刺激。胬肉进行性发展，可以行手术治疗，手术方式有单纯胬肉切除或结膜瓣转移术、胬肉切除联合球结膜瓣转移、移植或联合羊膜移植术、联合角膜缘干细胞移植等，自体角膜缘干细胞移植可有效地降低翼状胬肉术后的复发率，是目前较理想的手术方法。推荐初次手术选择切除加自体结膜移植，或切除加羊膜移植，或带角膜缘上皮的自体结膜移植术式，临床上建议眼科医师重视翼状胬肉发病机制与临床诊治规范的研究，以减少此病的发病与复发。

（雷颖庆　徐曼华）

参考文献

[1] 吕明 . 翼状胬肉发病机制及治疗研究进展 . 中华实验眼科杂志，2003，21（2）：209-212.

[2] 郑慧君，余健儿，李爽，等 . 翼状胬肉不同手术方法疗效分析 . 中国实用眼科杂志，2005，23（8）：839-841.

[3] 张明昌，王勇 . 重视翼状胬肉的基础与临床研究 . 中华眼科杂志，2007，43（10）：868-871.

[4] Chui J，Girolamo ND，Wakefield D，et al. The pathogenesis of pterygium：current concepts and their therapeutic implications. Ocular Surface，2008，6(1)：24-43.

四、角膜疾病

病例 8　真菌性角膜溃疡

【病例介绍】

患者，女性，48 岁。

主诉：左眼视物模糊、流泪、异物感 20^+ 天。

现病史：20^+ 天前患者在家修房子时不慎灰尘进入左眼后出现视物模糊、流泪、异物感，伴眼红、眼痛等不适，不伴头晕头痛、恶心呕吐及意识障碍等不适。立即至当地某医院就诊，予以抗感染、输液等治疗（具体用药不详）后症状无缓解，现为进一步诊治来我院。

既往史及家族史：无特殊。

【专科查体】

眼部检查。视力：右眼 4.9 − 0.50DS = 5.0，左眼 HM/眼前，左眼矫正无提高。右眼眼睑未见明显异常，球结膜无充血，角膜透明，前房深度正常，房水清，瞳孔形圆居中，直径约 3mm，直接对光反应存在，晶状体周边皮质轻度混浊，眼底视盘边界清楚，颜色正常，视网膜未见明显出血、隆起、渗出等；左眼眼睑轻度肿胀，结膜混合充血（++），水肿（+），结膜囊见少许分泌物，角膜中央见直径 5～6mm 灰白色不规则溃疡灶，边界不清，部分可见伪足；溃疡表面被较厚苔垢附着，病变深达基质层；周边角膜水肿（++），余眼内结构窥不清。眼压：右眼 15mmHg，左眼因角膜原因未测。

【辅助检查】

1. 眼前节照相　左眼角膜中央见直径 5～6mm 灰白色不规则溃疡灶，深达基质层，边界不清，可见伪足；溃疡表面附着厚苔垢，病变深达基质层（图 1-16）。

2. 角膜溃疡刮片　查菌及培养（−）。

3. 共聚焦显微镜检查　左眼角膜溃疡处查见炎症细胞、大量真菌菌丝（图 1-17）。

【诊断】

左眼真菌性角膜溃疡（fungal corneal ulcer）。

【鉴别诊断】

1. 细菌性角膜溃疡（bacterila corneal ulcer）　多为角膜外伤后感染或剔除角膜异物感染所致。有显著的畏光，急剧的眼痛、视力障碍、眼睑痉挛、流泪等刺激症状。角膜组织溃疡灶与周围组织界限不清，且表面欠光泽，坏死物较黏稠。抗生素治疗有效。角膜病灶刮片或共聚焦显微镜可行鉴别。

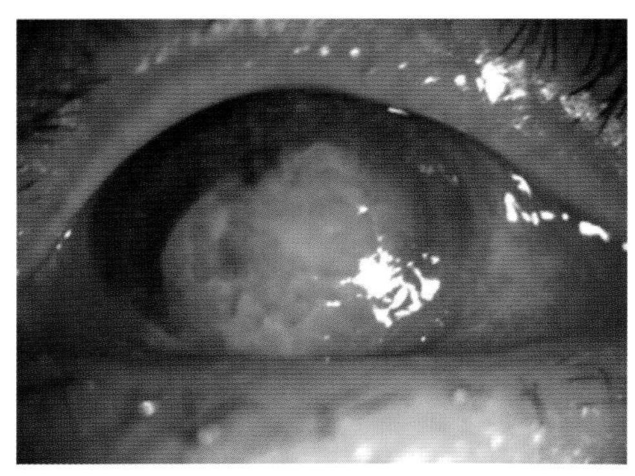

▲ 图 1-16　左眼眼前节照相

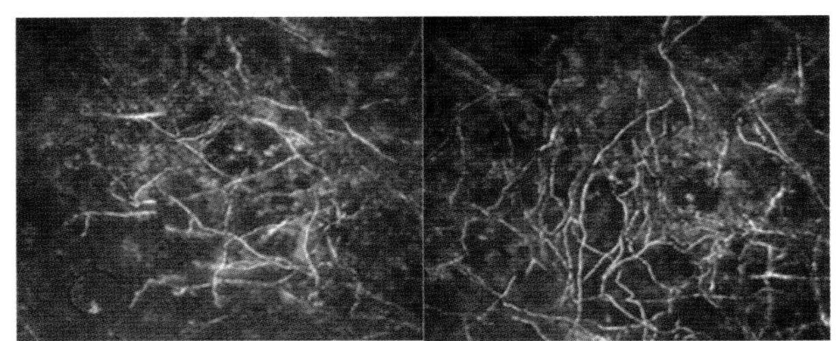

▲ 图 1-17　左眼角膜共聚焦显微镜检查

2. 铜绿假单胞菌性角膜溃疡　多由铜绿假单胞菌引起，多有外伤史或手术史，角膜刺激症状极为显著，伤后 1～2 天发病，发展迅猛，溃疡灶在中央呈环形，其周围角膜高度水肿呈毛玻璃状，表面有淡绿色黏液状坏死，前房积脓多，常在短期内角膜坏死穿孔，眼内容物脱出甚至发生全眼球炎。

3. 匐行性角膜溃疡　多由肺炎球菌等感染引起，发病急，溃疡多在中央呈匍行性发展，角膜表面可见灰黄色脓液，常出现前房积脓，溃疡向纵深发展使后弹力层膨出，可造成角膜穿孔，引起眼内炎。

【治疗经过】

予以患者左眼角膜溃疡清创术，术中见角膜溃疡浸润范围接近全角膜，深达基质层，中央瞳孔区最深，前房无积脓。给予 5% 那他霉素滴眼液、0.15% 两性霉素 B 眼液局部抗真菌治疗。治疗后患者左眼角膜溃疡灶明显减轻（图 1-18），角膜共聚焦显微镜检查患者左眼病灶处真菌菌丝较前明显减少（图 1-19）。建议院外继续用药，定期门诊随访，根据眼部病情恢复情况调整用药方案。

【病例分析及诊疗思路】

该患者虽没有典型的角膜植物外伤史，并且

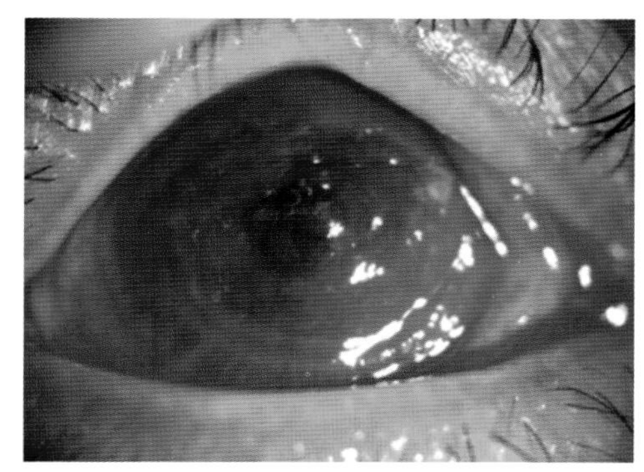

▲ 图 1-18　治疗后左眼眼前节照相

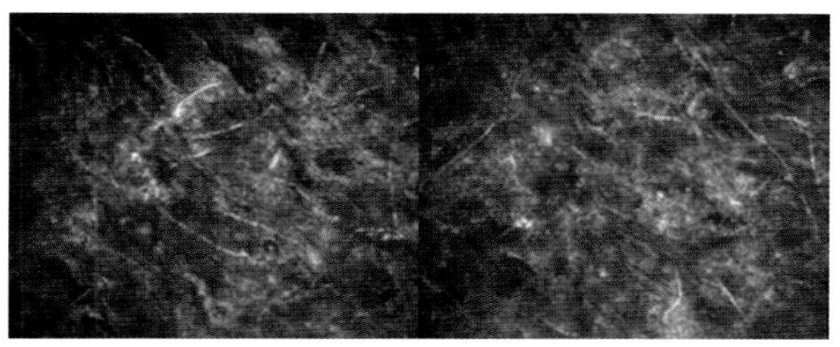

▲ 图 1-19　治疗后左眼角膜共聚焦显微镜检查

由于患者就诊前在外进行了治疗，具体治疗情况不详，入院时患者患眼角膜溃疡病灶并不典型，但患者入院后完善角膜共聚焦检查提示溃疡处查见炎症细胞及大量菌丝。故诊断“真菌性角膜溃疡”明确，且患眼经过角膜溃疡清创及局部抗真菌治疗有效。

真菌性角膜溃疡是一种由致病真菌引起的致盲率极高的感染性角膜病变。随着抗菌素和糖皮质激素的广泛使用，以及对于本病的认识和诊断水平的提高，其发病率不断提高。常见的致病真菌有丝状真菌（镰刀菌属、曲霉菌属、酵母菌等）和非丝状真菌（念珠菌属等）。主要与植物性（如树枝、稻草等）角膜外伤史、佩戴角膜接触镜不当、滥用广谱抗生素、长期应用糖皮质激素或免疫抑制药等有关。

多数患者主诉有疼痛、畏光、眼红、流泪、异物感等眼部刺激症状，常伴视力障碍。主要特征为：角膜浸润灶呈白色或乳白色，致密，表面欠光泽，呈牙膏样或苔垢样外观，溃疡周围有胶原溶解形成的浅沟，或抗原抗体反应形成的免疫环。有时在角膜感染灶旁可见伪足或卫星样浸润灶，角膜后可有斑块状沉着物，前房积脓呈灰白色，黏稠或呈糊状。此外，并发角膜穿孔时，真菌可进入前房导致真菌性眼内炎。实验室检查主要有角膜病灶刮片检查（涂片镜下检查、微生物培养及药物敏感性试验）和共聚焦显微镜检查（非侵入性检查手段，可在疾病早期阶段直接发现病灶内的真菌菌丝）两种方法。

临床上可根据患者有角膜植物外伤后的感染史，结合角膜病灶的特征做出初步诊断。通过实验室检查找到真菌和菌丝可以确诊。①主要予以局部及全身抗真菌药治疗，5% 那他霉素滴眼液和 0.15% 两性霉素 B 眼液是目前抗真菌性角膜溃疡的一线药物。其中丝状菌属首选 5% 那他霉素滴眼液，酵母菌属可给予 0.15% 两性霉素 B、2% 氟康唑、5% 那他霉素，局部使用 1～2 小时 1 次，增加病灶区药物浓度，晚上涂抗真菌眼膏。感染明显控制后可逐渐减量。②如果病情较重，可结膜下注射抗真菌药如咪康唑 5～10mg 或两性霉素 B 0.1mg。也可加用口服或静脉滴注抗真菌药物。③如并发虹膜睫状体炎者，应使用短效散瞳剂散瞳。④禁止使用糖皮质激素。⑤对于局部或全身联合用药后，角膜溃疡未见好转甚至加重者，可根据溃疡病灶的具体情况，选择手术方式治疗。目前能够有效治疗真菌性角膜溃疡的主要手术方式有角膜清创术、角膜基质注药术、前房注药术、角膜胶原交联术、羊膜覆盖术、结膜瓣遮盖术、板层角膜移植术、穿透性角膜移植术及前段重建术等。

真菌性角膜溃疡患者需要定期复查。真菌性角膜溃疡不同于细菌性角膜溃疡，其角膜上皮的愈合并不总是标志着对治疗效果反应好，需要数周至数月的治疗，治疗过程中可反复甚至病情加重，严重者可出现角膜穿孔或真菌已侵入前房引起真菌性眼内炎，预后则非常差，甚至导致摘除眼球。

（王贵渠）

参考文献

[1] 瞿玲辉，李良毛．真菌性角膜炎的药物治疗进展．中华实验眼科杂志，2010，28（2）：178-182.

[2] 葛坚．眼科学．2 版．北京：人民卫生出版社，2011，6：178.

[3] 蓝倩倩，陈琦，陈丽妃，等．共聚焦显微镜在真菌性角膜炎诊治中的临床应用．国际眼科杂志，2019，19（3）：523-526.

[4] 罗顺荣，吴护平，林志荣，等．重视真菌性角膜炎个性化手术治疗的研究．中华眼科医学杂志（电子版），2018，（1）：1-8.

病例 9　真菌性角膜炎

【病例介绍】

患者，男性，54 岁，农民。

主诉：右眼眼红、异物感、视力下降 15 天。

现病史：患者于 15 天前干农活时被玉米叶扫伤右眼后随即出现右眼眼红、异物感、视力下降，不伴明显结膜囊分泌物。曾自购“妥布霉素地塞米松眼液”滴右眼，无好转，遂于当地某乡镇医院行“左氧氟沙星滴眼液、输液”等治疗 7 天（具体不详），之后症状无好转遂来我院。

既往史：患者既往无家族病史，全身检查无异常。

个人史：每天吸叶子烟 1～2 支（约 30 年），每天饮酒 3 两至半斤（约 20 年）。

【专科查体】

眼部检查。视力：右眼 HM/ 眼前，左眼 4.9，均矫正无提高。右眼混合充血（++），角膜见直径 4～5mm 大小白色溃疡灶，周边角膜混浊水肿，前房隐约见下方积脓，约 1mm，余球内结构窥不清（图 1-20）。左眼前后段未见明显异常。眼压：右眼未测，左眼 14mmHg。

【辅助检查】

血尿常规、生化、胸部 X 线片等未见异常。眼 B 超提示右眼玻璃体腔无明显混浊。右眼共焦显微镜检查见大量真菌菌丝结构。结膜囊分泌物涂片及角膜刮片未查见细菌及真菌。

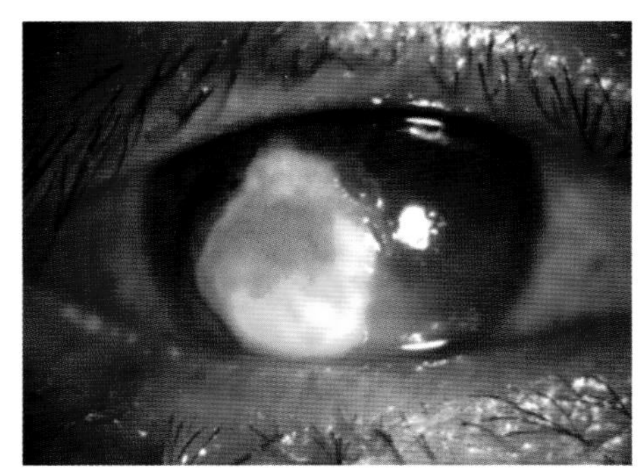

▲ 图 1-20　右眼眼前节照相

【诊断】

右眼真菌性角膜炎（fungal keratitis，FK）。

【鉴别诊断】

1. 病毒性角膜炎（viral keratitis）　一般沿三叉神经起病，常呈树枝状角膜炎，浸润后常发生溃疡，严重病例则常引起虹膜反应甚至虹膜睫状体炎，甚至有前房积脓。溃疡面扩大，可呈盘状或地图状。病程长，且易复发。

2. 细菌性角膜炎（bacterial keratitis）　起病更急，症状更重，分泌物多且黏稠，常见于肺炎双球菌、葡萄球菌、链球菌等感染。病灶刮片检查可对本病进行快速诊断。角膜共聚焦显微镜可辅助诊断。

【治疗经过】

患者入院后，取结膜囊分泌物及角膜刮片送实验室检查，但结果为阴性。行角膜共聚焦检查示大量真菌菌丝存在，结合患者有明确植物外伤史，考虑真菌感染可能性大。予以抗真菌药那他霉素眼液滴右眼每小时 1 次，普拉洛芬眼液滴左眼每天 4 次，硫酸阿托品眼用凝胶滴右眼每天 3 次。治疗 2 天后患者右眼角膜溃疡灶无明显扩大，混合充血稍减轻，将那他霉素眼液改为每 2 小时滴 1 次，加用氟立康唑眼液（配制）及口服伊曲康唑胶囊，角膜溃疡灶逐渐缩小，病情逐渐好转。治疗 21 天后溃疡基本稳定，结膜充血消退，角膜刺激症状缓解，停用伊曲康唑胶囊口服，继续使用那他霉素眼液点滴眼，每天4次，治疗1个月后停药。

【病例分析及诊疗思路】

该患者诊断右眼“真菌性角膜炎”明确。发病及治疗时间长，予以局部用药联合口服抗真菌药物治疗。

真菌性角膜炎是一种由真菌引起的致盲率极高的感染性角膜病变。患者可出现眼部刺激症状，如疼痛、畏光、流泪等，但起病缓慢，呈亚急性经过，刺激症状较轻。角膜浸润灶呈白色或灰色，致密，外观干燥且表面欠光泽，呈牙膏样或苔垢样外观，有时在角膜病灶旁可见伪足或卫星样浸润灶。溃疡周围有胶原溶解形成的浅沟，或抗原抗体反应形成的免疫环，有的还可见内皮斑。角膜共聚焦显微镜有较高的检出率，也可行角膜刮片检查。

治疗原则：溃疡阶段真菌高度生长繁殖，应首选对真菌敏感的药物。由于真菌常潜伏于角膜组织内，要求药物与溃疡面保持连续性的接触，使药物在深部组织达到足够浓度，才能消灭或抑制真菌的活动。药物包括多烯类、咪唑类和嘧啶类等。并发虹膜炎者，应使用1%阿托品眼液或眼膏散瞳。忌用糖皮质激素。对于药物治疗无效的患者，需进行手术治疗，包括清创、结膜瓣遮盖和角膜移植术等。

【护理体会】

1. 综合护理　①向患者宣传与真菌性角膜炎相关的疾病知识、预防知识及治疗知识。②指导并监督患者按时做眼部护理，一定要注意保持清洁，如果眼部出现任何不适，一定要及时处理。③让患者处于一个比较安静的环境之中，室内光线尽量暗一些，注意室内保持清洁，按时消毒。④有效的心理护理，让患者减轻担忧，积极配合治疗。

2. 健康宣教　①保持眼部卫生，毛巾应单独使用，不要长时间看书、看电脑、看电视等。②平时注意锻炼身体，避免感冒，预防眼外伤发生。③注意劳逸结合，保证充足睡眠，培养健康生活方式。④饮食宜营养丰富，易消化为宜，保持排便通畅。⑤遵医嘱继续用药，滴眼药时动作轻柔，勿压迫眼球。⑥定期门诊随访，复查时带上出院证明和使用的药物，如出院后出现眼痛、畏光、突然视力下降，应立即到医院检查。

3. 用药护理　①严格遵医嘱配制眼药水，定时检查配制眼药水的质量及有效时间。②严格遵医嘱用药。③用药过程中注意观察有无药物不良反应。④编排好滴眼时间及顺序，以保证药物在眼内的浓度。

4. 隔离护理　该患者属于真菌性感染，按眼科疾病隔离护理常规，患者药品、日用品固定专用。每天对病室进行紫外线消毒30min，每天开窗通风2次。要做好床边隔离，告知家属不要共用生活物品。

5. 预防角膜溃疡穿孔　①滴眼药水时动作轻柔，勿压迫眼球。②告知患者勿用力闭眼、揉眼，预防感冒，避免用力咳嗽、打喷嚏。③保持排便通畅，勿用力排便。④如突然出现眼睛剧烈疼痛或者有热泪流出，应立即报告医生，及时处理以免发生角膜溃疡穿孔。

真菌性角膜溃疡患者在手术治疗后依然需要进行长时间的抗真菌治疗，有些患者容易出现不良反应及并发症，从而对患者的治疗产生影响，对此，根据患者的具体情况采取一些有效的护理措施具有重要意义。

（徐曼华　范秋梅）

参考文献

[1] Thomas PA，Kaliamurthy J. Mycotic keratitis：epidemiology，diagnosis and management.Clin Microbiol Infect，2013，19（3）：210-220.

[2] 瞿玲辉，李良毛．真菌性角膜炎的药物治疗进展．眼科研究，2010，28（2）：178-182.

[3] 李昕．真菌性角膜溃疡的护理体会．中国医药指南，2017，15（11）：251-252.

[4] 李东芬. 真菌性角膜炎的临床护理. 医学信息，2016，29（8）：142–143.
[5] 应静. 综合护理在真菌性角膜炎中的应用效果观察. 养生保健指南，2017,（29）：108.
[6] 董梅，闫宇涵，宋瑞英. 真菌性角膜炎致角膜溃疡穿孔 1 例个案护理. 实用临床护理学电子杂志，2018，3（43）：48.

病例 10　细菌性角膜溃疡

【病例介绍】

患者，男性，66 岁。

主诉：右眼异物感、眼红、眼痛伴视力下降 3 天，加重 1 天。

现病史：3 天前患者无明显诱因自觉右眼突然出现异物感、眼红、眼痛，右眼视力明显下降，视物模糊不清，伴右眼流泪及分泌物明显增多，呈脓性，无视物变形，无眼胀、眼痛、头痛等伴随症状，到当地诊所就诊，诊断不详，予以输液治疗（具体药物及用法不详），症状无明显缓解。1 天前患者自觉前述症状明显加重，右眼视力急剧下降，在当地诊所经前述治疗症状无明显缓解，今日为进一步治疗，来我院并以“右眼角膜溃疡”收入院。

既往史、个人史及家族史：无特殊。

【专科查体】

眼部检查。视力：右眼 HM/50cm，左眼 4.1，均矫正无提高。右眼睑充血、水肿，球结膜混合性充血（++），水肿（+），结膜囊可见大量脓性分泌物，呈白色，全角膜呈雾状水肿，瞳孔区可见一直径约 3mm 类圆形灰白色溃疡区，边界清晰，溃疡底部角膜可见坏死物，较污秽深达基质层。前房轴深约 5CT，前房下方可见高约 2mm 白色积脓，鼻侧球结膜及结膜下组织肥厚增生，呈三角形侵入鼻侧角膜缘内约 4mm，隐约见瞳孔居中，欠圆，直径约 2mm，直接对光反应迟钝，间接对光反应灵敏，余球内结构窥不清。左眼外眼无异常，结膜无充血水肿，角膜透明，鼻侧球结膜及结膜下组织肥厚增生，呈三角形侵入鼻侧角膜缘内约 4mm，瞳孔形圆居中，直径约 3mm，对光反应灵敏，晶状体皮质呈乳白色轻度混浊，眼底未见明显异常。眼压：右眼因角膜溃疡未测出，左眼 11mmHg。

【辅助检查】

1. 血常规　白细胞计数 13.59×10^9/L，中性粒细胞计数 12.30×10^9/L，淋巴细胞计数 0.92×10^9/L，中性粒细胞比例 90.50%，淋巴细胞比例 6.80%。

2. 结膜囊分泌物涂片　未见细菌及真菌。

3. 结膜囊分泌物细菌培养　查见铜绿假单胞菌。

4. 眼前节照相　右眼全角膜呈雾状水肿，瞳孔区可见一直径约 3mm 类圆形灰白色溃疡区，边界清晰，溃疡底部角膜可见坏死物，较污秽深达基质层（图 1–21）。

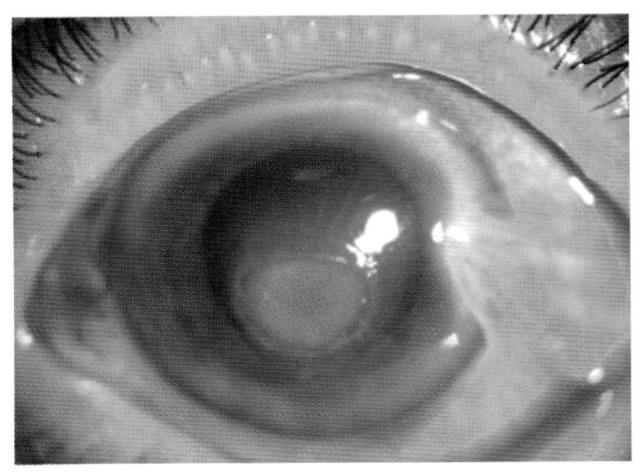

▲ 图 1–21　右眼眼前节照相

【诊断】

1. 右眼铜绿假单胞菌性角膜溃疡
2. 双眼翼状胬肉
3. 左眼年龄相关性白内障（皮质性，初发期）

【鉴别诊断】

1. 匐行性角膜溃疡　又称前房积脓性角膜溃疡。多见于年老体弱者或营养不良、慢性泪囊炎患者。常因角膜外伤 1～2 天后发病，多发生在角膜中央，早期以视力障碍为主要症状，其次为眼部刺激症状。常见致病菌有：肺炎链球菌、莫－阿氏双杆菌、葡萄球菌。其临床特征为起病急，病变开始于角膜中央，初期常表现为灰白色浅层浸润，很快形成溃疡并在溃疡的一侧呈穿凿状潜行于角膜基质中，其对侧则相对静止。常继发虹膜睫状体炎，前房内有纤维素样渗出并形成前房积脓。在角膜穿孔前前房积脓是无菌性的，最后可形成角膜穿孔。严重病例穿孔后可导致眼内感染，形成眼内炎或全眼球炎，最终导致眼球萎缩。

2. 棘阿米巴性角膜炎　常有角膜接触镜佩戴史。多单眼患病，表现为眼部刺激征及视力下降，并有与临床体征不相符的严重眼痛，病程缓慢。初期表现为表层点状角膜炎或上皮下浸润，树枝状浸润或小水泡样病变和地图状上皮缺损，病情进展，角膜基质出现旁中心盘状或环形角膜基质浸润，进一步可发展为化脓性角膜溃疡，后弹力层膨出或角膜穿孔。部分患者表现为放射状角膜炎。角膜知觉减退，很少伴有角膜新生血管形成，可伴发弥散性或结节性巩膜炎。溃疡刮片可找到阿米巴滋养体和包囊，分离培养到阿米巴原虫。共聚焦显微镜检查可直接看到阿米巴包囊或原虫。

3. 真菌性角膜炎　多见于农忙高温季节。起病缓慢，自觉症状较临床表现为轻。病变特点为：溃疡多位于角膜中央，呈灰白色，大多为不规则形，浸润密度浓淡不一，与健康区角膜分界清楚。表面干燥，粗糙不平，常附有黄白色或淡黄色的菌丝苔被，呈“苔垢”或“牙膏”样坏死组织，其周围可形成伪足或小卫星灶，常伴前房积脓。病程进展缓慢，最后常发生角膜穿孔。本病确诊需依靠角膜刮片发现真菌菌丝。共焦显微镜检查可直接看到菌丝或孢子。

【治疗经过】

患者入院后予以急查血常规，左氧氟沙星滴眼液每半小时1次滴眼，妥布霉素滴眼液每半小时1次滴眼，并予以硫酸阿托品眼用凝胶右眼每天1次，普拉洛芬滴眼液右眼每天4次，酒石酸溴莫尼定滴眼液右眼每天2次，注射用头孢唑林钠1.0g每12小时1次静脉滴注，取结膜囊分泌物行“细菌培养＋鉴定＋药物敏感试验”检查查得“铜绿假单胞菌”后根据药物敏感试验结果，调整使用敏感抗生素滴眼液局部滴眼及全身治疗：妥布霉素滴眼液右眼每半小时1次，利福平滴眼液右眼每半小时1次，头孢唑林钠1.0g每12小时1次静脉滴注及散瞳、促进修复等对症治疗，患者角膜溃疡逐渐修复，最终形成角膜白斑。

【病例分析及诊疗思路】

细菌性角膜溃疡是角膜溃疡中最常见的角膜炎，占所有微生物角膜炎的65%～90%。其致病原因及致病菌比例因地区而异，其中发达国家发病率的增加常见于隐形眼镜的广泛使用。近年来由于抗生素的滥用，使某些条件致病菌感染发生率上升。角膜炎症时病原菌产生多种溶解酶引起组织降解，以及机体产生对病原微生物的炎症反应，导致角膜溃疡、穿孔及其并发症发生而失明，因而早期正确、迅速做出诊断，采取适当的治疗措施，对恢复视力、保护眼球的完整性具有重要意义。

铜绿假单胞菌性角膜溃疡是一种剧烈的化脓性角膜炎。可在伤后几小时发病，为最剧烈的角膜溃疡。常在角膜外伤或剔除角膜异物时因铜绿假单胞菌附着在异物上或污染的眼药水内而感染。随着角膜接触镜的推广，镜片或镜片消毒液被病菌污染而感染者也较多见。其特点为潜伏期短，起病急，发展迅猛，病情严重，疼痛剧烈且视力急剧下降，伴有大量黄绿色黏性分泌物。角膜病变为灰黄色浸润，略隆起，其周围水肿。铜绿假单胞菌毒力很强，在繁殖过程中产生的蛋白酶可使角膜胶原纤维溶解，使角膜浸润迅速扩张，很快形成圆形或环形角膜溃疡，伴有前房积脓，2～3天即可扩展至全角膜并穿孔，虹膜脱出，最后形成眼内炎或角膜葡萄肿而致失明。严重者24h内即可累及全角膜。

细菌性角膜溃疡的实验室病因诊断的金标准还是溃疡组织刮片、涂片行革兰染色镜检及细菌培养。有条件的医院可进一步行共聚焦显微镜检查，能更有效地排除其他病原感染，降低误诊率。聚合酶链反应已被视为当前诊断方法的潜在辅助或替代方案。

目前在国外治疗细菌性角膜溃疡常规应用强化妥布霉素（1.3%～1.5%）和头孢唑林（5%～10%），这种联合用药针对常见革兰阳性菌和革兰阴性菌均有效，而且高浓度滴眼剂可提高房水药物浓度。结合我国实际情况，条件许可应首选妥布霉素联合利福平/头孢霉素类药物，或氟喹诺酮类联合利福平/头孢霉素类。抗生素滴眼液在急性期应频繁滴眼，可每0.5～1h滴眼1次，病情控制后逐渐减少滴眼次数。病情严重者可选择广谱抗生素球结膜下注射。当药物敏感试验结果出来后，应更换敏感抗生素，晚上涂抗生素眼膏。若同时患有慢性泪囊炎患者，应立即实施泪囊摘除术，以断绝细菌来源。对细菌性角膜炎，在初步治疗阶段不应用激素。初次抗菌治疗有效时，在确定病原菌后，在大量有效抗生素控制感染的情况下，可适当应用皮质类固醇激素，以减轻炎症反应和瘢痕形成，但溃疡未愈合，荧光素染色阳性时局部急用皮质类固醇激素治疗，但角膜变薄有穿孔危险时应禁用激素。

其他辅助治疗包括散瞳、胶原酶抑制药、大量维生素和对症治疗。病情严重者在药物治疗24～48h后，有条件则彻底清除病灶进行板层角膜移植，后遗角膜白斑者做穿透性角膜移植。

本病患者起病急、进展快、症状重，起病后在病原菌明确前及时使用广谱抗生素局部频繁滴眼及全身静脉滴注抗感染治疗，并在病原学检查确诊为铜绿假单胞菌性角膜溃疡后及时根据药物敏感试验结果调整抗生素，使得患者感染病情及时得以控制，保留住眼球。治疗过程中需要注意的是，近年常见细菌病因对前线局部抗菌药物越来越具有抗药性的可能性。后期在患者形成角膜白斑后，可择期行穿透性角膜移植手术，以进一步提高视力。

角膜溃疡是威胁患者视力的常见角膜病，主要病原微生物是细菌、真菌、棘阿米巴，其中细菌感染占首位。角膜溃疡愈合后，因遗留不同程度的角膜瘢痕，晚期各种破坏性并发症导致患者的视力不同程度地下降甚至丧失眼球，终身残疾。因此，早期及时行病原微生物学检查及采用合理的治疗方法是挽救视力的关键。

（郃　莉）

参考文献

[1] Shah A, Sachdev A, Coggon D. Geographic variations in microbial keratitis: An analysis of the peer-reviewed literature. Br J Ophthalmol, 2011, 95（6）: 762-767.

[2] Keay L, Edwards K, Naduvilath T. Microbial keratitis predisposing factors and morbidity. Ophthalmology, 2006, 113（1）: 109-116.

[3] Ung L, Bispo PJ, Shanbhag SS, et al. The persistent dilemma of microbial keratitis: global burden, diagnosis, and antimicrobial resistance. Surv Ophthalmol, 2019, 64（3）: 255-271.

[4] 张文华，潘志强，王智群，等.化脓性角膜溃疡常见致病菌的变迁.中华眼科杂志，2001，38：11-12.

[5] Solanki S, Rathi M, Khanduja S, et al. Recent trends: Medical management of infectious keratitis. Oman J Ophthalmol, 2015, 8（2）: 83-85.

[6] Karsten E, Watson SL, Foster LJ. Diversity of microbial species implicated in keratitis: A review. Open Ophthalmol J, 2012, 6（1）: 110-124.

病例 11　复发性角膜上皮糜烂

【病例介绍】

患者，男性，31岁，职员。

主诉：左眼反复异物感、眼红、眼痛 4 个月。

现病史：患者 4 个月前被胶质风车叶片划伤左眼后立即出现眼痛、流泪、视物模糊，于当地某医院就诊，诊断为“左眼角膜划伤”。予以“左氧氟沙星滴眼液”等治疗，自觉明显好转。2 个月前无明显诱因再次出现左眼剧烈疼痛、睁眼困难、流泪、视物模糊，于上级医院就诊，予以“重组人表皮生长因子滴眼液”等治疗，自觉明显好转。3 天前上述症状再次出现，遂于我院急诊科就诊，诊断为“左眼角膜上皮损伤”，予以“左氧氟沙星眼液、普拉洛芬眼液、妥布霉素眼膏”治疗，自觉明显好转。今日再次出现上述症状，遂于我科门诊就诊，收治入院。

既往史：患者既往无家族病史，全身检查无异常。

个人史：无特殊。

【专科查体】

眼部检查。视力：右眼 5.0，左眼 4.8，左眼矫正无提高。双眼眼球运动正常。右眼前后节未见确切异常；左眼眼睑轻度红肿，结膜充血（++），结膜囊无分泌物，角膜下方瞳孔缘处角膜上皮粗糙，小片状脱落伴边缘上皮瓣游离（约 3mm × 4mm），其余角膜透明（图 1-22），前房轴深约 3CT，房水清，瞳孔圆，直径约 3mm，对光反应存在，晶状体透明，眼底未见确切异常。眼压：右眼 21mmHg，左眼因角膜原因测不出。

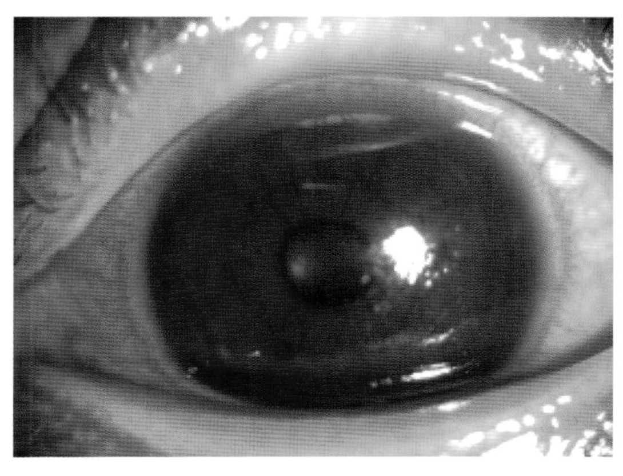

▲ 图 1-22　左眼眼前节照相

【辅助检查】

血尿检验、胸部 X 线片、心电图等未见异常。

【诊断】

左眼复发性角膜上皮糜烂（recurrent corneal epithelial defects）。

【鉴别诊断】

1. 角膜上皮营养不良或前弹力膜营养不良　角膜上皮的家族性营养不良，为常染色体显性遗传。早期无症状，常在长大后，眼部出现视力下降和眼部症状时才就诊，角膜上皮深层的细胞质中出现特征性的纤维颗粒样物质积聚，表层细胞内囊泡样变性。由于反复发生上皮糜烂，形成角膜瘢痕，角膜表面不规则，可使视力中度下降，角膜知觉减退。

2. 药物诱发性角膜上皮炎　均匀分布在角膜全表面的细点状混浊，有的患者以睑裂区角膜病变明显，病灶表浅，有用滴眼液病史，一般停药后预后良好。

【治疗经过】

入院后予以完善眼前节照相、角膜荧光染色等检查，裂隙灯显微镜下清除病灶周围不健康角膜上皮，使用左氧氟沙星眼液滴左眼每天 3 次，聚乙二醇眼液滴左眼每天 3 次，重组牛碱性成纤维生长因子眼用凝胶每晚睡前滴左眼，包双眼休息。第 3 天角膜上皮完全修复，荧光素染色阴性，予以出院。

【病例分析及诊疗思路】

该病例诊断依据：①患者有明确外伤史，以及畏光、刺痛、视物模糊的症状；②查体在高倍裂隙灯显微镜下病变主要集中在角膜上皮区域，病变区小片状上皮脱落，周围上皮粗糙，呈毛玻璃样，荧光染色能明确病变范围及深浅；③追问病史，既往有角膜损伤病史，通过闭眼休息及治疗后明显好转，之后眼红、眼痛症状反复发作多次。由此，可判断角膜划伤史是最主要原因，由于外伤造成的角膜上皮基底膜不健康，使该处上皮黏附不牢，容易反复脱落。若行眼前节 OCT 可辅助诊断病变层次。鉴别诊断中需与干眼症、角膜上皮营养不良、感染性角膜炎、药物诱发性角膜上皮炎、睑缘炎以及继发于睑缘炎症的结膜和角膜病变等进行区分，该病例较典型，结合病史，诊断并不困难。经积极治疗后，患者很快好转。

复发性角膜上皮糜烂是各种原因导致的角膜上皮下基膜受损后，其再生之上皮与基膜及前弹力层的粘连不够紧密，尤其在闭眼休息后睁开眼睛常使愈合不全的角膜受损处再度撕裂，而导致角膜刺激征反复出现，同时也让细菌有可乘之机。严重者可继发角膜的感染、溃疡。另外有的患者并没有眼外伤的病史，但却反复出现角膜糜烂的症状，则可能是因为其角膜上皮之基膜本身就有病变存在，还需更进一步查找原因。

治疗方法：一般是包眼休息 1 天左右即可。若患者疼痛明显，可使用角膜绷带镜减轻疼痛，人工泪液促进修复和适当使用抗生素。不过，对于反复发作的患者，应采取手术治疗。该患者的治疗方法是把局部非正常的上皮刮除，使用人工泪液促进上皮重新生长，以及少量抗生素预防感染。对于该病的治疗目前还有一些新的方法，如有的学者建议使用准分子激光做 PTK（经角膜上皮准分子激光治疗性角膜切削术），还有人用局部抛光、角膜浅层浅基质针刺术联合绷带镜治疗、羊膜覆盖术治疗，以及口服强力抗霉素联合局部激素治疗等等，也取得了较好疗效。

（徐曼华　康刚劲）

参考文献

[1] Xu K, Kam KW, Young AL, et al. Recurrent corneal erosion syndrome. Asia Pac J Ophthalmol, 2012, 1（6）: 349–354.

[2] Diez–Feijóo E, Durán JA. Optical coherence tomography findings in recurrent corneal erosion syndrome. Cornea, 2015, 34（3）: 290.

[3] Park YM, Kwon HJ, Lee JS. Microbiological study of therapeutic soft contact lenses used in the treatment of recurrent corneal erosion syndrome. Eye Contact Lens, 2015, 41（2）: 84–86.

[4] 王涛，戚朝秀，李奇根，等.角膜上皮擦伤致复发性角膜上皮糜烂临床分析.眼科新进展，2011，31（10）：945–947.

[5] Geerling G, Lisch W, Finis D. Recurrent corneal erosions in epithelial corneal dystrophies.Klinische Monatsblatter fur Augenheilkunde, 2018, 235（6）: 697–701.

病例 12　病毒性角膜炎

【病例介绍】

患者，男性，24 岁，职员。

主诉：右眼眼红、畏光、流泪 3 天。

现病史：患者于 3 天前感冒后出现右眼眼红、畏光、流泪，无明显结膜囊分泌物，曾自购妥布霉素地塞米松滴眼液滴右眼，自觉无好转。遂于我院就诊。

既往史：患者既往无家族病史，全身检查无异常。

个人史：无特殊。

【专科查体】

眼部检查。视力：右眼 4.8，矫正无提高，左眼 5.0。双眼眼球运动正常。右眼结膜充血（+++），角膜轻度水肿混浊，染色后角膜见一树枝样病灶（图 1–23），前房轴深约 3CT，房水清，瞳孔圆，直径约 3mm，对光反应灵敏，晶状体透明，眼底隐约可见视盘及血管影，余未见明显异常；左眼未见明显异常。眼压：右眼 18mmHg，左眼 17mmHg。

【辅助检查】

血尿检验、胸部 X 线片、心电图等未见异常。

【诊断】

右眼病毒性角膜炎（viral keratitis）。

【鉴别诊断】

1. 细菌性角膜炎（bacterial keratitis）　起病更

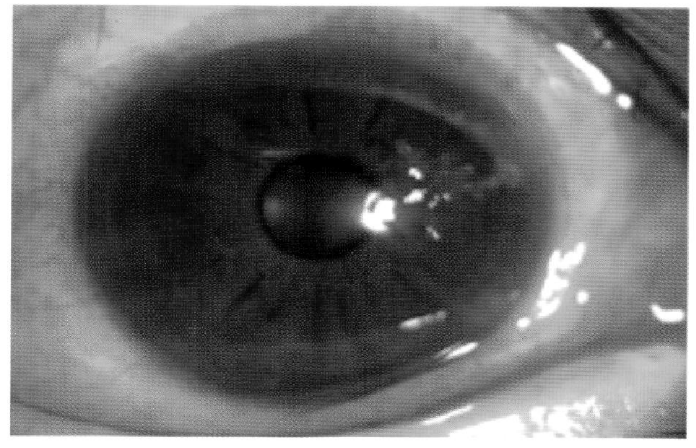

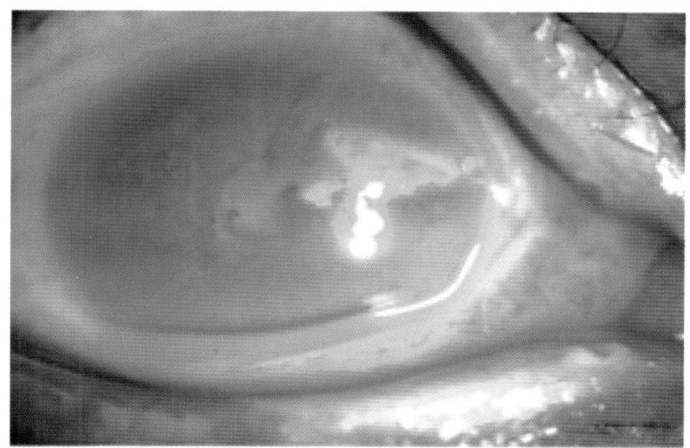

▲ 图 1-23　右眼眼前节照相及角膜荧光染色

急，症状更重，分泌物增多且黏稠，常见于肺炎双球菌、葡萄球菌、链球菌等感染。病灶刮片检查及结膜囊分泌物病原学检查可辅助诊断。

2. 真菌性角膜炎（fungal keratitis）　起病缓慢，亚急性经过，刺激症状较轻。角膜浸润灶呈白色或灰色，致密，外观干燥而表面欠光泽，呈牙膏样或苔垢样。有时在角膜病灶旁可见伪足或卫星样浸润灶，有的溃疡周围有胶原溶解形成的浅沟，或抗原抗体反应形成的免疫环，还有的可见内皮斑。病灶刮片或角膜共聚焦显微镜有较高的检出率。

【治疗经过】

患者门诊就诊后，嘱停用妥布霉素地塞米松滴眼液，予以阿昔洛韦滴眼液滴右眼每 2 小时 1 次，普拉洛芬眼液滴右眼每天 4 次，复方托吡卡胺眼液滴右眼每天 3 次。1 周后门诊复查，右眼视力提高，结膜充血消退，角膜病灶消失，角膜透明（图 1-24）。

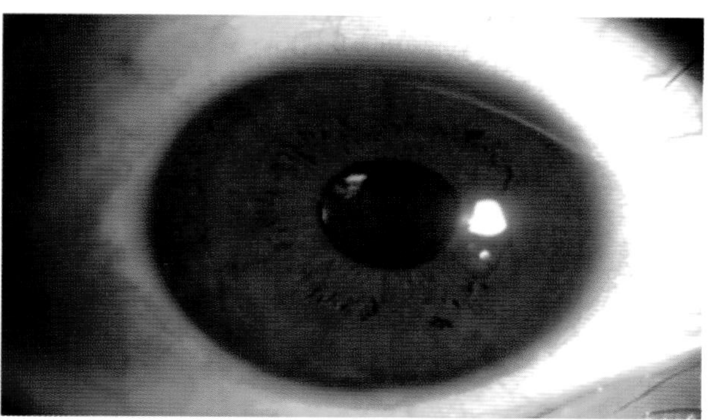

▲ 图 1-24　右眼眼前节照相

【病例分析及诊疗思路】

该患者以“右眼眼红、畏光、流泪”为主诉，符合角膜炎眼部刺激征的特点。发病前有感冒病史，进一步提供了诊断思路，辅助检查角膜荧光染色见“树枝状”病灶，据此，诊断“右眼病毒性角膜炎”明确。

病毒性角膜炎是受病毒感染角膜而引起的炎症。该病一般沿三叉神经发病，病变部位侵犯较深，其感觉减退。但因炎症刺激角膜病变的邻近组织，因此刺激症状仍较明显。病毒性角膜炎病程长，且易复发。可伴有葡萄膜反应，是临床上较为常见的致盲眼病之一。

临床特点：常发生树枝状角膜炎，浸润后常发生溃疡，严重病例则可引起虹膜反应及虹膜睫状体炎，甚至有前房积脓。溃疡面扩大，可呈盘状或地图状，少数病例还可引起角膜穿孔、角膜葡萄肿或继发性青光眼等，最终导致失明。但以腺病毒为致病原的病毒性角膜炎，常侵犯角膜基质浅层，呈点状浸润，一般不形成溃疡。炎症消退后，常留有点状瘢痕。该患者发病 3 天便就诊，时间较短，病灶浸润不深，预后良好。

治疗原则：应用抗病毒滴眼液。若继发细菌感染，需配合抗生素滴眼液。有虹膜反应时，则加扩瞳药，必要时加用激素滴眼液。全身用药则根据体质情况，免疫力低下者，常辅以提高免疫力的药物。

注意事项：尽早确诊有利于早期抗病毒治疗，

忌包扎患眼，抗病毒治疗有效时根据病情可适当加用糖皮质激素。当病情得到迅速控制、角膜恢复透明、视力提高后，勿自主停药，应维持适当的用药时间。

（徐曼华　康刚劲）

参考文献

[1] Rowe AM, St Leger AJ, Jeon S, et al. Herpes keratitis. Prog Retin Eye Res, 2013, 32（1）: 88–101.

[2] Solanki S, Rathi M, Khanduja S, et al. Recent trends: Medical management of infectious keratitis. Oman J Ophthalmol, 2015, 8（2）: 83.

[3] 李志杰 . 单纯疱疹病毒性角膜炎的免疫学 . 眼科新进展，2002，22（2）：2–4.

病例 13　角膜皮样瘤

【病例介绍】

患者，女性，11 岁。

主诉：发现右眼球表面新生物 11 年。

现病史：患儿家属诉 11 年前患儿出生约 1 个月后无意间发现患儿右眼颞侧眼球表面一白色新生物，约米粒大小，不伴眼红、眼痛、眼胀及异常分泌物增多。患儿家长未予以重视及治疗。随患儿长大，患儿自觉右眼视力较左眼差，曾分别于 2 年前及 1 年前在当地医院就诊，因患儿不配合治疗，无明确治疗结果。4 个月前患儿家长发现患儿右眼眼表新生物进一步增大至“豌豆”大小，患儿家长为求进一步治疗，特来我院。

既往史：无特殊。

个人史：足月顺产，母亲孕期无特殊病史。

家族史：家族中无类似患者，无遗传病史。

【专科查体】

眼部检查。视力：右眼 4.5，针孔矫正 4.7，左眼 5.0。右眼外眼无异常，结膜无充血，8 点钟位角膜缘可见一隆起于角巩膜缘表面的黄白色半球形实性肿物，大小约 4mm × 4mm，表面可见新生血管，顶部可见 2 根纤细毛发，侵及 8 点钟位置角膜缘内约 1.5mm，角膜缘新生血管长入，余未见明显异常。左眼外眼无异常，结膜无充血，角膜透明，中央前房深度约 3CT，房水清亮，虹膜纹理清晰，瞳孔形圆居中，直径约 3mm，对光反应灵敏。晶状体透明，玻璃体透明，眼底未见明显异常。

【辅助检查】

1. 验光　右眼 4.5 – 1.50DS/ – 1.50DC × 110 = 4.9；左眼 5.0。

2. 眼前节照相　右眼颞下方角巩膜膜缘可见一约 5mm × 5mm × 4mm 大小的实性淡黄色隆起肿物，侵犯至邻近角膜缘内约 2mm，巩膜内约 3mm，邻近巩膜无充血水肿，角膜透明。肿物边界清晰，基底较宽，不可推动，表面可见数根纤细的毛发（图 1–25）。

3. 病理检查　右眼角膜皮样瘤改变（图 1–26）。

【诊断】

1. 右眼角膜皮样瘤（corneal dermoid tumor）。

2. 右眼屈光不正。

3. 右眼弱视。

【鉴别诊断】

1. 角膜皮样脂瘤　与角膜皮样瘤一样，是正常组织在异常部位的先天性过度生长而引起的迷芽瘤，是儿童时期最常见的眼球表面肿瘤。但该病常双眼对称发病，多在结膜下和角膜颞上象

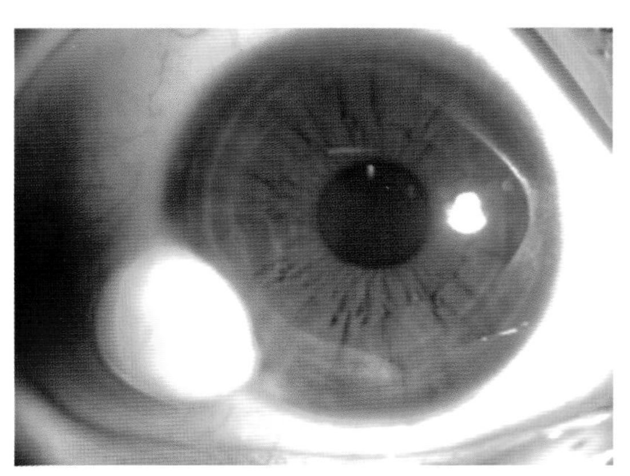

▲ 图 1–25　右眼眼前节照相

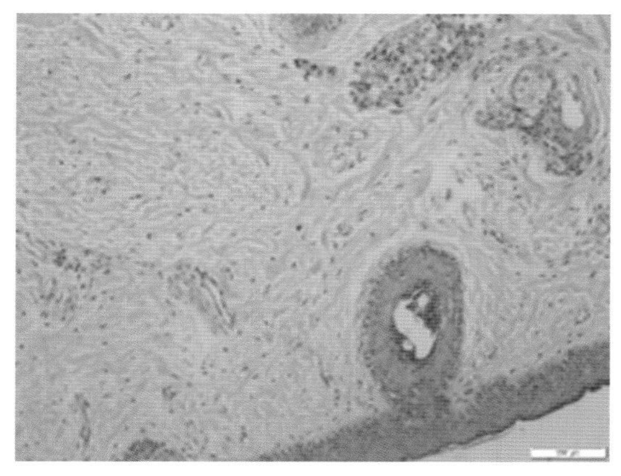

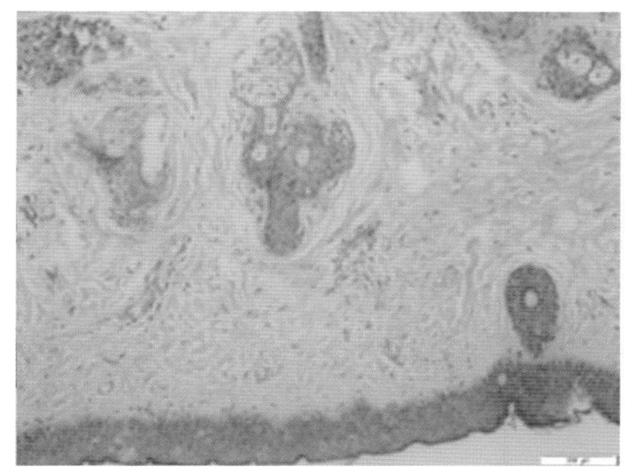

▲ 图 1-26 右眼角膜皮样瘤病理切片（HE 染色，200×）

限，为可移动的黄白色柔软肿物，与结膜下脂肪块非常相似，但较皮样囊肿更柔软，且可移动，可单独发生或与皮样瘤同时发生。病理检查主要为脂肪组织和皮样结缔组织构成，但不含皮肤附属器结构。

2. *角膜原位癌* 又称 Bowen 病。该病患者常见于 60 岁以上的男性，单眼或者双眼发病，病程缓慢。常由局部刺激引起。病灶为常好发于角结膜交界处的一种弥散性轻度隆起的肿物，呈灰红色胶状或肉芽肿样，血管较多，常伴随慢性炎症而掩盖了肿瘤的实质，肿瘤易向角膜内扩展。病理检查主要表现为上皮基底细胞增生，失去正常排列，细胞呈多行性，分裂象增多，但不侵犯基膜，上皮细胞的基膜仍然完整，病变不向深部组织浸润。

3. *角膜鳞状细胞癌* 多见于 50—70 岁人群，男性多于女性，好发于睑裂部角膜缘，以颞侧最常见。肿瘤外观呈一小圆形灰白色或粉红色隆起，在肿瘤周围有新生血管围绕，邻近球结膜充血明显。裂隙灯下可见血管在肿瘤内散开形成纤维血管束，此为恶性的可靠证据。肿瘤也可呈片状，遮盖部分角膜。病理检查见角膜上皮异常增生，层次变厚，癌细胞形成许多细胞群，边缘为柱状细胞，其内为多角形细胞，中央为扁平细胞，可见角化柱，肿瘤内血管丰富。

【治疗经过】

患者入院后予以完善相关术前检查，术眼抗生素滴眼液预防感染治疗，择期在全麻下行右眼角膜皮样瘤切割术 + 羊膜移植术 + 结膜遮盖术，并进行切除物病理检查，提示右眼角膜皮样瘤。术后经预防感染、促进修复治疗，治愈出院。

【病例分析及诊疗思路】

角膜皮样瘤是胚胎裂闭合时被包埋在内的表皮组织，是一种先天性的良性肿瘤，由外胚层和中胚层组织组成，最常见于颞下象限。角膜皮样瘤可单发或者多发，呈隆起发白的细血管化的球样外观。肿物表面覆盖上皮，肿物内由纤维组织和脂肪组织组成，也可含有毛囊、毛发及皮脂腺、汗腺。病变一般侵及角膜实质浅层，偶尔可达角膜全层甚至前房内。肿物出生时就存在，随年龄增长和眼球发育略有增大。外表如皮肤，边界清楚，可有纤细的毛发存在。可逐渐长大，尤其在外伤，刺激后生长加快，较大者常可造成角膜散光，视力下降。中央部位的皮样瘤可造成弱视。可表现为 Goldenhar 综合征，伴有上睑缺损、副耳或其他异常。治疗方案以手术切除为主，肿物切除联合结膜瓣遮盖，羊膜移植术及板层角膜移植是常用的方法。术前结合眼前段 OCT 检查可以帮助评估瘤体在角膜上侵犯的深度，术中 OCT 检查可以帮助指导板层角膜剥离，确定残留的基质床厚度，从而提高手术的安全性。目前还出现有使用飞秒激光基质内透镜进行角膜缘皮样瘤的层状角膜移植术的治疗方法，其中肿瘤切除联合板层角膜移植术是较理想的方式。手术前后应及时验光配镜，对矫正视力不良者应配合弱视治疗。

本病患者单眼患病，自出生时即发现有右眼表新生物，逐渐长大，眼部有特征性病灶表现，是本病诊断的重要依据。因瘤体较大，引起散光及视力下降，具备手术治疗的指征。

（邹　莉）

参考文献

[1] Mansour AM, Barber JC, Reinecke RD, et al. Ocular choristomas. Surg Ophthalmol, 1989, 33（5）: 339-358.

[2] Pirouzian A. Management of pediatric corneal limbal dermoids. Clin Ophthalmol, 2013, 7: 607-614.

[3] Schmitzer S, Burcel M, Dăscălescu D, et al. Goldenhar Syndrome-ophthalmologist's perspective. Rom J Ophthalmol, 2018, 62（20）: 96-104.

[4] Titiyal JS, Kaur M, Falera R. Intraoperative optical coherence tomography in anterior segment surgeries. Indian J Ophthalmol, 2017, 65（2）: 116-121.

[5] Pant OP, Hao JL, Zhou DD, et al. Lamellar keratoplasty using femtosecond laser intrastromal lenticule for limbal dermoid: case report and literature review. J Int Med Res, 2018, 46 (11) : 4753-4759.

病例 14　角膜生物损伤

【病例介绍】

患者，男性，8 岁。

主诉：右眼被蜂蜇伤后眼红、眼痛、异物感、流泪伴视力下降 1 天。

现病史：患儿于 1 天前在自家玩耍时不慎被蜂蜇伤右眼，立即感右眼眼红、眼痛、异物感、流泪伴视力下降，今日门诊以“右眼蜂蜇伤、眼内炎”收治入院。

既往史：患者既往无家族病史，全身检查无异常。

个人史：足月顺产，无系统性疾病。

【专科查体】

眼部检查。视力：右眼 4.4，矫正无提高，左眼 5.0。右眼眼睑红肿，混合充血（++），结膜囊未见异常分泌物，角膜基质灰白色混浊水肿，鼻侧经瞳孔缘区角膜可见约 3mm 上皮缺失及浅层溃疡灶，边界清，荧光素染色（+），前房轴深 4CT，下方房角见白色积脓，约 2mm，瞳孔直径约 2.5mm，对光反应迟钝，晶状体及球内结构窥不清（图 1-27）；左眼未见明显异常。眼压：右眼 15mmHg，左眼 10mmHg。

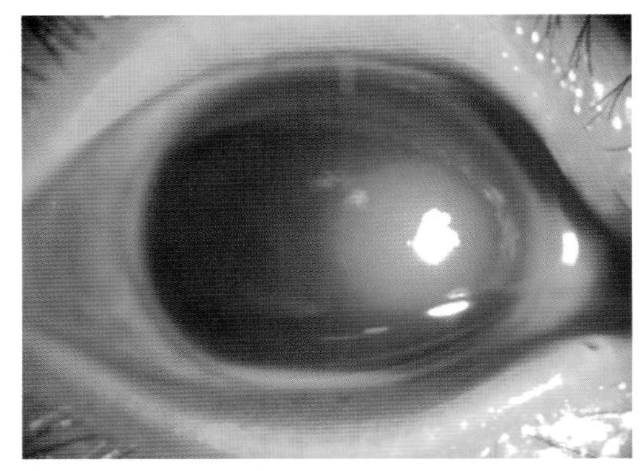

▲ 图 1-27　右眼眼前节照相

【辅助检查】

1. 右眼 B 超　玻璃体未见明显混浊。

2. 血常规　白细胞计数及中性粒细胞比例增高。

【诊断】

右眼角膜生物损伤（corneal biological injury）

【鉴别诊断】

1. 病毒性角膜炎（viral keratitis）　一般沿三叉神经发病，常呈树枝状角膜炎，浸润后常发生溃疡。严重病例则可引起虹膜反应或虹膜睫状体炎，甚至有前房积脓。溃疡面扩大，可呈盘状或地图状。该病的病程长，且易复发。

2. 细菌性角膜炎（bacterial keratitis）　起病急，症状较重，分泌物增多且黏稠。常见于肺炎双球菌、葡萄球菌、链球菌等感染。病灶刮片检查可对本病进行快速诊断。

【治疗经过】

患者入院后，予以左氧氟沙星滴眼液滴右眼每天 3 次，妥布霉素地塞米松眼膏每晚睡前涂抹于右眼，玻璃酸钠滴眼液滴右眼每天 4 次，阿托品眼用凝胶涂抹于右眼每天 1 次，头孢唑林 0.75g 每 12 小时 1 次输液，入院治疗 2 天后右眼前房积脓减少，复查血常规已正常，角膜水肿无变化，停用左氧氟沙星滴眼液，将妥布霉素地塞米松眼膏改为妥布霉素地塞米松滴眼液滴右眼每天 3 次。3 天后停用头孢唑林输液，继续抗炎、预防感染、促修复治疗。治疗后右眼角膜水肿逐渐减轻，出院时角膜溃疡修复，鼻侧角膜留有少许云翳。

【病例分析及诊疗思路】

该患儿因年龄小，查体较不配合，但有明确的蜂蜇病史，裂隙灯显微镜观察见右眼角膜上皮缺失范围较小，累及溃疡灶较表浅。但是全角膜基质混浊水肿重、炎症反应重，较符合生物损伤后角膜毒性反应及自身免疫反应所致基质层水肿表现。故诊断右眼角膜生物损伤明确。经过早期抗感染为主的治疗后，患儿病情稍有好转，但角膜水肿仍较重，考虑前房积脓为无菌性炎症可能性大，予以调整治疗方案，减少抗生素局部及全身治疗，以促修复及抗炎促进水肿消退为主。出院时角膜基本恢复透明，视力明显提高。

角膜生物损伤主要是昆虫中的毒液进入角膜引发的生物毒性反应，临床上常见的为蜂蜇伤。如为酸性物质损伤，应给予 0.5% 依地酸二钠（EDTA）滴眼液滴眼；如为碱性物质损伤，可用 pH 低于 7 的抗生素滴眼液中和。处理蜂蜇伤导致的角膜生物损伤时应局部联合应用低浓度糖皮质激素，预防感染，经过数天会逐渐治愈，一般不会遗留角膜瘢痕。该患儿在明确诊断后，即减少及停止抗生素用量，以局部使用糖皮质激素减轻角膜水肿及瘢痕为主，治疗后病情很快好转。

（徐曼华　康刚劲）

参考文献

[1] Rai RR, Gonzalez-Gonzalez LA, Papakostas TD, et al. Management of Corneal Bee Sting Injuries.Semin Ophthalmol, 2017, 32（2）: 177-181.

[2] Lin PH, Wang NK, Hwang YS, et al. Bee sting of the cornea and conjunctiva: management and outcomes. Cornea, 2011, 30（4）: 392.

[3] 郑祥榕，杨丽霞.蜂蜇伤眼部的并发症及治疗体会.国际眼科杂志，2009，9（12）：2282.

病例 15　铜绿假单胞菌性角膜炎

【病例介绍】

患者，男性，44 岁，农民。

主诉：左眼眼红、眼痛、视物不见 2 天。

现病史：患者于 2 天前干农活后出现左眼眼红、眼痛、视物不见，伴结膜囊大量黄绿色分泌物。1 天前于当地某乡镇医院行“刮眼睛、清洗左眼”等治疗，具体不详，今日症状加重遂来我院就诊。

既往史：全身检查无异常。

个人史：每天吸叶子烟 1～2 支（约 20 年），每天饮酒 3 两至半斤（约 10 年）。

【专科查体】

眼部检查。视力：右眼 4.9，左眼 HM/ 眼前，矫正无提高。右眼前后段未见明显异常；左眼混合充血（+++），结膜囊内见大量黄白色分泌物，角膜见直径约 8mm 的白色溃疡灶，周边角膜混浊水肿，前房隐约见下方积脓，约 2mm，余球内结构窥不清（图 1-28）。眼压：右眼 15mmHg，左眼未测。

【辅助检查】

1. 血常规　中性粒细胞比例明显增高。

2. 眼 B 超　左眼玻璃体轻度混浊。

3. 角膜共聚焦显微镜检查　左眼查见大量炎性细胞及朗格汉斯细胞（图 1-29）。

4. 结膜囊分泌物涂片检查　查见革兰阴性杆菌。3 天后结膜囊分泌物培养查见铜绿假单胞菌，药敏试验提示对左氧氟沙星、头孢他啶等药物敏感。

【诊断】

左眼铜绿假单胞菌性角膜炎。

【鉴别诊断】

1. 病毒性角膜炎　一般沿三叉神经发病，常呈树枝状角膜炎，浸润后常发生溃疡，严重病例则可引起虹膜反应或虹膜睫状体炎，甚至有前房积脓。溃疡面扩大，呈盘状或地图状。病程长，且易复发。

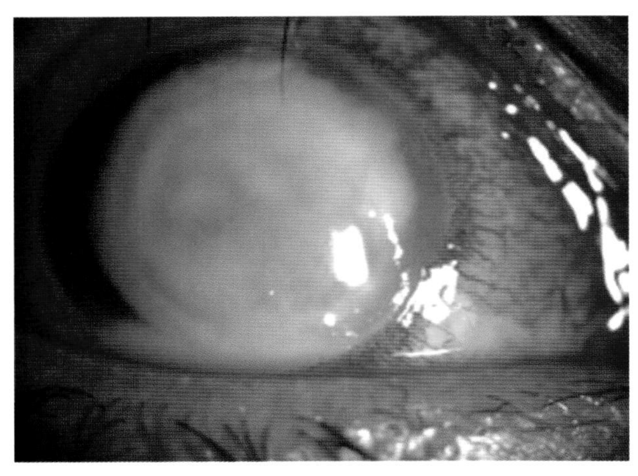

▲ 图 1-28　左眼眼前节照相

2. 真菌性角膜炎　起病缓慢，亚急性经过，刺激症状较轻。大多有牙膏样或苔垢样外观，有的病灶有伪足、免疫环、内皮斑等。角膜刮片、共聚焦显微镜可辅助诊断。

【治疗经过】

患者入院后，立即取结膜囊分泌物送检，并冲洗结膜囊清除分泌物。予以左氧氟沙星滴眼液滴左眼每 30 分钟 1 次，1 天后改为每小时 1 次，妥布霉素滴眼液滴左眼每小时 1 次，普拉洛芬滴眼液滴左眼每天 4 次，妥布霉素眼膏每晚睡前涂抹于左眼，硫酸阿托品眼用凝胶涂抹于左眼每天 4 次。急查血常规后静脉滴注头孢他啶每 8 小时 1 次，建议患者行“角膜移植手术”，但患者及家属因个人经济原因放弃手术。入院当天结膜囊分泌物培养结果显示“铜绿假单胞菌感染”，3 天后据

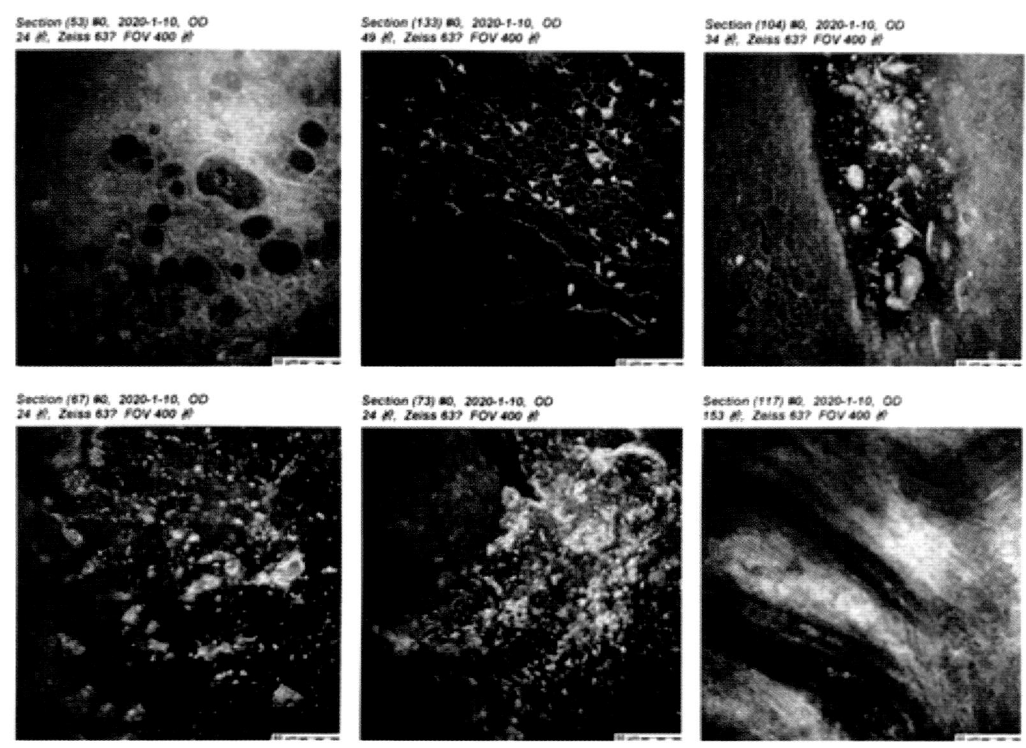

▲ 图 1-29　左眼角膜共聚焦显微镜检查

药敏试验结果调整用药。经积极治疗后，患者结膜囊分泌物减少，血常规恢复正常，但因角膜感染重，1周后角膜发生穿孔，全角膜溶解伴全眼球炎，按患者及家属要求行“左眼球内容物剜除术”。

【病例分析及诊疗思路】

该患者起病急、发展快、感染重，有“铜绿假单胞菌性角膜炎”的发病特点。溃疡灶表面污秽，结膜囊内有脓性分泌物，前房有积脓，入院时即考虑“左眼铜绿假单胞菌性角膜炎”的可能性大。立即予以抗感染治疗，待病原学检查确诊后适当调整用药，积极挽救眼球。但患者病情来势凶猛，且入院时距发病已超2天，已发生近乎全角膜的感染，伴球内感染，愈后极差。

铜绿假单胞菌性角膜炎，又称铜绿假单胞菌性角膜炎，是一种极为严重的急性化脓性细菌性角膜炎，据大量病例报道，常在极短时间内侵犯整个角膜而导致毁灭性的破坏，后果极其严重。一旦怀疑为铜绿假单胞菌感染，不必等待细菌培养结果，应争分夺秒的进行抗感染治疗。开始治疗的越及时，角膜组织破坏的就越少，保住眼球及视力恢复的希望就越大。

治疗原则：局部首选氨基糖苷类及第三代头孢菌类抗生素或氟喹诺酮类抗菌药频繁交替滴眼。晚上用抗生素眼膏。重症患者可采用结膜下注射或全身用药，病情重者在药物治疗24～48h后有条件则彻底清除病灶进行板层角膜移植。如未能得到及时和有效治疗，大部分角膜将坏死、脱落，导致穿孔，进一步引起眼内炎，甚至全眼球炎。即使溃疡治愈，也可形成粘连性角膜白斑或角膜葡萄肿而导致失明，部分病例经积极抢救可保住眼球。若有后遗角膜白斑可通过角膜移植术来恢复部分视力。

（徐曼华　康刚劲）

参考文献

[1 Rachwalik D, Pleyer U. Klin Monbl Augenheilkd. Bacterial keratitis, 2015, 232（6）: 738.

[2] 王静波，惠延年. 铜绿假单胞菌性角膜炎发病机制研究进展. 中国眼耳鼻喉科杂志，2004，4（6）：398-399.

[3] Thomas PA, Geraldine P. Infectious keratitis. Curr Opin Infect Dis, 2007, 20（2）: 129-141.

[4] Singh S, Agarwal R, Razak ZA, et al. Ocular permeation of topical tazocin and its effectiveness in the treatment of pseudomonas aeruginosa induced keratitis in rabbits.Journal of ocular pharmacology and therapeutics: the official journal of the association for ocular pharmacology and therapeutics, 2018, 34（1-2）: 214-223.

病例16　角膜屈光术后角膜异物

【病例介绍】

患者，男性，28岁，工人。

主诉：右眼眼红、异物感3^+天。

现病史：患者3^+天在工地工作时不慎被铁渣击中右眼，其后出现右眼眼红、眼痛、流泪、视力下降等不适，患者自行滴眼药水治疗（具体不详），其后症状无明显好转，遂于我院就诊。

既往史：50^+天前患者曾于我院行“双眼FS-Lasik术”，否认糖尿病、高血压病史。

个人史及家族史：无特殊。

【专科查体】

眼部检查。视力：右眼4.8，矫正无提高，左眼5.0。右眼眼睑未见明显异常，结膜充血（+）、水肿（+），瞳孔缘2点钟位置角膜可见一棕褐色角膜异物，周边角膜混浊水肿，距角膜缘约2mm处可见环形角膜切口，角膜瓣在位，前房轴深约3.5CT，房水清，虹膜纹理清，颜色正常，瞳孔形圆居中，直径约3mm，对光反应灵敏，晶状体透明，小瞳下眼底可见眼底视盘边界较清，C/D=0.3，周边网膜豹纹状眼底改变，视网膜未见明显出血、隆起、渗出等；左眼眼睑未见明显异常，结膜无充血水肿，角膜透明，前房轴深约3.5CT，房水清，虹膜纹理清，颜色正常，瞳孔形圆居中，直径约3mm，对光反应灵敏，晶状体透明，小瞳下眼底可见眼底视盘边界较清，C/D=0.3，周边网膜豹纹状眼底改变，视网膜未见明显出血、隆起、渗出等。眼压：右眼19mmHg，左眼16mmHg。

【辅助检查】

1. 眼前节照相　右眼角膜异物剔除术后瞳孔缘2点钟位置角膜可见一大小约1mm×1mm类圆形斑翳（图1-30）。

2. 角膜地形图　右眼角膜前表面瞳孔缘2点钟位置角膜形态稍不规则（图1-31）。

3. 眼前节OCT　右眼角膜瓣帖服好，角膜异物处角膜瓣不连续，缺损深约172μm，下方角膜基质混浊（图1-32）；右眼角膜异物剔除术后2周角膜可见大小约1mm×1mm类圆形云翳，周边角膜透明（图1-33）；右眼角膜异物剔除术后2周角膜前表面瞳孔缘2点钟位角膜形态较前好转（图1-34）；右眼角膜异物剔除术后2周角膜上皮已修复，角膜瓣缺损基本愈合，角膜基质层仍可见白色混浊区（图1-35）。

4. 客观视觉质量分析系统（OQAS）　右眼异物剔除术后2周，测定客观散射指数（OSI），右眼2.0，左眼1.1（图1-36）。

【诊断】

1. 右眼角膜异物。

2. 双眼FS-Lasik术后。

【鉴别诊断】

1. 角膜瓣移位　常伴有外伤史，眼痛、畏光、流泪、视力急剧下降；角膜瓣出现皱褶，角膜切口对合不齐。

2. 角膜上皮植入　常无明显症状，无外伤史，角膜瓣切口缘可见上皮向瓣下方植入。

3. 角膜融解　常与全身免疫系统疾病相关，无外伤史，融解部位在角膜瓣边缘，下方多见，发病时间在术后2～5周。

【治疗经过】

患者就诊后立即予以右眼角膜异物取出术治疗，术后予以抗炎、抗感染、促修复等对症治疗。治疗后患者右眼异物感症状明显减轻。术后2周，右眼视力5.0，左眼视力5.0。眼压：右眼16mmHg，左眼18mmHg。OQAS：测定OSI，右眼2.0，左眼1.1。建议继续用药，定期门诊随访，注意眼部卫生，嘱工作时使用护目镜。

【病例分析及诊疗思路】

该患者为双眼FS-Lasik术后不慎右眼被铁渣击中导致的右眼角膜上皮及浅基质层损伤，因患者存在角膜瓣，故较一般角膜异物损伤风险更高，除一般角膜局部感染、穿孔等危险外，还存在角膜瓣移位、角膜瓣缺失、角膜瓣下感染等风险。角膜屈光术后角膜外伤，首先去除病因，同时予以局部抗炎、抗感染等对症处理，必要时予以全身抗感染及手术治疗。除了外伤，屈光术后角膜并发症还包括干眼、角膜混浊、角膜融解、角膜瓣移位、角膜瓣缺损、感染等，其中感染相对较为常见，Solomon等在一项20 941只眼的研

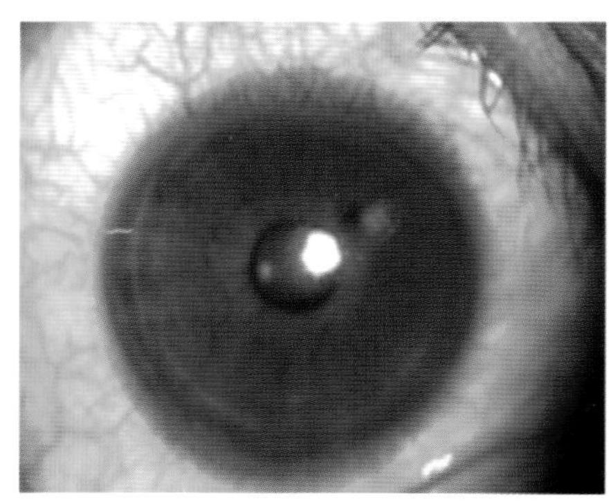
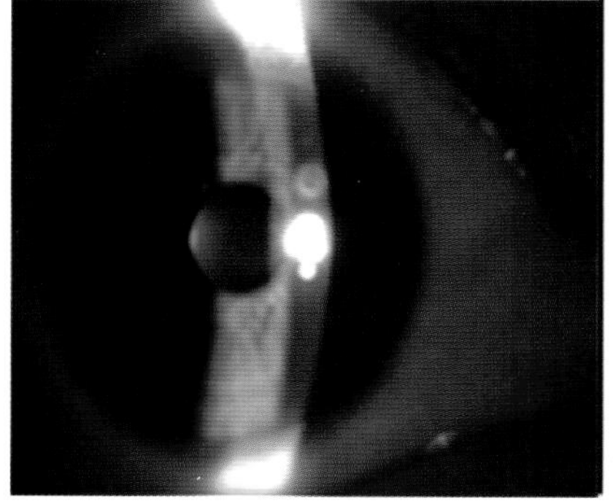
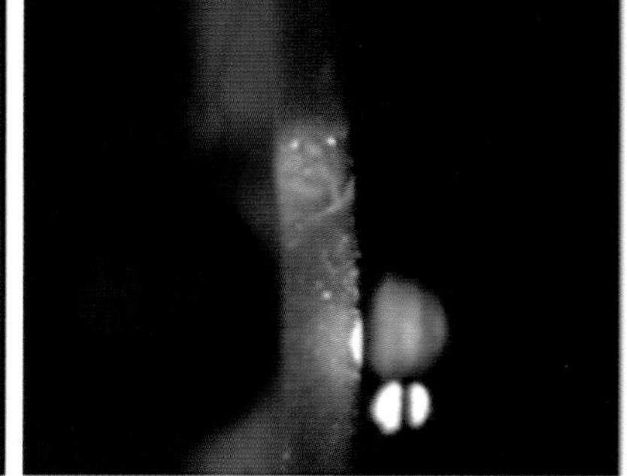

▲ 图1-30　右眼眼前节照相

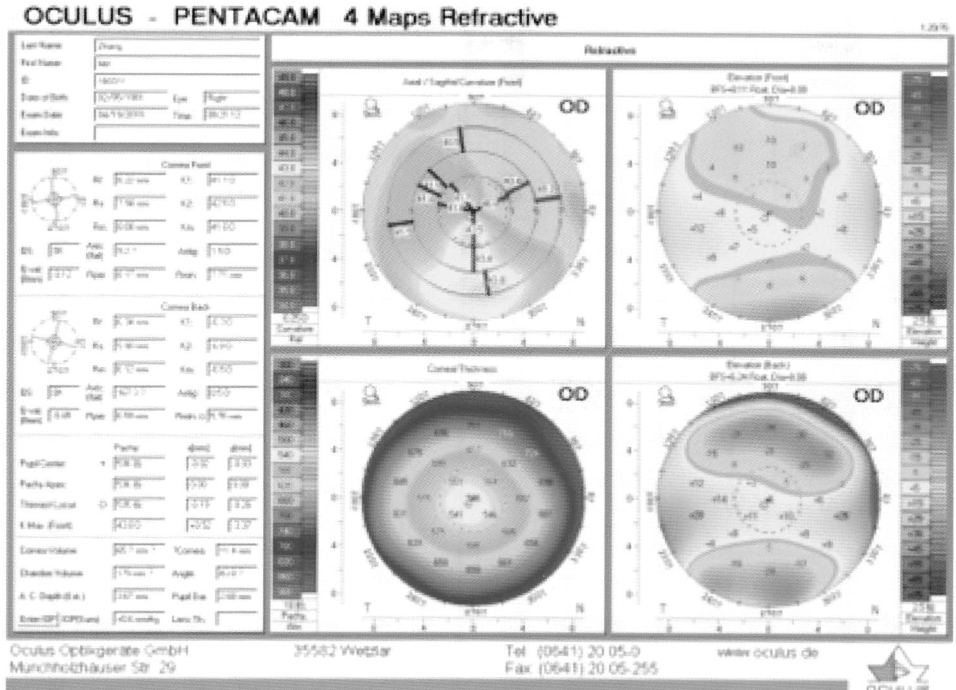

◀ 图 1-31　右眼角膜地形图

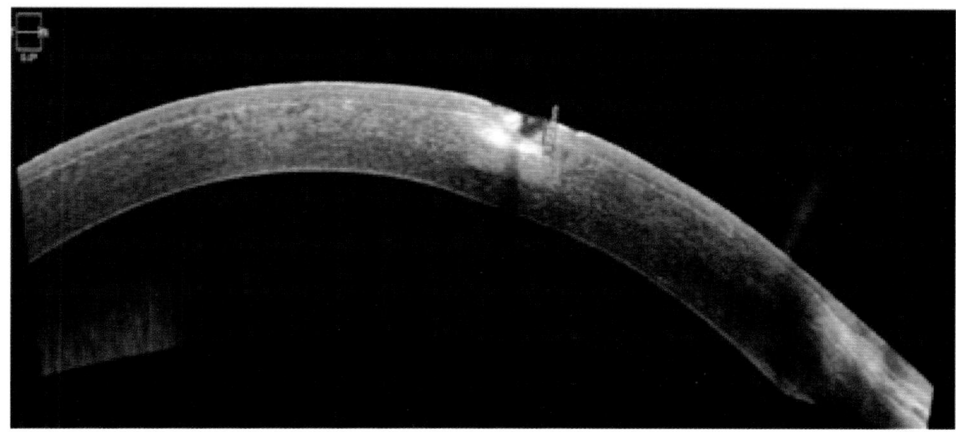

◀ 图 1-32　右眼眼前节 **OCT**

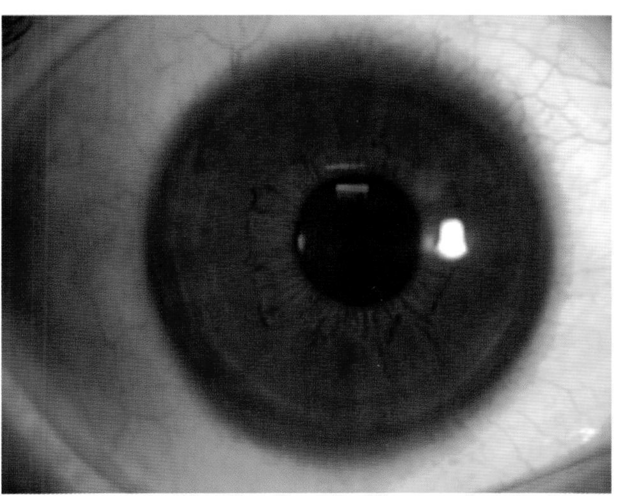

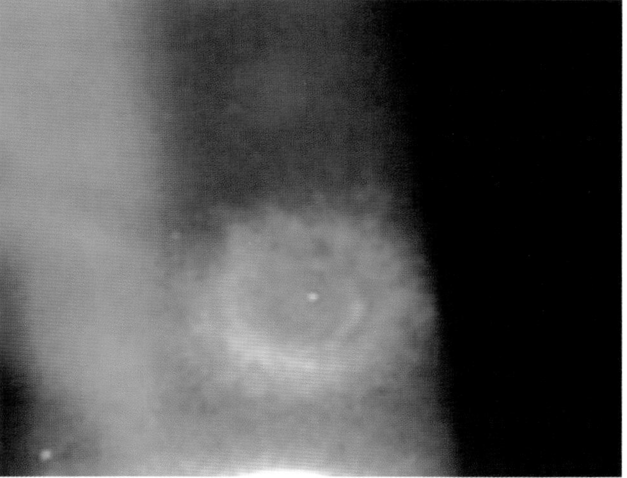

▲ 图 1-33　右眼角膜异物剔除术后 **2** 周眼前节照相

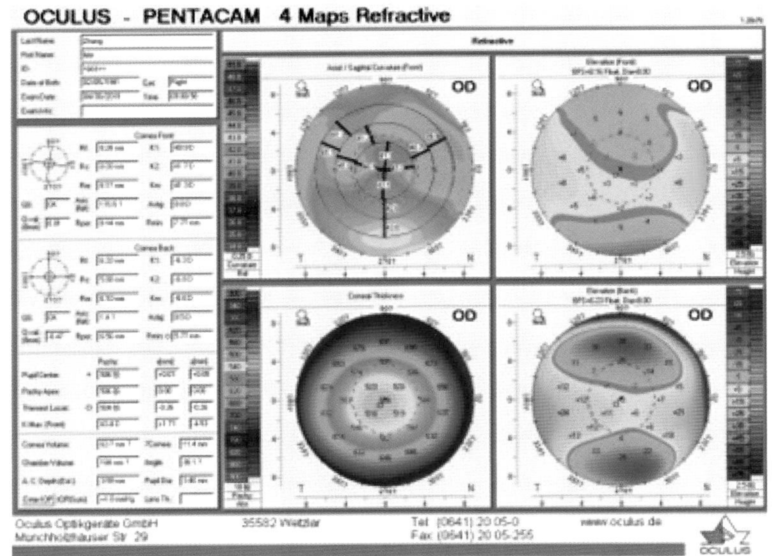

◀ 图 1-34 右眼角膜异物剔除术后 2 周角膜地形图

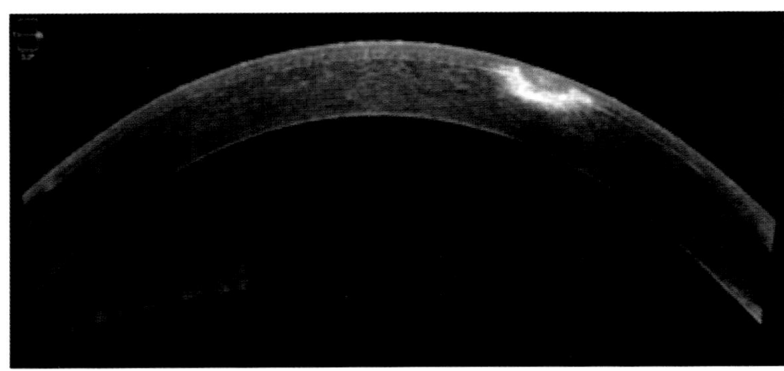

◀ 图 1-35 右眼角膜异物剔除术后 2 周眼前节 OCT

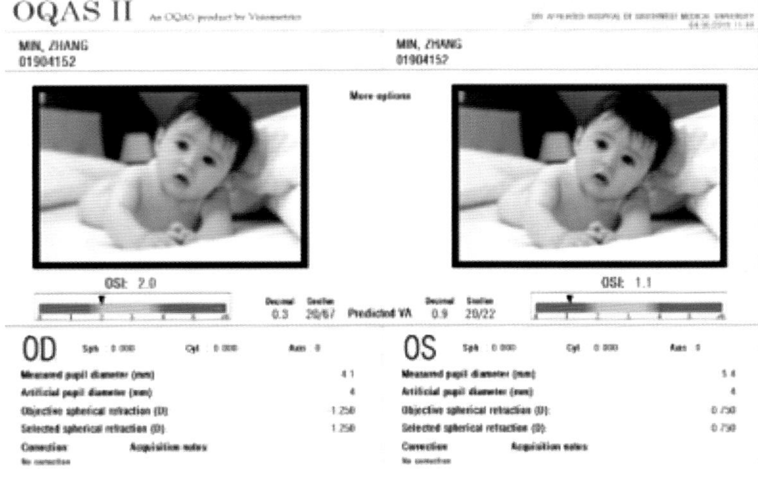

◀ 图 1-36 右眼角膜异物剔除术后 2 周双眼客观视觉质量分析

究中，19 只眼发生术后角膜感染，其中 10.5% 为 FS-Lasik 术后患者，这说明手术方式的选择对于术后感染治疗也至关重要。SMILE 术后感染虽然相对较少，但一旦感染，角膜帽的口袋设计则使处理比较棘手，FS-Lasik 术后发现感染灶者则可能需掀瓣，一般使用第四代广谱抗生素瓣下冲洗。美国白内障和屈光手术协会（ASCRS）指出，早期感染（术后 1～2 周）多为葡萄球菌、链球菌属感染；迟发性感染（术后 2 周至 3 个月）多为条件致病菌，如真菌、诺卡菌属、非典型分枝杆菌。因此，我们根据患者受伤时间的长短，可以经验性地局部预防性使用抗生素滴眼液。

综上所述，针对屈光术后角膜外伤及感染的情况，完善的术前检查、熟练的手术技巧、严格的无菌操作、合理的术后用药和治疗是避免严重角膜疾病发生的重要手段，同时在特殊环境中需使用特殊措施保护双眼避免角膜外伤也至关重要。

（郭　露　吕红彬）

参考文献

[1] 李莹 . 屈光性角膜手术后的角膜并发症 . 中华眼科杂志，2005，41（6）：560–562.

[2] Solomon R，Donnenfeld ED，Holland EJ，et al. Microbial keratitis trends follllowing refractive surgery：results of the ASCRS infectious keratitis survey and comparisons with prior ASCRS surveys of infectious keratitis following keratorefractive procedures. J Cataract Refract Surg，2011，37（7）：1343–1350.

[3] Renée Solomon，Donnenfeld E D，Azar D T，et al. Infectious keratitis after laser in situ keratomileusis：Results of an ASCRS survey. Journal of Cataract and Refractive Surgery，2003，29（10）：2001–2006.

病例 17　圆锥角膜：深板层角膜移植术

【病例介绍】

患者，男性，20 岁。

主诉：双眼视力进行性下降伴眼痒、眼红不适 1⁺ 年。

现病史：1⁺ 年前患者无明显诱因出现双眼视力进行性下降伴眼痒、眼红不适，不伴视物变形、视物遮挡、头痛等不适。曾于重庆某医院就诊，诊断为“双眼圆锥角膜”，予以佩戴 RGP 矫正，6 个月前于重庆某医院行“右眼角膜胶原交联手术”治疗，现患者左眼症状加重，视力急剧下降，为求进一步治疗来我院门诊，门诊以“双眼圆锥角膜”收入院。

既往史：2 年前于当地医院行“祛瘢痕术”，余否认。

家族史：否认家族中类似病例。

【专科查体】

眼部检查。视力：右眼 4.5 – 3.25DS = 4.8；左眼 CF/40cm，左眼矫正无提高。右眼眼睑未见明显异常，球结膜无充血，角膜中央前凸，角膜扩张，呈圆锥形，角膜 RGP 镜在位，前房深度正常，房水清，瞳孔形圆居中，直径约 3mm，直接及间接对光反应存在，晶状体透明，眼底视盘边界清楚，颜色正常，视网膜未见明显出血、隆起、渗出等；左眼眼睑未见明显异常，球结膜无充血，角膜中央锥形扩张，呈圆锥形，RGP 镜在位，角膜深层见 Vogt 线纹，轻压可消失，Munson 征阳性，周边角膜透明，KP（–），前房深度正常，房水清，瞳孔形圆居中，直径约 3mm，直接及间接对光反应存在，晶状体透明，眼底视盘边界清楚，颜色正常，视网膜未见明显出血、隆起、渗出等。眼压：双眼正常。

【辅助检查】

1. 双眼外眼照相　右眼侧面观无明显异常，左眼侧面观角膜明显呈圆锥状突出（图 1–37）。

2. 左眼眼前节照相　角膜深层 Vogt 线纹，Munson 征阳性，角膜中央可见斑翳形成（图 1–38）。

3. 眼前节 OCT　左眼角膜中央前凸，中央角膜明显变薄，角膜基质层混浊（图 1–39）。

4. 角膜地形图　左眼中央角膜曲率异常增高、厚度变薄（图 1–40）。

【诊断】

双眼圆锥角膜（Keratoconus），右眼初期，左眼晚期。

【鉴别诊断】

1. 边缘性角膜变性（Terrien 边缘变性）　是

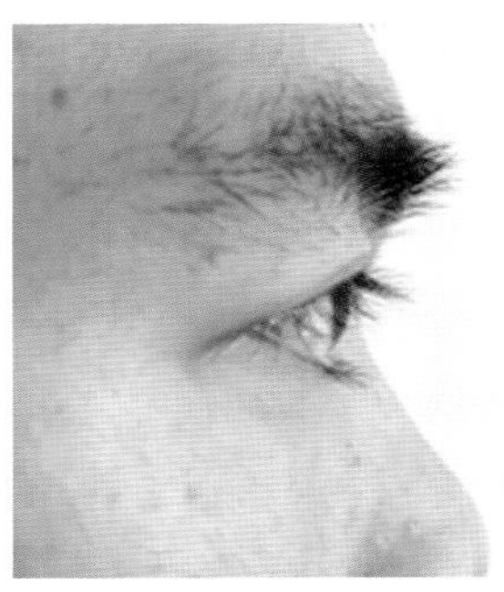
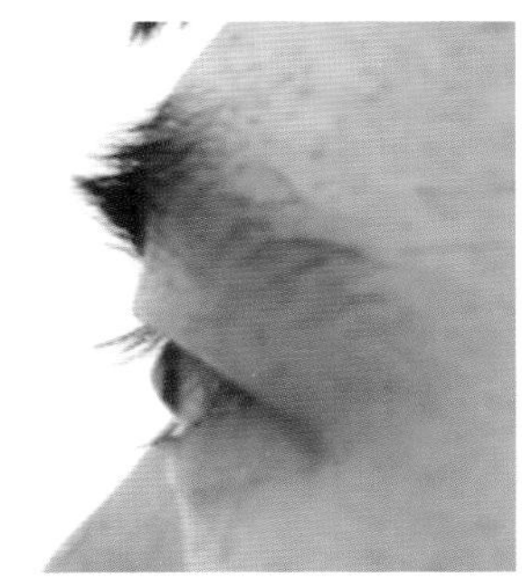

▲ 图 1-37 双眼外眼照相

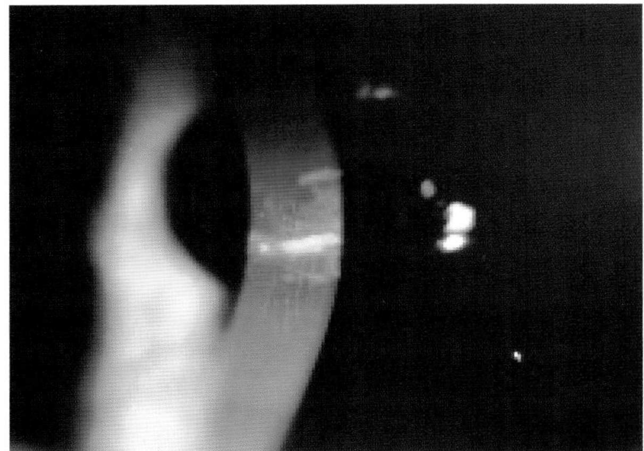

▲ 图 1-38 左眼眼前节照相

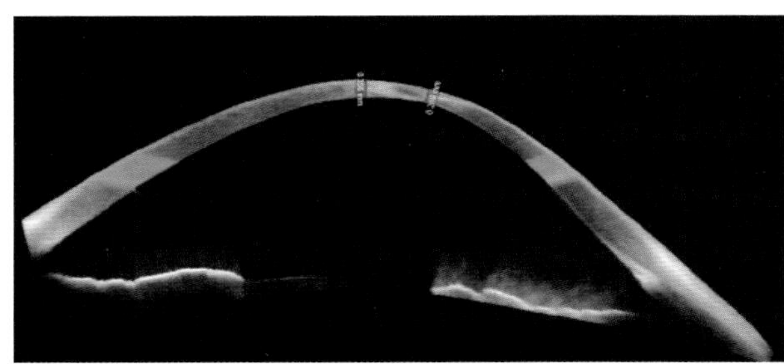

▲ 图 1-39 左眼眼前节 OCT

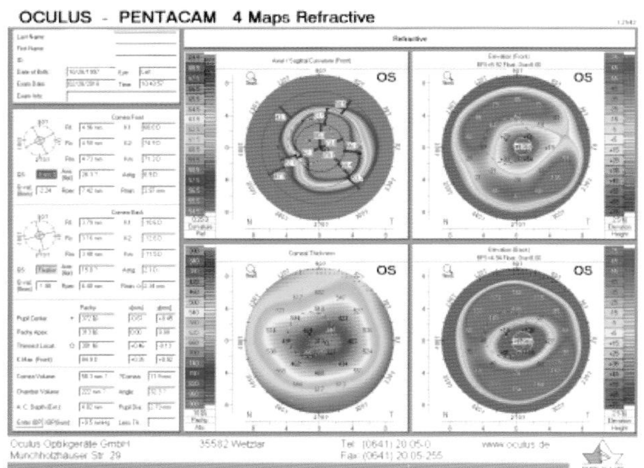

▲ 图 1-40 左眼角膜地形图

一种非炎症性、慢性角膜变性。常于青年期发病，出现进行性视力减退，双眼同时或先后发病。晚期因高度不规则散光，普通镜片或角膜接触镜均不能矫正视力。病变位于角膜缘附近，角膜基质逐渐变薄，以角膜上缘多见，病变区伴有新生血管长入。

2. 角膜边缘透明样变性　是一种少见的非炎症性疾病，常发生于下方角膜周边部，多为双眼发病，病变区不伴有脂质沉积或新生血管形成。

3. 球形角膜　是一种先天性角膜发育异常，多为男性，常染色体隐性遗传，通常为静止性、不发展、无症状，全角膜变薄，尤其以中周部明显，角膜呈球形扩大，显著前突，有时合并有高频率神经性听觉障碍。

【治疗经过】

入院后完善相关检查，明确诊断，完成术前检查，排除手术禁忌，向患者及其家属沟通病情、手术风险、预后及其注意事项，签署手术同意书后，于 2018 年 5 月 16 日在局麻下行左眼深板层角膜移植术，术中见术眼角膜中央偏下方隆起变薄明显，术中角膜瘢痕剥除完全，剩余少量角膜基质深层及后弹力层，剩余部分角膜透明，术毕见植床与植片对合良好。术后给予地塞米松磷酸钠注射液全身抗炎及环孢素滴眼液、妥布霉素地塞米松滴眼液 / 眼膏、普拉洛芬滴眼液局部抗排斥、抗炎等对症治疗。术后 1 周患者左眼裸眼视力逐渐提高，角膜植片在位，局部炎症反应轻（图 1-41 至图 1-43）。建议院外继续予以抗排斥、抗炎等治疗，定期门诊随访，术后 1 个月左眼前节照相示角膜植片在位，角膜无水肿（图 1-44），根据眼部病情恢复情况调整用药方案。

【病例分析及诊疗思路】

圆锥角膜是一种遗传性角膜疾病，可双眼或单眼发病，以角膜中央或旁中央进行性变薄并前突呈圆锥形的扩张性角膜组织的病变为主，最终可导致患眼角膜瘢痕，多伴有高度近视以及不规

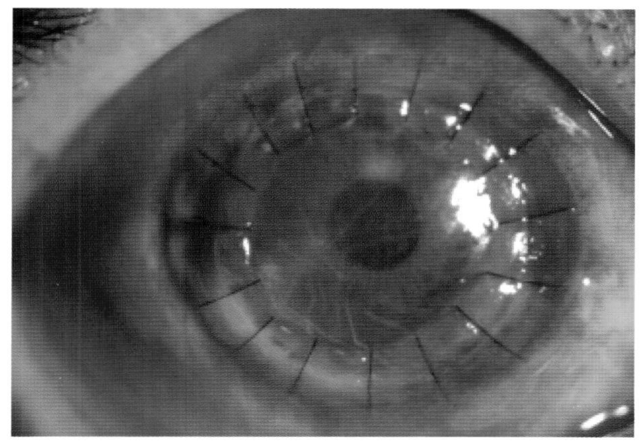

▲ 图 1-41　术后 1 周左眼眼前节照相

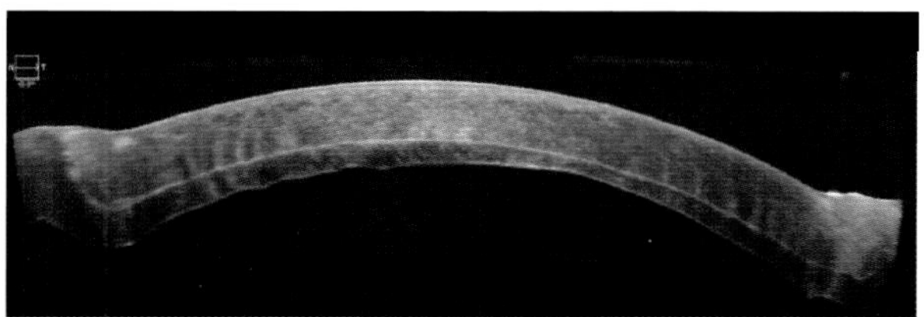

▲ 图 1-42　术后 1 周左眼眼前节 OCT

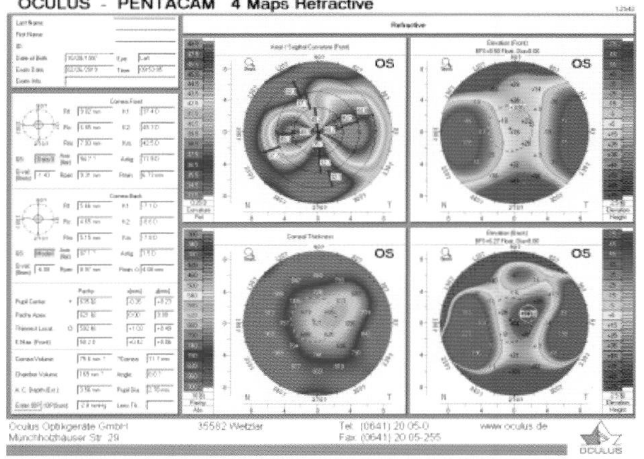

▲ 图 1-43　术后 1 周左眼角膜地形图

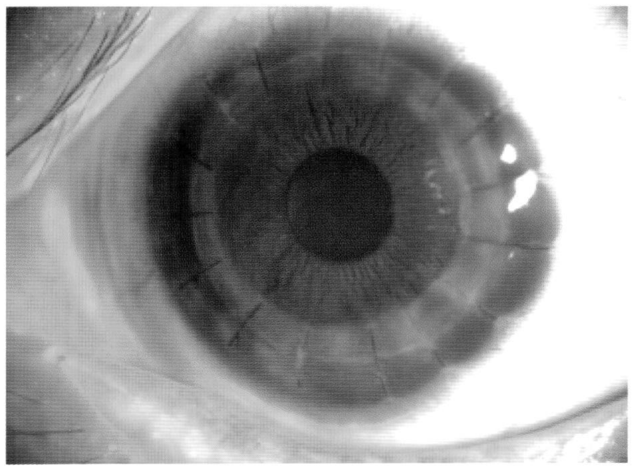

▲ 图 1-44　术后 1 个月左眼眼前节照相

则散光，急性圆锥角膜的发生则可以使患者的视力快速下降，严重影响患者的生理和心理健康。圆锥角膜发病人数多且主要影响年轻人：文献报道的圆锥角膜发病率在 0.05%～0.23%，且在亚洲和中东人群中的发病率更高。

圆锥角膜的病因尚无统一定论，有一定的家族遗传性，有研究发现其可能与基因调控下的异常凋亡、角膜基质细胞及胶原的异常代谢、代谢及发育障碍，还有变态反应等有关，也可能是多因素综合发病机制。

圆锥角膜传统的诊断手段主要是裂隙灯和检眼镜，以及传统的角膜地形图系统，现在也可通过 Orbscan 眼前节诊断系统、Pentacam 三维眼前节分析系统、激光共焦显微镜、眼反应分析仪（ORA）、波前像差仪等检查方法。但圆锥角膜主要通过测量角膜表面曲率（地形图）和厚度来确定诊断。典型圆锥角膜的地形图表现为中央角膜曲率异常增高、厚度变薄。更早期的地形图则表现为角膜后表面首先出现变化，包括后表面异常抬高、后表面形态由不完全桥形向桥形递增型发展、角膜最薄点偏离顶点的距离增加等。

目前圆锥角膜的分类尚不统一，临床上根据病变初期和进行期发展的不同程度将圆锥角膜分为可疑、轻度、中度、重度 4 种形态以及急性水肿期。现今国内根据圆锥角膜的进程将圆锥角膜分为亚临床期（即早期）和临床期。

根据圆锥角膜的病变程度不同，圆锥角膜的治疗方式也不同。轻度的圆锥角膜主要通过硬性角膜接触镜进行矫正，以消除不规则散光，但并不能控制病情的发展。当圆锥角膜不断进展，特别是圆锥突起较高而无法用角膜接触镜进行矫正时，只能通过手术治疗。目前治疗圆锥角膜的手术方式有经典的穿透性角膜移植术和现代提倡的深板层角膜移植术、角膜基质环植入术、紫外线核黄素交联疗法、角膜塑形法等。中晚期患者，因角膜扩张性病变，出现角膜水肿、混浊、瘢痕、高度不规则散光和视力急剧下降，需及早行角膜移植术治疗。

全层角膜移植术为圆锥角膜的首选术式，技术成熟，但由于术后易发生免疫排斥反应，导致移植失败和散光、近视程度的增加。而深板层角膜移植与全层角膜移植相比，由于不侵入眼球内部，损伤更小。由于深板层角膜移植有利于保护角膜内皮，减少排斥反应，是首选的手术方式。

该病例中患者由于左眼圆锥角膜已发展到晚期，无法通过佩戴硬性角膜接触镜进行矫正，且角膜中央可见瘢痕形成，视力急剧下降，故须选择行角膜移植手术。在角膜移植手术方式的选择中，由于患者为青年男性，若选择全层角膜移植术，术后发生免疫排斥反应风险高，故选择深板层角膜移植术。通过查阅相关文献，深板层移植在制作角膜植片时直径往往要略大于植床，因此在植入早期可能出现后弹力层皱褶，而影响患者的视力，但是在术后1～3个月，这种影响可以逐渐消失。故术中制作植片比植床大0.25mm。术后观察术眼角膜植片与植床对合良好，植片透明，局部炎症反应轻，患者术眼视力逐渐提高，门诊随访中未发生免疫排斥反应。

（王　芳　王贵渠　吕红彬）

参考文献

[1] 胥晓涵，刘丽梅，史伟云，等.圆锥角膜行板层角膜移植术和穿透性角膜移植术后屈光状态的比较.临床眼科杂志，2013，21（1）：5-8.

[2] Gomes JA，Tan D，Rapuano CJ，et al. Global consensus on Keratoconus and ectaticdiseases. Cornea，2015，34（4）：359-369.

[3] Hayes S，Khan S，Boote C，et al. Depth profile study of abnormal collagen orientation in Keratoconus corneas. Arch Ophthalmol，2012，130（2）：251-252.

[4] 隋文婕，宋鹏，刘明娜，等.圆锥角膜患者角膜地形图形态学特征.中华眼视光与视觉科学杂志，2014，16（2）：106-111.

[5] 谢培英.圆锥角膜的患病率及临床症状.中国眼镜科技杂志，2010,（1）：118-121.

[6] 吕天斌，石迎辉，覃建，等.圆锥角膜配戴透气性角膜接触镜相关性干眼疗效评价.中国实用眼科杂志，2012，30（9）：1067-1070.

[7] Jabbarv And M，Salamat Rad A，Hashem Ian H，et al. Continuous intracornealring implantation for Keratoconus using a femtoseeondlaser.J Cataract Refract Surg，2013，39（7）：1081-1087.

[8] 吴静，崔裕波，王超，等.深板层角膜移植和穿透性角膜移植术治疗圆锥角膜疗效Meta分析.中国实用眼科杂志，2014，32（2）：139-142.

病例18　角膜白斑：深板层角膜移植术

【病例介绍】

患者，男性，47岁。

主诉：右眼眼红、视力下降1^+年。

现病史：1^+年前，患者无明显诱因出现右眼眼红、视力下降，伴眼胀，不伴眼痛、畏光、流泪、分泌物增多不适。曾于云南省某医院就诊，诊断为“右眼病毒性角膜炎”，予以滴眼液（具体不详）治疗，其后症状缓解，半年前上述症状再次出现，经治疗缓解后，发现右眼角膜缓慢变白，且范围逐渐扩大，未予重视，其后视力进一步下降，今为进一步诊治来我院。

既往史及家族史：无特殊。

【专科查体】

眼部检查。视力：右眼CF/30cm，矫正无提高；左眼4.8－2.25DS＝5.0。右眼眼睑未见明显异常，球结膜无充血，角膜中下方见大小约4mm×9mm瓷白色混浊，粗大的血管长入其内，不能透见后方虹膜纹理，前房深度正常，房水清，瞳孔形圆居中，直径约3mm，直接对光反应存在，晶状体轻度不均匀混浊，眼底视盘边界清楚，颜色正常，视网膜未见明显出血、隆起、渗出等；左眼眼睑未见明显异常，球结膜无充血，角膜透明，前房深度正常，房水清，瞳孔形圆居中，直径约3mm，直接对光反应存在，晶状体轻度不均匀混浊，眼底视盘边界清楚，颜色正常，视网膜未见明显出血、隆起、渗出等。

【辅助检查】

1. 眼前节照相　右眼角膜中下方见大小约4mm×9mm瓷白色混浊，粗大的血管长入其内，不能透见后方虹膜纹理（图1-45）。

2. 眼前节OCT　右眼角膜基质层混浊明显，未累及后弹力层（图1-46）。

【诊断】

1. 右眼角膜白斑（corneal leukoma）。

2. 左眼屈光不正。

【鉴别诊断】

1. 角膜溃疡　是常由于感染性致病因子引起，角膜有灰白色浸润，境界欠清，表面失去光泽，继之组织缺损形成溃疡，荧光素染色阳性。重者刺激症状明显，睫状充血显著，溃疡较大而深，伴前房积脓，可以穿孔。

2. 外伤性角膜白斑　是指由于酸、碱烧伤或外力伤及角膜，造成角膜组织损伤，损伤愈合后形成瘢痕，并且引起视力障碍。

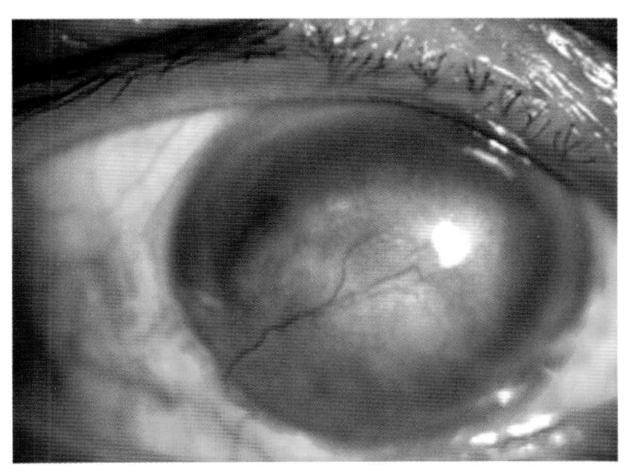

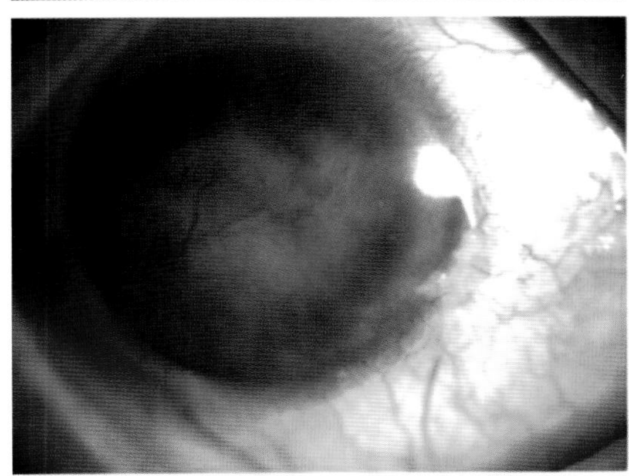

▲ 图1-45　右眼眼前节照相

【治疗经过】

局麻下行右眼深板层角膜移植术，术中见术眼角膜中下方见大小约4mm×9mm瓷白色混浊，周边数根新生血管侵入角膜白斑深基质层，术中角膜白斑剥除基本完全，剩余少量角膜基质深层及后弹力层，剩余部分角膜透明，术毕见植床与植片对合良好。术前给予局部更昔洛韦眼用凝胶及全身口服阿昔洛韦片抗病毒治疗，术后继续给予局部更昔洛韦眼用凝胶及全身口服阿昔洛韦片抗病毒治疗，并加用地塞米松磷酸钠注射液全身抗炎及环孢素滴眼液、妥布霉素地塞米松滴眼液/眼膏、普拉洛芬滴眼液局部抗排斥、抗炎等对症治疗。治疗后患者右眼裸眼视力逐渐提高至4.1，角膜植片在位，局部炎症反应轻（图1-47和图1-48）。建议院外继续予以抗排斥、抗炎及抗病毒等治疗，定期门诊随访，根据眼部病情恢复情况调整用药方案。

【病例分析及诊疗思路】

角膜白斑是一种致盲性眼病，常继发于各类感染性角膜溃疡或角膜外伤等，不仅影响美观，而且也严重影响视功能，对患者的身心健康都有很大的伤害，而角膜白斑只有通过角膜移植术治疗。

角膜移植术（corneal transplantation）是一种用健康角膜组织替换患者混浊、变性、感染等病变的角膜，达到治疗角膜疾病、提高患眼视力、恢复解剖结构和改善外观的治疗手段。

根据手术方式不同，可将其分为以下几种：①全层移植的穿透性角膜移植术（penetrating keratoplasty，PKP）；②板层角膜移植术（lamellar keratoplasty，LK），包括前板层移植（conventionalanterlor lamellar keratoplasty）、深板层移植（deep lamellar keratoplasty，DLK）、后板层角膜移植（posterior lamellar keratoplasty，PLK）；③角膜内皮移植术（endothelial keratoplasty，EK），包括后弹力层撕除自动角膜

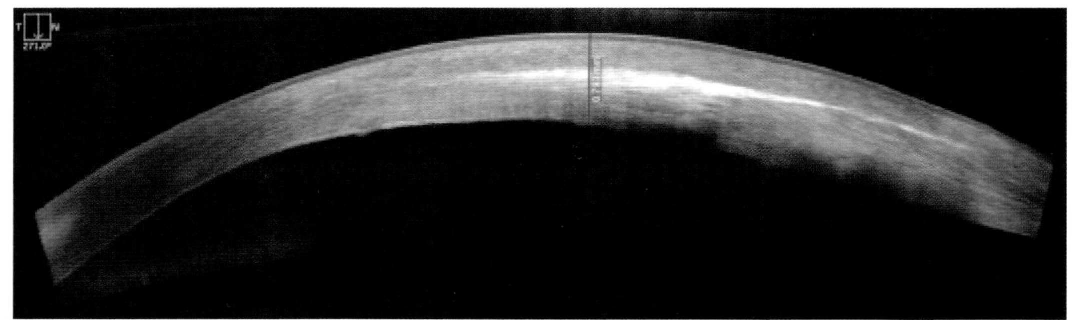

▲ 图 1-46　右眼眼前节 OCT

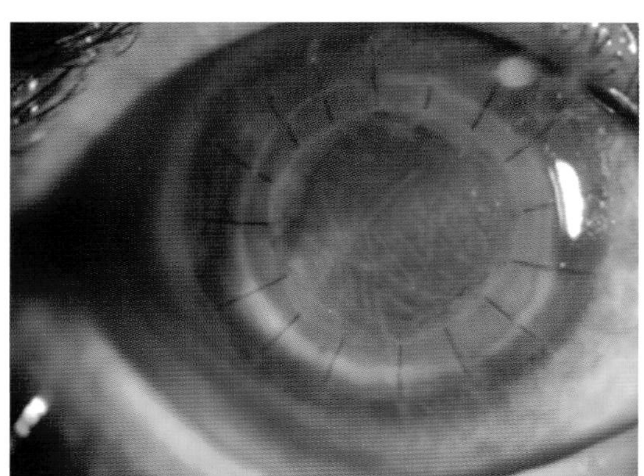

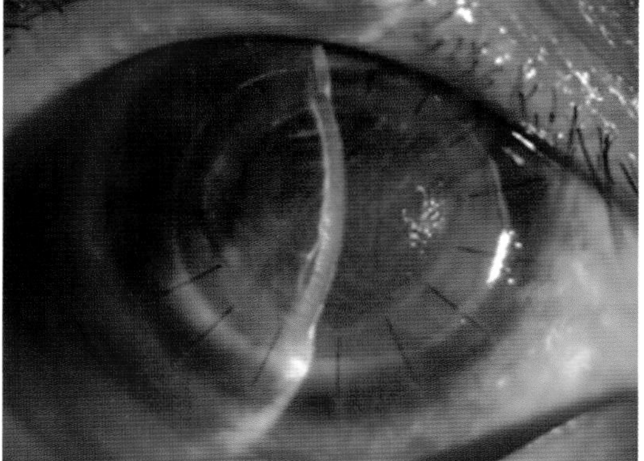

▲ 图 1-47　右眼眼前节照相

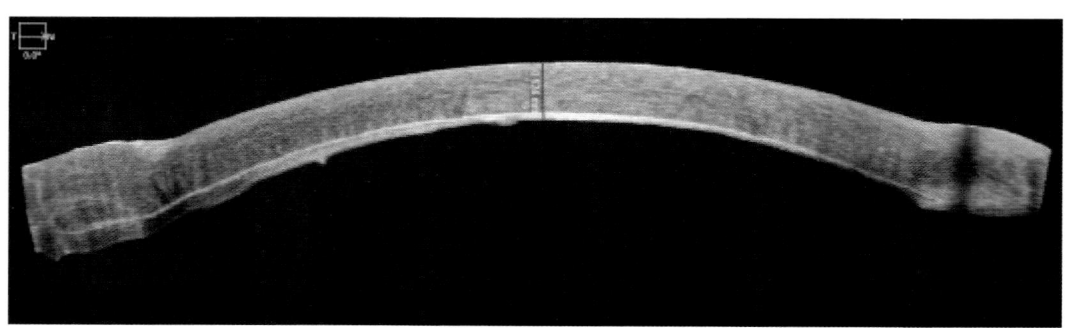

▲ 图 1-48　右眼眼前节 OCT

刀取材内皮移植（descemet stripping automated endothelial keratoplasty，DSAEK）、角膜后弹力层内皮细胞移植术（descemet membrane endothelial keratoplasty，DMEK）和人工角膜移植术（keratoprosthesis transplantation）。

就角膜移植手术方式的选择理论而言，未累及角膜内皮的病变应尽可能考虑行板层角膜移植术，单纯角膜内皮病变可行角膜内皮移植术；全层角膜病变可选择穿透性角膜移植术。术者应正确把握手术的适应证：①穿透性角膜移植术适应证，包括各种原因导致的全层角膜白斑、伴有角膜基质异常的角膜内皮细胞功能失代偿、不能控制的感染全层角膜的角膜溃疡或角膜穿孔等；②板层角膜移植术适应证，包括圆锥角膜、角膜基质营养不良、角结膜皮样瘤、免疫相关性角膜病及未累及全层的各种原因导致的角膜白斑和斑翳、不能控制的未感染全层角膜的感染性角膜炎等；③角膜内皮移植术适应证，包括角膜基质基本正常的角膜内皮细胞功能失代偿、大泡性角膜病变、Fuchs 角膜内皮营养不良等。

角膜移植手术是眼科重要的复明手术之一，而其术后并发症的概率较高，尤其穿透性角膜移植术是全周全层角膜切开，手术风险高。角膜移植手术后常见的并发症包括切口愈合不良、植片感染、眼压升高、原发病复发、免疫排斥反应等。围术期及术后长期用药的规范性和准确性可直接影响到手术的成败及角膜植片的长期存活。

该病例中患者诊断为角膜白斑，是由于病毒性角膜感染导致，所以术前需控制原发病病情，病情稳定 3～6 个月以上；围术期应局部和全身给予预防性抗病毒治疗，如局部使用阿昔洛韦眼液和更昔洛韦眼用凝胶，全身口服阿昔洛韦片或更昔洛韦胶囊等。术后抗病毒药物使用 1～3 个月。

稳定期角膜白斑首先考虑行穿透性角膜移植术，目前穿透性角膜移植已发展为十分成熟的手术，然而结合患者角膜白斑未累及全层，为减少穿透性角膜移植术所带来的由于内皮细胞引起的排斥反应，提高角膜移植成功率，可选择性深板层角膜移植术。

深板层角膜移植是一种成分角膜移植术，即通过手术的方式将已去除后弹力层及内皮层的供体角膜移植到刨切至后角膜后弹力层的病患角膜。通过查阅相关文献，深板层移植在制作角膜植片时直径往往要略大于植床，因此在植入早期可能出现后弹力层皱褶，而影响患者的视力，但是在术后 1～3 个月，这种影响可以逐渐消失。故术中制作植片比植床大 0.25mm。术后观察术眼角膜植片与植床对合良好，植片透明，局部炎症反应轻，患者术眼视力逐渐提高，门诊随访中未发生免疫排斥反应及病毒性角膜感染复发。

（王贵渠　吕红彬）

参考文献

[1] 中华医学会眼科学分会角膜病学组 . 我国角膜移植术专家共识（2015）. 中华眼科杂志，2015，51（12）：888–891.

[2] Boynton GE，Woodward MA. Evolving Techniques in Corneal Transplantation. Current Surgery Reports，2015，3（2）：1–8.

[3] 张萍 . 深板层角膜移植治疗角膜病的临床观察 . 中国卫生标准管理，2015，8（6）：130–131.

[4] 吴静，崔裕波，王超，等 . 深板层角膜移植和穿透性角膜移植术治疗圆锥角膜疗效 Meta 分析 . 中国实用眼科杂志，2014，32（2）：139–142.

五、晶状体疾病

病例 19　年龄相关性白内障：超声乳化白内障吸除联合 Tecnis Symfony 连续视程人工晶状体植入术

【病例介绍】

患者，男性，86 岁，退休干部。

主诉：双眼视物模糊 18^+ 年。

现病史：患者 18^+ 年前无明显诱因出现双眼视物模糊，不伴眼胀、眼痛、畏光、流泪、视物遮挡、视物变形等不适。

既往史：60^+ 年前行“右侧疝气手术”治疗。50^+ 年前因“头部皮下肿块”行手术治疗。30^+ 年前因“十二指肠溃疡”行“胃大部切割术”。

个人史：喜欢读书、看报、写字，不喜欢戴眼镜。

家族史：无特殊。

【专科查体】

眼部检查。视力：右眼 4.2，左眼 4.1，均矫正无提高。双眼眼睑松弛，无内外翻及倒睫，结膜无充血水肿，角膜透明，KP（-），中央前房深约 3.5CT，房水清，虹膜纹理清楚、颜色正常，瞳孔形圆居中，直径约 3mm，对光反应灵敏，双眼晶状体灰白色不均匀混浊（$C_3N_2P_1$），核硬度约Ⅲ级，眼底窥不清。眼压：右眼 13mmHg，左眼 14mmHg。

【辅助检查】

1. 眼前节照相　双眼晶状体灰白色不均匀混浊（图 1-49）。

2. IOL-Master 检查　检查结果如图 1-50 所示。

【诊断】

双眼年龄相关性白内障（皮质性，未熟期）。

【鉴别诊断】

1. 代谢性白内障　除视力下降外，有糖尿病等代谢疾病史及相应症状体征，辅助检查可有血糖升高、低钙等。晶状体后囊增生是其混浊特点。

2. 并发性白内障　除晶状体混浊外，多有眼内疾病或全身疾病史，查体可见其他眼病或全身疾病相应体征。

【治疗经过】

分别于 2016 年 12 月 6 日、2016 年 12 月 7

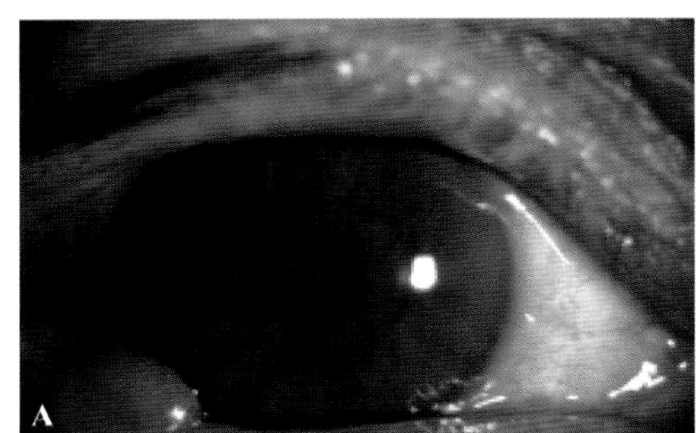

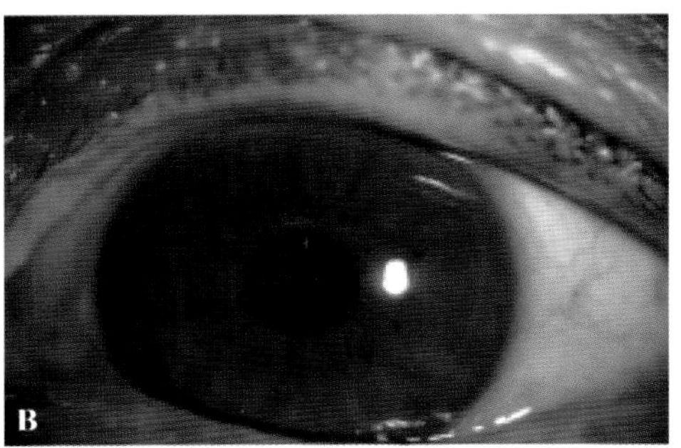

▲ 图 1-49　双眼眼前节照相

A. 右眼；B. 左眼

OD 右	OS 左
AL: 23.79 mm (*)	AL: 23.88 mm (*)
K1: 44.29 D / 7.62 mm @ 58°	K1: 44.23 D / 7.63 mm @ 134°
K2: 45.24 D / 7.46 mm @ 148°	K2: 45.00 D / 7.50 mm @ 44°
R / SE: 7.54 mm / 44.77 dpt	R / SE: 7.56 mm / 44.61 dpt
Cyl.: -0.95 D @ 58°	Cyl.: -0.77 D @ 134°
ACD: 2.88 mm	ACD: 3.05 mm
眼睛状态：有晶状体	眼睛状态：有晶状体

AMO Tecnis ZMB00		Alcon Acrysof ReSTOR SN6AD1/3		AMO Tecnis ZMB00		Alcon Acrysof ReSTOR SN6AD1/3	
A Const	118.8	A Const	119.0	A Const	118.8	A Const	119.0
IOL (D)	屈光度 (D)	IOL (D)	屈光度 (D)	IOL (D)	屈光度 (D)	IOL (D)	屈光度 (D)
20.5	-1.14	20.5	-0.97	20.0	-0.88	20.5	-1.05
20.0	-0.80	20.0	-0.64	19.5	-0.54	20.0	-0.72
19.5	-0.46	19.5	-0.31	19.0	-0.21	19.5	-0.39
19.0	**-0.13**	**19.0**	**0.02**	**18.5**	**0.12**	**19.0**	**-0.06**
18.5	0.20	18.5	0.34	18.0	0.45	18.5	0.27
18.0	0.52	18.0	0.66	17.5	0.77	18.0	0.59
17.5	0.84	17.5	0.98	17.0	1.09	17.5	0.90
正视IOL: 18.80		正视IOL: 19.03		正视IOL: 18.69		正视IOL: 18.91	

AMO Tecnis ZCB00		Alcon SN60WF		AMO Tecnis ZCB00		Alcon SN60WF	
A Const	119.3	A Const	119	A Const	119.3	A Const	119
IOL (D)	屈光度 (D)	IOL (D)	屈光度 (D)	IOL (D)	屈光度 (D)	IOL (D)	屈光度 (D)
21.0	-1.06	20.5	-0.97	21.0	-1.14	20.5	-1.05
20.5	-0.73	20.0	-0.64	20.5	-0.81	20.0	-0.72
20.0	-0.40	19.5	-0.31	20.0	-0.48	19.5	-0.39
19.5	**-0.08**	**19.0**	**0.02**	**19.5**	**-0.16**	**19.0**	**-0.06**
19.0	0.24	18.5	0.34	19.0	0.16	18.5	0.27
18.5	0.56	18.0	0.66	18.5	0.48	18.0	0.58
18.0	0.87	17.5	0.98	18.0	0.79	17.5	0.90
正视IOL: 19.38		正视IOL: 19.03		正视IOL: 19.26		正视IOL: 18.91	

(* = 手动更改, ! = [illegible])

▲ 图 1-50　IOL-Master 检查

日在表麻下先后行左眼、右眼白内障超声乳化吸除 + 人工晶状体植入术，双眼均于术中植入 +18.5D Tecnis Symfony 连续视程人工晶状体（图 1-51）。

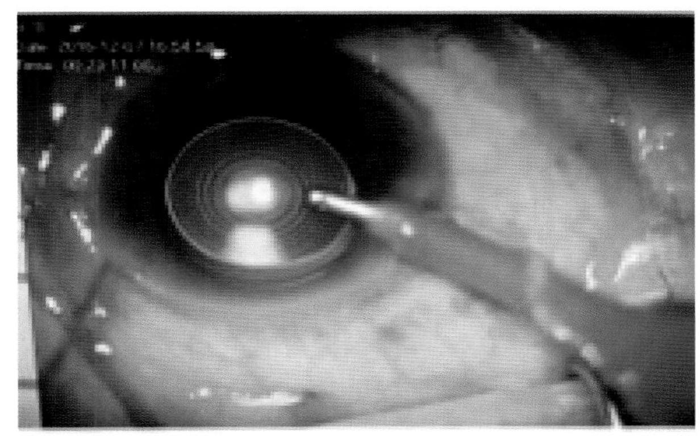

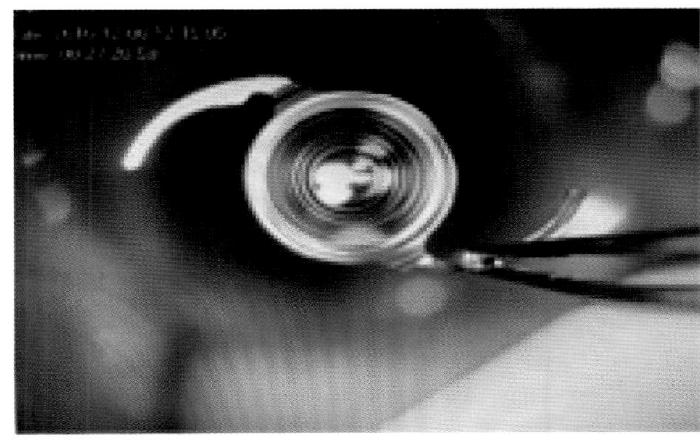

▲ 图 1-51 Tecnis Symfony 连续视程人工晶状体

术后予以妥布霉素地塞米松滴眼液、普拉洛芬眼液抗炎，聚乙二醇滴眼液改善眼表，左氧氟沙星滴眼液抗感染等治疗。术后第 1 天，检查视力。右眼：远 4.9，近 4.5；左眼：远 5.0，近 4.7。术后 1 周、1 个月、3 个月复查远近视力稳定（图 1-52）。

【病例分析及诊疗思路】

1. 该患者由于生活习惯中有远、中、近全程视力需要，不愿意戴眼镜。相关检查无其他多焦晶状体植入禁忌。由于右眼角膜散光 -0.95D，陡峭轴在 148°，故右眼术中于 148° 处角膜缘做主切口。

研究发现，Tecnis Symfony 人工晶状体可提供全视程视觉康复，视觉干扰小，视觉质量好。

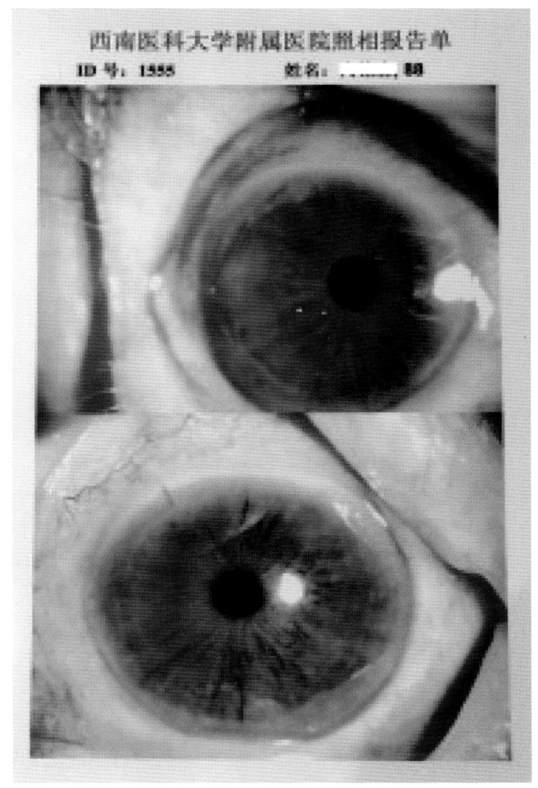

▲ 图 1-52 双眼术后眼前节照相

2. 术前检查　除常规术前检查外，反复多次用 IOL-Master 或角膜曲率计、Pentacam 等进行测量，确定稳定的角膜散光轴向和屈光力，角膜地形图明确为规则散光。术前测量瞳孔大小、Kappa 角、Alpha 角，进行心理测评。

3. 术前准备　①常规术前准备；②标记定位：坐位裂隙灯下在角膜陡峭轴上做标记。

4. 术中手术要点　①在角膜陡峭轴上制作主切口，切口可位于角膜缘或角巩膜缘，切口深度约为 600μm；②制作圆形居中的连续环形撕囊；③术毕调整人工晶状体光学部于视轴区。

（康刚劲　徐曼华）

参考文献

[1] Cochener B, Boutillier G, Lamard M, et al. A comparative evaluation of a new generation of diffractive trifocal and extended depth of focus intraocular lenses. J Refract Surg, 2018, 34（8）: 507-514.

[2] Pedrotti E, Carones F, Aiello F, et al. Comparative analysis of visual outcomes with 4 intraocular lenses:

Monofocal, multifocal, and extended range of vision. J Cataract Refract Surg, 2018, 44（2）: 156–167.

[3] Cochener B, Group CS. Clinical outcomes of a new extended range of vision intraocular lens: International Multicenter Concerto Study. J Cataract Refract Surg, 2016, 42（9）: 1268–1275.

病例 20　年龄相关性白内障：超声乳化白内障吸除联合区域折射型多焦点人工晶状体植入术

【病例介绍】

患者，女性，84 岁。

主诉：双眼视力下降 8$^+$ 年。

现病史：患者入院前 8$^+$ 年无明显诱因出现双眼视力下降，呈无痛性进行性加重，左眼较明显，伴眼前“飞蚊”漂浮感，无畏光、流泪、眼胀、眼痛。

既往史：患高血压病、冠心病 20$^+$ 年，服用“缬沙坦 80mg，每天 1 次；苯磺酸左旋氨氯地平 2.5mg，每晚睡前 1 次”控制，血压控制良好。

个人史：喜欢看书读报，现戴 400 度老花镜，脱镜愿望强烈，但做事比较挑剔，追求完美。

家族史：无特殊。

【专科查体】

眼部检查。视力：右眼 4.7，针孔矫正 4.9；左眼 3.8，矫正无提高。双眼眼睑无肿胀、青紫、下垂、倒睫、内外翻，结膜无充血、水肿、出血，角膜透明，KP（-），巩膜无黄染，中央前房深约 2CT，Tyn（-），虹膜纹理清，无萎缩、震颤，瞳孔圆，直径约 2.5mm，对光反应灵敏，双眼晶状体灰白色不均匀混浊（右眼 $C_2N_2P_1$，左眼 $C_2N_3P_2$），右眼眼底未见明显异常，左眼眼底窥不清。双眼位正；双眼球运动正常；双眼泪道冲洗通畅，未见脓性分泌物。眼压：右眼 18mmHg，左眼 16mmHg。

【辅助检查】

1. 眼前节照相　左眼晶状体灰白色不均匀混浊（图 1–53）。

2. 验光　右眼 4.7 +1.25DS/+1.25DC × 20=5.0，左眼 4.7–1.25DS=4.8

3. IOL- Master 检查　检查结果如图 1–54 所示。

4. 90 项症状自评量表检测　检测结果如图 1–55 所示。

【诊断】

1. 双眼年龄相关性白内障（皮质性，未熟期）。

2. 高血压病。

【鉴别诊断】

1. 代谢性白内障　除视力下降外，有糖尿病等代谢疾病史及相应症状体征，辅助检查可有

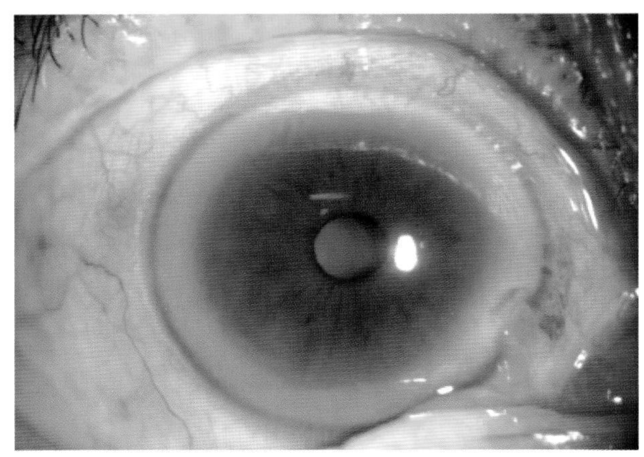

▲ 图 1–53　左眼眼前节照相

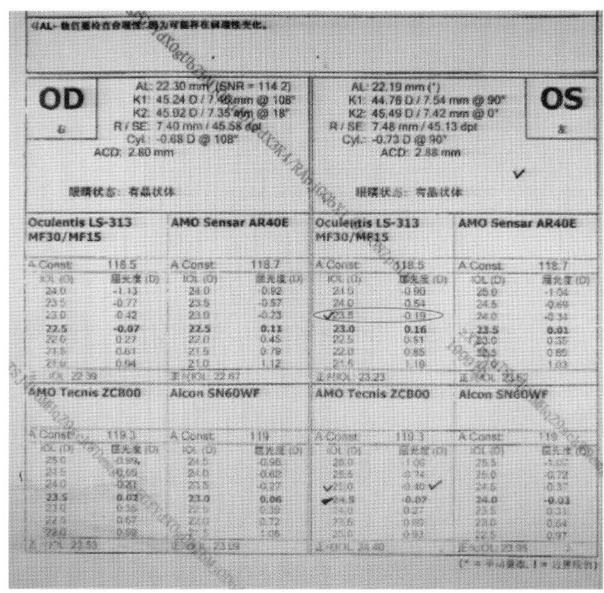

OD
AL: 22.30 mm (SNR = 114.2)
K1: 45.24 D / 7.46 mm @ 108°
K2: 45.92 D / 7.35 mm @ 18°
R / SE: 7.40 mm / 45.58 dpt
Cyl: -0.68 D @ 108°
ACD: 2.80 mm
眼睛状态：有晶状体

OS
AL: 22.19 mm (*)
K1: 44.76 D / 7.54 mm @ 90°
K2: 45.49 D / 7.42 mm @ 0°
R / SE: 7.48 mm / 45.13 dpt
Cyl: -0.73 D @ 90°
ACD: 2.88 mm
眼睛状态：有晶状体

OD Oculentis LS-313 MF30/MF15 (A Const: 118.5) IOL (D)	屈光度 (D)	OD AMO Sensar AR40E (A Const: 118.7) IOL (D)	屈光度 (D)	OS Oculentis LS-313 MF30/MF15 (A Const: 118.5) IOL (D)	屈光度 (D)	OS AMO Sensar AR40E (A Const: 118.7) IOL (D)	屈光度 (D)
24.0	-1.13	24.0	-0.92	[illegible]	-0.90	25.0	-1.04
23.5	-0.77	23.5	-0.57	24.0	-0.54	24.5	-0.69
23.0	-0.42	23.0	-0.23	23.5	-0.19	24.0	-0.34
22.5	-0.07	22.5	0.11	23.0	0.16	23.5	0.01
22.0	0.27	22.0	0.45	22.5	0.51	23.0	0.35
21.5	0.61	21.5	0.79	22.0	0.85	[illegible]	0.69
21.0	0.94	21.0	1.12	21.5	1.19	[illegible]	1.03
正视IOL 22.39		正视IOL 22.67		正视IOL 23.23		正视IOL [illegible]	

OD AMO Tecnis ZCB00 (A Const: 119.3) IOL (D)	屈光度 (D)	OD Alcon SN60WF (A Const: 119) IOL (D)	屈光度 (D)	OS AMO Tecnis ZCB00 (A Const: 119.3) IOL (D)	屈光度 (D)	OS Alcon SN60WF (A Const: 119) IOL (D)	屈光度 (D)
25.0	-0.94	24.5	-0.96	26.0	-1.06	25.5	[illegible]
24.5	-0.65	24.0	-0.62	25.5	-0.74	25.0	-0.72
24.0	-0.31	23.5	-0.27	25.0	-0.40	24.5	-0.37
23.5	0.03	23.0	0.06	24.5	-0.07	24.0	-0.03
[illegible]	0.36	[illegible]	0.39	[illegible]	0.27	23.5	0.31
22.5	0.67	[illegible]	0.72	[illegible]	[illegible]	23.0	0.64
[illegible]	0.99	[illegible]	1.05	[illegible]	0.93	22.5	0.97
正视IOL 23.53		正视IOL 23.09		正视IOL 24.40		正视IOL 23.95	

▲ 图 1–54　IOL–Master 检查结果

血糖升高、低钙等。晶状体后囊增生是其混浊特点。

2. 并发性白内障　除晶状体混浊外，多有眼内疾病或全身疾病史，查体可见其他眼病或全身疾病相应体征。

【治疗经过】

患者于 2016 年 10 月 25 日在局麻下行左眼超声乳化白内障吸除联合 IOL 植入术，术中植入 +23.50D Oculentis LS-313 区域折射型多焦点人工晶状体（图 1-56）。

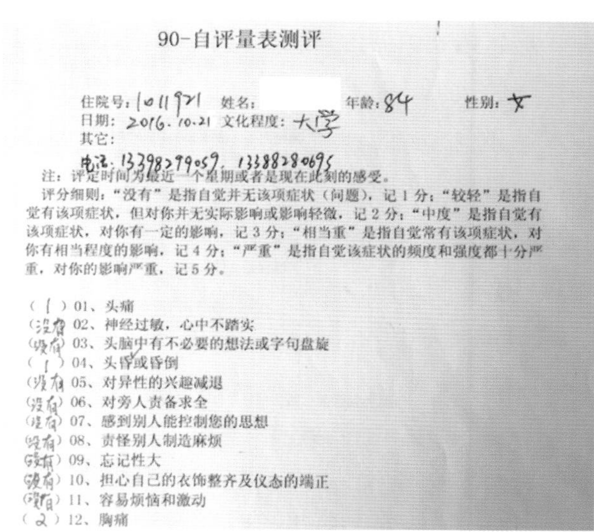

90-自评量表测评

住院号：1011921　姓名：　年龄：84　性别：女
日期：2016.10.21　文化程度：大学
其它：
电话：13398279059，13388280695

注：评定时间为最近一个星期或者是现在此刻的感受。

评分细则："没有"是指自觉并无该项症状（问题），记 1 分；"较轻"是指自觉有该项症状，但对你并无实际影响或影响轻微，记 2 分；"中度"是指自觉有该项症状，对你有一定的影响，记 3 分；"相当重"是指自觉常有该项症状，对你有相当程度的影响，记 4 分；"严重"是指自觉该症状的频度和强度都十分严重，对你的影响严重，记 5 分。

（1）01、头痛
（没有）02、神经过敏，心中不踏实
（没有）03、头脑中有不必要的想法或字句盘旋
（1）04、头昏或昏倒
（没有）05、对异性的兴趣减退
（没有）06、对旁人责备求全
（没有）07、感到别人能控制您的思想
（没有）08、责怪别人制造麻烦
（没有）09、忘记性大
（没有）10、担心自己的衣饰整齐及仪态的端正
（没有）11、容易烦恼和激动
（2）12、胸痛

▲ 图 1-55　**90 项症状自评量表检测**

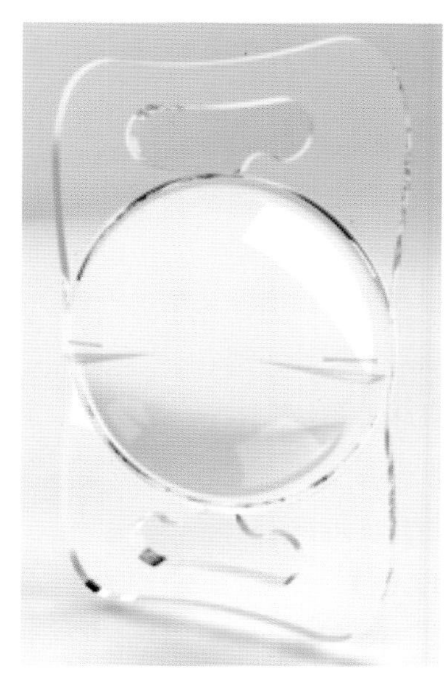

▲ 图 1-56　区域折射型多焦点人工晶状体

术后予以妥布霉素地塞米松滴眼液、普拉洛芬眼液抗炎，聚乙二醇滴眼液改善眼表，左氧氟沙星滴眼液抗感染等治疗。术后视力：术后第 1 天，远 4.9，近 4.5；术后 1 周，远 5.0，近 4.8；术后 1 个月、3 个月复查远近视力稳定(图 1-57)。

【病例分析及诊疗思路】

1. 该患者由于生活中有远、中、近全程视力需要，生活中不愿意戴眼镜，脱镜愿望强烈。相关检查无其他多焦晶状体植入禁忌。区域折射多焦晶状体在获得全程视力、视觉干扰少等方面显现出独特的优势。故行左眼超声乳化联合区域折射多焦点人工晶状体植入术。

2. 术前检查　除常规术前检查外，需反复多次用 IOL-Master、Pentacam 等进行测量，确定精确的区域折射多焦点人工晶状体屈光力；术前常规测量瞳孔大小、Kappa 角、Alpha 角；术前尽可能进行心理测评，测评分值低、结果良好者，植入多焦晶状体术后对视觉干扰耐受性好、容易适应，反之则要慎重考虑。部分测评分值高、敏感焦虑患者经过专业人员心理治疗后也可以考虑植入多焦晶状体，术后情况也很好。

3. 术前准备　应注意控制血压在正常水平，术前适当口服镇静剂。

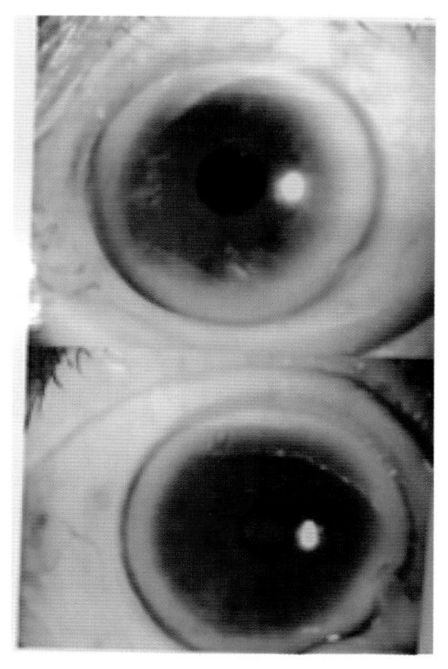

▲ 图 1-57　**术后 1 周左眼眼前节照相**

4. 术中要点及手术技巧　①制作完美的手术切口和正圆、居中的连续环形撕囊；②术毕调整人工晶状体光学部于视轴区；③确保手术切口封闭良好。

5. 术后处理及体会　文献报道，具有强迫行为、洁癖、工作能力强、高度责任心等人格特性的患者植入多焦点人工晶状体术后发生光晕及眩光概率增加，因此在把握适应证时尽量避免选择上述患者，对个别挑剔但又有全程视力要求的患者，可通过 90 项症状自评量表进行多焦晶状体的术前评估和筛选。

（康刚劲　王妍茜）

参考文献

[1] McNeely RN, Pazo E, Spence A, et al. Visual quality and performance comparison between 2 refractive rotationally asymmetric multifocal intraocular lenses.J Cataract Refract Surg, 2017, 43（8）: 1020–1026.

[2] Venter JA, Pelouskova M, Collins BM, et al. Visual outcomes and patient satisfaction in 9366 eyes using a refractive segmented multifocal intraocular lens.J Cataract Refract Surg, 2013, 39（10）: 1477–1484.

[3] Thomas BC, Auffarth GU, Philips R, et al. Clinical results after implantation of a new segmental refractive multifocal intraocular lens. Ophthalmologe, 2013, 110（11）: 1058–1062.

病例 21　后发性白内障：Nd：YAG 激光后囊切开术

【病例介绍】

患者，男性，54 岁。

主诉：左眼无痛性视力下降 1^+ 个月。

现病史：1^+ 个月前患者无明显诱因出现左眼视力下降，不伴眼胀、眼痛、眼红、畏光、流泪、视物变形、闪光感等不适。

既往史：2^+ 年前在表麻下行“左眼白内障 Phaco+IOL 植入术”，术后左眼视力由 4.0 提高至 4.4，针孔矫至 4.5^{-1}。患者诉自幼视力不佳，未诊治，具体不详。12^+ 年前因“右眼眼痛”曾于当地治疗，具体诊断、治疗不详，4^+ 年前右眼失明，未正规治疗；否认糖尿病及其他病史。

个人史及家族史：无特殊。

【专科查体】

眼部检查。视力：右眼 NLP，左眼 4.0，均矫正无提高。右眼外斜约 15°，右眼球萎缩，眼睑无肿胀，结膜混合充血（+），结膜囊内未见明显分泌物，角膜透明，前房轴深约 2CT，虹膜膨隆，纹理清楚，6 点钟至 9 点钟位置虹膜后粘连，瞳孔对光反应消失，晶状体黄白色混浊，部分钙化，晶状体表面见色素颗粒，眼底窥不进；左眼眼睑无肿胀，结膜无充血，角膜透明，中央前房深度约 4CT，虹膜纹理清楚，颜色正常，瞳孔形圆居中，直径约为 3mm，对光反应灵敏，人工晶状体位正居中，后囊灰白色混浊，眼底窥不清。眼压：右眼测不出，左眼 11mmHg。

【辅助检查】

1. 眼前节照相　右眼晶状体黄白色混浊、部分钙化；左眼瞳孔后粘连左眼人工晶状体，后囊致密混浊（图 1–58）。

2. OQAS 检查　左眼眼内散射指数（OSI）明显增高（图 1–59）。

3. 眼部 B 超　左眼玻璃体混浊，后巩膜葡萄肿（图 1–60）。

【诊断】

1. 左眼后发性白内障。

2. 左眼人工晶状体眼。

3. 右眼并发性白内障。

4. 右眼知觉性外斜视。

5. 右眼球萎缩。

6. 右眼失明。

7. 左眼高度近视。

【鉴别诊断】

1. 年龄相关性白内障　常见于 50 岁以上人群，表现为双眼渐进性无痛性视力下降，根据晶

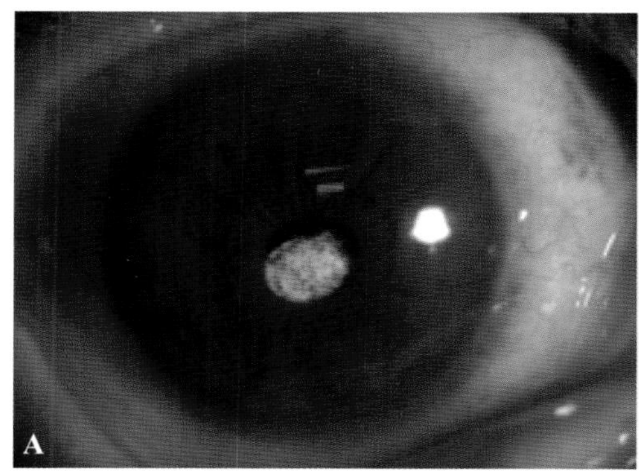
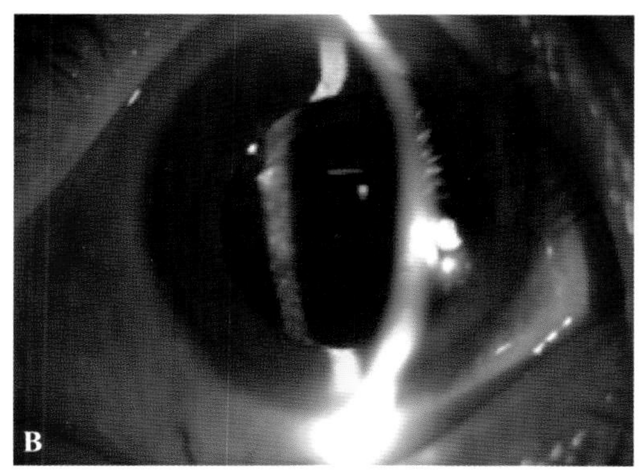

▲ 图 1-58　双眼眼前节照相

A. 右眼；B. 左眼

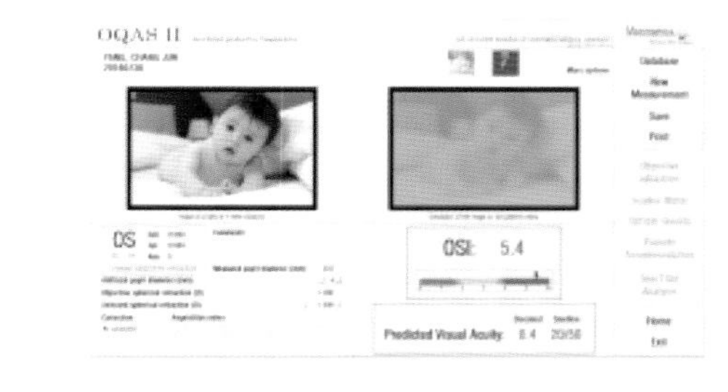

▲ 图 1-59　**OQAS 检查**

状体混浊部位不同分为皮质性、核性、后囊下性三种类型，以皮质性为最常见，无其他眼病史，无白内障手术或外伤史，无糖尿病史。

2. 代谢性白内障　除视力下降外，有糖尿病等代谢疾病史及相应症状体征，辅助检查可有血糖升高、低钙等。晶状体后囊增生是其混浊特点。无其他眼病史，无白内障手术或外伤史。

【治疗经过】

门诊行左眼 Nd:YAG 激光后囊切开术，术后视力立即提高到 4.7。予以普拉洛芬滴眼液

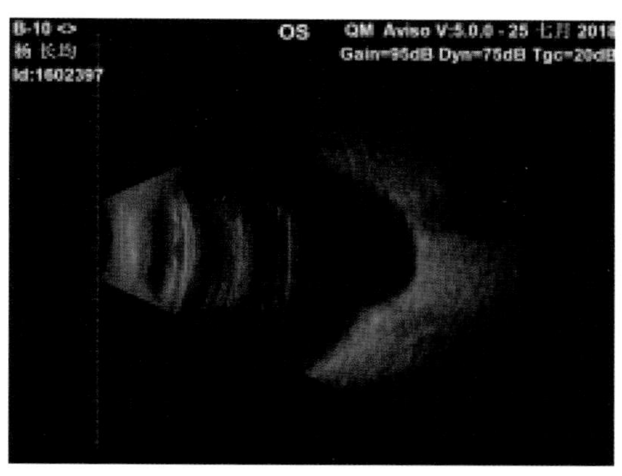

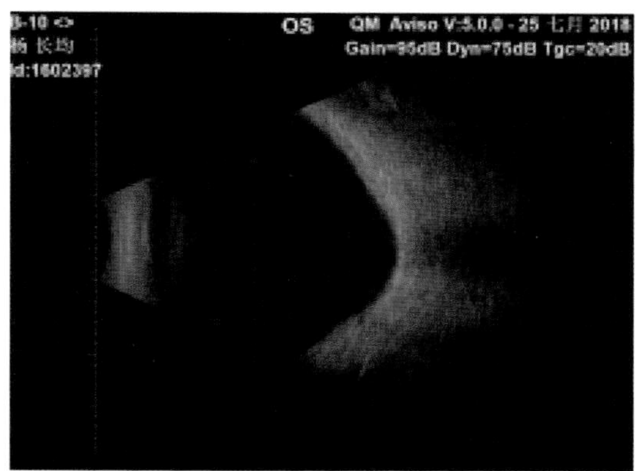

▲ 图 1-60　左眼 **B** 超

等治疗。术后 5 天复查，视力稳定，眼压正常（图 1-61）。

【病例分析及诊疗思路】

该患者有明确白内障超乳手术史，术后视力改善且稳定，2^+ 年后出现无痛性视力下降，查体见左眼后囊灰白色混浊，余无特殊。故诊断明确。由于 OQAS 检查出客观散射指数（OSI）值增高，提示眼内散射明显，视觉质量严重下降，

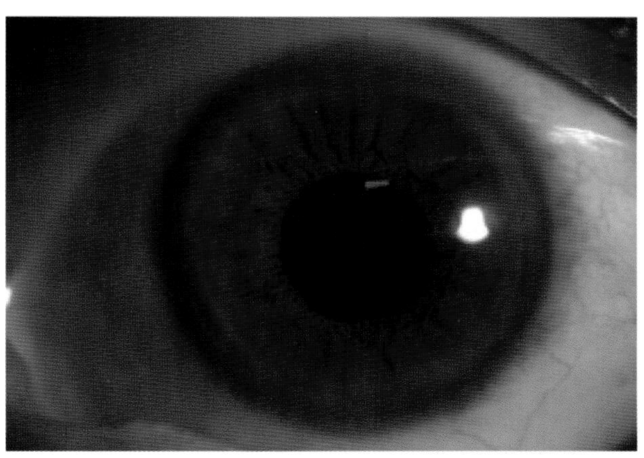

▲ 图 1-61　左眼眼前节照相

可考虑手术治疗。在检查眼压正常，眼部B超未见明显视网膜脱离、玻璃体积血，排除相应眼底病变后，行N:YAG激光后囊切开术。

行Nd:YAG激光后囊切开术前应常规了解患者眼压、B超等检查排除眼底疾病，OQAS等视觉质量检查有助于确定手术指征及了解术后视觉质量。

术后应常规抗炎治疗，随访眼压、眼底变化，必要时做相应处理。

（康刚劲　郤　莉）

参考文献

[1] 葛坚，刘奕志．眼科手术学．3版．北京：人民卫生出版社，2015.

[2] Haripriya A，Chang DF，Vijayakumar B，et al. Long-term posterior capsule opacification reduction with Square-Edge polymethylmethacrylate intraocular lens：Randomized Controlled Study.Ophthalmology，2017，124（3）：295-302.

[3] Yotsukura E，Torii H，Saiki M，et al. Effect of neodymium：YAG laser capsulotomy on visual function in patients with posterior capsule opacification and good visual acuity. J Cataract Refract Surg，2016，42（3）：399-404.

[4] Wu S，Tong N，Pan L，et al. Retrospective analyses of potential risk factors for posterior capsule opacification after cataract surgery. J Ophthalmol，2018，Aug 5. DOI：10.1155/2018/9089285.

病例22　糖尿病性白内障：超声乳化白内障吸除联合散光矫正型人工晶状体植入术

【病例介绍】

患者，男性，66岁。

主诉：双眼无痛性渐进性视力下降半年。

现病史：半年前患者无明显诱因出现双眼无痛性渐进性视力下降，不伴眼红眼痛、眼胀、眼前黑影飘动、视物遮挡感、视物变形变色等。未曾于外院诊治。

既往史：7^{+}年前检测血糖高，规律口服药物（格列齐特缓释片、罗格列酮）治疗（具体不详），自诉血糖控制佳。

个人史、家族史：无特殊。

【入院查体】

眼部检查。视力：右眼4.1，针孔矫正至4.6；左眼4.1，针孔矫正至4.7。双眼眼睑无红肿畸形，结膜无充血水肿，结膜囊未见分泌物；角膜透明，KP（-），中央前房深约3CT，房水清，虹膜纹理清楚、颜色正常，瞳孔形圆居中，直径约3mm，对光反应灵敏，晶状体混浊（$C_2N_3P_2$），核硬度约Ⅲ级；小瞳下眼底隐约见视盘及视网膜血管影。眼压：右眼16mmHg，左眼15mmHg。

【辅助检查】

1. 眼前节照相　双眼晶状体呈灰白色混浊（图1-62）。

2. 其他　IOL-Master检查。

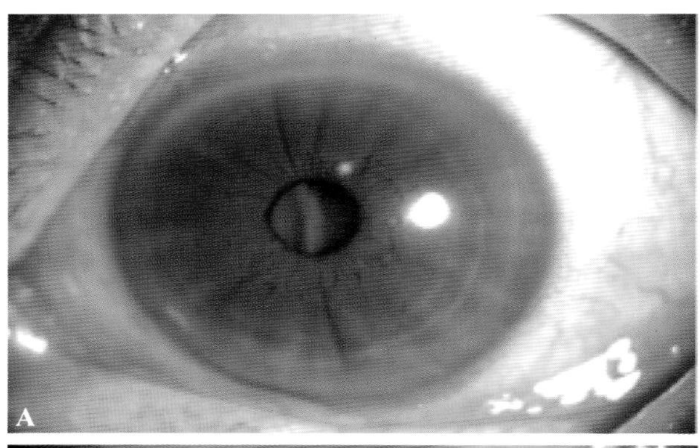

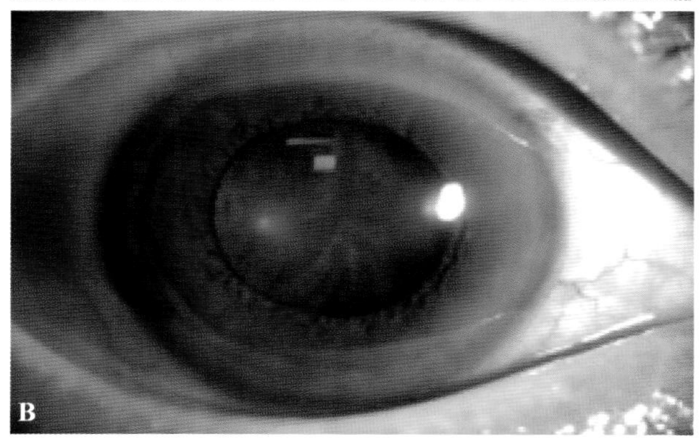

▲图1-62　双眼术前眼前节照相

A. 右眼；B. 左眼

【诊断】

1. 双眼代谢性白内障。

2. 2 型糖尿病。

【鉴别诊断】

1. 年龄相关性白内障 常见于 50 岁以上，表现为双眼渐进性无痛性视力下降，根据晶状体混浊部位不同分为皮质性、核性、后囊下性三种类型，以皮质性为最常见。

2. 并发性白内障 除晶状体混浊外，多有眼内疾病或全身疾病史，查体可见其他眼病或全身疾病相应体征。

【治疗经过】

患者在局麻下行右眼超声乳化白内障吸除联合人工晶状体植入术，术中植入 1 枚 +13.00D Acrysof IQ 人工晶状体，后在局麻下行左眼超声乳化白内障吸除联合人工晶状体植入术，术中植入 1 枚 +13.50D Acrysof Toric 人工晶状体。术后予以妥布霉素地塞米松滴眼液、普拉洛芬眼液抗炎，聚乙二醇滴眼液改善眼表，左氧氟沙星滴眼液抗感染，检测并继续控制血糖等治疗。术后双眼远视力明显改善，右眼 5.0，左眼 5.1（图 1-63）。

【病例分析及诊疗思路】

1. 诊断 明确糖尿病史，长期降糖治疗，故考虑“代谢性白内障”。

2. 分析 Toric 人工晶状体植入可以在摘除混浊晶状体的同时矫正角膜散光，术后可提供较好的裸眼远视力和脱镜率，并具有稳定性好、可预测性强等优点，是目前矫正白内障患者角膜散光最有效的方法。本例散光晶状体植入指征：患者有较高视觉要求，不介意视近时戴镜；角膜散光较大（≥ 0.75D），角膜地形图提示为“规则散光”。

3. 术前检查 除常规术前检查外，需反复多次用 IOL-Master 或角膜曲率计、Pentacam 等进行测量，确定稳定的角膜散光轴向和屈光力，角膜地形图明确是否为规则散光。

4. 术前准备 ①糖尿病患者抵抗力差，除常规术前局部滴用抗生素眼液外，还应预防静脉使用抗生素以预防感染。②术前可使用非甾体抗炎药预防术中瞳孔缩小。③标记定位的常用方法有坐位裂隙灯下定位，术中复核；数字跟踪导航系统术中定位。标记点应包括手术切口和散光晶状体预期位置（图 1-64）。

5. 术中手术技巧 ①制作良好的手术切口，术毕前房成形好，减少术中散光晶状体旋转概率及减少术源性散光；②要求圆形居中的连续环形撕囊，预防后期囊袋不均匀收缩导致的后期散光晶状体偏位、旋转，影响远期视功能；③术毕轻压人工晶状体使其和后囊贴附，预防散光晶状体旋转；④确保手术切口封闭良好，必要时切口缝合。

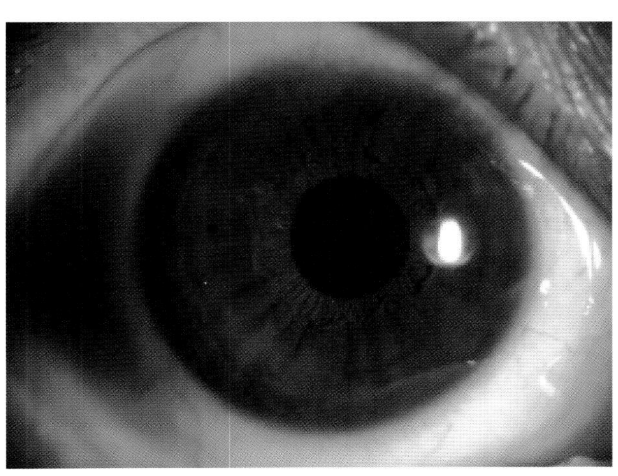

▲ 图 1-63 术后 1 周眼前节照相

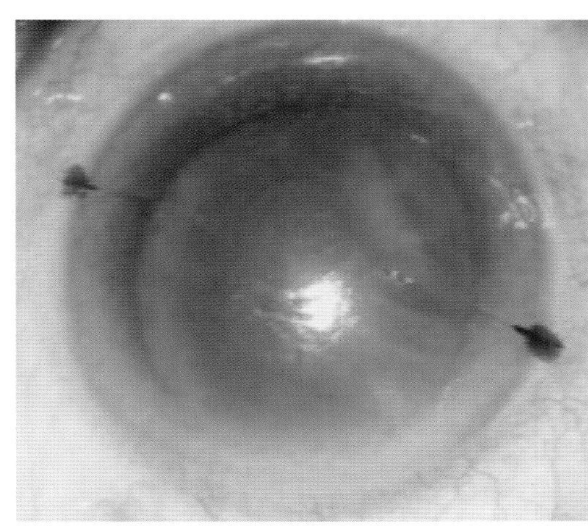

▲ 图 1-64 标记为手术切口及 Toric 人工晶状体放置位置

6. 术后处理　术后常规散瞳检查散光晶状体是否在预期位置，是否有旋转。术后用药以局部用药为主，抗生素眼液至少用 2 周预防感染；注意眼表保护，人工泪液可使用较长时间，激素使用时间根据炎症反应及眼表情况酌情减量，降低感染和手术切口延迟愈合风险；可辅助使用非甾体抗炎药减轻炎症反应，减少激素不良反应，预防和治疗黄斑水肿；继续控制血糖。

（康刚劲　雷颖庆）

参考文献

[1] 宋旭东，郝燕生，鲍永珍，等 .Toric 人工晶状体植入术有效性和安全性的多中心研究 . 中华眼科杂志，2018，54（5）：349-356.

[2] Kessel L，Andresen J，Tendal B. Toric intraocular lenses in the correction of astigmatism during cataract surgery：A systematic review and Meta-analysis. Ophthalmology，2016，123（2）：275-286.

[3] Titiyal JS，Kaur M，Jose CP，et al. Comparative evaluation of toric intraocular lens alignment and visual quality with image-guided surgery and conventional three-step manual marking.Clinical Ophthalmology，2018，12：747-753.

病例 23　并发性白内障：超声乳化白内障吸除联合三焦点人工晶状体植入术

【病例介绍】

患者，女性，21 岁。

主诉：右眼视力下降 6⁺ 年，加重 1 年。

现病史：6⁺ 年前患者无明显诱因出现右眼视力下降，不伴眼红、眼痛等症状。予以佩戴眼镜治疗，自诉佩戴眼镜后右眼视力稍好转。1 年前发现右眼视力下降加重，戴镜不能改善症状。今为进一步诊治来院，门诊以“右眼并发性白内障”收入院。

既往史：无特殊。

个人史：工作中经常使用电脑，喜欢用手机上网。

家族史：无特殊。

【专科查体】

眼部检查。视力：右眼 4.1 - 1.0DS/-1.5DC × 140 = 4.3；左眼 4.7 - 1.25DS = 5.0，右眼结膜无充血，角膜透明，前房轴深约 3CT，虹膜纹理清楚，瞳孔形圆居中，直径约 3mm，对光反应灵敏，晶状体皮质轻度灰白色混浊，后囊混浊重（$C_1N_1P_2$），核硬度Ⅱ级；眼底隐约见视盘边界欠清，颜色略淡，黄斑反光未见。左眼眼前节未见异常。眼压：右眼 12.7mmHg，左眼 12.7mmHg。

【辅助检查】

1. 眼前节照相　右眼晶状体混浊，以后囊混浊为主（图 1-65）。

2. 验光　右眼 4.1 - 1.0DS/ - 1.5DC × 140 = 4.3；左眼 4.7 - 1.25DS = 5.0。

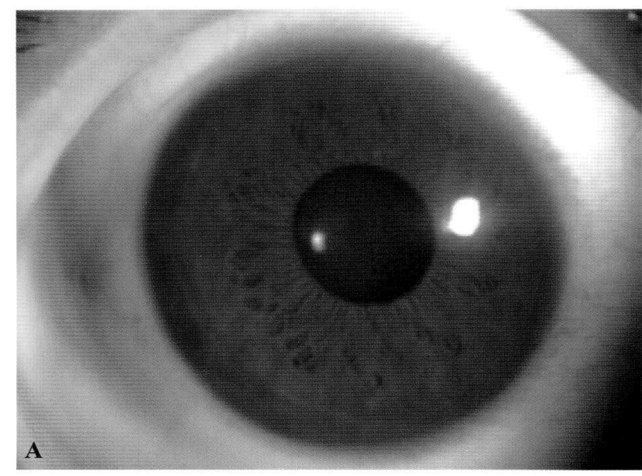

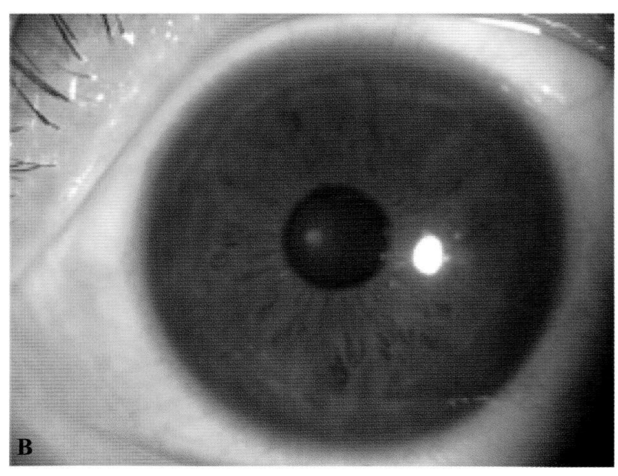

▲ 图 1-65　双眼眼前节照相

A. 右眼；B. 左眼

3. Pentacam 检查　右眼晶状体混浊程度（图 1-66）。

4. 黄斑 OCT　未见明显异常（图 1-67）。

5. 超广角眼底成像　右眼视盘色淡（图 1-68）。

6. VEP　右眼 P100 波潜伏期延长，振幅下降（图 1-69）。

7. 双眼对比敏感度　右眼对比敏感度下降（图 1-70）。

【诊断】

1. 右眼并发性白内障。

2. 双眼屈光不正。

3. 右眼陈旧性视神经视网膜炎（？）。

【鉴别诊断】

1. 年龄相关性白内障　常见于 50 岁以上，表现为双眼渐进性无痛性视力下降，根据晶状体混浊部位不同分为皮质性、核性、后囊下性三种类型，以皮质性为最常见。

2. 代谢性白内障　除视力下降外，有糖尿病等代谢疾病史及相应症状体征，辅助检查可有血糖升高、低钙等。晶状体后囊增生是其混浊特点。

【治疗经过】

在表麻下行右眼白内障超声乳化吸除联合人工晶状体植入术，术中植入 +13.0D AT LISA tri 839MP 三焦点人工晶状体（图 1-71）。术后予以妥布霉素地塞米松滴眼液、普拉洛芬眼液抗炎，聚乙二醇滴眼液改善眼表，左氧氟沙星滴眼液抗感染等治疗。术眼术后第 1 天，检查视力：远 4.9，近 4.5。术后 1 周、1 个月、3 个月复查远、近视力稳定（图 1-72 至图 1-74）。

【病例分析及诊疗思路】

1. 诊断　该患者为青年女性，右眼视力下降

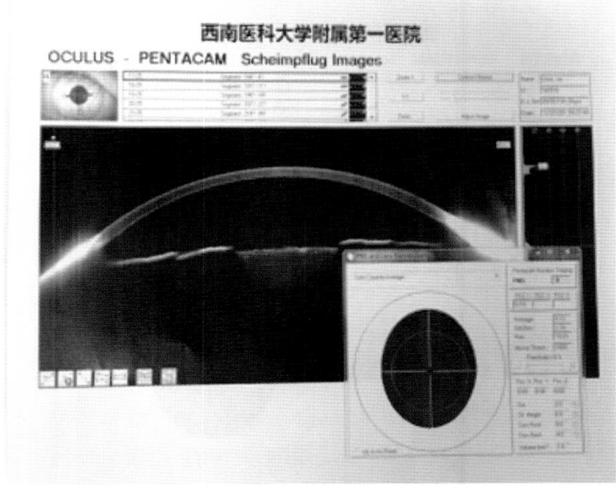

▲ 图 1-66　Pentacam 检查

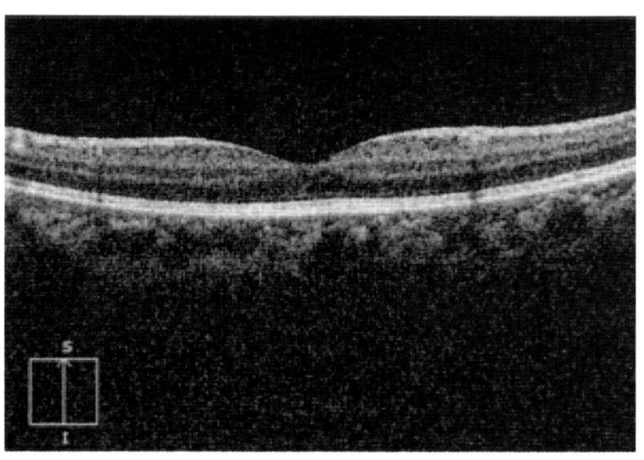

▲ 图 1-67　右眼黄斑 OCT

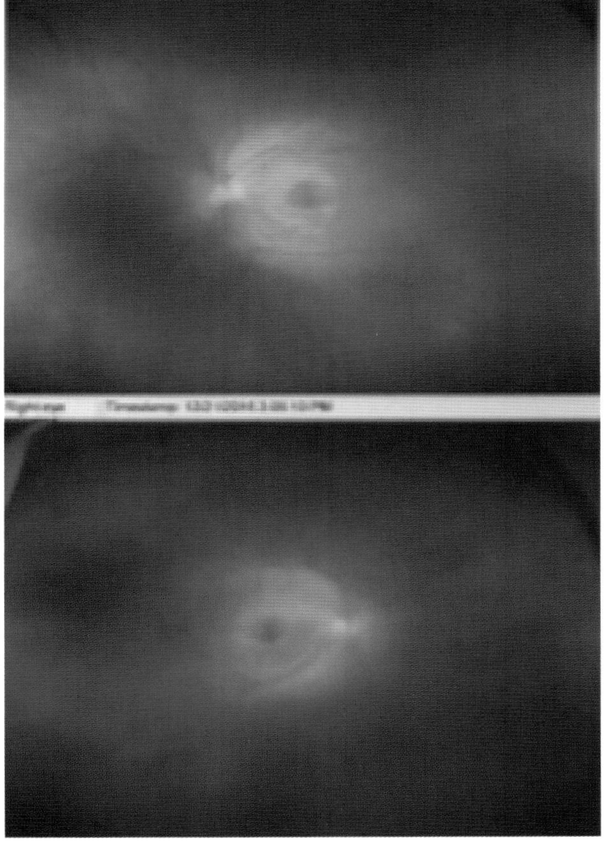

▲ 图 1-68　双眼超广角眼底成像

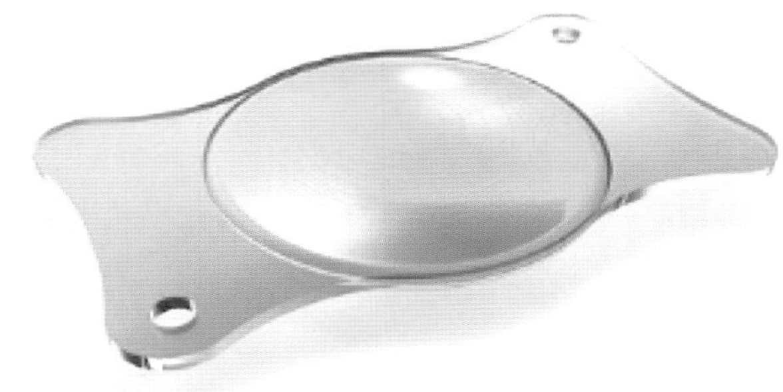

▲ 图 1-71　三焦点人工晶状体

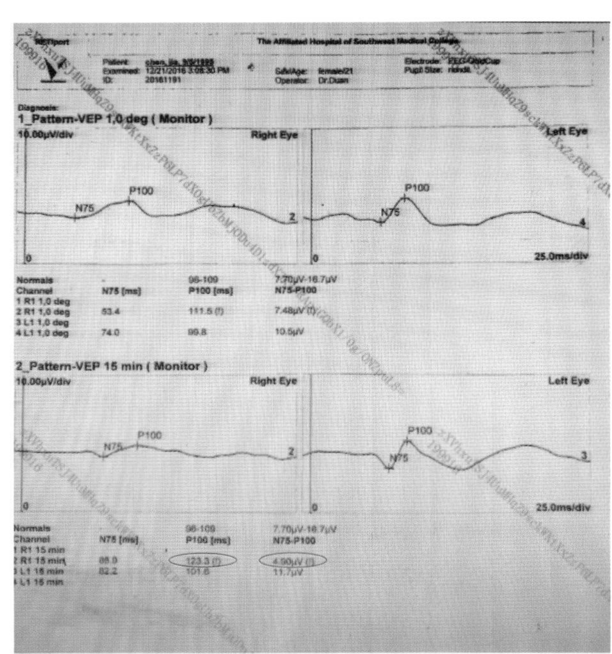

▲ 图 1-69　双眼 VEP

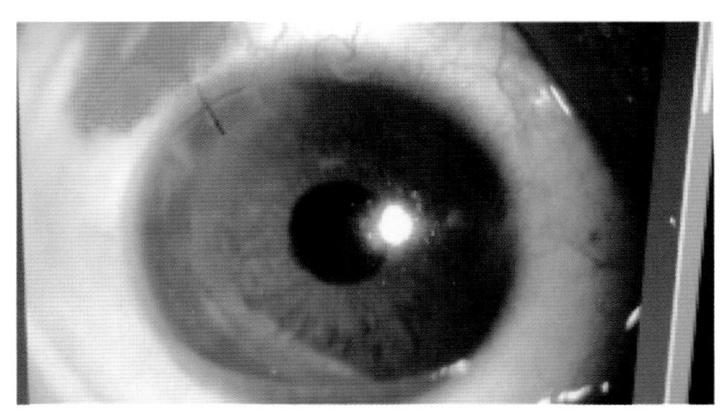

▲ 图 1-72　术后第 1 天右眼眼前节照相

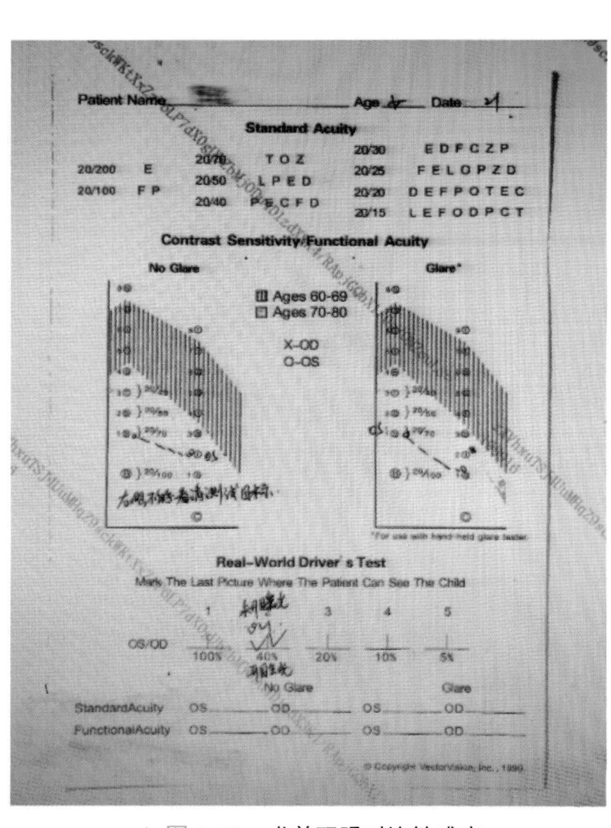

▲ 图 1-70　术前双眼对比敏感度

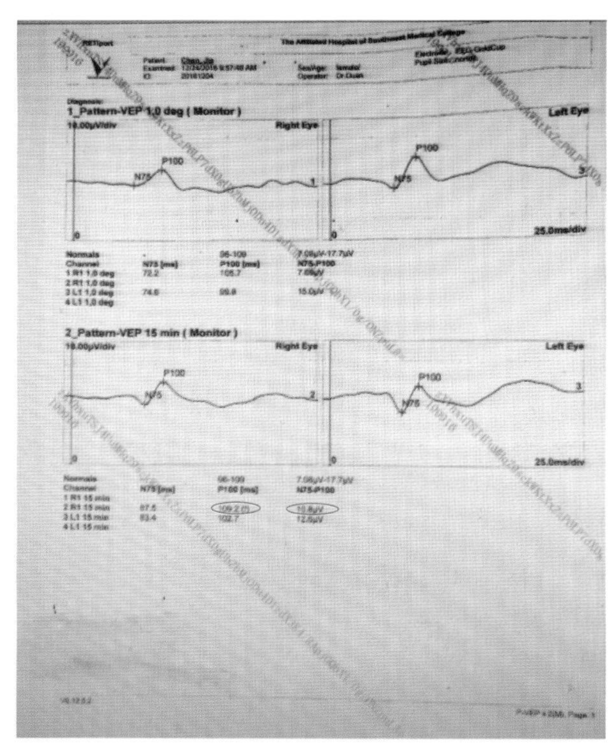

▲ 图 1-73　术后第 1 天 VEP 检查

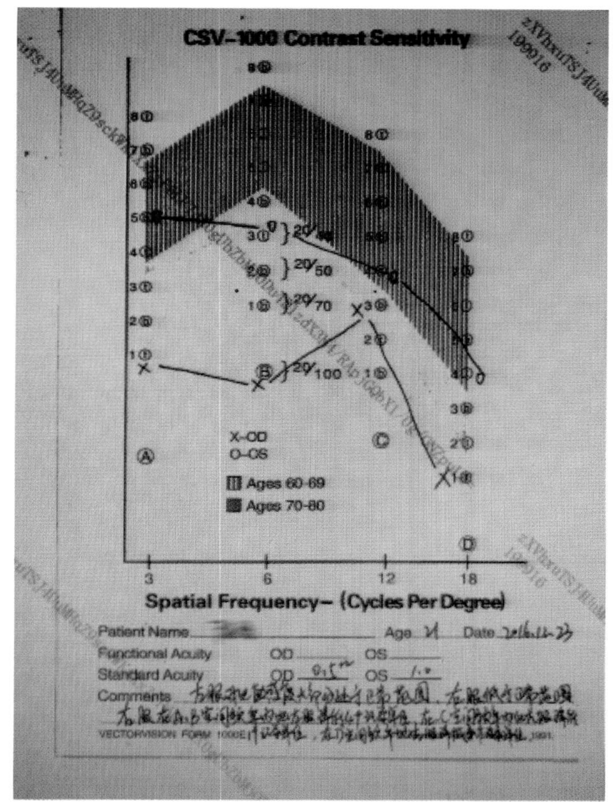

▲ 图 1-74　**术后第 1 天对比敏感度检查**

病史明确，否认全身疾病史。根据眼底表现和 VEP 结果初步考虑右眼并发性白内障、双眼屈光不正，右眼陈旧性视神经视网膜炎待排。

2. 分析　该患者由于工作特点及生活习惯，有远、中、近全程视力需要，脱镜要求强烈。相关检查除“陈旧性视神经视网膜炎”待排外，无其他多焦晶状体植入禁忌。与患者反复沟通，强调手术费用高，可能出现眩光、光晕等，如果眼底存在疾病术后可能视力无提高，但患者要求植入三焦点晶状体非常强烈。

长期观察发现三焦点人工晶状体可提供稳定的远中近全程视力，并可提高患者术后在各种环境下的对比敏感度。因此有专家主张，患有稳定、轻型眼底病变的白内障患者，植入新一代、低附加的多焦点人工晶状体如三焦点、区域折射等人工晶状体，发生视觉干扰较小，对比敏感度影响小。与患者充分沟通后，确定行“右眼白内障超声乳化联合三焦点人工晶状体植入术”。

3. 术前检查　除常规术前检查外，反复多次用 IOL-Master、Pentacam 等进行测量，确定精确的三焦点人工晶状体屈光力，瞳孔大小、Kappa 角、Alpha 角，术前进行心理测评。

4. 术前准备　①做好充分医患沟通；②手术预案：预备单焦晶状体，术中做眼底检查，根据检查结果与患者沟通，最终确定是否植入三焦点人工晶状体。

5. 术中要点及手术技巧　①制作完美的手术切口和正圆、居中的连续环形撕囊；②术中做眼底检查后发现视盘边界清楚，颜色略淡，黄斑对光反应集中，与患者沟通后最终确定植入三焦点人工晶状体；③术毕调整人工晶状体光学部于视轴区；④确保手术切口封闭良好。

6. 术后处理及体会　术后复查 VEP 后各参数恢复正常，说明混浊晶状体的遮挡可能影响 VEP 的结果。

（康刚劲　田　敏）

参考文献

[1] Mojzis P, Majerova K, Hrckova L, et al. Implantation of a diffractive trifocal intraocular lens: One-year follow-up. J Cataract Refract Surg, 2015, 41（8）: 1623-1630.

[2] Kohnen T, Titke C, Myriam Böhm. Trifocal intraocular lens implantation to treat visual demands in various distances following lens removal.American Journal of Ophthalmology, 2016, 161: 71-77.

[3] Yang Y, Lv H, Wang Y, et al. Clinical outcomes following trifocal diffractive intraocular lens implantation for age-related cataract in China.Clin Ophthalmol, 2018, 12: 1317-1324.

病例 24　并发性白内障合并高度近视：超声乳化白内障吸除联合散光多焦点人工晶状体植入术

【病例介绍】

患者，男性，53 岁。

主诉：双眼视物模糊半年。

现病史：半年前无明显诱因出现双眼视物模糊，不伴眼红、眼痛，畏光、流泪、视物变形、闪光感等不适。

既往史："近视" 40^+ 年，长期戴镜矫正，入院前半年，近视度数增长明显，自诉由 -5.00DS 左右增长到 -10.00DS，自觉度数仍在加深。

个人史：为单位负责人，工作中需要经常使用电脑，平常喜爱运动，经常开车，对远、近视力要求均高。

家族史：父亲有近视病史。

【专科查体】

眼部检查。视力：右眼 4.0，自戴镜矫正至 4.5；左眼 4.2，自戴镜矫正至 4.5。双眼眼睑未见明显异常，结膜无充血水肿，角膜透明，中央前房轴深 4CT，虹膜纹清色正，瞳孔形圆居中，直径约 3mm，对光反应灵敏，晶状体黄白色混浊（$C_3N_2P_1$），核黄色，硬度Ⅲ级；玻璃体轻度混浊，眼底呈豹纹状。眼压：右眼 15mmHg，左眼 16mmHg。

【辅助检查】

1. 眼前节照相　双眼晶状体黄白色混浊，见图 1-75。

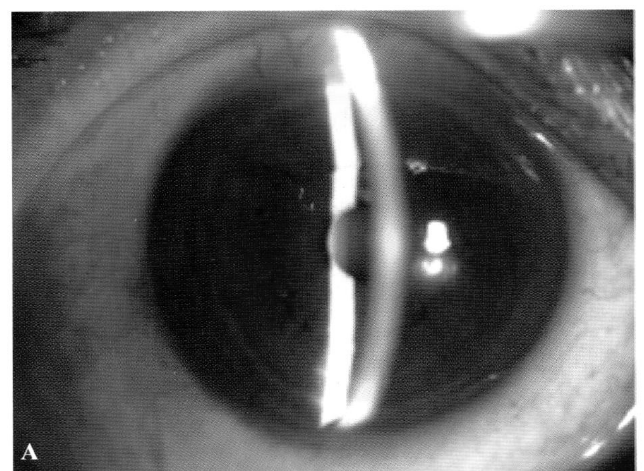

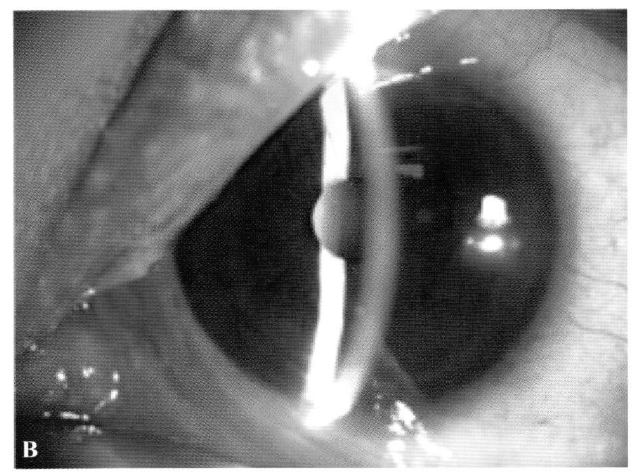

▲ 图 1-75　双眼眼前节照相

A. 右眼；B. 左眼

2. OQAS 检查　双眼眼内散射指数升高，以左眼尤著，见图 1-76。

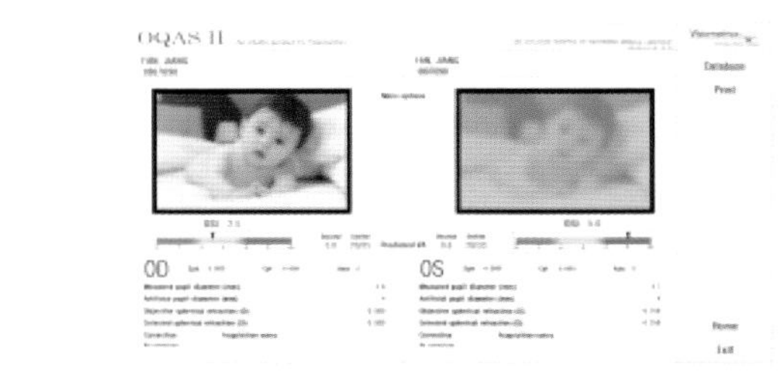

▲ 图 1-76　双眼 OQAS 检查

3. IOL-Master 检查　检查结果如图 1-77 所示。

【诊断】

1. 双眼并发性白内障。

2. 双眼高度近视。

【鉴别诊断】

1. 年龄相关性白内障　常见于 50 岁以上，表现为双眼渐进性无痛性视力下降，分为三种类型，以皮质性为最常见。

2. 代谢性白内障　除视力下降外，有糖尿病等代谢疾病史及相应症状体征，辅助检查可有血糖升高、低钙等。晶状体后囊增生是其混浊特点。

【治疗经过】

在表面麻醉下行右眼超声乳化白内障吸除联合 IOL 植入术，术中植入一枚 +12.00D Restor 人工晶状体；后在表面麻醉下行左眼超声乳化白内

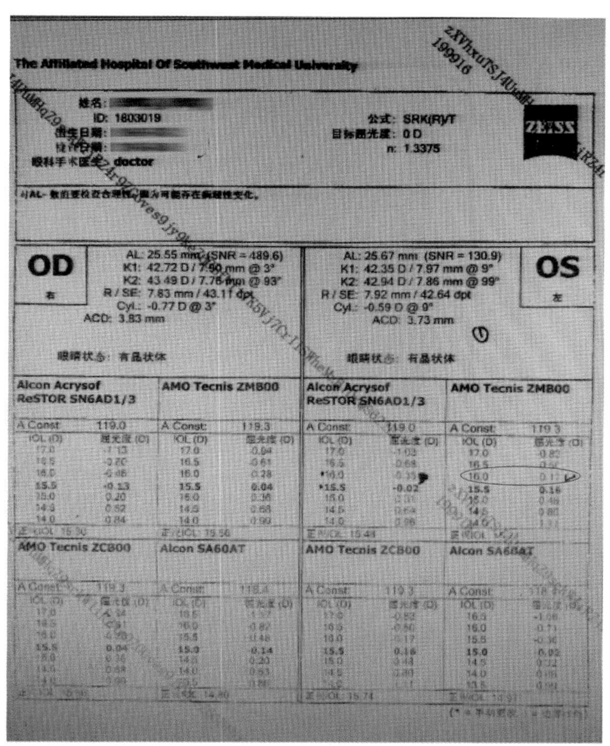

The Affiliated Hospital Of Southwest Medical University

姓名：
ID：1803019
出生日期：
检查日期：
眼科手术医生：doctor

公式：SRK(R)/T
目标屈光度：0 D
n：1.3375

OD 右	OS 左
AL: 25.55 mm (SNR = 489.6)	AL: 25.67 mm (SNR = 130.9)
K1: 42.72 D / 7.90 mm @ 3°	K1: 42.35 D / 7.97 mm @ 9°
K2: 43.49 D / 7.76 mm @ 93°	K2: 42.94 D / 7.86 mm @ 99°
R / SE: 7.83 mm / 43.11 dpt	R / SE: 7.92 mm / 42.64 dpt
Cyl.: -0.77 D @ 3°	Cyl.: -0.59 D @ 9°
ACD: 3.83 mm	ACD: 3.73 mm
眼睛状态：有晶状体	眼睛状态：有晶状体

OD Alcon Acrysof ReSTOR SN6AD1/3 (A Const: 119.0)		OD AMO Tecnis ZMB00 (A Const: 119.3)		OS Alcon Acrysof ReSTOR SN6AD1/3 (A Const: 119.0)		OS AMO Tecnis ZMB00 (A Const: 119.3)	
IOL (D)	屈光度 (D)	IOL (D)	屈光度 (D)	IOL (D)	屈光度 (D)	IOL (D)	屈光度 (D)
17.0	-1.13	17.0	-0.94	17.0	-1.03	17.0	-0.82
16.5	[illegible]	16.5	-0.61	16.5	-0.68	16.5	[illegible]
16.0	-0.46	16.0	-0.28	*16.0	-0.35	16.0	[illegible]
15.5	**-0.13**	**15.5**	**0.04**	***15.5**	**-0.02**	**15.5**	**0.16**
15.0	0.20	15.0	0.36	15.0	[illegible]	15.0	0.48
14.5	0.52	14.5	0.68	14.5	0.64	14.5	0.80
14.0	0.84	14.0	0.99	14.0	0.96	14.0	[illegible]
正视IOL: 15.30		正视IOL: 15.56		正视IOL: 15.48		正视IOL: [illegible]	

OD AMO Tecnis ZCB00 (A Const: 119.3)		OD Alcon SA60AT (A Const: 118.4)		OS AMO Tecnis ZCB00 (A Const: 119.3)		OS Alcon SA60AT (A Const: [illegible])	
IOL (D)	屈光度 (D)	IOL (D)	屈光度 (D)	IOL (D)	屈光度 (D)	IOL (D)	屈光度 (D)
17.0	[illegible]	16.5	[illegible]	17.0	-0.82	16.5	-1.06
16.5	[illegible]	16.0	-0.82	16.5	[illegible]	16.0	-0.71
16.0	[illegible]	15.5	-0.48	16.0	-0.17	15.5	-0.36
15.5	**0.04**	**15.0**	**-0.14**	**15.5**	**0.16**	**15.0**	**-0.02**
15.0	[illegible]	14.5	0.20	15.0	0.48	14.5	[illegible]
14.5	[illegible]	14.0	0.53	14.5	0.80	14.0	[illegible]
14.0	[illegible]	[illegible]	[illegible]	[illegible]	[illegible]	13.5	[illegible]
正视IOL: [illegible]		正视IOL: 14.80		正视IOL: 15.74		正视IOL: [illegible]	

▲ 图 1-77　双眼 IOL-Master 结果

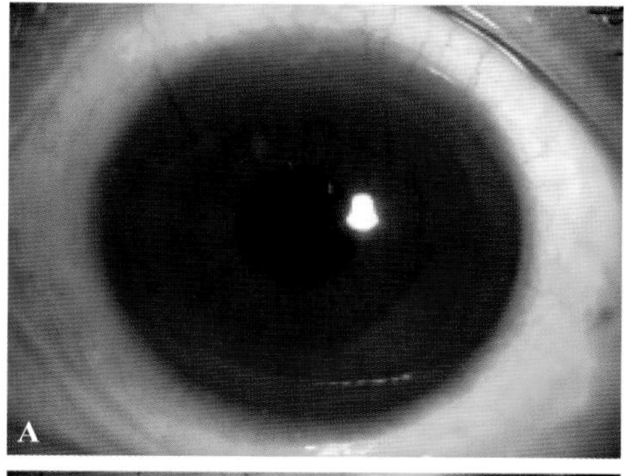

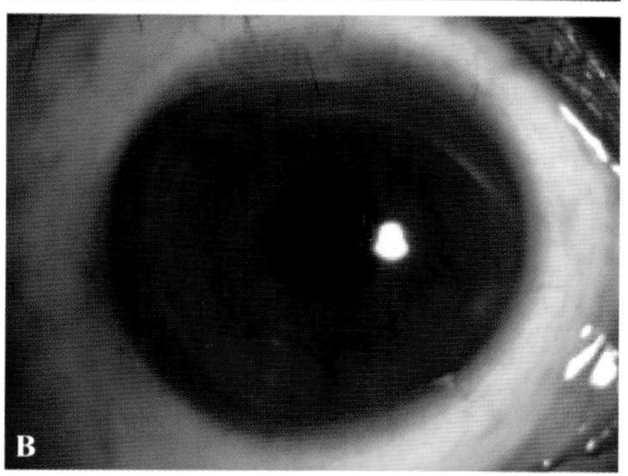

▲ 图 1-78　术后 3 个月双眼眼前节照相

A. 右眼；B. 左眼

障吸除联合 IOL 植入术，术中植入一枚 +14.50D Acrysof Restor Toric 人工晶状体。术后双眼予以妥布霉素地塞米松滴眼液抗炎，聚乙二醇滴眼液改善眼表，左氧氟沙星滴眼液预防感染等治疗。术后检查双眼视力。右眼：远 5.1，近 4.7；左眼：远 5.0，近 4.8。半年后复查，视力仍然稳定（图 1-78）。

【病例分析及诊疗思路】

1. 诊断　该患者有明确高度近视病史多年，长期戴镜矫正。晶状体混浊明显，核混浊较重，眼底呈豹纹状。B 超提示眼轴长，验光显示高度近视。故考虑“并发性白内障，高度近视”。

2. 分析　该患者由于工作特点及生活习惯，有远、中、近全程视力需要和脱镜要求。相关检查无多焦晶状体植入禁忌，符合多焦晶状体植入指征，故双眼先后行白内障超声乳化联合多焦点人工晶状体植入术。对角膜散光大的高度近视患者而言，如果术后不想依赖眼镜，则散光多焦人工晶状体植入是较好的选择。本例患者由于左眼角膜散光 -1.06D，角膜地形图提示为“规则散光”，故选择左眼植入多焦点散光矫正型人工晶状体。

3. 术前检查　除常规术前检查外，反复多次用 IOL-Master 或角膜曲率计、Pentacam 等进行测量，确定稳定的角膜散光轴向和屈光力，角膜地形图明确是否为规则散光。术前测量瞳孔大小、Kappa 角、Alpha 角。术前进行心理测评。

4. 术前准备　①常规术前准备；②标记定位：采用坐位裂隙灯下定位，术中复核；常用方法还有数字跟踪导航系统术中直接定位。标记点应包括手术切口和散光晶状体预期位置。

5. 术中手术技巧　①制作良好的手术切口，术毕前房成形好，减少术中散光晶状体旋转并减少术源性散光；②要求圆形居中的连续环形撕囊，大小 5～5.5mm，预防后期囊袋不均匀收缩导致的后期散光晶状体偏位、旋转，影响远期视功能；③术中应彻底清除黏弹剂，术毕调整人工晶状体光学部于视轴区，并轻压人工晶状体使其和后囊贴附，恢复前房时不宜注水太多以防散光晶状体旋转；④由于患者为高度近视，为确保手术切口封闭良好，预防眼压波动诱发视网膜脱离，可缝合角膜主切口。

6. 术后处理　术后常规散瞳检查散光多焦点人工晶状体是否在预期位置，是否有旋转。术后注意眼表保护，可延长人工泪液使用时间；密切观察眼压变化，酌情减少激素使用时间，可辅助使用非甾体抗炎药减轻炎症反应，减少激素不良反应；术后忌剧烈运动和重体力劳动；长期随访眼底。

（康刚劲　徐曼华）

参考文献

[1] Cetinkaya S, Dadaci Z, Acir NO, et al. Visual outcomes of multifocal intraocular lens implantation in patients with cataract and highhyperopia and patient selection.Int J Ophthalmol, 2015, 8（6）: 1258-1260.

[2] Liang JL, Tian F, Zhang H, et al. Combination of toric and multifocal intraocular lens implantation in bilateral cataract patients with unilateral astigmatism. Int J Ophthalmol, 2016, 9（12）: 1766-1771.

[3] 姚克. 复杂病例白内障手术学. 北京：北京科学技术出版社，2008：46.

病例 25　高度近视伴玻切术后并发性白内障：ICL 植入联合超声乳化白内障吸除单焦点人工晶状体植入术

◆ 第一次入院

【病例介绍】

患者，女性，28 岁。

主诉：左眼渐进性视力下降 20$^+$ 年。

现病史：患者于 20$^+$ 年前无明显诱因出现左眼渐进性视力下降，不伴眼胀、眼痛、视物变形不适，曾在我院就诊，考虑诊断“双眼屈光不正”，予以配镜矫正，现为改善视力入院。

既往史：9 个月前患者于当地医院诊断“双眼下睑内翻”并行“双眼下睑内翻倒睫矫正术”，半年前患者因“右眼视物遮挡感、视力下降”于我院就诊，考虑诊断“右眼视网膜脱离”并行“右眼玻璃体切除 + 硅油填充术”。

个人史：自幼戴 1000 多度近视眼镜。

家族史：无特殊。

【专科查体】

眼部检查。视力：右眼 CF/20cm－5.75DS/－0.75DC × 180 = 4.4；左眼 CF/30cm－16.5DS/－2.5DC × 175 = 4.8^{-1}，双眼眼睑无红肿畸形，右眼结膜无充血水肿，角膜透明，KP（－），前房轴深约 4CT，虹膜纹理清楚、颜色正常，瞳孔形圆，直径约 3mm，对光反应灵敏，晶状体轻度不均匀混浊，玻璃体腔硅油填充，眼底见：视盘边界清楚，视网膜呈豹纹状改变，颞侧视网膜可见片状萎缩灶，余视网膜平复，未见明显渗出、出血；左眼结膜无充血水肿，角膜透明，KP（－），前房轴深约 4CT，虹膜纹理清楚、颜色正常，瞳孔形圆，直径约 3mm，对光反应灵敏，晶状体透明，玻璃体混浊（+），眼底见视盘边界清楚，视网膜呈豹纹状改变，余视网膜未见明显异常。眼压：右眼 18mmHg，左眼 19mmHg。

【辅助检查】

1. 眼前节照相　如图 1-79 所示。
2. B 超　眼轴长，玻璃体轻度混浊。
3. OCT　未见明显异常。
4. 超广角眼底成像　未见明显异常。
5. UBM　房角开放，睫状沟形态正常，未见睫状体囊肿。

【诊断】

1. 双眼高度近视。
2. 右眼并发性白内障。
3. 右眼硅油眼。
4. 右眼视网膜脱离术后。

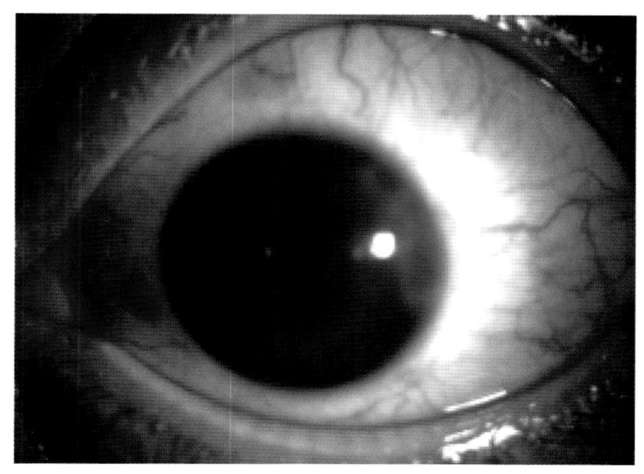

▲ 图 1-79 左眼术前眼前节照相

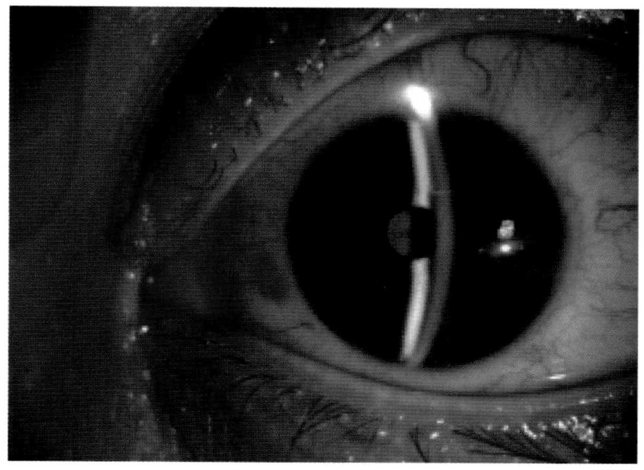

▲ 图 1-80 术后第 1 天左眼眼前节照相

5. 双眼高度近视视网膜病变。

【鉴别诊断】

1. 圆锥角膜 可有进行性视力下降，角膜散光大并进行性加重，角膜地形图可见典型表现。

2. 高度近视并发白内障 可有渐进性视力下降，查体可见晶状体混浊、眼底模糊等表现。

【治疗经过】

表麻下行左眼有晶状体眼后房型人工晶状体植入术，术中顺利植入一枚 -18.0/+2.0/091 的 V4c 散光后房型人工晶状体。术后予以妥布霉素地塞米松滴眼液、普拉洛芬眼液抗炎，聚乙二醇滴眼液改善眼表，左氧氟沙星滴眼液抗感染等治疗，术后每 2 小时测 1 次眼压，连续 2～3 次。术后第 1 天，左眼视力 4.9，术后 1 周、1 个月的视力、拱高、角膜内皮计数稳定（图 1-80 和图 1-81）。

【病例分析与诊疗思路】

1. 分析 ICL 植入术是治疗高度近视的安全有效、不良反应少、预测性高的方法，新型 ICL V4c 问世后在预防高眼压、降低白内障发生率等方面显现出优势。参照 ICL 植入适应证，本例左眼有植入 ICL 相应指征，即左眼为超高度近视，不适合普通角膜屈光手术；有强烈脱镜需求，有较高视觉要求；双眼屈光参差大，戴镜难以适应；检查无器质性眼部疾病，各项指标满足 ICL

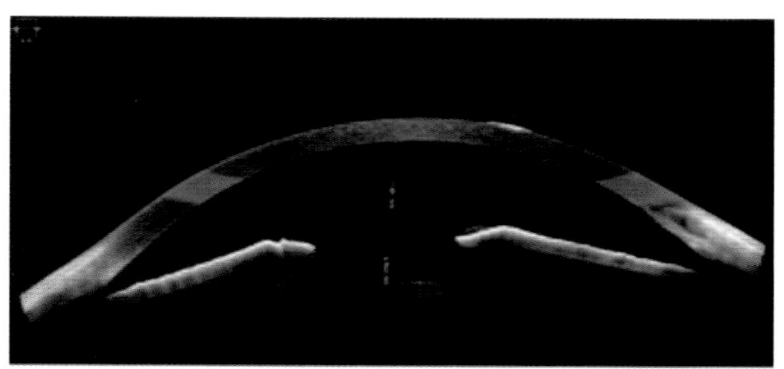

▲ 图 1-81 术后第 1 天左眼眼前节 OCT

植入的基本条件。

2. 术前检查 除常规术前检查外，需联合 IOL-Master、Pentacam、Obscan、角规等进行白到白 (w－w) 的测量，测得精准的 w－w 数值，以确定 ICL 型号及屈光力。

3. 术前准备 ①常规术前局部滴用抗生素眼液 3 天；②术前提前使用人工泪液，减少表麻药次数。

4. 术中手术技巧 ①于 9 点钟位置制作 2.8～3mm 单一长隧道角膜切口，减少术源性散光；②前房内注入低黏的黏弹剂，便于冲洗，注入黏弹剂不能太多，以免影响 ICL 在前房展开，避免 ICL 翻转；③术中植入晶状体时顶压切口，避免切口漏水前房塌陷；④患者为高度近视，抽吸前房内黏弹剂时应降低瓶高，减少对眼内组织的压力，减轻眼压波动；尽可能彻底吸出前房内黏弹剂，避免术后高眼压；⑤术毕确保手术切口封闭良好，必要时缝合切口。

5. 术后处理　①预防感染；②抗炎治疗，如糖皮质激素眼液、非甾体抗炎药眼液；③眼表修复，如人工泪液，必要时联合促修复药物；④术后早期常规监测眼压，2 小时 1 次，连续 2～3 次；⑤术后 1 天、1 周、1 个月、3 个月、6 个月复查视力、眼压、角膜内皮计数、前房深度、拱高、人工晶状体位置、视觉质量；⑥术后定期随访眼底情况。

◆ 第二次入院

【病例介绍】

主诉：右眼视物模糊 1^+ 年。

现病史：患者 1^+ 年前无明显诱因出现右眼视物模糊，不伴视物遮挡感、眼前黑影飘动、眼红眼痛等。

既往史：1^+ 年前于我院诊断为右眼孔源性视网膜脱离、右眼并发性白内障、双眼高度近视、双眼高度近视眼底改变，行“右眼玻璃体切除 + 剥离 + 视网膜激光光凝 + 硅油填充术”。1^+ 年前于我院行“左眼有晶状体眼后房型人工晶状体植入术”。曾于当地医院因双眼下睑内翻倒睫行手术治疗。6 个月前在我院行右眼玻璃体腔硅油取出术。

【专科查体】

眼部检查。视力：右眼 CF/20cm，矫正无效，左眼 4.9，小孔矫正至 5.0。右眼眼睑无红肿，结膜无充血水肿，角膜轻度水肿，KP（-），前房深约 3CT，房水清，虹膜纹理清楚、颜色正常，瞳孔形圆居中，直径约 3mm，对光反应稍迟钝，晶状体呈不均匀乳白色混浊（$C_3N_2P_2$），核硬度约Ⅲ级，眼底窥不进；左眼眼睑无红肿，结膜无充血水肿，角膜透明，KP（-），前房深约 3CT，房水清，虹膜纹理清楚、颜色正常，瞳孔形圆居中，直径约 3mm，对光反应灵敏，ICL 在位，晶状体透明，眼底见视盘界清，色淡红，近视弧形斑可见，视网膜平伏。眼压：右眼 15mmHg，左眼 16mmHg。

【辅助检查】

1. 眼前节照相　右眼晶状体不均匀灰白色混浊（图 1-82）。

2. OQAS 检查　右眼眼内散射指数 OSI 增高（图 1-83）。

3. B 超　玻璃体腔残留硅油颗粒（图 1-84）。

【诊断】

1. 右眼并发性白内障。

2. 右眼硅油取出术后。

3. 左眼有晶状体后房型人工晶状体眼。

4. 双眼高度近视眼底改变。

【鉴别诊断】

1. 年龄相关性白内障　常见于 50 岁以上人群，表现为双眼渐进性无痛性视力下降，分为三种类型，以皮质性为最常见。有明确高度近视病

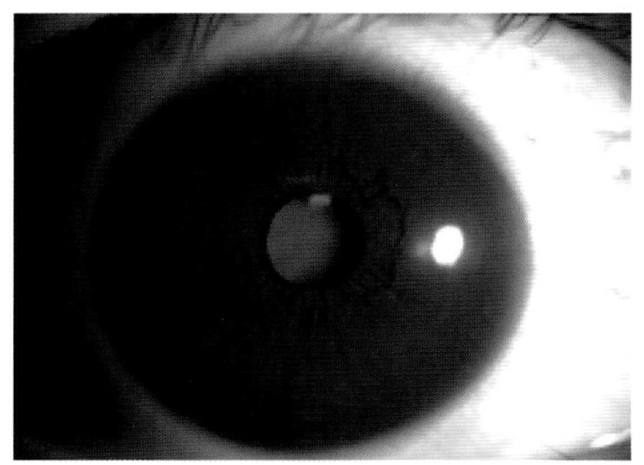

▲ 图 1-82　右眼眼前节照相

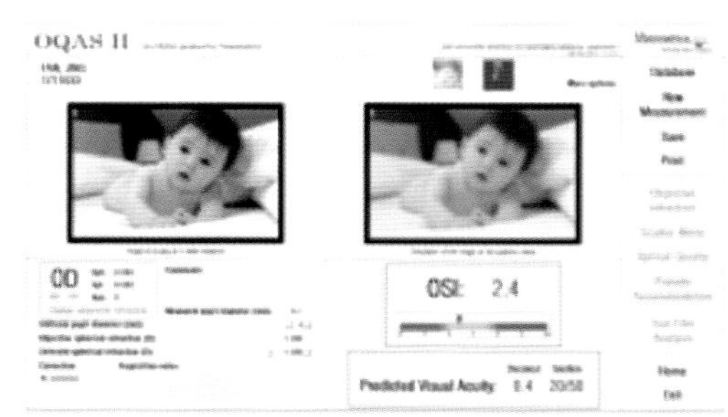

▲ 图 1-83　OQAS 检查

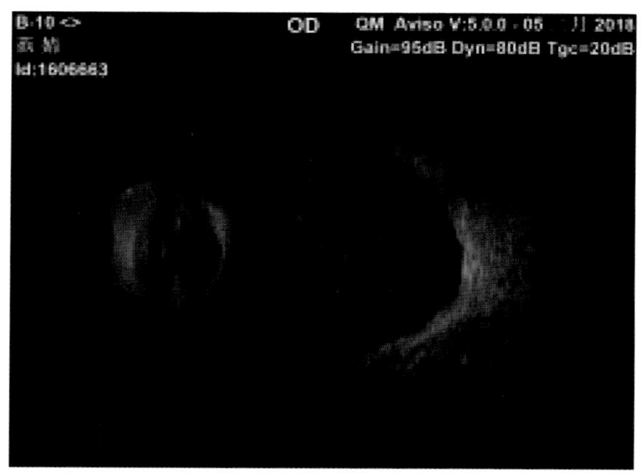

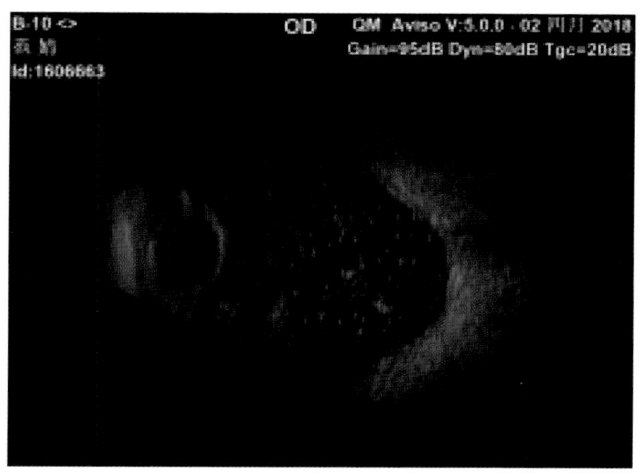

▲ 图 1-84　右眼 B 超

史。本例不符合。

2. 代谢性白内障　除视力下降外，有糖尿病等代谢疾病史及相应症状体征，辅助检查可有血糖升高、低钙等。其混浊特点是晶状体后囊增生。本例不符合。

【治疗经过】

表面麻醉下行右眼白内障 Phaco+ 人工晶状体植入术，术中植入 +4.00D Bigbag 单焦点球面人工晶状体。右眼视力：术后第 1 天 4.3，术后 1 周 4.7，术后 1 个月、3 个月、6 个月复查稳定。

【病例分析与诊疗思路】

1. 分析　右眼为硅油取出术后眼，预防暴发性脉络膜上腔出血、视网膜脱离复发是重点，手术相关要点：经鼻下方角膜缘切口进行眼内灌注，保持相对恒定眼压；手术中降低瓶高，减少眼压波动；缩短手术时间；确保手术切口闭合，术毕缝合手术切口。

关于人工晶状体选择，高度近视患者由于囊袋较大，眼底条件差，宜选择支撑性较好的单焦点人工晶状体，减少晶状体在囊袋内晃动，并与后囊贴附好，对玻璃体起到支撑作用，减少视网膜脱离复发机会。同时，光学部直径大于 6mm 的人工晶状体方便眼底检查，有利于对眼底病变的发现、诊断和治疗。故本例选择植入针对高度近视的 Bigbag 人工晶状体。

2. 定期随访眼底，及早发现和预防并发症　术后 1 个月、3 个月、6 个月复查超广角眼底成像、黄斑 OCT、眼 B 超，视网膜平复，黄斑部情况稳定，未见周边视网膜变性进展。对眼底发现周边视网膜变性重、存在视网膜干性裂孔者，需提前行视网膜激光光凝治疗。

（康刚劲　吕红彬）

参考文献

[1] Yan Z, Miao H, Zhao F, et al. Two-Year outcomes of visian implantable collamer lens with a central hole for correcting high myopia. J Ophthalmol, 2018, 8678352.

[2] Miao H, Chen X, Tian M, et al. Refractive outcomes and optical quality after implantation of posterior chamber phakicimplantable collamer lens with a central hole（ICL V4c）. BMC Ophthalmol, 2018, 18（1）: 141.

[3] Tian Y, Jiang HB, Jiang J, et al. Comparison of implantable collamer lens visian ICL V4 and ICL V4c for high myopia: A cohort study.Medicine（Baltimore）, 2017, 96（25）: e7294.

[4] 姚克 . 复杂病例白内障手术学 . 北京：北京科学技术出版社，2008：40.

病例 26　药物中毒性白内障合并混合性结缔组织病：超声乳化白内障吸除联合 Toric 散光矫正型人工晶状体植入术

【病例介绍】

患者，女性，48 岁。

主诉：双眼无痛性渐进性视力下降半年。

现病史：入院前半年无明显诱因出现双眼无痛性、渐进性视力下降，偶伴畏光、异物感不适，不伴眼红、刺痛、胀痛、流泪、视物变形、视物遮挡感、眼前黑影飘动不适。

既往史：近视 30^+ 年，散光高（具体不详），入院前半年视力下降明显；5^+ 年前诊断为“混合性结缔组织病”，长期口服“泼尼松、环磷酰胺”（具体剂量不详）等药物。

个人史：无特殊。

家族史：患者奶奶有近视病史，堂妹患有“混合性结缔组织病”。

【入院查体】

眼部检查。视力：右眼 4.0，自戴镜矫正至 4.4，左眼 4.6，自戴镜矫正至 4.9。双眼眼眶软组织无肿胀，眼睑无红肿，结膜无充血、水肿，角膜透明，KP（－），巩膜无黄染，前房轴中等深，虹膜纹清色正，瞳孔形圆居中，直径约 3mm，对光反应灵敏，双眼晶状体不均匀灰白色混浊，以左眼为甚（右眼 $C_1N_1P_1$，左眼 $C_2N_2P_2$），眼底检查隐约见视盘及大血管影，余窥不清。眼压：右眼 17mmHg，左眼 14mmHg。

【辅助检查】

1. 眼前节照相　左眼晶状体不均匀乳白色混浊（图 1-85）。

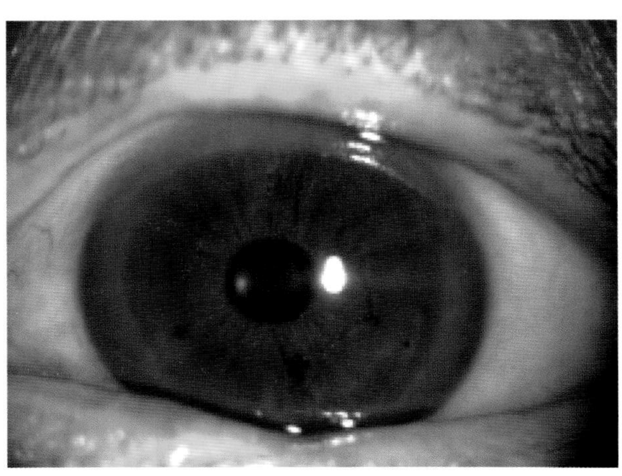

▲ 图 1-85　左眼眼前节照相

2. 验光　右眼 4.0 － 4.00DS/ － 2.00DC × 180 = 4.4；左眼 4.6 － 2.00DC × 178 = 4.9

3. IOL-Master　结果略。

4. 角膜地形图　规则散光（图 1-86）。

5. 术中手术切口、Toric 位置　如图 1-87 所示。

【诊断】

1. 双眼药物性白内障。

2. 混合性结缔组织病。

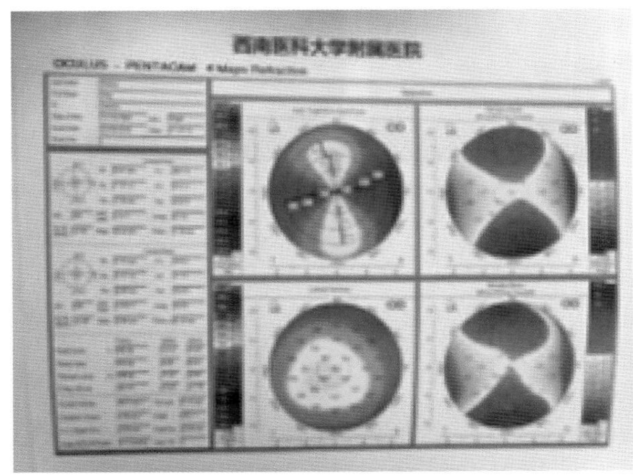

▲ 图 1-86　左眼角膜地形图

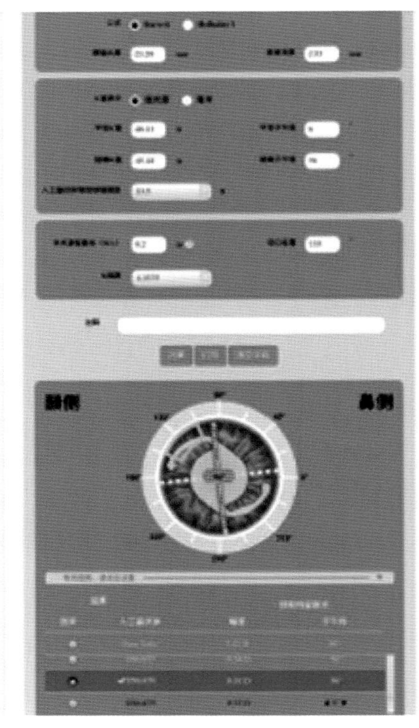

▲ 图 1-87　左眼术中手术切口、Toric 位置

【鉴别诊断】

1. 年龄相关性白内障　常见于50岁以上人群，表现为双眼渐进性无痛性视力下降，根据晶状体混浊部位不同分为皮质性、核性、后囊下性三种类型，以皮质性最为常见。

2. 代谢性白内障　除视力下降外，有糖尿病等代谢疾病史及相应症状体征，辅助检查可有血糖升高、低钙等，晶状体后囊增生是其混浊特点。

【治疗经过】

表麻下行左眼超声乳化白内障吸除＋散光矫正型人工晶状体植入术，术中植入1枚+23.50D Restor Toric人工晶状体。术后予以妥布霉素地塞米松滴眼液、双氯芬酸钠滴眼液抗炎，聚乙二醇滴眼液改善眼表，左氧氟沙星滴眼液抗感染等治疗。

【病例分析与诊疗思路】

1. 分析　本例患者"混合性结缔组织病"诊断明确，长期大剂量口服"泼尼松、环磷酰胺"等药物，查体发现晶状体混浊，故考虑药物性白内障。

散光矫正型人工晶状体在有效性、旋转稳定性、脱镜率、安全性等方面已得到大量证实。本例患者有散光晶状体植入指征：患者有较高视觉要求，不介意视近时戴镜；角膜散光超过0.75D，角膜地形图提示为"规则散光"。

术前检查需反复多次采用多种检查方法进行测量，确定稳定的角膜散光轴向和屈光力，角膜地形图明确是否为规则散光。

2. 术前准备　①由于长期使用激素和免疫抑制药，抵抗力差，除常规术前局部滴用抗生素眼液外，还应预防静脉使用抗生素以预防感染；②标记定位：常用方法有坐位裂隙灯下定位，术中复核；数字跟踪导航系统术中定位。标记点应包括手术切口和散光晶状体预期位置。

3. 术中手术技巧　①制作良好的手术切口，术毕前房成形好，减少术中散光晶状体旋转并减少术源性散光；切口自闭性好可降低术后感染风险；②正圆、居中的连续环形撕囊，可预防后期囊袋不均匀收缩导致的后期散光晶状体偏位、旋转，从而影响远期视功能；③术毕轻压人工晶状体使其和后囊贴附，预防散光晶状体旋转。

4. 术后处理　术后常规散瞳检查散光晶状体是否在预期位置，是否有旋转。术后用药以局部用药为主，抗生素眼液至少用2周，激素眼液使用时间较普通患者更长，减量更慢；可辅助使用非甾体抗炎药；继续原发病治疗（糖皮质激素和免疫抑制药）。

（康刚劲　王妍茜）

参考文献

[1] 中华医学会眼科学分会白内障与人工晶状体学组．我国散光矫正型人工晶状体临床应用专家共识（2017年）．中华眼科杂志，2017，53（1）：7-10.

[2] 宋旭东，郝燕生，鲍永珍，等．Toric人工晶状体植入术有效性和安全性的多中心研究．中华眼科杂志，2018，54（5）：349-356.

[3] Kessel L，Andresen J，Tendal B，et al. Toric intraocular lenses in the correction of astigmatism during cataract surgery：A systematic review and Meta-analysis.Ophthalmology，2016，123（2）：275-286.

[4] Holland E，Lane S，Horn JD，et al. The acrys of toric intraocular lens in subjects with cataracts and corneal astigmatism：a randomized，subject-masked，parallel-group，1-year study.Ophthalmology，2010，117（11）：2104-2111.

病例27　年龄相关性白内障

【病例介绍】

患者：女性，76岁。

主诉：双眼无痛性渐进性视力下降3$^+$年。

现病史：3$^+$年前患者无明显诱因出现无痛性渐进性视力下降，偶伴流泪，无视物遮挡感、视物变形、眼前黑影飘动等不适，自行于当地药店购买眼药水（具体不详），症状无好转。其间患者未予重视，未行正规治疗，现为进一步诊治来我院。

既往史：否认高血压、糖尿病，否认脑血管病、心脏病，预防接种史不详，自诉对青霉素类药物过敏。

个人史及家族史：无特殊。

【专科查体】

眼部检查。视力：右眼 HM/50cm，左眼 4.0，均矫正无提高。右眼眼睑无内翻倒睫，球结膜无充血水肿，角膜透明，前房轴深 3CT，房水清，瞳孔形圆居中，直径约 3mm，对光反应迟钝，晶状体完全混浊（$C_5N_3P_3$），核硬度约Ⅲ级，玻璃体、视网膜窥不进；左眼眼睑无内翻倒睫，球结膜无充血水肿，角膜透明，前方深度正常，房水清，瞳孔形圆居中，直径约 3mm，对光反应灵敏，晶状体皮质不均匀轮辐状混浊，核硬度约Ⅱ级（$C_2N_2P_2$），余结构窥不进。眼压：右眼 15mmHg，左眼 17mmHg。

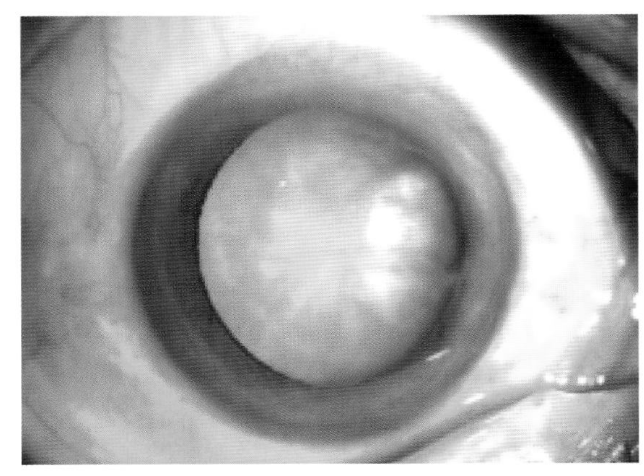

▲ 图 1-88　右眼眼前节照相

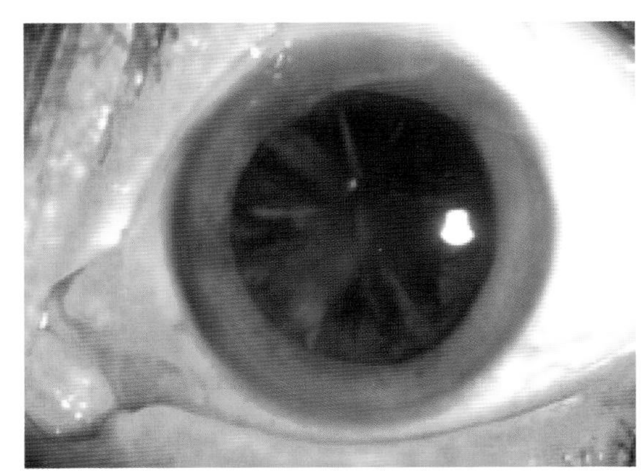

▲ 图 1-89　左眼眼前节照相

【辅助检查】

1. 眼前节照相　右眼瞳孔散大约 8mm，晶状体皮质完全混浊，核硬度约Ⅲ级（$C_5N_3P_2$）（图 1-88）；左眼瞳孔散大约 8mm，晶状体皮质不均匀轮辐状混浊，核硬度约Ⅱ级（$C_2N_2P_2$）（图 1-89）。

2. 验光检查　右眼 HM/50cm，矫正无提高，左眼 4.0 + 0.50DS/1.00DC × 75 = 4.3。

3. 超广角眼底成像　隐约可见视盘及大血管影。

4. 眼部 B 超　双眼玻璃体轻度混浊。

5. 胸部 X 线片、心电图　未见异常。

【诊断】

双眼年龄相关性白内障（age-related cataract）（皮质性，右眼成熟期、左眼初发期）。

【鉴别诊断】

1. 并发性白内障　由于眼部的炎症或退行性病变，使晶状体发生营养或代谢障碍而变混浊，多为囊膜下混浊，呈花瓣状、网状、点状、条索状或弥散性，常有水疱及水裂，后皮质有彩虹样光泽。多合并眼部的其他疾病，如葡萄膜炎、视网膜色素变性、视网膜脱离、高度近视等。

2. 外伤性白内障　大多数病例有明确的外伤史，晶状体在受伤部位混浊后，很快水化，形成液泡、水肿。混浊很快波及晶状体周边部，最后导致整个晶状体混浊。

3. 代谢性白内障　其与晶状体的代谢有关，常见于糖尿病患者，由于血糖增加，晶状体的葡萄糖含量增加，使渗透压增加，晶状体吸收水分，形成纤维肿胀和变性，最后产生混浊。

4. 先天性白内障　多在出生前后即已存在，先天性白内障能导致婴幼儿失明或弱视，是一组严重的致盲性眼病。

【治疗经过】

患者入院后完善眼压、生物测量、角膜内皮细胞计数、眼 B 超等检查，计算人工晶状体度数，并行心肺功能、血压、血糖、凝血功能等全身检查，排除手术禁忌后，予以右眼左氧氟沙星滴眼液局部预防感染，术前冲洗结膜囊和泪道，散瞳剂扩大瞳孔，表麻下行右眼白内障超声乳化吸除 + 人工晶状体植入术。次日，患者右眼视力 4.9，左眼视力 4.0，术后予以右眼妥布霉素地塞米松滴眼液预防感染抗炎、玻璃酸钠滴眼液改善眼表等处理。

【病例分析及诊疗思路】

白内障是眼科常见病，是指各种原因引起的晶状体光学治疗下降的退行性改变，晶状体透明度降低或者颜色改变。引起白内障的原因很多，如老化、遗传、外伤、中毒、代谢异常、营养障碍、日照时间长等。紫外线辐射量大是白内障发病的危险因素。相关研究表明，白内障是全球第一位致盲眼病，而年龄相关性白内障（也称老年性白内障）是最为常见的白内障类型。多发生于 50 岁以上的中老年人，多为双眼发病。根据晶状体混浊开始发生的部位不同，分为皮质性、核性、囊下性三类。

该患者入院时视力差，矫正无效，在裂隙灯下可见晶状体混浊，进一步检查眼后段，无明显阳性体征，故根据患者病史、查体、辅助检查的结果可诊断双眼年龄相关性白内障。成熟期若不行手术治疗，白内障进一步发展进入过熟期，可能引发晶状体过敏性葡萄膜炎或晶状体溶解性青光眼。至今药物治疗不能有效阻止或逆转晶状体混浊。超声乳化白内障吸除术是当今世界认可的主流白内障摘除手术方式，术中植入折叠式人工晶状体，具有组织损伤小、切口不用缝合、手术时间短、视力恢复快、角膜散光小等优点，并可在表面麻醉下完成手术。

（雷颖庆　吕红彬）

参考文献

[1] 中华医学会眼科学分会白内障和人工晶状体学组 . 关于白内障围术期预防感染措施规范化的专家建议（2013 年）. 中华眼科杂志，2013，49（1）：76-78.

[2] Riaz Y，Mehta JS，Wormald R，et al. Surgical interventions for age-related cataract.American Journal of Ophthalmology，2007，143（4）：733-734.

[3] Asbell PA，Dualan I，Mindel J，et al. Age-related cataract. Lancet，2005，365（9459）：599-609.

病例 28　外伤性白内障多焦晶状体植入

【病例介绍】

患者，女性，39 岁，职员。

主诉：左眼视物模糊 10^+ 年，左眼加重半年。

现病史：10^+ 年前左眼被“木棍击伤”后自觉左眼视物模糊，半年前逐渐加重，不伴眼胀、眼痛、视物遮挡、畏光及流泪史。今为提高视力来我院，门诊以“左眼外伤性白内障”收入院。

既往史及个人史：无特殊。

【专科查体】

眼部检查。视力：右眼 3.9 - 3.50DS = 5.0，左眼 3.8 - 5.50DS = 4.7。双眼眼球运动正常，眼睑无红肿、下垂，结膜无充血，结膜囊无分泌物，泪道冲洗通畅。右眼角膜透明，前房前房轴深约 3CT，房水清，瞳孔圆，直径约 3mm，对光反应存在，晶状体透明，眼底见视盘界清色红，C/D ≈ 0.3，视网膜血管走向尚可，黄斑中心凹反光可见；左眼角膜透明，前房轴深约 3CT，房水清，瞳孔圆，直径约 3mm，对光反应存在，晶状体后囊锅巴样混浊（$C_1N_1P_3$），眼底隐约见视盘影，余窥不清（图 1-90）。眼压：右眼 17mmHg，左眼 18mmHg。

【辅助检查】

1. 血尿、胸部 X 线片、心电图等检查　未见明显异常。

2. 角膜内皮细胞计数、眼 B 超、超广角眼底成像（图 1-91）、黄斑 OCT 等检查　未见异常。

3. IOL-Master 检查　使用 T 公式，双眼眼轴分别为 23.56mm 及 23.43mm（图 1-92）。

4. OQAS 视觉质量分析检查　测定 OSI，右眼 1.3，左眼 12.9（图 1-93）。

5. 散瞳检查　1 点钟位置晶状体悬韧带可疑断裂，晶状体震颤（-）。

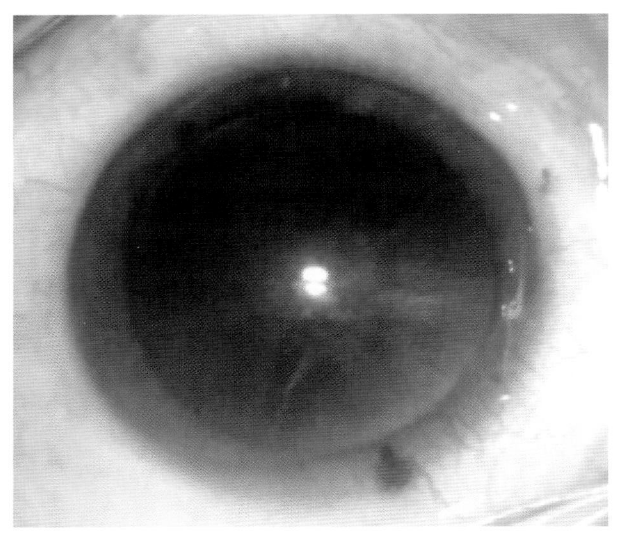

▲ 图 1-90　患者行角膜标记定位后左眼眼前节照相

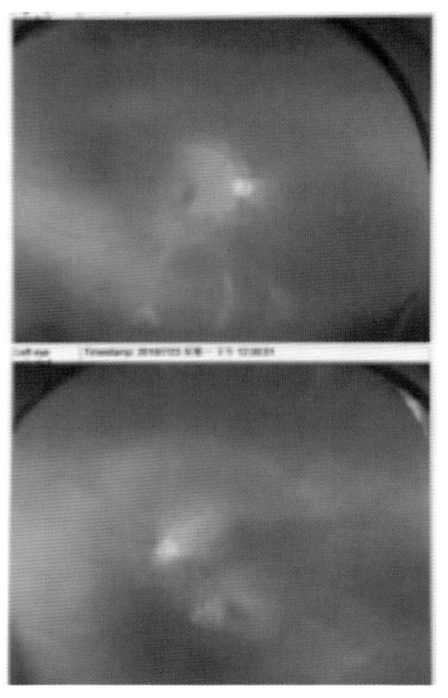

▲ 图 1-91　双眼超广角眼底成像

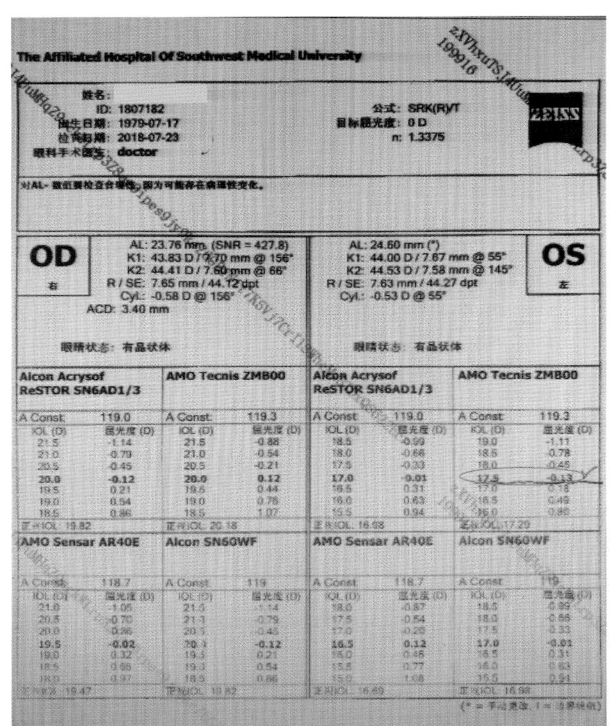

The Affiliated Hospital Of Southwest Medical University

姓名：
ID: 1807182
出生日期：1979-07-17
检查日期：2018-07-23
眼科手术医生：doctor

公式：SRK(R)/T
目标屈光度：0 D
n: 1.3375

ZEISS

对AL- 数值要检查合理性，因为可能存在病理性变化。

OD 右	OS 左
AL: 23.76 mm (SNR = 427.8)	AL: 24.60 mm (*)
K1: 43.83 D / 7.70 mm @ 156°	K1: 44.00 D / 7.67 mm @ 55°
K2: 44.41 D / 7.60 mm @ 66°	K2: 44.53 D / 7.58 mm @ 145°
R / SE: 7.65 mm / 44.12 dpt	R / SE: 7.63 mm / 44.27 dpt
Cyl.: -0.58 D @ 156°	Cyl.: -0.53 D @ 55°
ACD: 3.40 mm	
眼睛状态：有晶状体	眼睛状态：有晶状体

Alcon Acrysof ReSTOR SN6AD1/3		AMO Tecnis ZMB00		Alcon Acrysof ReSTOR SN6AD1/3		AMO Tecnis ZMB00	
A Const:	119.0	A Const:	119.3	A Const:	119.0	A Const:	119.3
IOL (D)	屈光度 (D)	IOL (D)	屈光度 (D)	IOL (D)	屈光度 (D)	IOL (D)	屈光度 (D)
21.5	-1.14	21.5	-0.88	18.5	-0.99	19.0	-1.11
21.0	-0.79	21.0	-0.54	18.0	-0.66	18.5	-0.78
20.5	-0.45	20.5	-0.21	17.5	-0.33	18.0	-0.45
20.0	**-0.12**	**20.0**	**0.12**	**17.0**	**-0.01**	17.5	-0.13
19.5	0.21	19.5	0.44	16.5	0.31	17.0	0.18
19.0	0.54	19.0	0.76	16.0	0.63	16.5	0.49
18.5	0.86	18.5	1.07	15.5	0.94	16.0	0.80
正视IOL: 19.82		正视IOL: 20.18		正视IOL: 16.98		正视IOL: 17.29	

AMO Sensar AR40E		Alcon SN60WF		AMO Sensar AR40E		Alcon SN60WF	
A Const:	118.7	A Const:	119	A Const:	118.7	A Const:	119
IOL (D)	屈光度 (D)	IOL (D)	屈光度 (D)	IOL (D)	屈光度 (D)	IOL (D)	屈光度 (D)
21.0	-1.05	21.5	-1.14	18.0	-0.87	18.5	-0.99
20.5	-0.70	21.0	-0.79	17.5	-0.54	18.0	-0.66
20.0	-0.36	20.5	-0.45	17.0	-0.20	17.5	-0.33
19.5	**-0.02**	**20.0**	**-0.12**	**16.5**	**0.12**	**17.0**	**-0.01**
19.0	0.32	19.5	0.21	16.0	0.45	16.5	0.31
18.5	0.65	19.0	0.54	15.5	0.77	16.0	0.63
18.0	0.97	18.5	0.86	15.0	1.08	15.5	0.94
正视IOL: 19.47		正视IOL: 19.82		正视IOL: 16.69		正视IOL: 16.98	

(* = 手动更改, ! = 边界数值)

▲ 图 1-92　**IOL-Master 检查**

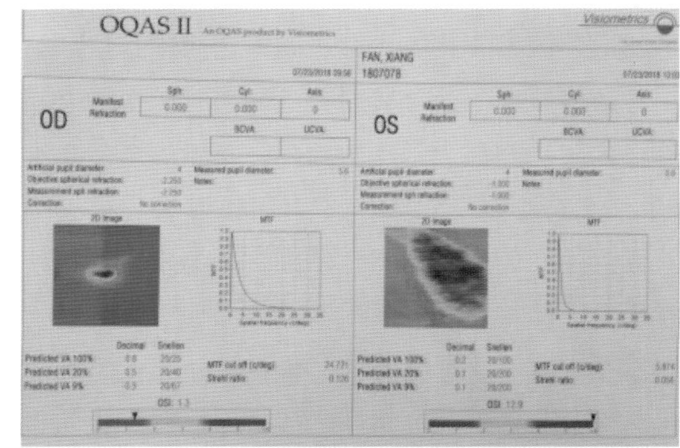

▲ 图 1-93　**OQAS 客观视觉质量分析**

【诊断】

1. 左眼外伤性白内障（traumatic cataract）。

2. 双眼屈光不正。

【鉴别诊断】

1. 并发性白内障　由眼部的炎症或退行性病变引起，使晶状体发生营养或代谢障碍而变混浊。多为后囊膜下混浊，常见于葡萄膜炎、视网膜脱离、晚期青光眼、眼内肿瘤、高度近视等病变。

2. 糖尿病性白内障　多有血糖升高病史，晶状体混浊常见于后囊下，血糖相关检查可确诊。

【治疗经过】

患者于入院前 3 天在门诊日间手术预约后，使用左氧氟沙星眼液滴左眼每天 4 次，完善术前检查，之后入院行左眼超声乳化 + 多焦人工晶状体植入术（图 1-94）。

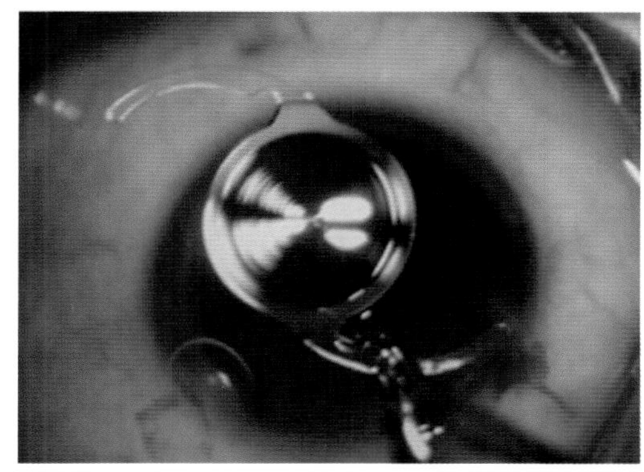

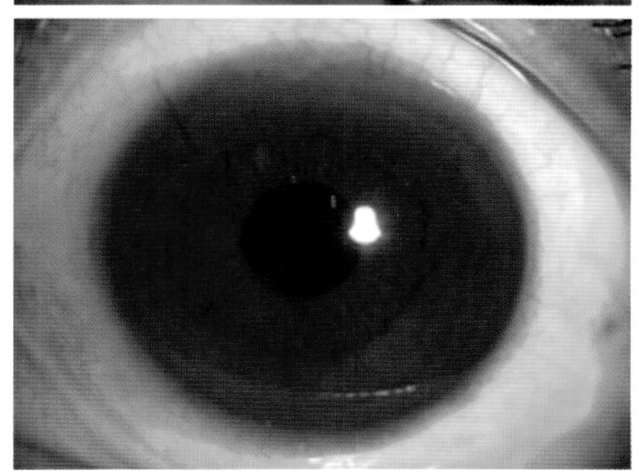

▲ 图 1-94　患者于术中、术后的对比照相

手术过程如下。

1. 术眼盐酸丙美卡因滴眼液表麻满意后，常规消毒、铺巾，暴露术眼。

2. 开睑器开睑，1 ∶ 10 聚维酮碘及平衡液相继冲洗术眼结膜囊。

3. 做 2 点钟位置辅助切口及 10:00 钟位透明角膜切口，前房内注入黏弹剂 0.2ml。

4. 行连续环形撕囊（直径 5.5mm），水分离及水分层。

5. 行超声乳化吸除晶状体核，IA 吸除晶状体皮质。

6. 再次注入黏弹剂填充前房及晶状体囊袋，植入 1 枚 +17.50D（+4.00D）多焦点、折叠型、一片式、非球面的人工晶状体于囊袋内，调整人工晶状体至位正，使视轴中心与人工晶状体光学中心完全重合。

7. IA 吸除前房及晶状体囊袋内黏弹剂，注入卡巴胆碱 0.1ml 缩瞳，置换房水，成形前房。

8. 涂妥布霉素地塞米松眼膏于结膜囊后包贴术眼，术毕。

术中发现晶状体不均匀混浊，1 点钟位置晶状体悬韧带可疑断裂，对应后囊膜少许混浊，术毕人工晶状体位正。术后 1 周复查，左眼 4.9，近视力 4.7，人工晶状体位正居中，无震颤。眼压：右眼 13mmHg，左眼 15mmHg。

【病例分析及诊疗思路】

该患者主诉为“左眼视物模糊”，追问病史，诉既往左眼被“木棍击伤”史，与散瞳后裂隙灯查体见晶状体悬韧带可疑断裂相符，故诊断“左眼外伤性白内障”明确。患者坚决要求植入多焦点人工晶状体。

本例患者有充分的多焦晶状体植入的适应证：①首先该患者对生活质量的要求较高，术后不愿戴镜；②该患者合并高度近视，预期术后效果将比较满意；③该患者术前角膜散光未超过 0.75D，充分考虑到术后角膜散光对视觉质量的影响，可用手术切口矫正部分散光。经过与患者的充分沟通，结合患者自身要求、用眼习惯及经济状况，为患者预定了 ZMB00 + 17.50D（附加 +4.00D）多焦点的人工晶状体，并且在术前预备 1 枚三片式单焦点人工晶状体，以防因各种原因导致多焦点人工晶状体不适合植入的情况。

近年来，随着人工晶状体研发的进展，一些屈光性人工晶状体应运而生，如多焦、可调节、有晶状体眼、矫正散光的人工晶状体等。同时，白内障手术设备也有很大发展，扭动超声、微小切口同轴技术、飞秒激光辅助白内障等应用于白内障手术。白内障手术已不再满足于使眼睛重见光明，更是为了改善视觉质量从而提高生活品质，不仅要看得见，还要看得清晰、持久、舒适。白内障复明手术已经进入“屈光性白内障手术”的新时代。我们医务工作者也要从患者的角度出发，利用目前的技术条件，使患者得到最大化的受益。术前详细的检查和预案，以及充分的医患沟通，有助于手术的顺利实施。

该患者白内障术前检查，除了常规排除角膜、眼底等其他组织病变外（如验光、B超、IOL-Master、角膜内皮细胞计数、眼前后段照相等），针对此风险较大患者，若考虑植入高端晶状体，还需加行下列专科检查。

1. OQAS视觉质量分析　对于有意愿植入多焦晶状体的患者，其对术后视觉效果的期望值也较高。还有的患者术前原本视力就较好，术前检查就更应详尽。视觉质量分析检查更有助于医师选择合适的治疗方案。该患者晶状体不均匀混浊，左眼矫正视力4.7，但OQAS视觉质量分析检查示，左眼OSI为11.3，为白内障手术指征提供了依据，也让主刀医生对患者术后视力的提高有了充分的信心。

2. Pentacam眼前节分析系统或Obscan眼前节诊断系统　为多焦人工晶状体植入的适应证。医师越来越关注术前测量Kappa角、α角等问题，来规避术后可能出现的眩光等视觉干扰问题。

3. 视觉诱发电位VEP　对于既往有外伤、视神经炎等病史的患者，术前行VEP检查尤其重要，能避免术后因手术很成功，但患者达不到期望的视力而造成的医疗纠纷。

4. 超广角眼底成像（fundus fluorescein angiography，FFA）　高度近视的患者术前行超广角眼底成像检查尤其重要，能尽早发现视网膜变性、裂孔等病变，减少后期视网膜脱离等并发症。

多焦点人工晶状体的出现是为了满足对视远、视近有较高需求的人群而设计的，多焦点人工晶状体能够大大减少或完全避免术后佩戴眼镜，同时能提供良好的远、近视力，大大提高生活质量。值得注意的是，尽管多焦点人工晶状体植入手术的开展，为患者提供了良好的视远、视近能力，为摆脱戴镜的困扰提供了有效的解决方法，但多焦点人工晶状体本身也存在一些不足。这是由于多焦点人工晶状体对入射光进行折射或衍射而在视网膜成像造成的。所以无论是折射型多焦点人工晶状体或是衍射型多焦点人工晶状体，其入射光线经过折射或是衍射后成像的质量在一定程度上发生了改变，也就存在人的大脑需要重新对物象认识的过程，以及成像的对比敏感度发生改变等缺点。小部分患者术后可出现眩光、光晕等视觉干扰现象，以及视近距离固定等问题。因此，多焦点人工晶状体在临床实践中，需要我们更好地掌握好适应证，选择合适的人群，以及术前术后与患者良好的沟通，才能充分发挥其优势。

（徐曼华　康刚劲）

参考文献

[1] Alio JL，Plaza-Puche AB，Férnandez-Buenaga R，et al. Multifocal intraocular lenses：An overview.Surv Ophthalmol，2017，62（5）：611-634.

[2] 李朝辉，叶子，黄扬. 多焦点人工晶状体存在“多焦点”问题. 中华眼科杂志，2017，53（4）：244-248.

[3] Braga-Mele R，Chang D，Dewey S，et al. Multifocal intraocular lenses：relative indications and contraindications for implantation.J Cataract Refract Surg，2014，40（2）：313.

病例29　先天性白内障

【病例介绍】

患者，男性，4岁。

主诉：家属发现双眼瞳孔区发白4年。

现病史：患儿家属诉患儿出生后不久即发现

畏光、双眼瞳孔区发白，无眼红、眼痛、畏光及流泪等。因经济原因未诊治，患儿平日不能自己抓取物体及单独走路。

既往史：足月顺产，无吸氧史，其余既往史无异常。

家族史：患者母亲既往有“双眼先天性白内障”病史，曾行“双眼白内障手术”，术中未植入人工晶状体。

个人史：无特殊。

【专科查体】

因患儿年幼，查体极不配合。肉眼下见双眼球震颤（+），双眼眼睑无红肿、下垂，下睑内眦部睫毛轻度内翻，未接触角膜，结膜无充血，结膜囊无分泌物，双眼角膜透明，前房不浅，虹膜颜色正常，瞳孔圆，直径约3mm，对光反应灵敏，晶状体乳白色混浊，眼底不可见。

【辅助检查】

1. 血尿、胸部X线片、心电图、心脏彩超等检查　未见明显异常。

2. 眼B超检查　未见明显异常。

【诊断】

1. 双眼先天性白内障。

2. 双眼球震颤。

3. 双眼形觉剥夺性弱视。

4. 智力低下（儿保科会诊后考虑先天性智力发育低下）。

【鉴别诊断】

1. 并发性白内障　是由眼部的炎症或退行性病变引起，使晶状体发生营养或代谢障碍而变混浊。多为后囊膜下混浊，常见于葡萄膜炎、视网膜色素变性、视网膜脱离、眼内肿瘤、高度近视等病变。

2. 外伤性白内障　常有明确外伤史，多发生于儿童、青壮年男性。晶状体混浊部位及特征与致伤因素有关。

【治疗经过】

患儿入院后，使用左氧氟沙星眼液滴左眼每天4次，完善术前检查，未发现确切手术禁忌，请麻醉科会诊评估全麻风险后，于入院第2天在全麻下行双眼Phaco+人工晶状体植入+后囊膜切开+前段玻璃体切割术。术中所见如图1-95，晶状体呈白色混浊（C_5N_1），中央区皮质及部分核钙化。

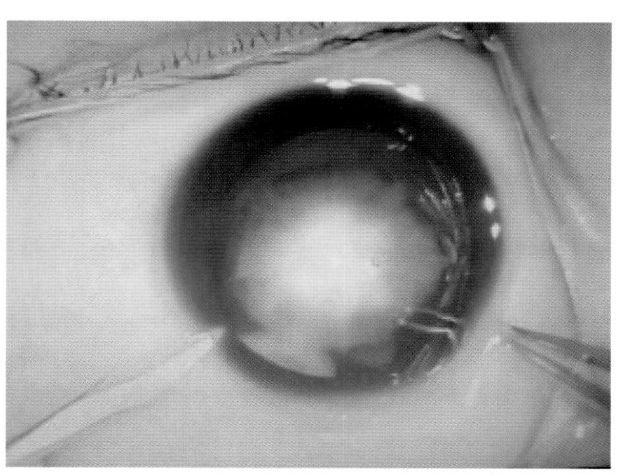

▲图1-95　术中显微镜下图片

手术过程如下。

1. 全麻生效后，行角膜曲率及A超测量计算人工晶状体度数，测量眼压后，常规消毒、铺巾，暴露右眼。

2. 开睑器开睑，大量平衡液冲洗术眼结膜囊。

3. 做11点钟至12点钟位置结膜切口，做2.8mm巩膜隧道切口，前房内注入黏弹剂0.2ml，做2点钟位置辅助切口。

4. 行连续环形撕囊（直径5mm），水分离及水分层。

5. 行超声乳化吸除晶状体核，IA吸除晶状体皮质。

6. 行后囊膜切开（直径4mm），行前段玻璃体切除。

7. 再次注入黏弹剂填充前房及晶状体囊袋，植入1枚+22.00D折叠型、单焦点、球面、一片式人工晶状体于囊袋内。

8. IA吸除前房及晶状体囊袋内黏弹剂，注入卡巴胆碱 0.1ml 缩瞳，置换房水，成形前房。

9. 10-0 尼龙线缝合角膜缘切口 1 针，烧灼闭合结膜切口，涂妥布霉素地塞米松眼膏。

10. 再次消毒，更换全套手术包及手术器械，同法行左眼手术，术毕包贴双眼。

术中见双眼晶状体完全白色混浊，中央区皮质及部分核钙化，术毕双眼人工晶状体位正居中，前房成形良好，眼压正常。

【病例分析及诊疗思路】

该患儿家属诉患儿出生后不久即发现双眼瞳孔区发白，结合其母亲有类似病史，查体见双眼晶状体完全白色混浊，故诊断“双眼先天性白内障”明确。观察患儿平日不能自己抓取物体及走路，且有明显眼震，无法固视，晶状体混浊遮挡瞳孔区，可推断患儿视力极差，伴有形觉剥夺性弱视，术后需行弱视治疗。

先天性白内障多在患儿出生前后即已存在，或在儿童期内发病，是一组严重的致盲疾病，已成为儿童失明的第二位原因。可为单纯性白内障或伴发眼部及其他全身发育异常。该患儿伴有先天性智力发育低下，其余全身系统暂未发现异常。

先天性白内障病因较多，有遗传因素及非遗传因素，其临床表现多为白瞳症。不完全性白内障则常常以视力低下、斜视、眼球震颤等异常就诊。查体可见不同程度的视力下降，晶状体呈各种形态的混浊。有全白内障、核性白内障、绕核性白内障、前极后极白内障、花冠状白内障、缝性白内障、点状白内障等。可并发眼部其他先天异常，如小眼球小角膜、无虹膜、视网膜脉络膜病变等。诊断中需要注意的是白瞳症也可发生于视网膜母细胞瘤（RB）、永存增生原始玻璃体（PHPV）、早产儿视网膜病变（ROP）等，应注意相鉴别。

治疗原则：①对造成瞳孔区遮挡的白内障，经视功能评估具备基本视觉能力的病例应该及早手术摘除白内障。为防止术后再发生后发性白内障，还应该同期做晶状体后囊切开及前部玻璃体切割术，尤其是低龄儿童；② 2 岁以内患儿不宜植入人工晶状体，而需要及时验光配镜，佩戴框架眼镜或角膜接触镜矫正，根据病情同期或Ⅱ期植入人工晶状体。对单眼白内障儿童或双眼白内障术后两眼视力相差悬殊的病例，还要进行遮盖等弱视治疗。

该患儿术后眼内炎症反应轻微，眼震明显减轻，追光良好，能自主抓取较大目标物体，走路摔倒减少，术后妥布霉素地塞米松滴双眼每天 3 次，3 天后改为氟米龙眼液滴双眼每天 3 次，逐步减量。其余药物按常规使用。该病例的诊治过程提醒我们，在以后的工作中注意患儿术前术后一些细节的观察，综合考虑患儿全身疾患、术后弱视训练等。

（徐曼华　康刚劲）

参考文献

[1] Lim ME，Buckley EG，Prakalapakorn SG. Update on congenital cataract surgery management. Curr Opin Ophthalmol，2017，28（1）：87–92.

[2] 陈伟蓉，陈卉，林浩 . 先天性白内障治疗现状及展望 . 中华眼视光学与视觉科学杂志，2018，1（1）：1–6.

[3] Praveen MR，Vasavada AR，Shah SK，et al. Long-term postoperative outcomes after bilateral congenital cataract surgery in eyes with microphthalmos.Journal of cataract and refractive surgery，2015，41（9）：1910–1918.

病例 30　有晶状体眼后房型 TICL 植入术治疗高度近视

【病例介绍】

患者，女性，33 岁。

主诉：双眼视力无痛性渐进性下降 11^+ 年。

现病史：11^+ 年前无明显诱因出现双眼视力无痛性渐进性下降，不伴眼胀、眼痛、视物变形、视物遮挡等。于 10 年前配镜矫正视力，自觉视力矫正好。

既往史、家族史、个人史：无特殊。

【专科查体】

眼部检查。视力：右眼 3.3，自戴镜矫正至 4.8，左眼 3.3，自戴镜矫正至 4.7。双眼眼睑无畸形、肿胀，结膜无充血水肿，角膜透明，KP（－），巩膜无黄染，中央前房深约 4CT，虹膜纹理清楚，瞳孔圆，直径约 3mm，对光反应灵敏，晶状体透明，玻璃体絮状混浊，眼底呈豹纹状改变，未见出血、渗出及脱离。眼压：右眼 16mmHg，左眼 14mmHg。

【辅助检查】

1. 眼前节照相　眼前节未见明显异常（图 1–96）。

2. 眼 B 超　眼轴长（图 1–97）。

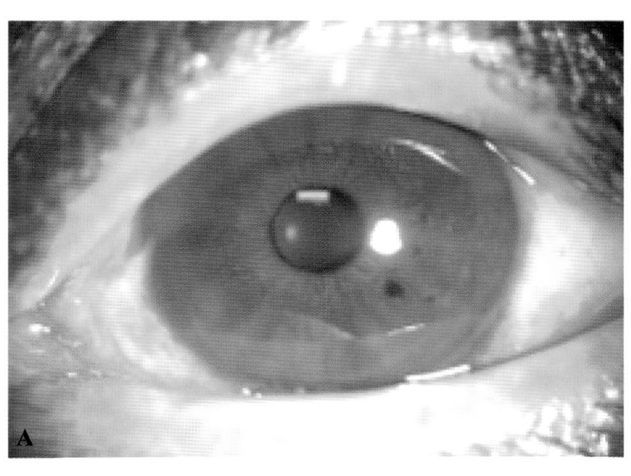

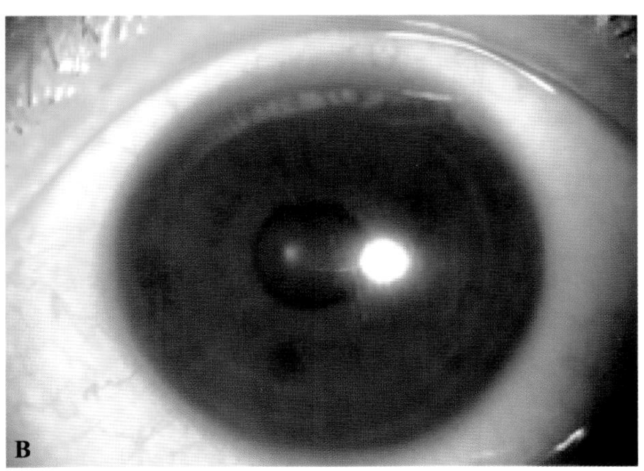

▲ 图 1–96　双眼眼前节照相

A. 右眼；B. 左眼

3. UBM　了解房角、睫状沟等正常（图 1–98）。

【诊断】

双眼高度近视。

【鉴别诊断】

圆锥角膜，可有进行性视力下降，角膜散光大并进行性加重，角膜地形图可见典型表现。

【治疗经过】

患者先后在表麻下行左眼、右眼有晶状体眼后房型人工晶状体植入术，术中左眼顺利植入 1 枚 –13.50/+1.50/090D 的 TICL，右眼顺利植入 1 枚 –14.00/+2.00D/095D 的 TICL。术后予以妥布霉素地塞米松滴眼液、普拉洛芬眼液抗炎，聚乙二醇滴眼液改善眼表，左氧氟沙星滴眼液抗感染等治疗，术后每 2 小时测 1 次眼压，连续 2～3 次。术后第 1 天双眼视力均达到 5.0，术后 1 周、1 个

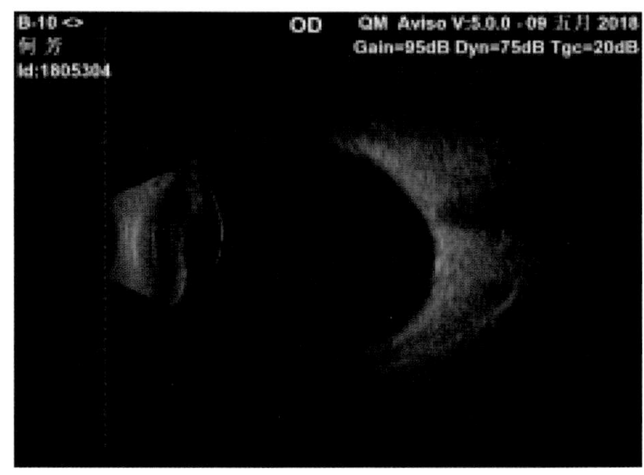

▲ 图 1–97　右眼 B 超

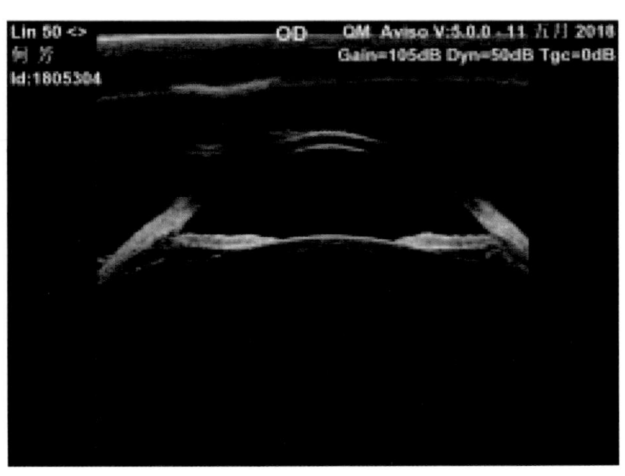

▲ 图 1–98　右眼 UBM

月视力、拱高、角膜内皮计数稳定（图 1-99）。

【病例分析与诊疗思路】

1. 分析　ICL 的有效性和安全性已得到大量研究证实。尤其在高度近视合并散光患者植入 TICL 后，同其他角膜屈光手术相比，术后产生高阶像差较少，因而术后有较好的视觉质量。本例患者为双眼高度近视，有强烈脱镜需求，视觉要求较高。双眼角膜散光较大，角膜地形图提示为“规则散光”。对照 ICL 植入适应证，有植入 TICL 指征。

2. 术前检查　除 ICL 常规术前检查外，还需获得精准的角膜散光轴向和屈光力，角膜地形图明确是否为规则散光。

3. 术前准备　①常规术前局部滴用抗生素眼液 3 天；②术前标记定位：标记点包括手术切口和 TICL 预期位置。本例在坐位裂隙灯下分别于 3 点钟、9 点钟位置及目标位置进行标记（图 1-100），术中再次复核。

4. 术中手术技巧　①消毒铺巾后应先进行 ICL 装载，装载过程中应注意：黏弹剂尽量少用，避免 ICL 损坏和正反面错误。②于 3 点钟位置或 9 点钟位置（右眼 9 点钟位置、左眼 3 点钟位置）制作 2.8～3mm 单一长隧道角膜切口，减少术中散光晶状体旋转概率，减少术源性散光。③前房内可注入（或不注入）少量低黏的黏弹剂，便于冲洗，以免影响 ICL 在前房内展开，避免 ICL 翻转。④术中植入晶状体时顶压切口，避免切口漏水前房塌陷。⑤患者为高度近视，抽吸前房内黏弹剂时应降低瓶高，减少对眼内组织的压力，减轻眼压波动，同时避免 TICL 旋转。此外，尽可能彻底吸出前房内黏弹剂，避免术后高眼压。⑥术毕确保手术切口封闭良好，必要时缝合切口。⑦对高度近视患者，表麻药使用次数不宜过多，避免表麻药对角膜上皮的毒性反应。

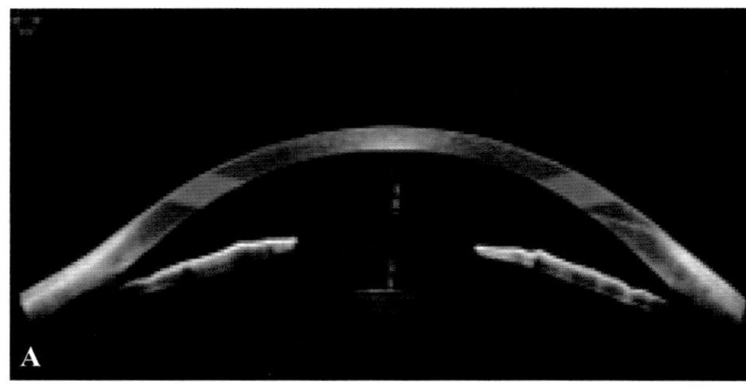

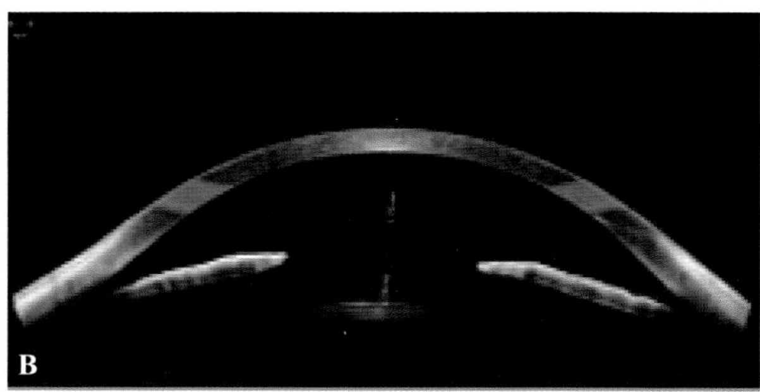

▲ 图 1-99　术后眼前节 OCT

A. 右眼；B. 左眼

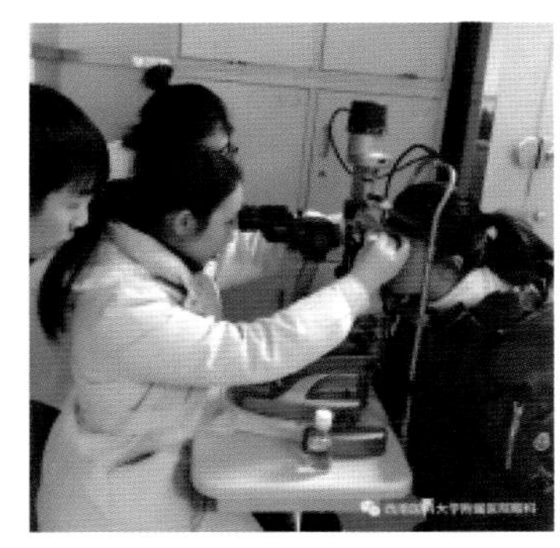

▲ 图 1-100　术前患者坐位下做角膜标记定位

5. 术后处理　除常规 ICL 植入术后处理和观察外，应注意 TICL 的旋转问题。

（康刚劲　吕红彬）

参考文献

[1] Gomez-Bastar A，Jaimes M，Graue-Hernández EO，et al. Long-term refractive outcomes of posterior chamber phakic（spheric and toric implantablecollamer lens）intraocular lens implantation. Int Ophthalmol，2014，34（3）：583-590.

[2] Hashemian SJ，Farrokhi H，Foroutan A，et al. Ocular higher-order aberrations changes after implantable collamer lens implantation for highmyopic astigmatism. J Curr Ophthalmol，2017，30（2）：136-141.

[3] Tian Y，Jiang HB，Jiang J，et al. Comparison of implantable collamer lens visian ICL V4 and ICL V4c for high myopia：A cohort study.Medicine（Baltimore），2017，96（25）：e7294.

病例 31　并发性白内障合并高度近视超声乳化白内障吸除联合 Tecnis ZMB00 多焦点人工晶状体植入及角膜松解术

【病例介绍】

患者，男性，52 岁。

主诉：双眼视物模糊 1^+ 年。

现病史：入院前 1^+ 年无明显诱因出现双眼视物模糊，伴偶尔飞蚊征，以左眼为重，不伴眼胀、眼痛、视物遮挡、视物变形。

既往史：近视病史 33^+ 年，长期戴镜矫正（-5.00～-6.00D），入院前 1^+ 年近视度数增达 -9.00D。否认糖尿病及其他眼病史。

个人史：从事质检工作，生活和工作中均需要使用手机，有视近需求，强烈要求脱镜。

家族史：无特殊。

【专科查体】

眼部检查。视力：右眼 3.8，自戴镜矫正至 4.7；左眼 3.3，自戴镜矫正至 4.1。双眼眼睑未见明显异常，结膜无充血、水肿，角膜透明，KP（-），中央前房轴深约 3.5CT，房水清，虹膜纹清色正，瞳孔形圆居中，d≈3mm，对光反应灵敏，晶状体棕黄色混浊（右眼 $C_2N_2P_1$，左眼 $C_2N_2P_1$），核黄色，硬度Ⅲ级；玻璃体轻度混浊，眼底隐约见豹纹状改变，未见明显渗出、脱离及出血。眼压：右眼 20mmHg，左眼 19mmHg。

【辅助检查】

1. 眼前节照相　双眼晶状体灰白色混浊（图 1-101）。

2. OQAS 视觉质量分析　双眼 OSI 值均增大（图 1-102）。

【诊断】

1. 双眼并发性白内障。

2. 双眼高度近视。

【鉴别诊断】

1. 年龄相关性白内障　常见于 50 岁以上人群，表现为双眼渐进性无痛性视力下降，根据晶状体混浊部位不同分为三种类型，以皮质性为最常见。

2. 代谢性白内障　视力下降伴糖尿病等代谢疾病史及相应症状体征，辅助检查可有血糖升高、低钙等。其混浊特点为晶状体后囊增生。

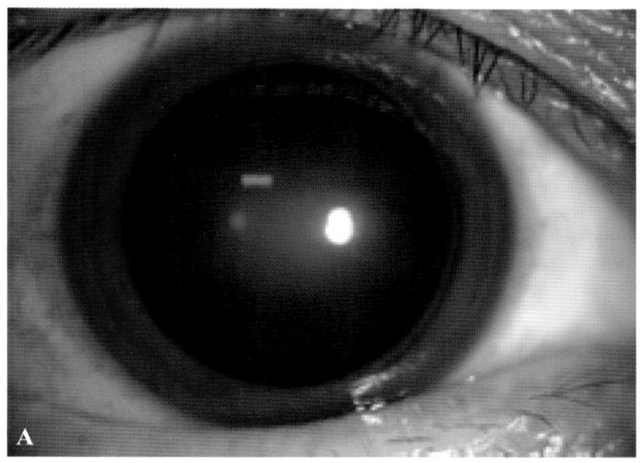

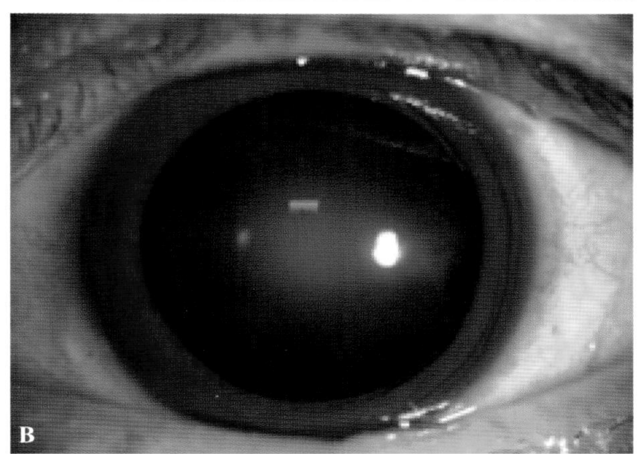

▲ 图 1-101　双眼眼前节照相

A. 右眼；B. 左眼

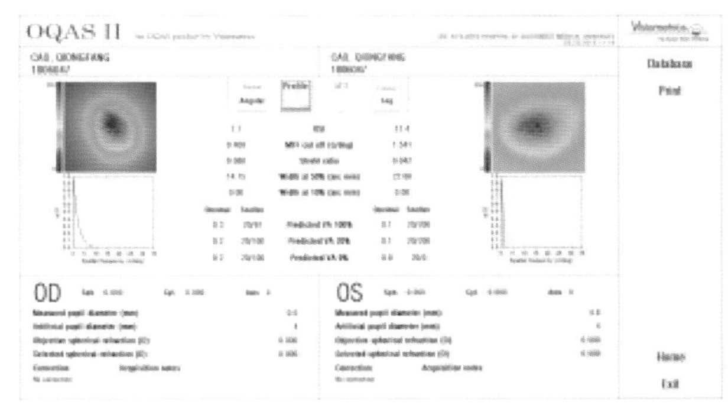

▲ 图 1-102　双眼 **OQAS** 检查

【治疗经过】

表麻下行左眼超声乳化白内障 + 多焦点人工晶状体植入 + 角膜松解术，术中植入 1 枚 Tecnis ZMB00+ 16.00+4D 人工晶状体。后再在表麻下行右眼超声乳化白内障 + 多焦点人工晶状体植入术，术中植入 1 枚 Tecnis ZMB00+16.00+4D 人工晶状体。术后双眼均予以妥布霉素地塞米松滴眼液抗炎，聚乙二醇滴眼液改善眼表，左氧氟沙星滴眼液预防感染等治疗。术后第 1 天，检查双眼视力。右眼：远 5.0，近 4.5；左眼：远 4.9，近 4.6。术后随访至半年远近视力均稳定，OSI 值明显降低。

【病例分析及诊疗思路】

1. 分析　该患者有明确高度近视病史多年，长期戴镜矫正。晶状体混浊明显，核混浊较重，眼底呈豹纹状。故考虑“并发性白内障，高度近视”。

该患者由于质检工作特点及生活习惯，有远、中、近全程视力需要和脱镜要求。相关检查无多焦晶状体植入禁忌，符合多焦晶状体植入指征，故双眼先后行白内障超声乳化联合多焦点人工晶状体植入术。由于左眼角膜散光大，角膜地形图提示为“规则散光”，故左眼行陡峭轴角膜松解联合多焦点人工晶状体植入术。白内障患者中存在很大一部分合并角膜散光，通过白内障手术时切口的设计不同，可以矫正 0.50～1.25D 的角膜散光。

2. 术前检查　应反复用多种测量方法多次进行测量，确定稳定的人工晶状体屈光力，术前测量瞳孔大小、Kappa 角、Alpha 角。常规进行心理测评。

3. 术前准备　除进行常规术前准备外，应在坐位裂隙灯下准确标记角膜陡峭轴以便术中进行相应角膜松解。

4. 术中手术要点　①酌情降低灌注瓶高；②在角膜陡峭轴上制作松解切口；③制作圆形居中的连续环形撕囊；④术毕调整人工晶状体光学部于视轴区；⑤为稳定眼压，减少视网膜脱离发生概率，缝合主切口。

近视患者容易出现多焦点人工晶状体偏中心，因此应注意所选择人工晶状体与晶状体囊袋是否匹配，研究发现，Tecnis ZMB00 材质相对较硬，对高度近视患者晶状体囊袋的支撑性相对较好，光学偏中心较少，因而术后可获得较好的远、近视力和对比敏感度；其次，术中务必调整人工晶状体光学部于视轴区以减少偏中心带来的视觉质量下降。

5. 术后处理　术后注意眼表保护，可延长人工泪液使用时间；密切观察眼压变化，酌情减少激素使用时间，可辅助使用非甾体抗炎药减轻炎症反应，减少激素不良反应；术后忌剧烈运动和重体力劳动。

（康刚劲　王　芳）

参考文献

[1] 姚克 . 复杂病例白内障手术学 . 北京：北京科学技术出版社，2008：45.

[2] Zhu X，He W，Zhang Y，et al. Inferior Decentration of Multifocal Intraocular Lenses in Myopic Eyes. Am J Ophthalmol，2018，188：1-8.

[3] Lubiński W，Gronkowska-Serafin J，Podborączyńska-Jodko K. Clinical outcomes after cataract surgery with implantation of the Tecnis ZMB00 multifocal intraocular lens. Med Sci Monit，2014，20：1220-1226.

六、葡萄膜疾病

病例 32　急性虹膜睫状体炎

【病例介绍】

患者，男性，60 岁。

主诉：右眼眼红、眼痛伴视力下降 10^+ 天，加重 1 天。

现病史：10^+ 天前患者出现右眼眼红、眼痛伴视力下降，于当地医院住院治疗，症状稍缓解后出院，1 天前再次发作并加重入院。

既往史：2 年内两次右眼眼红、眼痛、视力下降发作病史，自行缓解，未诊治，余无特殊。否认免疫疾病、风湿关节炎、结核、梅毒等疾病。

家族史：否认类似疾病史。

个人史：无特殊。

【专科查体】

眼部检查。视力：右眼 4.3，矫正无提高，左眼 5.0。右眼眼睑无红肿，球结膜混合充血（++），轻度水肿，角膜透明，下方少许散在灰白色尘状角膜后沉着物（keratic precipitates，KP），中央前房轴深 3.5CT，房水混浊，虹膜纹理清，颜色正常，瞳孔形欠规则居中，直径 2～3mm，2 点钟至 10 点钟位置后粘连，对光反应迟钝，晶状体皮质不均匀混浊，表面点状色素沉着，玻璃体中度混浊，视盘色淡红，C/D 0.4，视网膜平伏红润，未见明显出血及渗出；左眼眼睑无肿胀，结膜无充血水肿，角膜透明，KP（－），中央前房轴深 3.5CT，房水清，虹膜纹理清，颜色正常，瞳孔形圆居中，直径约 2.5mm，对光反应灵敏，晶状体皮质轻度混浊，玻璃体轻度混浊，视盘边界清楚，色淡红，C/D 0.4，视网膜平伏红润，未见明显出血及渗出。眼压：右眼 15mmHg，左眼 16mmHg。

【辅助检查】

1. 眼前节照相　右眼混合充血，房水混浊，瞳孔欠圆，2 点钟至 10 点钟位置虹膜后粘连，晶状体不均匀灰白色混浊，前囊膜表面点状色素沉着（图 1-103）。

2. 超广角眼底血管造影　屈光介质混浊，视网膜平伏，视盘早期荧光充盈，晚期荧光素渗漏积存高荧光，视网膜血管轻度染色（图 1-104）。

3. 实验室检查　自身免疫因子（－）、弓形虫、风疹病毒、巨细胞病毒、单纯疱疹病毒（－），输血前检查（－）。

【诊断】

1. 右眼急性虹膜睫状体炎（acute iridocyclitis）。

2. 右眼并发性白内障。

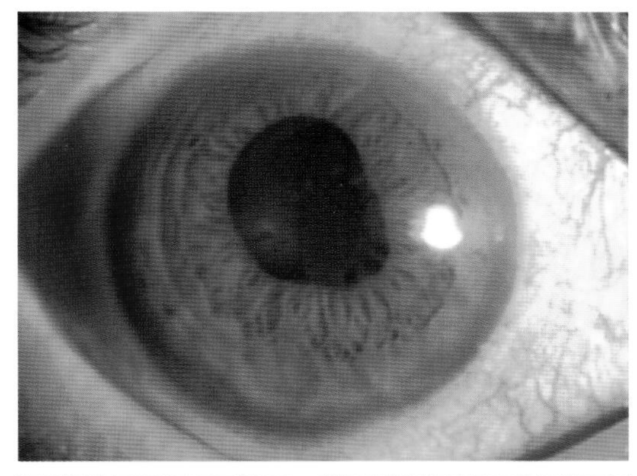

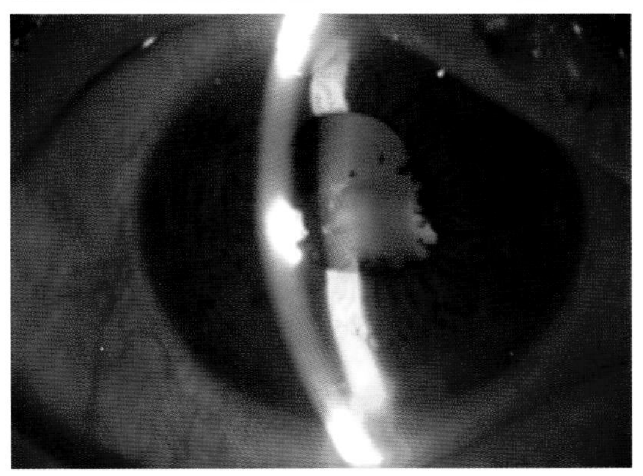

▲ 图 1-103　右眼眼前节照相

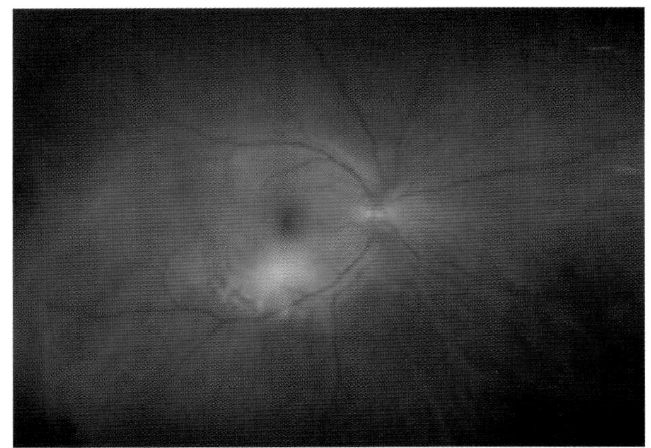

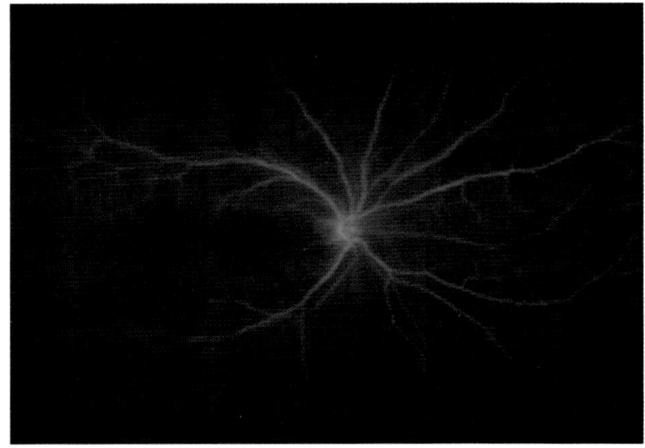

▲ 图 1-104　右眼超广角眼底血管造影

【鉴别诊断】

1. 急性结膜炎　急性发作，有异物感，分泌物增多，查体结膜充血；与视力下降、睫状充血及房水混浊不同相鉴别。

2. 原发性急性闭角型青光眼急性发作　急性发病，眼痛、视力下降等病史，查体角膜水肿、前房浅、前房闪辉、瞳孔散大，与虹膜睫状体炎的角膜透明、前房深度正常、房水混浊、瞳孔缩小、眼压正常或偏低鉴别。

3. 青光眼睫状体炎综合征　多好发于中年男性，眼压可达 50mmHg 以上，角膜后羊脂状沉着物、前房深、房角开放，一般数天内可自行缓解。

【治疗经过】

局部散瞳、非甾体抗炎药和糖皮质激素滴眼液抗炎，全身糖皮质激素抗炎治疗（图 1-105）。

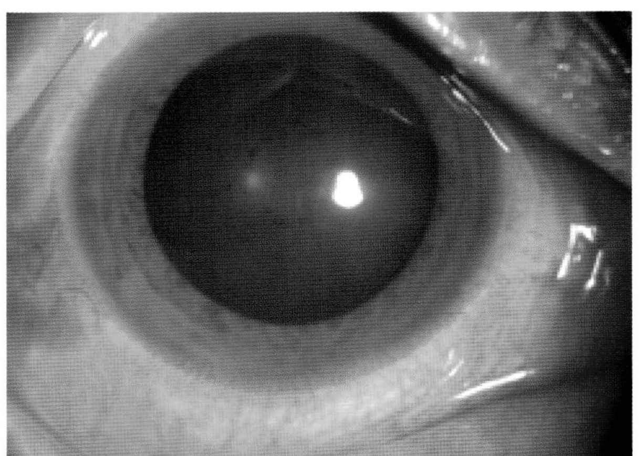

▲ 图 1-105　治疗后右眼眼前节照相

【病例分析及诊疗思路】

该患者存在眼红、眼痛、视力下降病史，既往多次发病病史，查体角膜后沉着物、房水混浊、瞳孔后粘连等阳性体征，诊断明确。

葡萄膜炎是一组累及虹膜、睫状体、脉络膜或三者同时受累的炎症性病变，按发病部位可分为前葡萄膜炎、后葡萄膜炎及中间葡萄膜炎。虹膜睫状体炎属于前葡萄膜炎，是葡萄膜炎中最常见的一种类型，多发生于青壮年，其病因和发病机制仍不太清楚，可能与外伤、感染、肿瘤及免疫遗传因素有关，其中以自身免疫疾病，如白塞病、VKH 综合征等引起者常见。

急性前葡萄膜炎常见症状如下。

1. 眼痛　由于前部三叉神经末梢受到炎性毒素刺激，肿胀组织压迫以及睫状肌痉挛所致，其特征是疼痛常放射至眉弓和额颞部。

2. 畏光、流泪、视物模糊　急性期角膜水肿、房水混浊及前房出现大量纤维蛋白渗出或炎症引起黄斑和视盘水肿，可引起视力明显下降；慢性葡萄膜炎引起并发性白内障和继发性青光眼时，可导致视力严重下降。常见体征包括：①睫状充血或混合性充血，此为急性前葡萄膜炎的重要体征。炎症刺激角膜缘周围的环带状上巩膜层，血管充血，外观表现为暗红色，结膜受累则出现混合充血并伴结膜水肿。②角膜后沉着物（keratic

precipitates，KP）系房水中炎症细胞、渗出物、色素沉积于角膜内皮面。根据炎症程度和沉着物成分不同，一般可分为尘状、细点状、羊脂状，急性炎症时多表现为尘状 KP，慢性炎症表现为细点状或羊脂状 KP，由于受离心和重力影响，KP 多沉积在角膜下方，呈三角性分布，尖端朝向瞳孔区，羊脂状 KP 常见于肉芽肿葡萄膜炎，多为灰白色、较粗大、主要由单核细胞和类上皮细胞组成；细点状 KP 多由中性粒细胞、淋巴细胞及浆细胞组成，常见于非肉芽肿葡萄膜炎，尘状 KP，多由白细胞组成，呈灰白色也多见于非肉芽肿葡萄膜炎。③房水闪辉是由于血－房水屏障功能破坏，蛋白进入房水所造成，裂隙灯检查时表现为在房水的光学空间内见到灰白色的闪光光束。④前房细胞。在病理情况下，房水可出现炎症细胞、红细胞、肿瘤细胞核色素细胞。葡萄膜炎时主要为炎症细胞，裂隙灯检查可见到大小一致的灰白色尘状颗粒，近虹膜面向上运动，近角膜面则向下运动，炎症细胞是反映眼前段炎症的可靠指标。⑤虹膜和瞳孔改变，可出现虹膜水肿、纹理不清等改变；炎症时因睫状肌痉挛和瞳孔括约肌的持续性收缩，可引起瞳孔缩小、虹膜部分后粘连，散瞳后常出现多形状的瞳孔外观，如梅花状、梨状、不规则状；如虹膜发生 360° 的粘连，则称为瞳孔闭锁；如纤维膜覆盖整个瞳孔区，则被称为瞳孔膜闭。⑥晶状体改变，前葡萄膜炎时色素可沉积于晶状体前表面，在新鲜的虹膜后粘连被拉开时晶状体片表面可遗留下环形色素。⑦玻璃体及眼后段改变，在虹膜睫状体炎和前部睫状体炎时，前玻璃体内可出现炎症细胞，单纯虹膜炎患者偶尔可出现反应性黄斑囊样水肿和视盘水肿。

急性虹膜炎眼部体征常具典型性，专科检查并不复杂，但全身检查如免疫相关检查（自身免疫因子检测、类风湿因子、HLA-B27 抗原分型）、结核、寄生虫、梅毒抗体、骶髂关节拍片等检查也尤其重要。

治疗原则是散大瞳孔、控制炎症、消除病因。一旦临床诊断确定后应立即散瞳，防止虹膜后粘连，这是治疗关键。迅速抗炎以防止眼组织破坏和并发症的发生，常选用糖皮质激素和非甾体抗炎药，局部及全身使用；对高度怀疑或确诊的病原体感染所致者，则应给予相应抗感染治疗，对非感染因素所致的葡萄膜炎，由于局部用药在眼前段能够达到有效浓度，所以一般不需要全身用药治疗；随着分子生物学的进展，一些新型生物制剂药物也用于治疗葡萄膜炎；基因治疗、RNA 干扰等技术也将逐步用于葡萄膜炎的治疗。

葡萄膜炎的发病机制复杂，除感染性因素以外，多数葡萄膜炎则是由自身免疫反应所致，患者常常合并免疫相关疾病，且疾病疗程长，常在患者免疫力降低时复发，因此及早治疗、足量疗程抗炎同时治疗全身相关疾病对于保护视功能和防止并发症极其重要。

（杨　微　喻应贵）

参考文献

[1] 蓝诚红，张铭志．葡萄膜炎相关细胞因子与趋化因子基因多态性的研究进展（英文）．国际眼科杂志，2008，8（12）：2373-2375.

[2] 郑日忠，时冀川．葡萄膜炎合并黄斑囊样水肿的临床表现和治疗．中华眼底病杂志，2006，22（6）：394-396.

[3] 郑日忠．葡萄膜炎的常见实验室检查项目与选择．中华眼科杂志，2004，40（8）：573-576.

[4] 杨培增．前葡萄膜炎的治疗．中华眼底病杂志，2000，16（4）：273-274.

[5] 何宇，石晶明．葡萄膜炎的治疗进展．中国实用眼科杂志，2012，30（7）：765-768.

[6] 葛坚．眼科学．2 版．北京：人民卫生出版社，2011.

病例 33　虹膜囊肿

【病例介绍】

患者，男性，19 岁。

主诉：左眼视力下降5个月。

现病史：5个月前，患者无明显诱因出现左眼视力下降，伴畏光、流泪、胀痛，偶伴异物感，不伴复视、视物遮挡、视物变形等不适，患者于当地医院就诊，诊断为“左眼虹膜囊肿”，予以“滴眼液”治疗并建议手术治疗（具体不详），患者未予重视，现于我院门诊就诊，门诊以“左眼虹膜囊肿”收治入院。

既往史：自诉10年前左眼被“弹珠”弹伤，具体诊疗不详，余无特殊。

个人史及家族史：无特殊。

【专科查体】

眼部检查。视力：右眼5.0，左眼3.3，矫正无提高。右眼眼睑未见明显异常，结膜无充血、水肿，角膜透明，KP（-），前房轴深约3CT，Tyn征（-），虹膜纹理清楚，瞳孔形圆居中，直径约3mm，对光反应灵敏，晶状体透明，小瞳下眼底未见确切异常；左眼眼睑未见明显异常，结膜混合充血（+），角膜轻度水肿，内皮下见虹膜色素及血管附着，前房轴深约3CT，虹膜纹理欠清，虹膜1点钟至6点钟位置见半透明椭圆形新生物，新生物遮挡4/5瞳孔区域，瞳孔散大，直径约6mm，对光反应迟钝，晶状体轻度混浊，眼底窥不清。眼压：右眼19mmHg，左眼20mmHg。

【辅助检查】

1. 超广角眼底成像　右眼未见明显异常，左眼窥不清（图1-106）。

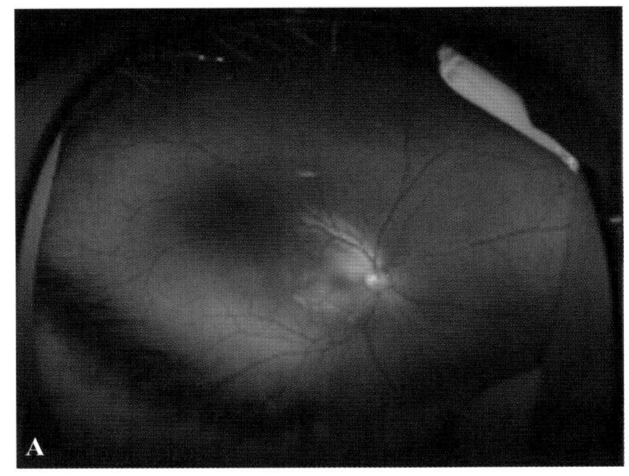

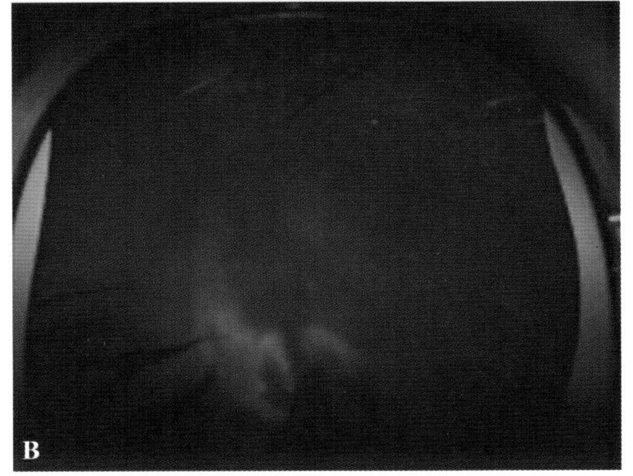

▲ 图1-106　双眼超广角眼底成像

A. 右眼；B. 左眼

2. UBM　左眼虹膜表面液性暗区（图1-107）。

【诊断】

1. 左眼虹膜囊肿（iris cyst，IC）。

2. 左眼并发性白内障。

【鉴别诊断】

1. 瞳孔残膜　胚胎时期晶状体被血管膜包围，到胚胎7个月时该膜完全被吸收消失，但有时在出生后晶状体前囊上残存一部分。瞳孔残膜一般较小，且与虹膜分界清晰。

2. 虹膜色素痣　虹膜浅基质层内异常的色素细胞聚集，临床上比较常见。虹膜痣属于一种错构瘤性病变，是由具有良性细胞学形态的黑色素细胞组成的肿瘤性团块。色素痣一般比较稳定，无明显生长倾向，偶可发生恶性变。

【治疗经过】

患者于局麻下行虹膜囊肿切除，术后予以局部抗炎、预防感染等治疗，术后左眼视力3.8，眼压17mmHg。

【病例分析及诊疗思路】

虹膜囊肿是葡萄膜的良性肿瘤，是除虹膜痣以外最常见的虹膜肿物。虹膜囊肿分为原发性和继发性，原发性者病因不明，可能与虹膜发育异常有关，为胚胎发育异常所致；继发性虹膜囊肿可能由手术或者外伤后角膜或结膜上皮植入引起。

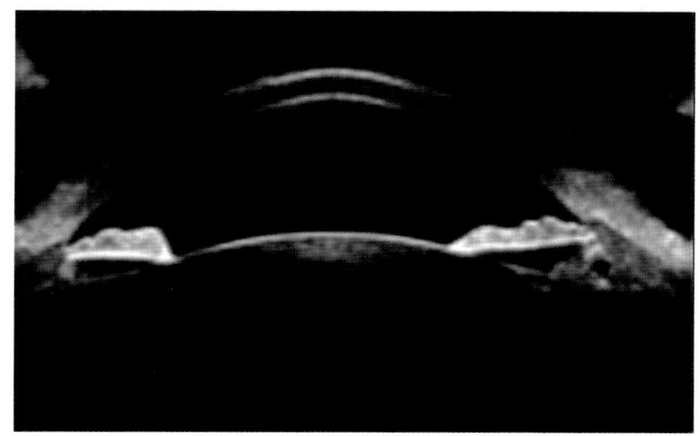

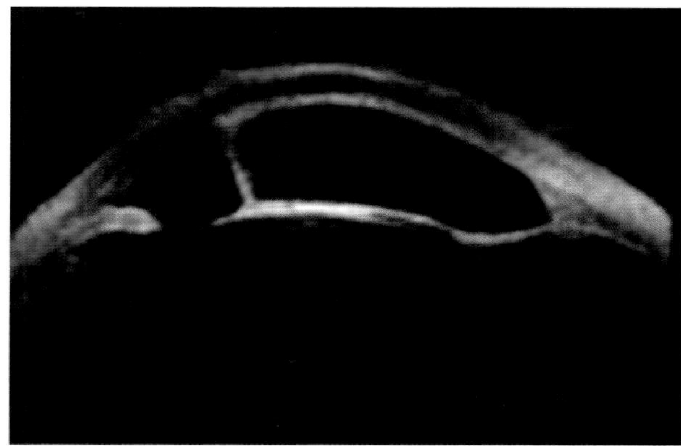

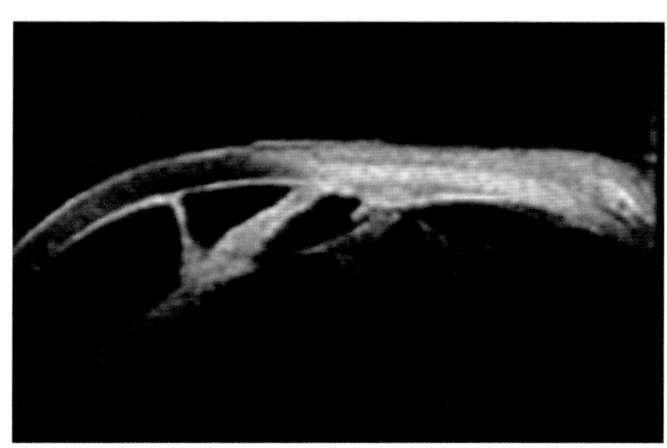

▲ 图 1-107 左眼 UBM

虹膜囊肿的治疗方式很多，包括手术切除、激光光凝（Nd:YAG 激光治疗）、注射硬化剂、冷冻法等，但我们必须要根据不同患者情况，选择合适的治疗方式，从而达到最佳的治疗效果。

此例患者虹膜囊肿前壁紧贴角膜内表面，故采用黏弹剂钝性分离两者行手术切除。

（曹 阳 喻应贵）

参考文献

[1] 杨亚军，马明．虹膜囊肿研究进展．眼科新进展，2007，9：714–716.

[2] 张燕，张大卫，贺忠江．植入性虹膜囊肿继发青光眼的手术治疗．眼外伤职业眼病杂志，2003，25（2）：129.

[3] Behrouzi Z，Khodadoust A. Epithelial iris cyst treatment with intracystie ethanol irrigation. Ophthalmology，2003，110（8）：1601–1605.

[4] 张岩，林锦镛．以先天性青光眼为首发症状的原发性虹膜基质囊肿二例．中华眼科杂志，2016，52（4）：300–301.

病例 34 交感性眼炎

【病例介绍】

患者，男性，40 岁。

主诉：左眼红痛、眼胀 7 天伴视力下降 2 天。

现病史：患者自述 7 天前劳累熬夜后出现左眼眼红、眼胀不适，不伴眼痛、流泪不适，于当地医院就诊，具体诊断不详，给予患者局部“左氧氟沙星眼液”治疗，自觉治疗后症状无明显缓解。2 天前患者自觉左眼视力下降，且原有眼部症状无明显改善，为进一步治疗前来我院，门诊以“左眼葡萄膜炎”收入院。

既往史：4 年前因“右眼真菌性角膜溃疡穿孔”于我院先后行“右眼球内容物剜除术”“右眼义眼植入术”，患者自述 2 年前左眼出现过眼红、眼胀不适，于我院门诊就诊后，予以眼药水（具体不详）治疗，眼部症状缓解，后未出现过相似眼部症状。

个人史及家族史：无特殊。

【专科查体】

眼部检查。右眼义眼，左眼 4.7，均矫正无提高。右眼睑无内外翻，眼球缺如，义眼片位正，义眼台无暴露，结膜未见明显充血水肿，结膜囊内未见异常分泌物；左眼睑无内外翻，鼻侧结膜及结膜下组织增生肥大，呈翼状侵入角膜缘内约 0.5mm，角膜透明，KP（+），前房轴深 4CT，房水轻度混浊，虹膜纹清色正，瞳孔形圆居中，瞳孔区可见少许渗出膜，直径约3mm，对光反应稍迟钝，晶状体前囊膜表面散在色素颗粒沉着，晶状体混浊，玻璃体腔混浊，眼底见视盘边界清，颜色淡红，C/D约0.4。眼压：右眼未测，左眼10mmHg。

【辅助检查】

1. 眼前节照相　左眼角膜轻度混浊水肿，KP（+），前房轴深4CT，房水轻度混浊，虹膜纹清色正，瞳孔形圆居中，瞳孔区可见少许渗出膜，直径约3mm，晶状体前囊膜表面散在色素颗粒沉着，晶状体混浊（图1-108）。

2. 眼部B超　左眼玻璃体暗区见点、丝状及团块状等弱回声，考虑玻璃体腔内炎症改变（图1-109）。

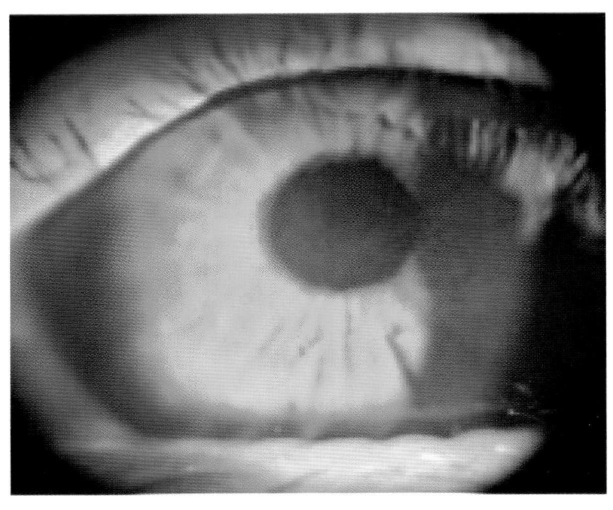

▲ 图1-108　左眼眼前节照相

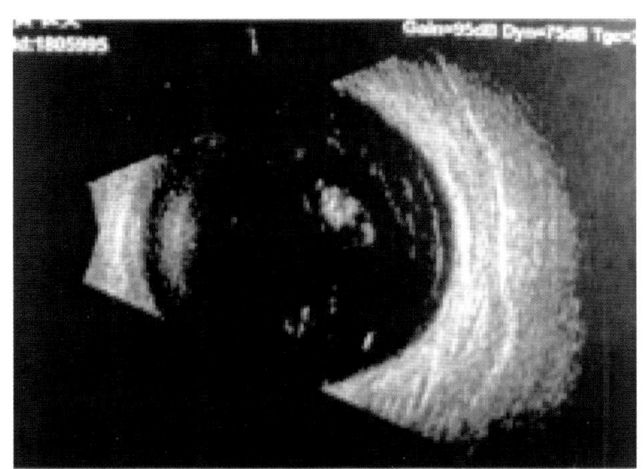

▲ 图1-109　左眼B超

【诊断】

1. 左眼交感性眼炎（sympathetic ophthalmia，SO）。

2. 左眼翼状胬肉。

3. 右眼义眼。

4. 右眼失明。

【鉴别诊断】

1. 晶状体蛋白过敏性眼内炎　常见于伤眼或术眼，由于晶状体囊膜受到损害及过熟期白内障，造成前房内炎症反应，健眼一般没有任何改变。

2. Vogt-小柳-原田综合征　是双侧肉芽肿性全葡萄膜炎为特征的一种疾病，患者既往无外伤史及手术史，常伴有脑膜刺激征、听力障碍、白癜风、毛发变白或脱落。

3. 梅毒　可有双侧肉芽肿性全葡萄膜炎，伴有角膜基质炎、虹膜毛细血管扩张。

【治疗经过】

局部糖皮质激素、非甾体抗炎药、睫状肌麻痹剂散瞳及全身地塞米松抗炎。

【病例分析及诊疗思路】

根据患者既往右眼2次手术史，结合患者现角膜后KP，房水轻度浑浊，晶状体表面色素颗粒，B超提示玻璃体炎症，眼底可见视盘强荧光，结合患者病史、体征、症状及辅助检查诊断为交感性眼炎。

交感性眼炎是指发生于一眼穿通伤或内眼手术后的双侧非坏死性、肉芽肿性葡萄膜炎，受伤眼称为诱发眼，另一眼则称为交感眼。它主要的致病机制是外伤或手术造成眼内抗原暴露并激发了自身免疫应答。组织病理学研究提示其主要是肉芽肿性葡萄膜炎，病变好发于葡萄膜组织，表现为整个葡萄膜组织增厚，尤以脉络膜为甚，厚度可达正常人的2～3倍，早期有淋巴细胞、浆细胞和类上皮细胞聚集，后期有多核白细胞、嗜碱性粒细胞等。临床表现主要是伤后或术后4～8周发生了双眼肉芽肿性炎症，表现为前房炎症反应重，可有KP、葡萄膜增厚、虹膜结节浸润、周边粘连、瞳孔阻滞或闭锁、白内障、渗出性视网膜脱离、视神经炎、视网膜色素上皮层小的脱色素结节（Dalen-Fuchs结节）等体征。外伤眼与交感眼的炎症改变基本相同，早期可能是轻度非肉芽肿性前葡萄膜炎和轻度玻璃体炎，当病情加重可出现虹膜睫状体炎，眼底视盘肿胀、充血，视网膜弥散性水肿，局限性视网膜脱离等改变。

眼球穿通伤后及时修复创口，避免葡萄膜嵌顿及预防感染，对此病有预防作用。对有望保存视力和眼球者，应尽可能缝合伤口。早期诊断极为重要，以便及时治疗，防止双目失明，但临床诊断之前需排除其他肉芽肿性疾病。此病治疗同其他葡萄膜炎一样，主要的治疗是散瞳剂，可根据病情局部和全身选用糖皮质激素或免疫抑制药，所有炎症体征消退后，激素还应继续维持治疗。因可能复发，故应定期复查。

（喻应贵　王妍茜　王贵渠）

参考文献

[1] 杨震雷，石峰，徐峥.浅谈交感性眼炎临床研究现状.中国继续医学教育，2015，7（14）：62-63.

[2] Castiblanco CP, Adelman RA. Sympathetic ophthalmia. Graefes Arch Clin Exp Ophthalmol, 2009, 247: 289-302.

[3] Androudi S, Theodoridou A, Praidou A, el al. Sympathetic ophthalmia following postoperative endophthalmitis and evisceration. Hippokratia, 2010, 14: 131-132.

病例35　虹膜角膜内皮综合征（单眼）

【病例介绍】

患者，女性，52岁。

主诉：右眼胀痛不适1周。

现病史：患者自述1周前无明显诱因出现右眼眼胀不适，伴头痛、畏光流泪不适，不伴恶心、呕吐等症状。曾于当地医院诊治，诊断为“右眼青光眼”，建议转上级医院治疗。我院门诊以“右眼ICE综合征”收入院。自发病以来，患者精神良好，食欲正常，睡眠正常，大小便正常，体重无减轻。

既往史、家族史、个人史：无特殊。

【专科查体】

眼部检查。视力：右眼4.3，矫正无提高；左眼5.0。右眼眼睑未见异常，轻度混合充血，角膜雾状混浊水肿，前房轴深2.5CT，广泛周边前粘连，部分萎缩、脱色素，瞳孔偏向鼻上方，直径约4mm×7mm，对光反应消失，晶状体不均匀混浊，玻璃体混浊，眼底小瞳下见眼底视网膜血管走行清晰，视盘界清色淡，C/D约0.5；左眼睑未见明显异常，结膜无充血水肿，角膜透明，前房轴深4CT，虹膜纹清色正，瞳孔形圆居中，直径约3mm，对光反应灵敏，晶状体不均匀灰白色混浊，眼底小瞳下见视盘淡红界清，C/D约0.4，黄斑中心凹反光可见。眼压：右眼49mmHg，左眼10mmHg。

【辅助检查】

1. 眼前节照相　右眼角膜雾状混浊、水肿，前房轴深2.5CT，虹膜纹理不清，周边虹膜粘连于角膜内皮，虹膜表面可见色素痣散在分布，部分萎缩、脱色素，瞳孔偏向鼻上方，直径约4mm×7mm，晶状体不均匀灰白色混浊（图1-110）。

2. UBM　周边虹膜与角膜内皮粘连（图1-111）。

3. 眼部B超　双眼玻璃体暗区见散在分布弱回声，考虑玻璃体混浊（图1-112）。

4. 超广角眼底成像　右眼因角膜混浊水肿及白内障无法看清楚眼底，隐约可见视盘及血管影；左眼眼底成像示边界清，颜色正常，视网膜血管未见明显异常（图1-113）。

【诊断】

右眼虹膜角膜内皮综合征（iridocorneal endothelial syndrome, ICE）。

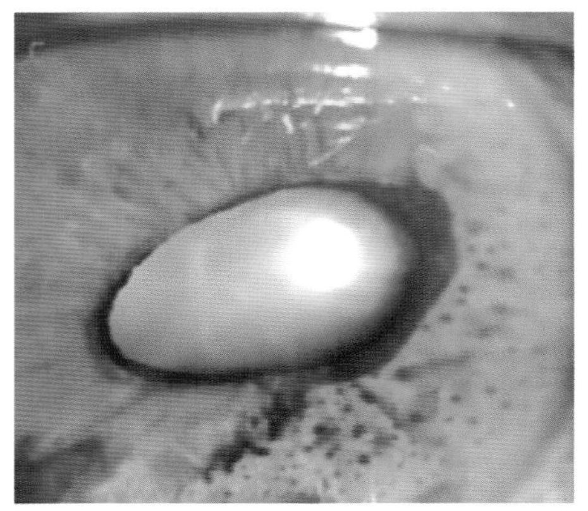

▲ 图 1-110　右眼眼前节照相

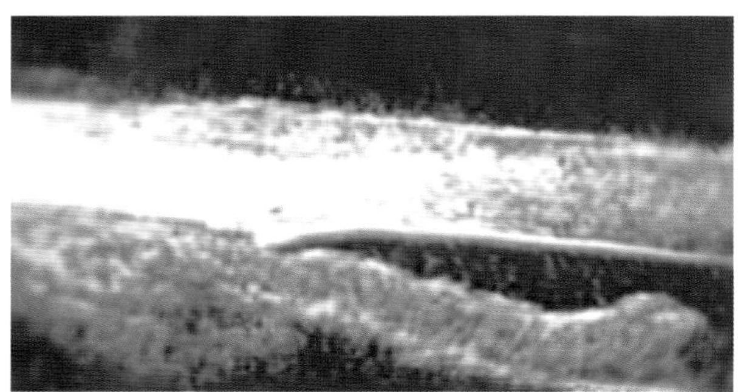

▲ 图 1-111　右眼 UBM

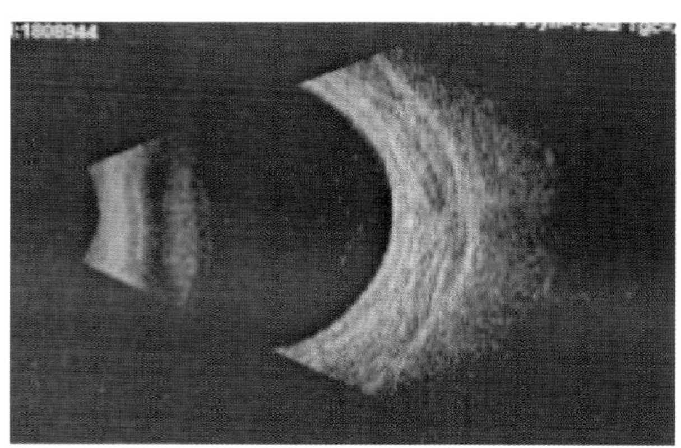

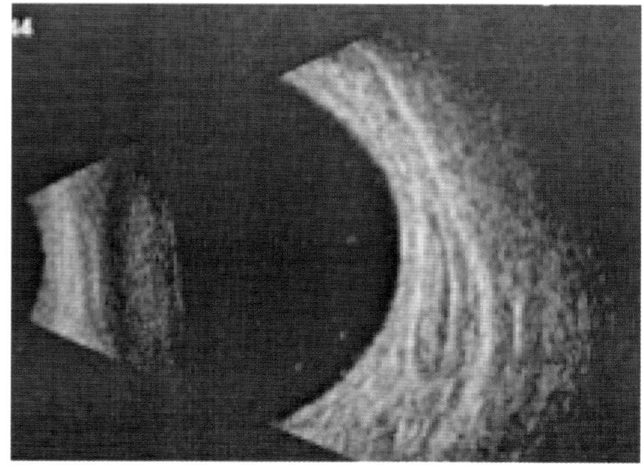

▲ 图 1-112　右眼 B 超

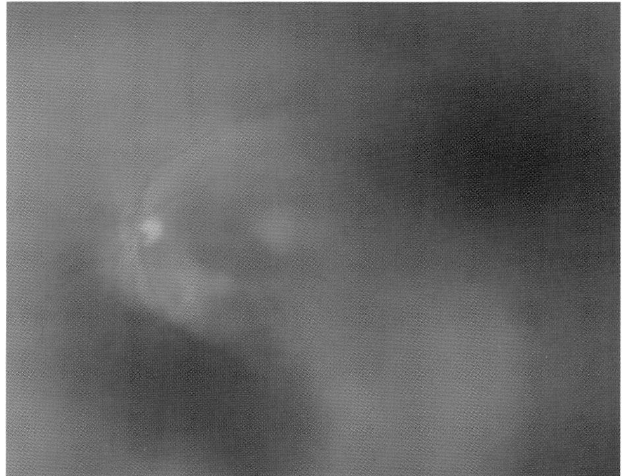

▲ 图 1-113　双眼超广角眼底成像

【鉴别诊断】

1. Axenfeld-Rieger 综合征　为一种常染色体显性遗传性疾病，偶有散发，双眼发病。典型表现为角膜后胚胎环，早期角膜内皮可正常，随疾病发展出现高眼压，角膜内皮出现病变。虹膜有不同程度缺损，还伴有牙齿和面骨发育缺陷，以及肚脐特殊表现。

2. 后部多形性角膜营养不良　是一种遗传性疾病，多为染色体显性遗传，偶有散发，角膜内皮和后弹力层异常，在角膜内镜检查时可见角膜内皮细胞层有囊泡状黑区，内皮细胞失去正常形态，大小不均匀。

3. 陈旧性虹膜炎　有长期虹膜炎发病史，表现为虹膜萎缩、脱色素，部分患者有白塞病、强直性脊柱炎等全身免疫变态反应性疾病。在发病过程中可见继发性高眼压导致角膜混浊水肿，但无特征性改变。

【治疗经过】

局部使用降眼压药物、非甾体抗炎药，但药物降眼压效果不佳，经完善术前检查后行左眼青光眼小梁切除 + 虹膜周边切割术。

【病例分析及诊疗思路】

患者既往无家族史，中年女性，单眼发病，角膜混浊水肿，且角膜内皮特征性改变和虹膜粘连，虹膜部分萎缩、膨隆，虹膜上散在分布膜色素痣，入院时高眼压可考虑诊断为左眼虹膜角膜内皮综合征。

虹膜角膜内皮综合征（iridocorneal endothelial syndrome，ICE）是一组角膜内皮细胞异常增生、跨越前房角，伴有继发性青光眼的疾病，包括 Chandler 综合征、原发性或进行性虹膜萎缩和虹膜痣综合征。共同的特点是角膜内皮特征性异常，病变角膜有不同程度银箔样改变，角膜内皮镜检查是确诊依据。其病因尚不明确，多认为可能是获得性的炎症或病毒感染所致。其组织病理显示角膜内皮异常是最根本的改变，房角内见到一层细胞样膜，延续到虹膜前表面。其临床特点包括女性发病多于男性，与遗传因素有关，单眼发病，最常见的主诉是虹膜异常、瞳孔形成和位置异常、视力减退和眼痛。临床上裂隙灯检查见到角膜内皮银箔样反光，角膜内皮镜检查的特征性改变是出现 ICE 细胞，是该疾病诊断中不可缺少的。Chandler 综合征主要是角膜和前房角病变显著，虹膜轻度变薄，瞳孔轻度移位，此类型占 ICE 综合征的 1/2；原发性虹膜萎缩以虹膜明显变薄为主伴有瞳孔移位、虹膜萎缩和裂孔形成，常呈进行性发展；虹膜痣综合征以虹膜结节或弥散性、平坦的虹膜痣为主，伴不同程度的虹膜萎缩和角膜水肿。目前 ICE 综合征尚无统一治疗标准。角膜病变严重时可行角膜移植或内皮移植手术，眼压过高药物无法控制可行滤过性手术治疗或青光眼引流阀植入术。

（喻应贵　王妍茜　王贵渠）

参考文献

[1] 赵晴，郭俊国，马晓华 . 虹膜角膜内皮综合征的治疗新进展 . 国际眼科杂志，2016，16（2）：258-260.

[2] 饶惠英，杨佩菲，严端 .Rieger 综合征误诊 1 例 . 中国实用眼科杂志，2004，22：500.

[3] Lobo AM，Rhee DJ. Delayed interval of involvement of the second eye in a male patient with bilateral Chandler's syndrome. Br Jophthalmol，2012，96(1): 123-135.

病例 36　虹膜角膜内皮综合征（双眼）

【病例介绍】

患者，男性，30 岁。

主诉：双眼视力下降 2 年，左眼加重 1 个月。

现病史：患者自述 2 年前无明显诱因出现双眼视力下降，不伴眼胀痛、视物变形、视物遮挡，于当地中医院就诊，诊断为“双眼青光眼”，行“右眼虹膜周切术”（具体诊疗经过不详），视力好转后出院。出院后未规律复查。1 个月前患者无明显诱因出现左眼视力下降加重，视物模糊、伴眼胀、视物变形、复视，患者未予以重视，未行特殊治疗，今为求进一步治疗来院，门诊以“双眼青光眼”收入院。

既往史及个人史：无特殊。

【专科查体】

眼部检查。视力：右眼 4.6，左眼 4.4，均矫正无提高。双眼眼睑未见明显异常，右眼结膜无明显充血，鼻上方结膜瘢痕化，巩膜无黄染，角膜轻度水肿，中央前房深约 3.5CT，虹膜纹理欠清，虹膜节段性萎缩，颞侧虹膜不规则突起，鼻上方虹膜可见周切孔，局部虹膜前粘连，瞳孔不规则、欠圆，直径约 2.5mm，对光反应稍迟钝，晶状体轻度混浊，玻璃体轻度混浊，眼底见视盘界清，视盘色偏淡，C/D 约 0.3，视网膜未见渗出；左眼结膜睫状充血，角膜水肿，中央前房深约 3.5CT，虹膜节段性萎缩，房角处虹膜广泛不规则前粘连，见不规则结节样突起，瞳孔不规则、欠圆，直径约 2.5mm，对光反应稍迟钝，晶状体轻度混浊，玻璃体轻度混浊，眼底见视盘界清，视盘色苍白，C/D 约 0.7，视网膜未见渗出。眼压：右眼 32mmHg，左眼 57mmHg。

【辅助检查】

1. 眼前节照相　左眼睫状充血，角膜水肿，虹膜节段性萎缩，房角处虹膜广泛不规则前粘连，虹膜不规则突起（图 1-114）。

2. 超广角眼底成像　左眼视神经颜色变淡（图 1-115）。

3. 视野　左眼视野呈管窥视野改变，右眼周边视野受损（图 1-116）。

4. 角膜内皮显微镜　右眼角膜内皮细胞无特异性改变，左眼角膜内皮细胞变大，计数减少，部分细胞呈多形性改变，失去清晰的六角形边界（图 1-117）。

【诊断】

1. 双眼虹膜角膜内皮综合征（iridocorneal endothelial syndrome，ICES）。

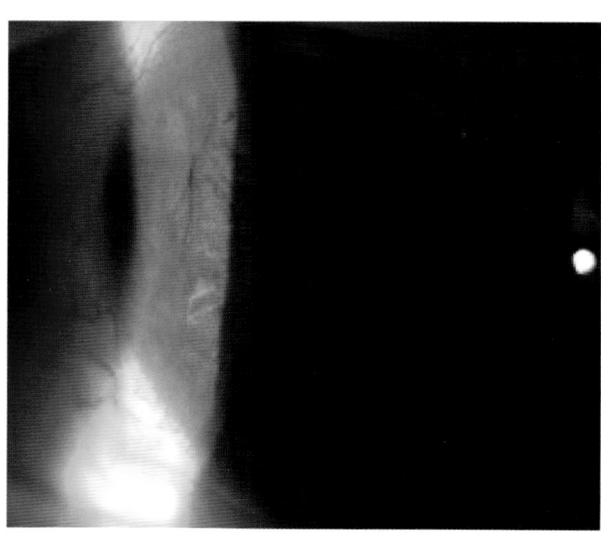

▲ 图 1-114　左眼眼前节照相

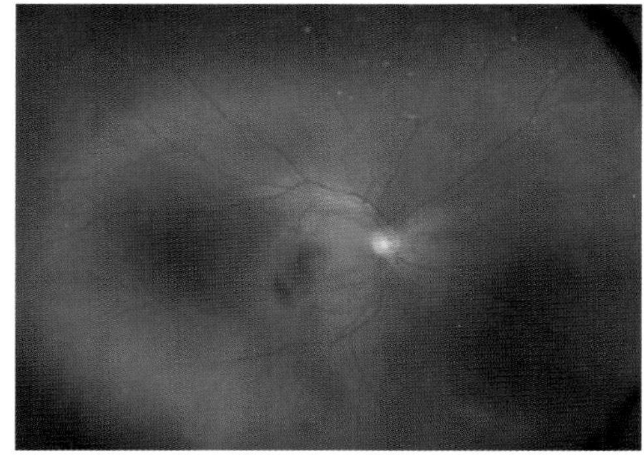

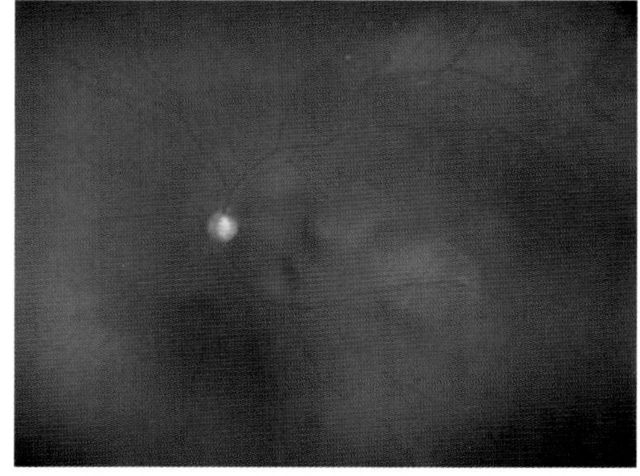

▲ 图 1-115　双眼超广角眼底成像

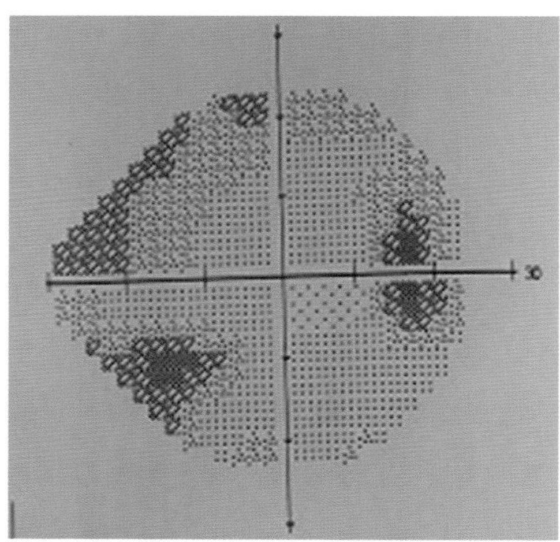

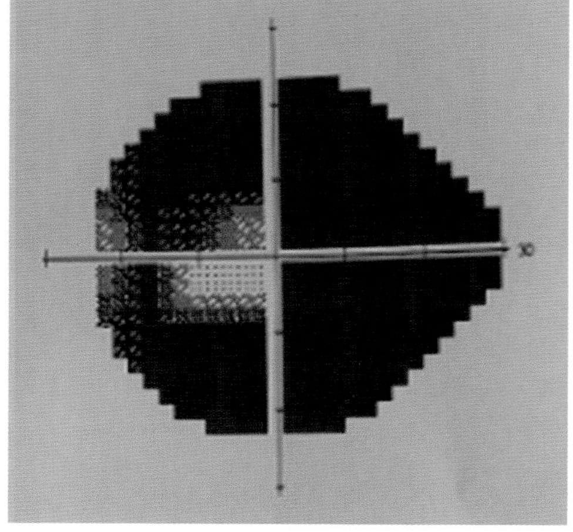

▲ 图 1-116　双眼视野检查

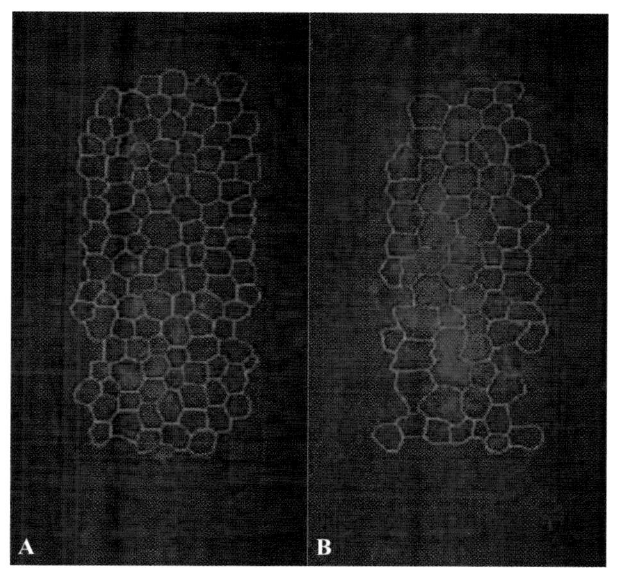

▲ 图 1-117　双眼角膜内皮细胞检查

A. 右眼；B. 左眼

2. 双眼继发性青光眼。

3. 双眼并发性白内障。

4. 左眼视神经萎缩。

【鉴别诊断】

1. Fuchs 角膜内皮营养不良症　多为双眼，角膜内皮异常，但无虹膜萎缩及虹膜前粘连。

2. Rieger 综合征　该病有广泛的周边前粘连，瞳孔移位和虹膜孔，全身表现为先天性缺齿，上颌发育不良，有家族史。

【治疗经过】

入院后完善相关检查，予以局部抗炎、预防感染、降眼压等对症治疗，先后在局麻下行左眼青光眼小梁切除 + 虹膜周边切割术、右眼青光眼小梁切除 + 虹膜周边切割术，术后眼部结膜滤过泡形成良好，角膜透明，虹膜节段性萎缩，房角处虹膜广泛不规则前粘连，虹膜不规则突起，瞳孔形欠圆（图 1-118），术后予以抗炎、预防感染、止血、营养神经等治疗。出院时眼压：右眼 21mmHg，左眼 22mmHg。

【病例分析及诊疗思路】

本例患者以视力下降、眼胀痛为主诉入院，入院查体见周边虹膜前粘连，萎缩、结节样突

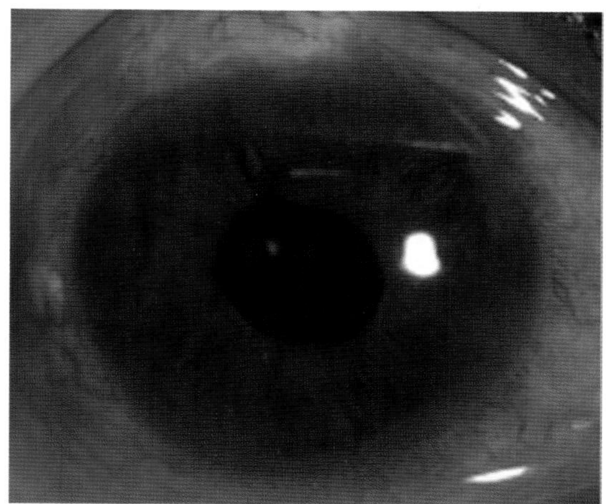

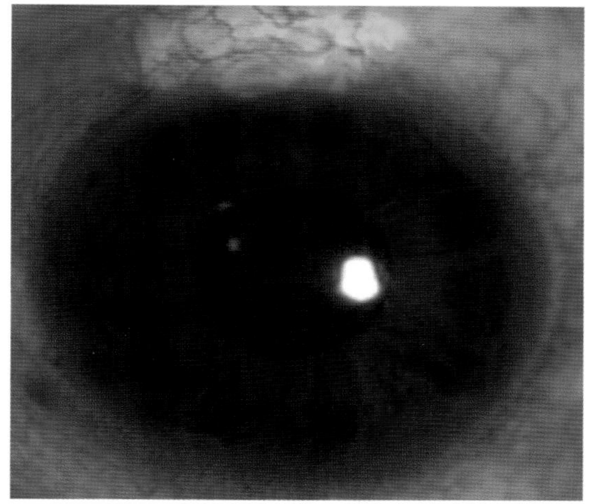

▲ 图 1-118　术后双眼眼前节照相

起伴有眼压升高、角膜水肿、角膜内皮细胞改变等表现，初步考虑患者为虹膜角膜内皮综合征（ICES）。诊疗上以控制并发症为主，控制眼压及减轻角膜水肿。

ICES 是由 Yanoff 提出来的一种眼科疾病。其主要特点是角膜水肿，不同程度的前房角和虹膜表面内皮化，继发性的青光眼。其病因尚不完全明确，目前主要有炎症学说、血管学说、Campbell 膜学说、上皮胚胎异物学说等。主要包括三种临床类型：进行性虹膜萎缩、Chandler 综合征、虹膜痣（Cogan-Reese 综合征）。进行性虹膜萎缩以虹膜异常为主，有明显的瞳孔移位、虹膜萎缩和裂孔形成。Chandler 综合征以角膜水肿为主要表现，在临床中可借助角膜内皮显微镜检查及共聚焦显微镜，表现为以明显的高反射核和

细胞大小、形状的规律性丧失为特征，且基质神经纤维增粗、扭曲，是快速和早期诊断的敏感诊断方法。虹膜痣（Cogan-Reese 综合征）主要表现为虹膜结节伴虹膜萎缩、前粘连等。

本病在治疗上以对症治疗为主。角膜内皮移植术是用于 ICES 引起的角膜水肿的优先选择，而术后控制眼压对手术成功至关重要。继发性青光眼主要源于房水流出通道阻塞，优先选择降低房水产生的药物，如药物不能控制眼压，需要进行手术治疗，以小梁切除联合抗纤维药物、青光眼引流装置植入、破坏性手术等，但通常需要多个手术来控制眼压；对于 ICES 导致的多种虹膜变化引起的美容和复视问题，可以采用人工虹膜植入等方法解决。

ICES 是一种罕见疾病，临床症状表现多样，故漏诊误诊率较高，更全面认识及控制眼压对于长远视力的维持至关重要。

（田　敏　喻应贵　吕红彬）

参考文献

[1] Yanoff M.Iridocorneal endothelial syndrome: unification of a disease spectrum.Surv Ophthalmol, 1979, 24（1）: 1-2.

[2] Levy SG, Kirkness CM, Moss J, et al. On the pathology of the iridocorneal-endothelial syndrome: the ultrastructural appearances of “subtotal-ice”.Eye（Lond）, 1995, 9: 318-323.

[3] Sacchetti M, Mantelli F, Marenco M, et al. Diagnosis and Management of Iridocorneal endothelial syndrome. Biomed Res Int, 2015, 2015: 763093.

[4] Chaurasia S, Ramappa M, Garg P, et al. Endothelial keratoplasty in the management of irido-corneal endothelial syndrome. Eye（Lond）, 2013, 27（4）: 564-566.

[5] Doe EA, Budenz DL, Gedde SJ, et al. Long-term surgical outcomes of patients with glaucoma secondary to the iridocorneal endothelial syndrome. Ophthalmology, 2001, 108（10）: 1789-1795.

[6] 韩双羽，何媛 . 虹膜角膜内皮综合征的研究进展 . 国际眼科杂志，2019，19（3）：388-392

病例 37　睫状体分离

【病例介绍】

患者，男性，49 岁。

主诉：左眼视力进行性下降 2+ 年。

现病史：2+ 年前患者不慎被铁丝钩伤左眼，伴眼部流血、疼痛，不伴眼部肿胀、视物变形、视物遮挡等症状，遂于当地医院就诊，诊断为“左眼近视”，予以“滴眼液及口服药物”治疗，患者自觉效果欠佳，其后症状逐渐加重。3 天前，患者于当地人民医院就诊，眼 B 超示“双眼玻璃体后脱离，左眼脉络膜脱离”，未予以特殊处理，患者为求进一步诊治，于我院门诊就诊，门诊以“左眼脉络膜脱离、睫状体脱离”收治入院。

既往史：2 年前患者于重庆某医院行“直肠癌根治术”，患者自述效果佳，余无特殊。

个人史、家族史：无特殊。

【专科查体】

眼部检查。视力：右眼 5.0，左眼 4.2，矫正无提高。右眼眼睑无肿胀，结膜无充血水肿，巩膜无黄染，角膜透明，KP（-），前房中央深约 3.5CT，房水清，瞳孔形圆居中，直径约 3mm，直接对光反应灵敏，晶状体混浊，玻璃体混浊，眼底见视盘界清，色淡红，C/D 约 0.3，视网膜平复，黄斑中心凹反光可见；左眼球向外突出约 2mm，眼睑无充血，结膜无充血水肿，巩膜无黄染，角膜透明，KP（-），前房中央深约 3.5CT，房水清，瞳孔欠圆居中，直径约 3mm，直接对光反应迟钝，晶状体不均匀混浊，玻璃体混浊，眼底见视盘界清，色淡红,C/D 约 0.3，视网膜平复，黄斑中心凹反光可见。眼压：右眼 18mmHg，左眼 8mmHg。

【辅助检查】

1. 眼 B 超　左眼睫状体脉络膜脱离（图 1-119）。

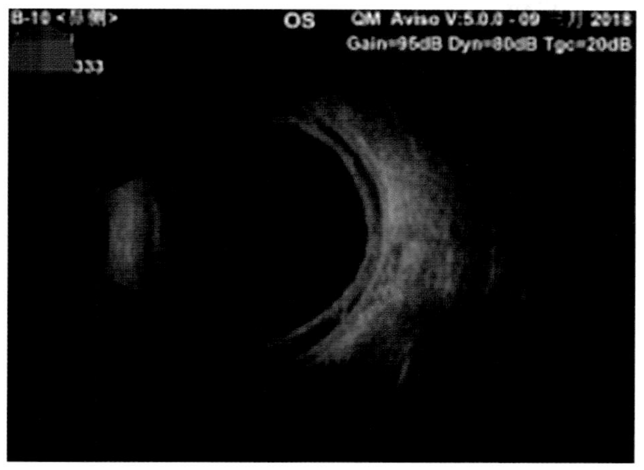

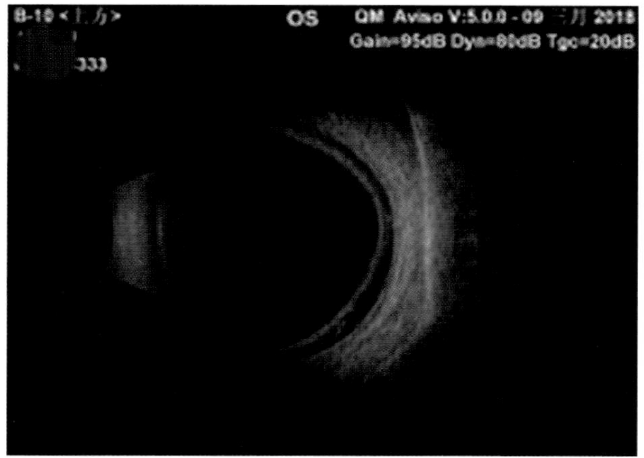

▲ 图 1-119　左眼 **B** 超

2. UBM　左眼 9 点钟至 10 点钟位置睫状体分离，其余位置睫状体脱离（图 1-120）。

【诊断】

1. 左眼睫状体分离（cyclodialysis）。

2. 左眼脉络膜脱离。

3. 左眼外伤性白内障。

【鉴别诊断】

1. 睫状体脱离　睫状体与巩膜分离，但睫状体纵行肌仍然附着在巩膜突上，未与巩膜突分离，脱离区睫状体上腔不与前房相通。眼 B 超和 UBM 检查可区别两者。

2. 房角后退　睫状体的环形肌与纵行肌的分离，使虹膜根部向后移位的结果，其特征为房角睫状体带增宽。房角镜检查呈钝角，UBM 检查可见前房角加宽、加深。

【治疗经过】

予以患者左眼睫状体分离复位术，以及左氧氟沙星滴眼液、妥布霉素地塞米松滴眼液 / 眼膏、双氯芬酸钠滴眼液、溴莫尼定眼液和阿托品眼膏

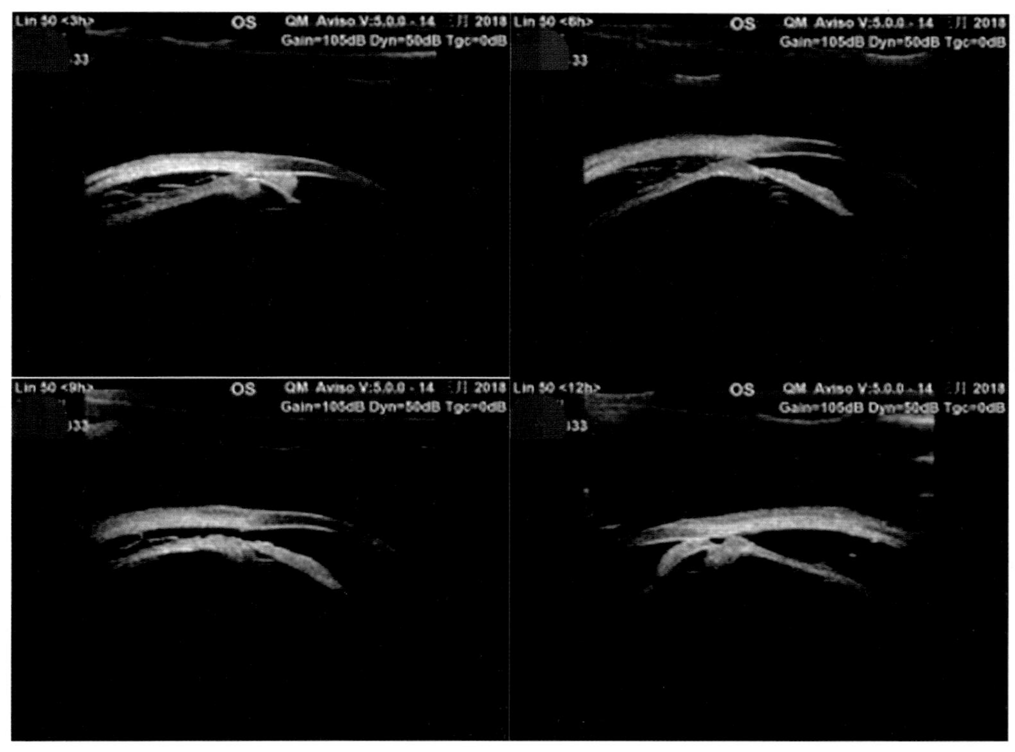

▲ 图 1-120　左眼 **UBM**

等局部抗炎、预防感染和降眼压、散瞳等对症治疗。术中见术眼 8 点钟至 10 点钟位置睫状体分离；术后术眼复查 360° UBM 示睫状体分离完全复位（图 1-121），最佳矫正视力 4.3，术后 3 天内，眼压波动于 30～35mmHg。术后第 4 天，术眼最佳矫正视力 4.3，眼压 13mmHg。建议院外继续用药，定期门诊随访，根据眼部病情恢复情况调整用药方案。

【病例分析及诊疗思路】

睫状体挫伤（睫状体分离 / 睫状体脱离）主要是由机械性外力所致的眼外伤或内眼手术后的严重并发症，也是持续性低眼压最常见的原因之一，可造成眼球结构及视功能损伤，甚至眼球萎缩，严重影响患者生活质量。睫状体脱离和睫状体分离在解剖学上是有明确分别的。睫状体分离是指眼球受钝挫伤后睫状体与巩膜突分离，前房与睫状体 - 脉络膜上腔沟通；睫状体脱离是指睫状体与巩膜分离，但是未与巩膜突分离，前房不与睫状体 - 脉络膜上腔沟通。

睫状体分离 / 睫状体脱离均可导致持续性低眼压，眼压多低于 5mmHg，可表现为调节力下降、视力下降、前房浅甚至消失、视盘充血水肿、视网膜静脉扩张、黄斑水肿及星状皱褶等，因两者的临床表现相似，往往容易混淆，但两者有着本质区别，治疗措施略有不同，可通过 UBM 检查予以鉴别。

对于睫状体脱离的治疗，如果脱离的范围较小，程度较轻，以药物治疗为主，药物治疗包括局部应用抗胆碱类药物、全身及局部应用皮质激素类药物等。如果脱离范围较大，脱离较高或有分离者，应予手术治疗，手术治疗目前最常用的包括玻璃体切除联合硅油填充及睫状体缝合复位术。而治疗睫状体分离的关键是及时封闭其离断口，睫状体脉络膜复位，阻断旁路引流，矫正低眼压。

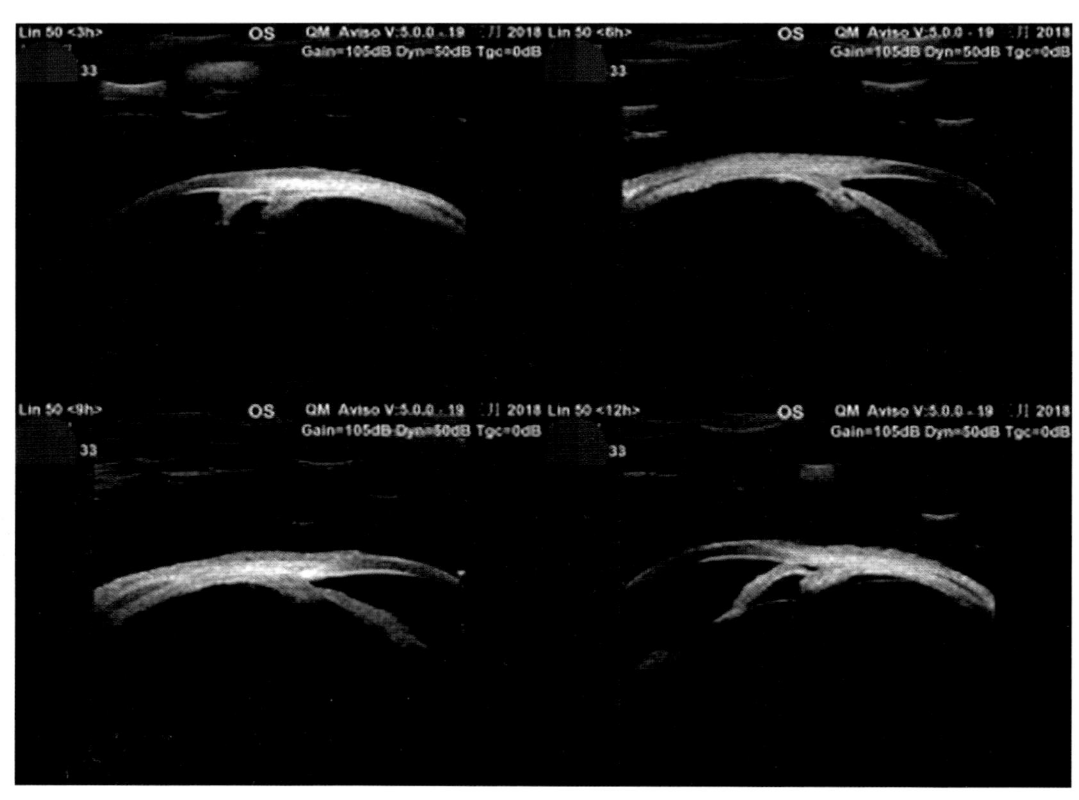

▲ 图 1-121　左眼 UBM

对于有明确眼外伤史或内眼手术病史的患者，若出现持续性低眼压（低于 5mmHg），需及时完善前房角镜和超声影像（UBM）等检查，可早期发现睫状体脱离 / 分离，并予定位及指导治疗，有利于患者视功能恢复。

该患者有明确的外伤史，非手术治疗无效，我科门诊行眼 B 超示“左眼脉络膜脱离、睫状体脱离”。入院后行 360°　UBM 检查提示 9 点钟至 10 点钟位置睫状体分离，采取了睫状体缝合复位治疗，术后复查 360°　UBM 示睫状体分离完全复位，患者视力提高，眼压恢复，避免玻璃体手术联合硅油填充对患者术眼的损害，避免二次手术，此方法值得推广。

（喻应贵　王贵渠　王妍茜）

参考文献

[1] Malandrini A, Balestrazzi A, Martone G. Diagnosis and management of traumatic cyclodialysis cleft. J Cataract Refract Surg, 2008, 34（7）: 1213–1216.

[2] Moro JGM, Martin IC, Negrete FJ, et al. Cyclodialysis: an update.Int J Ophthalmol, 2016, 37（2）: 1–17.

[3] Chadha N, Lamba T, Belyea D, et al. Indirect cyclopexy for treatment of a chronic traumatic cyclodialysis cleft with hypotony. Clinical Ophthalmology, 2014, 8（8）: 591–594.

[4] Hwang JM, Ahn K, Kim C, et al. Ultrasonic biomicroscopic evaluation of cyclodialysis before and after cyclopexy. Arch Ophthalmol, 2008, 126（9）: 1222–1225.

[5] 郭振山，金宝泉，其其格，等 . 经玻璃体闭合式睫状体修复术治疗伴有睫状体离断的复杂眼外伤疗效观察 . 眼科，2015，24（1）：65–66.

病例 38　Vogt- 小柳原田综合征

【病例介绍】

患者，女性，45 岁。

主诉：双眼突发视力下降 5 天。

现病史：5 天前患者无明显诱因突然发生双眼视力下降，不伴眼红、眼痛等不适，未予以重视，期间双眼视力下降加重，为进一步治疗来我院。

既往史、个人史：无特殊。

【专科查体】

眼部检查。视力：右眼 4.5，左眼 3.4，均矫正无提高。双眼眼睑未见明显异常，结膜无明显充血，巩膜无黄染，角膜透明，中央前房深约 3.5CT，虹膜纹理清，瞳孔形圆，直径约 2.5mm，对光反应稍迟钝，晶状体轻度混浊，玻璃体轻度混浊，眼底见视盘边界欠清，C/D 约 0.3，后极部视网膜皱褶，黄斑区未见反光。眼压：右眼 17mmHg，左眼 15mmHg。

【辅助检查】

1. 眼底照相　双眼后极部视网膜放射状皱褶，视盘轻度水肿（图 1–122）。

2. 荧光素眼底血管造影　双眼动静脉期后极部视网膜渗漏明显，并逐渐扩大，晚期视网膜

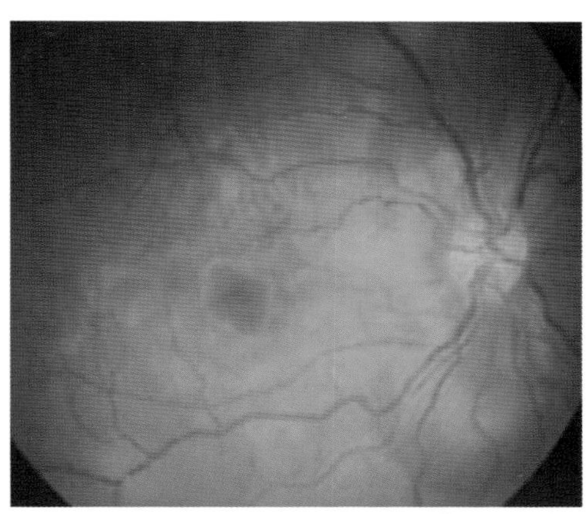

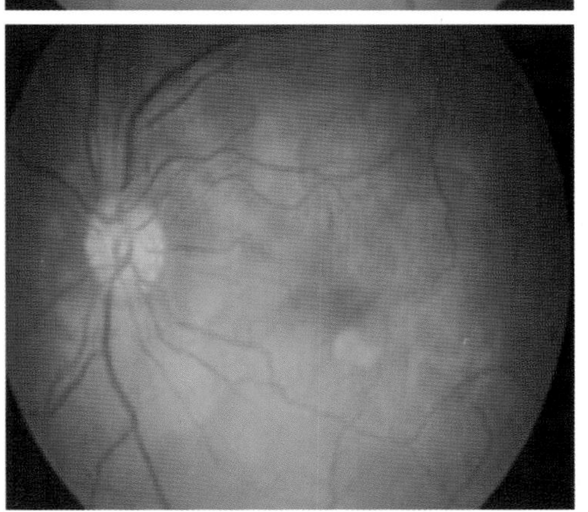

▲ 图 1–122　双眼底照相

呈多湖状视网膜下荧光积存灶（图 1-123 和图 1-124）。

3. 黄斑 OCT　双眼中心凹及周围局限性泡状视网膜神经上皮脱离，出现视网膜内间隔（图 1-125）。

【诊断】

1. 双眼 Vogt- 小柳原田综合征（Vogt-Koyanagi-Harada disease，VKH）。

2. 双眼并发性白内障。

【鉴别诊断】

1. 中心性浆液性脉络膜视网膜病变　患者很少合并皮肤及神经系统损伤，FFA 图像上视盘不会出现荧光素渗漏，造影过程中后极部呈墨渍或炊烟状渗漏扩大，OCT 表现为黄斑区神经上皮层浆液性脱离，很少出现视网膜内间隔；使用激素后会加重病情。

2. Behcet 病　是一种以复发性葡萄膜炎、口腔溃疡、皮肤损害和生殖器溃疡为特征的多系统受累的疾病。为反复发作的全葡萄膜炎，呈非肉芽肿性，部分患者出现前房积脓，眼底也存在视网膜炎、视网膜血管炎、后期出现血管闭塞等。通过患者存在的多系统受累的病变可与 VKH 进行鉴别。

【治疗经过】

入院后完善相关检查，入院后予以完善自身抗体谱等检查，排除激素使用禁忌后，予以全身使用地塞米松磷酸钠注射液 15mg 静脉滴注抗炎治疗，住院期间逐渐减量，出院时予以调整为醋酸泼尼松 60mg 口服，每天 1 次。出院时，右眼视力 4.6，左眼视力 4.6，均矫正无提高。

【病例分析及诊疗思路】

本病例中，患者以双眼突发视力下降 5 天为主诉入院，入院查体及辅助检查提示双眼后葡萄膜炎表现，追问病史患者自述几个月前经常出现耳鸣，结合患者特征性的 FFA 及 OCT 表现可考虑诊断为双眼 VKH。诊疗上主要全身使用激素

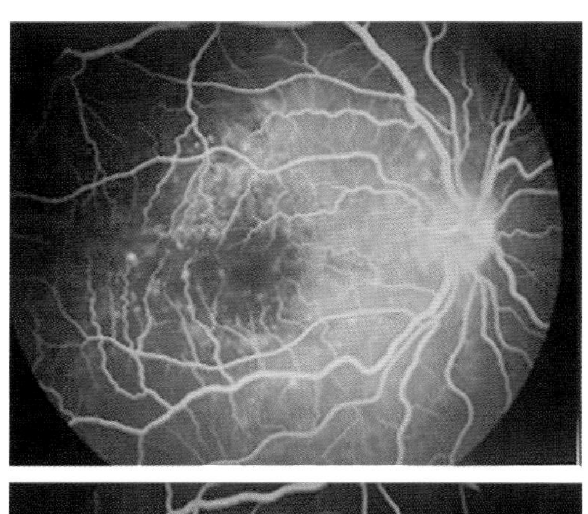

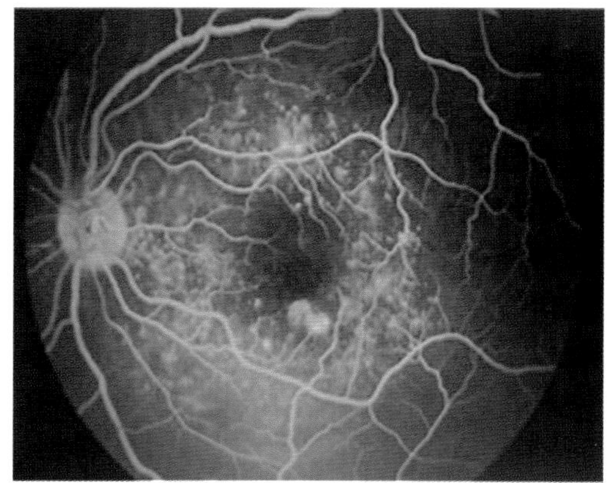

▲ 图 1-123　双眼荧光素眼底血管造影（动静脉期）

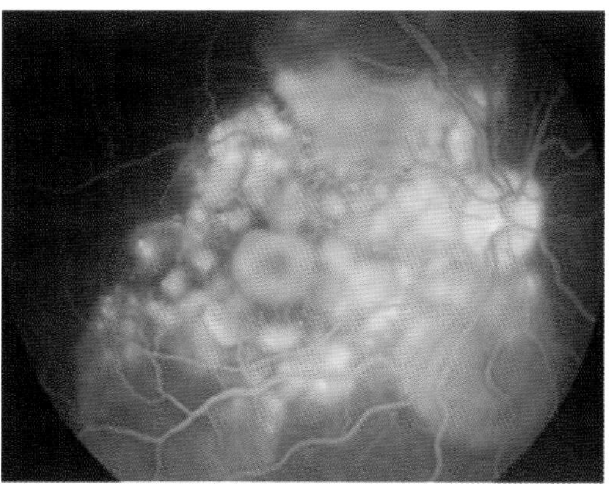

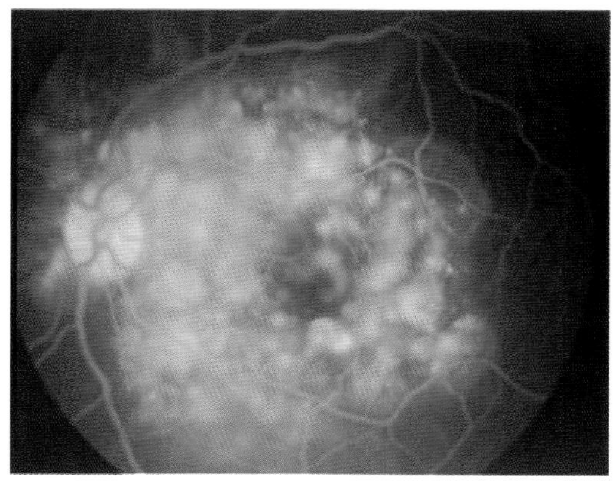

▲ 图 1-124　双眼荧光素眼底血管造影（晚期）

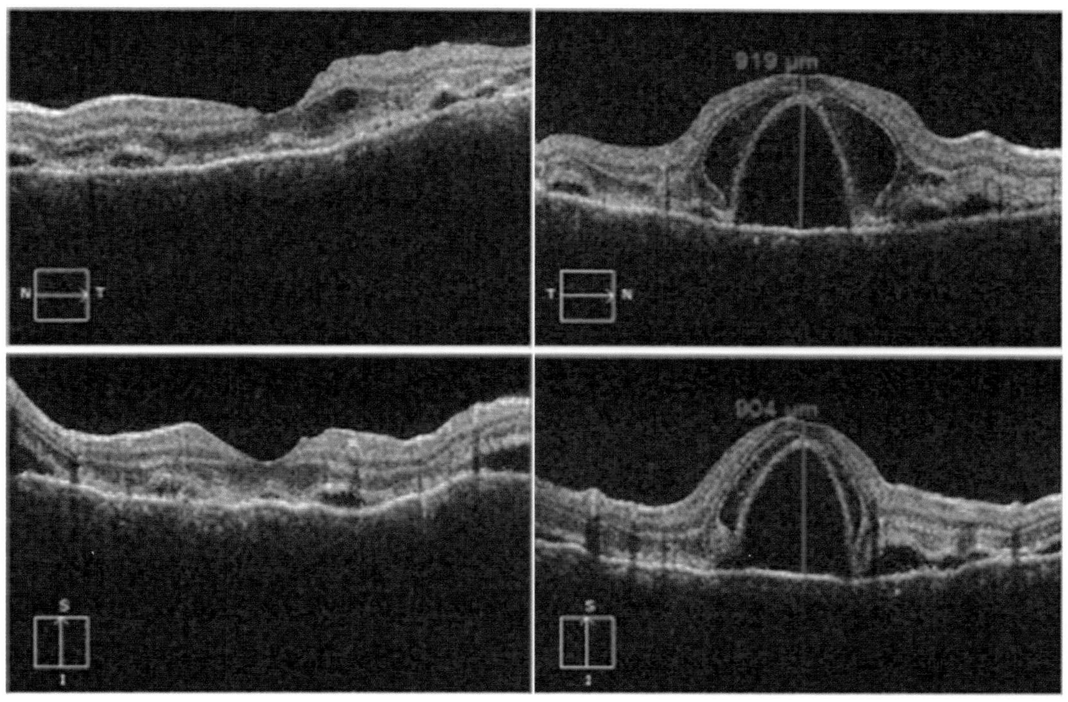

▲ 图 1-125　双眼黄斑 OCT

抗炎治疗。

VKH 是一种伴有神经系统、内耳及皮肤改变的双眼肉芽肿性全葡萄膜炎。VKH 的前驱表现与无菌性脑膜炎相似，进而表现为后葡萄膜炎伴浆液性视网膜脱离及视盘水肿，随后发生眼底色素脱失，伴有不同程度的皮肤及毛发改变。国际上 VKH 的临床分期为前驱期、葡萄膜炎期、恢复期和慢性复发期。杨培增教授根据我国患者病情变化将 VKH 分为 4 期，即前驱期、后葡萄膜炎期、前葡萄膜炎期及前葡萄膜炎反复发作期。

FFA 在 VKH 病诊断方面发挥了重要作用，能动态显示视网膜下液渗漏过程，静脉期显示双眼后极部及视盘周围大量针尖样细小点状强荧光，随着造影时间延迟，后极部视网膜荧光渗漏明显并逐渐扩大、融合，晚期出现特征性的多湖状视网膜下荧光积存灶。OCT 对急性期 VKH 病的组织学特征做出不可替代的贡献，是观察视网膜层间结构改变的首选检查方法，液体透过视网膜色素上皮层在视网膜神经上皮下或视网膜神经上皮内积存，形成 VKH 特征性 OCT 表现。脱离区内可见中高反射信号，视网膜下间隔形成，与 FFA 中的多湖状荧光积存有关。

糖皮质激素是治疗 VKH 的首选药物，国内普遍认为早期、足量、缓慢减量、足疗程的全身应用糖皮质激素是治疗 VKH 的用药原则。对于糖皮质激素不耐受或无效的 VKH 慢性复发者，免疫抑制剂是控制眼部炎性反应的另一选择。对于糖皮质激素耐药且对免疫抑制剂治疗无效的患者，静脉注射生物制剂包括抗 TNF-α 和抗血管内皮生长因子（vascular endothelial growth factor，VEGF）药物也可能是一个可行的治疗方案。

（田　敏　吕红彬）

参考文献

[1] 杨培增．葡萄膜炎诊断与治疗．北京：人民卫生出版社，2008：754.

[2] 李璐，王辉，刘平，等．Vogt- 小柳原田综合征的荧光素眼底血管造影与相干光断层扫描图像特征分析．临床眼科杂志，2019，27（1）：5-7.

[3] 张燕，宋徽．Vogt- 小柳原田综合征治疗前后 OCT 图像分析．国际眼科杂志，2014，14（4）：688-690.

[4] Aggarwal K, Agarwal A, ahajan S, et al. The role of optical coherence tomography angiography in the diagnosis and management of acute Vogt-Koyanagi-Harada disease. Ocul lmmunol Inflamm, 2016, 20: 1-12.
[5] Nagpal MP, Bhatt KJ, Mehrotra NS, et al. Angiographic and spectral domain optical coherence tomography features in case of Vogt-Koyanagi-Harada disease. Indian J Ophthalmol, 2015, 63（2）: 162-163.
[6] Bordaberry MF. Vogt-Koyanagi-Harada disease: diagnosis and treatments update. Curr opin ophthalmol, 2010, 21（6）: 430-435
[7] Silpa-Archa S, Silpa-Archa N, Preble JM, et al. Vogt-Koyanagi-Harada syndrome: perspectives for immunogenetics, multimodal imaging, and therapeutic options.Autoimmun Rev, 2016, 15（8）: 809-819.
[8] Greco A, Fusconi M, Gallo A, et al. Vogt-Koyanagi-Harada syndrome.Autoimmun Rev, 2013, 12（11）: 1033-1038.

病例 39 HIV 和梅毒混合感染性葡萄膜炎

【病例介绍】

患者，男性，29 岁。

主诉：左眼视力下降 2^+ 个月。

现病史：2^+ 个月前，患者无明显诱因出现左眼视力下降，到成都某医院就诊，行眼底血管造影检查提示：左眼视盘边界不清，视盘左上方见一团状高荧光，晚期荧光素渗漏，周边视网膜未见明显异常。当时患者诊断不详，予以口服“泼尼松”后未见明显好转。

既往史：患者在入院前 9^+ 个月曾因近视在成都某医院行“双眼全飞秒近视激光矫正手术”，术后双眼视力 5.0。

个人史及家族史：无特殊。

【专科查体】

眼部检查。视力：右眼 5.0，左眼 4.6，左眼矫正无提高。右眼前后节未见明显异常，左眼前节未见明显异常，玻璃体混浊明显，眼底见视盘边界欠清，视网膜血管稍扩张、迂曲。

【辅助检查】

1. 眼前节照相　双眼未见明显异常（图 1-126）。

2. 荧光素眼底血管造影　左眼视盘早期充盈正常，晚期稍染色，视盘上方 2DD 处可见高荧光，周边网膜、视网膜血管未见明显异常荧光　右眼未见明显异常荧光（图 1-127）。

3. 眼 B 超　双眼玻璃体混浊（左眼炎症？积血？）（图 1-128）。

4. 黄斑 OCT　双眼黄斑结构未见明显异常（图 1-129）。

5. 视觉诱发电位　右眼 P-VEP P100 波未见明显异常，左眼振幅明显低于右眼（图 1-130）。

6. 输血前四项　Ab-HIV1/2 35.54，Ab-TP（+）22.71。HIV 核酸测定示，HIV RNA 5.46E+2U/ml。

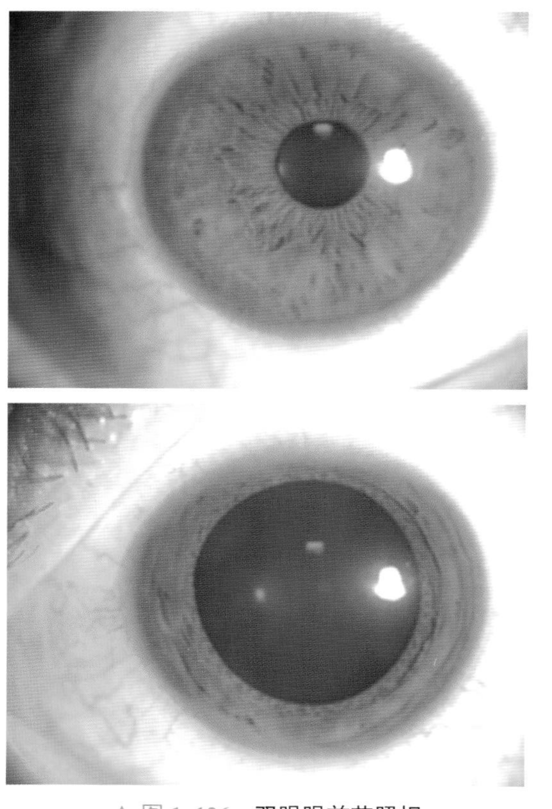

▲ 图 1-126　双眼眼前节照相

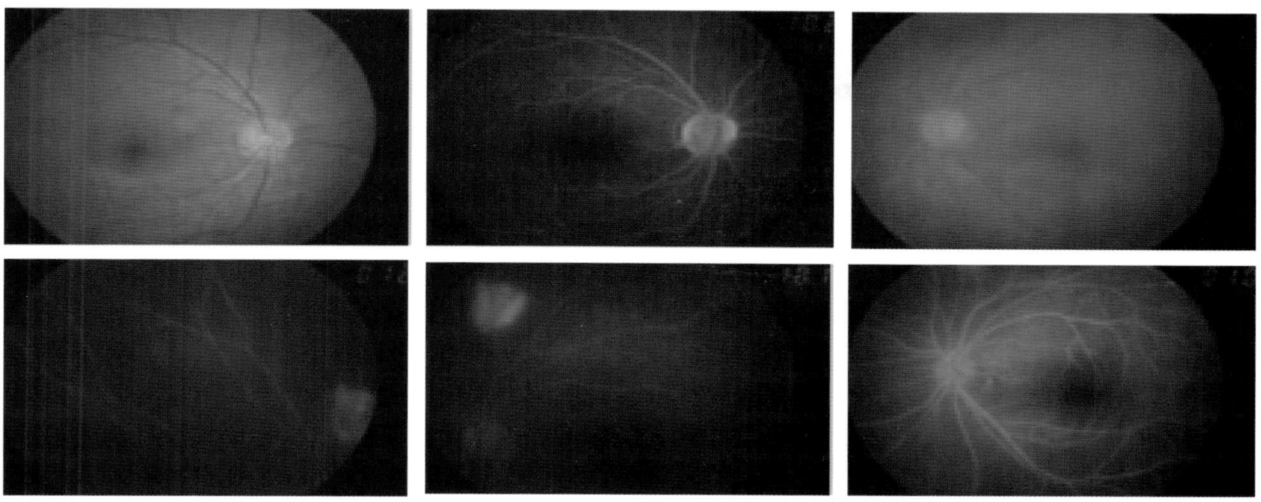

▲ 图 1-127　双眼荧光素眼底血管造影

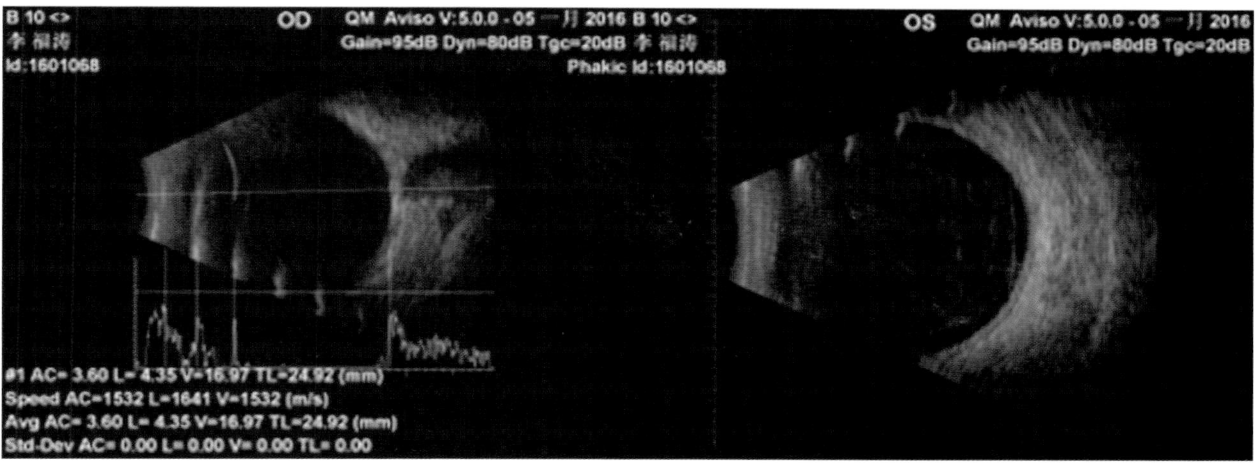

▲ 图 1-128　双眼 **B** 超

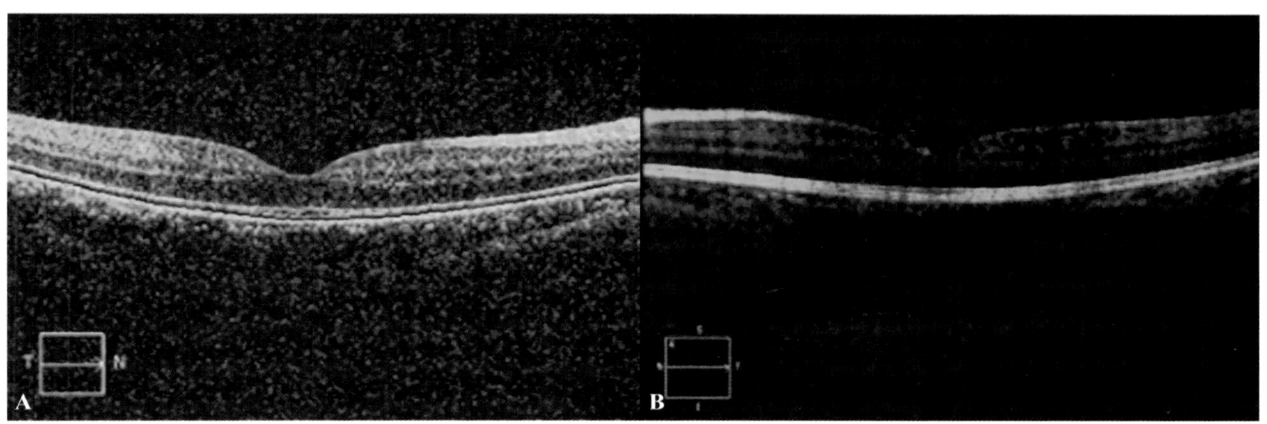

▲ 图 1-129　双眼黄斑 **OCT**

A. 右眼；B. 左眼

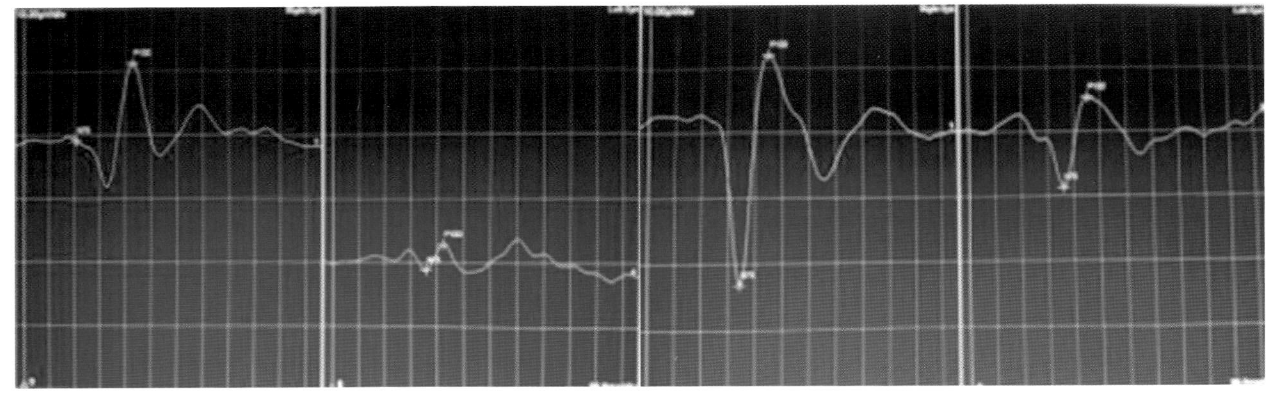

▲ 图 1-130 双眼视觉诱发电位

【诊断】

1. 左眼感染性葡萄膜炎。

2. 获得性免疫缺陷综合征。

3. 梅毒。

【鉴别诊断】

1. 视盘水肿　多为双眼受累，中心视力早期正常，视盘充血水肿，隆起度超过 3D，伴随视盘周围出血、渗出，视网膜静脉迂曲扩张，静脉波动消失。视野生理盲点扩大或有偏盲，脑脊液穿刺颅内压增高，影像学检查可显示颅内病变。

2. 视盘血管炎 Ⅰ 型　视力正常或轻度下降，视盘充血水肿程度较轻，伴有视盘周围出血、渗出及静脉迂曲；视野仅生理盲点扩大，FFA 检查有助于鉴别。

3. Leber 遗传性视神经病变　常见于青春期男性，有母系家族发病史。双眼视力先后急性下降，黑矇者罕见，不伴眼球疼痛。FFA 检查无荧光渗漏。视野有较大的中心或旁中心暗点。对怀疑此病，又无家族史，应尽早做分子生物学基因检测，以确诊本病。

【治疗经过】

患者入院后予以球后注射曲安奈德，口服复方血栓通、甲钴胺、维生素 C、卵磷脂络合碘等营养神经、促玻璃体混浊吸收药物。治疗 3 个月后，患者视力恢复至 5.0。

【病例分析及诊疗思路】

单纯的 HIV 相关眼底病变主要表现为非感染性视网膜病变和感染性视网膜病变，非感染性视网膜病变表现为非特异性视网膜微血管病，如产生棉绒状斑、视网膜出血和微血管异常等；感染性视网膜病变最常见的病变为巨细胞病毒性视网膜炎（cytomegalovirus retinitis，CMVR），发病率为 15%～40%，眼底表现为慢性进行性坏死性视网膜炎。梅毒所致的眼底病变主要表现为弥漫性梅毒性视网膜炎，主要症状为视力突然降低，中心视力下降，也可有环状暗点，或有夜盲。眼底检查可见玻璃体内有细小尘埃状混浊。眼底见视盘充血，边界模糊。后极部视网膜水肿发灰，呈雾样混浊，尤以围绕视盘周围为重，周边混浊减轻。黄斑区水肿，有致密灰白色渗出物。后极部视网膜也可有点状或圆形境界不清的渗出物。出血不多，可呈火焰状或圆点状。动脉早期改变较少，静脉扩张迂曲。

在本病例中，患者的表现对于 HIV 或 TP 所致的改变均不典型，仅表现为视力下降，玻璃体混浊，视盘边界不清，视网膜血管稍扩张、迂曲，FFA 提示视盘荧光素渗漏、视盘染色。黄斑 OCT 未见明显异常。因此，HIV 合并 TP 感染所致的眼底表现多种多样，在临床上不典型的表现为我们的临床诊疗带来了极大的困难。

本病例中患者由于感染 HIV，HIV 选择性破坏 CD4⁺ T 细胞，导致机体免疫功能下降，不能全身长期使用激素。在这种情况下，予以曲安奈德 40mg 球后注射，治疗 1 个月后视力明显提升，且恢复至正常。因此，对于免疫力低下、胃溃疡、糖尿病等不宜长期全身使用激素的患者，TA 作为长效糖皮质激素，局部应用效果好，对全身情况影响小且不需要长期使用，为以上患者带来了福音。

总之，HIV 和梅毒合并感染的社会危害性大，很多患者以视力下降等眼部症状首诊于眼科，而缺乏其他全身表现。但是，这类患者的眼部表现缺乏特异性，容易漏诊和误诊。本病例患者诊治及时，治疗后视力恢复良好。因此，眼科医师应充分了解眼科疾病的特点，及时进行全身疾病的排查，及时给予患者相应的治疗指导，进一步提高自身的诊治水平及疾病的预后。

（曹 阳 吕红彬）

参考文献

[1] 刘家琦，李凤鸣．实用眼科学．3 版．北京：人民卫生出版社，2017.

[2] Cunningham ET Jr. Uveitis in HIV positive patients. Br J Ophthalmol，2000，84（3）：233–35.

[3] 何薇，李友谊，周琦，等．以视神经炎为首发的人免疫缺陷病毒合并梅毒感染 1 例．泸州医学院学报，2016，39（3）：236–236.

病例 40 急性视网膜坏死综合征

【病例介绍】

患者，女性，47 岁。

主诉：左眼眼红、眼痛、视力下降 2 周，加重 6 天。

现病史：2 周前，患者无明显诱因出现左眼眼红、眼痛、视力下降，伴有眼前黑影飘动，不伴视物变形、闪光感等症状，当时未引起患者重视。6 天前，患者觉左眼视力进一步下降，遂在外自购滴眼液滴眼治疗（具体不详），上诉症状无好转，今为进一步诊治来我院。

既往史、个人史：无特殊。

【专科查体】

眼部检查。视力：右眼 4.9，左眼 4.0，均矫正无提高。双眼眼睑未见红肿、倒睫，右眼查体无特殊。左眼结膜充血（++）、水肿（++），角膜轻度混浊，见大量灰白色点状 KP，呈三角形分布，尖端指向瞳孔缘，前房轴深约 4CT，房水轻度混浊，房水征弱阳性，虹膜纹理欠清，瞳孔形圆居中，直径约 3mm，对光反应迟钝，晶状体轻度混浊，玻璃体混浊，眼底隐约见视盘影，下方、颞侧及颞上方视网膜见白色点状片状病变区。眼压：右眼 10mmHg，左眼 9mmHg。

【辅助检查】

1. 眼 B 超 左眼玻璃体混浊，视网膜脱离（？）。

2. 超广角眼底成像（图 1-131）及超广角眼底血管造影（图 1-132） 左眼屈光介质混浊，眼底隐约见视盘影，下方、颞侧及颞上方视网膜见白色点状片状坏死区。

【诊断】

1. 左眼急性视网膜坏死综合征（acute retinal necrosis syndrome，ARN）。

2. 左眼孔源性视网膜脱离。

3. 左眼全葡萄膜炎。

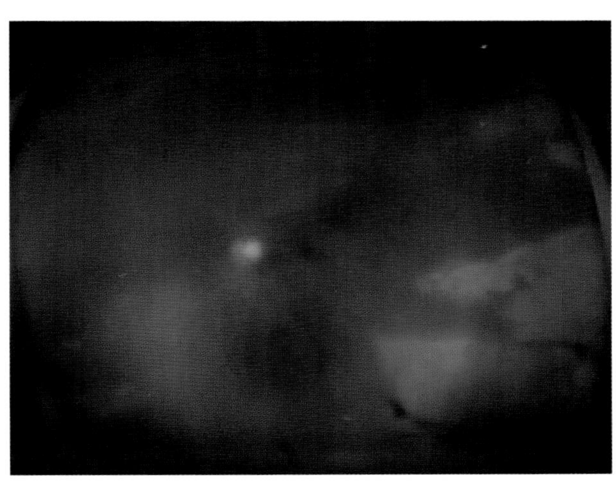

▲ 图 1-131 左眼超广角眼底成像

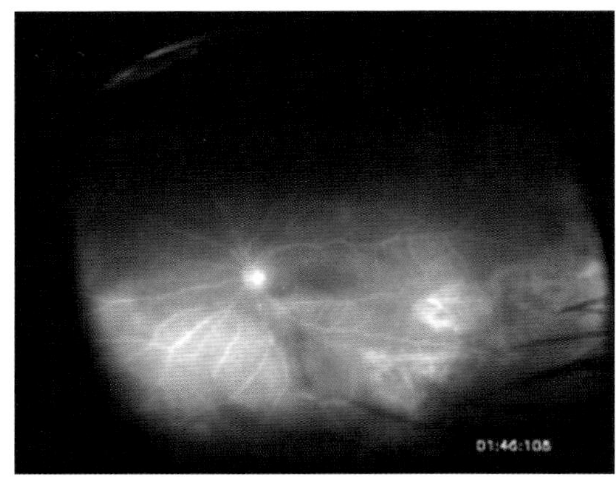

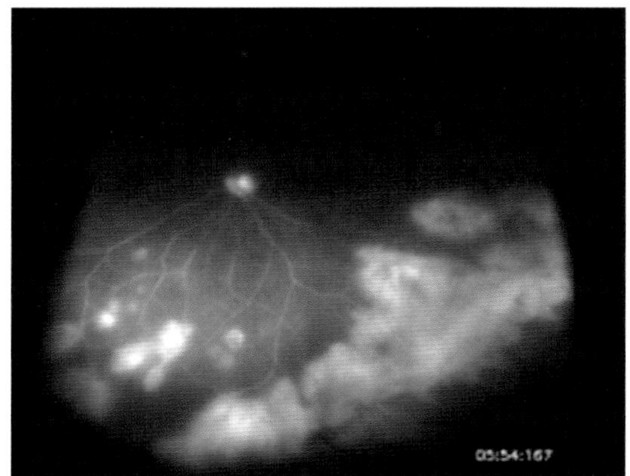

▲ 图 1-132 超广角眼底血管造影

4. 左眼并发性白内障。

【鉴别诊断】

1. Vogt- 小柳原田综合征 以双侧肉芽肿性全葡萄膜炎为特征的疾病，常伴有脑膜刺激征、听力障碍、白癜风、毛发变白或脱落。

2. 巨细胞病毒性视网膜炎 主要发生于免疫功能抑制者，炎症进展缓慢。病变沿血管弓分布，累及视神经，表现为颗粒状外观的坏死灶，伴视网膜出血及色素沉着，玻璃体炎症反应较轻微。

3. 弓形虫性视网膜炎 主要是累及黄斑区的病灶，陈旧病灶旁出现多发新鲜的卫星病灶，可引起广泛的视网膜坏死及严重的玻璃体炎。房水、玻璃体和血清抗弓形虫抗体检测有助于诊断。

【治疗经过】

入院后完善相关检查，术前诊断：左眼急性视网膜坏死综合征，左眼视网膜脱离？左眼全葡萄膜炎，左眼并发性白内障。局麻下行左眼玻璃体切除 + 视网膜激光光凝 + 巩膜外冷凝 + 硅油填充术，术中可见角膜 KP（+），房水混浊，晶状体轻度混浊，玻璃体腔重度混浊，玻璃体后皮质尚未完全后脱离，眼底周边 360° 可见视网膜坏死灶，上方可见视网膜分支动脉闭塞呈白线状，后极部可见散在 3 个直径约 1/2 DD 白色病灶，上方周边视网膜裂孔形成，伴局限性视网膜浅脱离。术后及时全身抗病毒治疗。术后 5 天出院时，左眼矫正视力为 0.3，超广角眼底成像及造影可见坏死病灶已被激光光斑包绕，视网膜血管未见明显渗漏（图 1-133）。

术后 3 个月复查时，左眼矫正视力为 0.3，超广角眼底成像及造影可见硅油填充状态下并发性白内障的发生，视网膜可见色素紊乱伴有陈旧性激光光斑，未见明显新鲜的坏死病灶（图 1-134）。

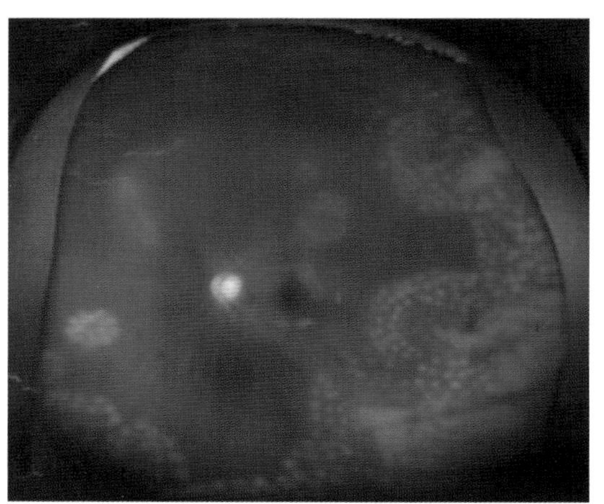

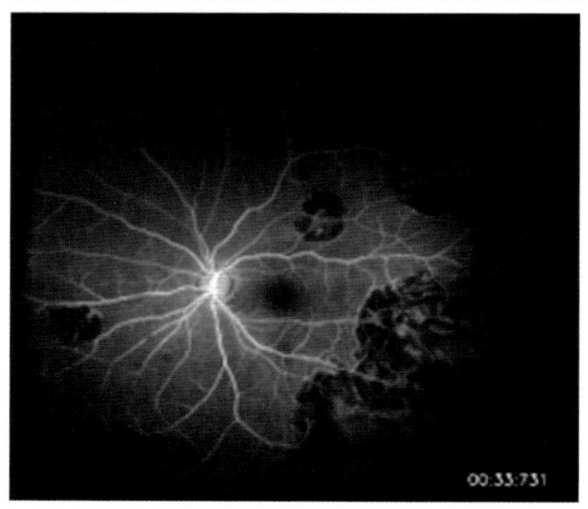

▲ 图 1-133 术后 5 天超广角眼底成像及 FFA

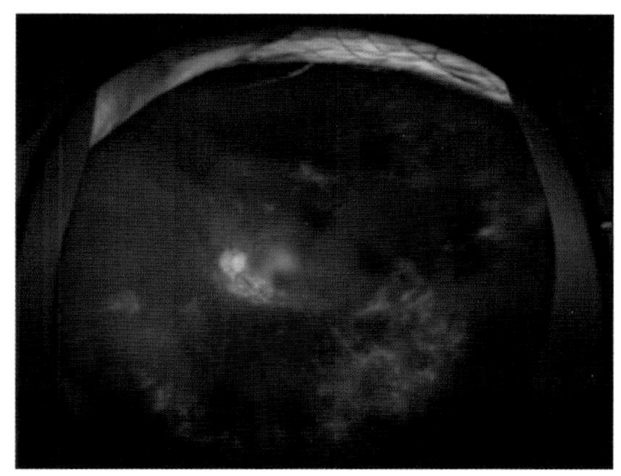

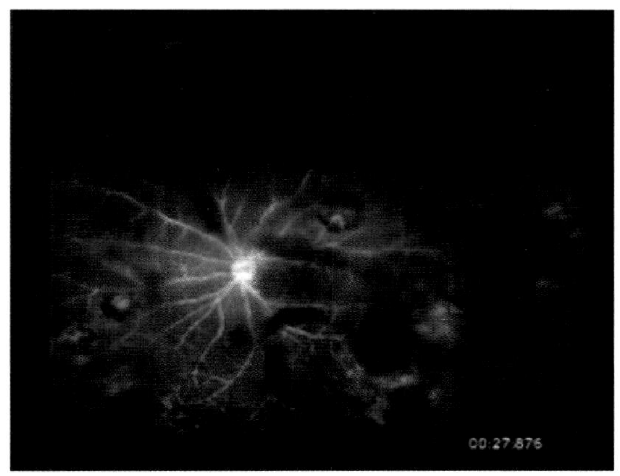

▲ 图 1-134　**术后 3 个月超广角眼底成像及 FFA**

【病例分析及诊疗思路】

本病例中，患者以眼红、眼痛为主诉入院，且患者入院查体时发现左眼葡萄膜炎表现，既往无糖尿病等病史，结合患者术前 B 超提示左眼玻璃体混浊，左眼视网膜脱离便可以初步考虑患者的视网膜脱离不是原发性视网膜脱离。因患者术前眼底造影提示视网膜血管渗漏，视网膜周边可见明显的坏死病灶，因玻璃体混浊，无法行眼底激光治疗，故行玻璃体切除手术，术中发现视网膜坏死灶从视网膜周边部向后极部进展，上方视网膜脱离。结合患者术前检查，最终明确诊断。术后继续全身抗病毒治疗。

ARN 是以急性葡萄膜炎、玻璃体炎、视网膜动脉闭塞性炎症、视网膜坏死、后期出现视网膜脱离为特征的严重致盲性眼病。目前普遍认为 ARN 与疱疹病毒感染有关，部分患者经抗病毒治疗可控制病情发展。本病起病突然，进展快，可在短时间内严重破坏视力，起始阶段容易误诊，有报道将 ARN 误诊为急性虹膜睫状体炎、急性葡萄膜炎、青光眼等，最终导致患眼失明。因此，对疑似病例，应及时散瞳检查玻璃体及周边视网膜，发现前部玻璃体有细胞漂浮、周边视网膜有不规则渗出应尽早进行荧光素眼底血管造影，造影可见视网膜动脉壁渗漏荧光、节段状阻塞，周边视网膜有渗漏灶。要及时给予抗病毒治疗，对中周部病灶区及病灶边缘做激光包绕治疗。在 ARN 病变发展严重阶段，由于玻璃体混浊明显，限制了眼底的观察，视网膜的大量白色渗出影响了眼底激光的效果。在 ARN 患者出现严重玻璃体混浊，已影响眼底观察和激光治疗，视网膜炎性渗出范围超过赤道区到达后极部，周边部已发现干性裂孔或有广泛玻璃体视网膜增生性病变时，就应该进行玻璃体切割手术。术中硅油填充也很有必要，可以稳定视网膜的结构，防止术后视网膜脱离及术后出血，对手术和激光后的炎性反应也有抑制作用。在 ARN 玻璃体切除手术中，无论有无视网膜脱离，均应首先填充硅油，可显著地提高手术成功率。

目前临床上使用抗病毒药物治疗 ARN，较常用的药物为阿昔洛韦和更昔洛韦，成人静脉使用阿昔洛韦的常用剂量为 15mg/kg，分 3 次静脉滴注，持续 10～21 天，之后改成口服阿昔洛韦 400～800mg，每天 5 次，持续 4～6 周。而更昔洛韦其强度为阿昔洛韦的 50～60 倍，体内活化速度为阿昔洛韦的 5 倍以上，且起效快，不易耐药，是一种比阿昔洛韦更广谱、更高效的抗病毒药。它的口服生物利用度约 5%，故常用的给药方式为静脉滴注。目前常用的剂量为 5mg/kg，分为 2 次（每 12 小时 1 次）滴注，持续 3 周之后改为 5mg/kg，每天 1 次，持续 4 周。璃体腔内注射抗病毒药物可以在眼内形成较高药物浓度并直接作用于病灶，更有利于控制病情的发展。玻璃体腔内注射膦甲酸及更昔洛韦治疗 ARN 患者通常可以取得良好的效果。

ARN 是一种高误诊率、高致盲率的疾病，及时诊断及治疗、尽量避免误诊误治至关重要。

（田　敏　吕红彬）

参考文献

[1] 何为民，韦纯义，胡玉章 . 急性视网膜坏死误诊 3 例 . 中国实用眼科杂志，2002，20：639–640.

[2] 吴又凯，曹建琴，张洁 . 玻璃体切割治疗急性视网膜坏死的手术时机及疗效分析 . 中国实用眼科杂志，2004，22（11）：899–901.

[3] 刘文，易长贤，黄素英，等 . 急性视网膜坏死综合征全玻璃体切除的治疗效果 . 中国实用眼科杂志，2009，27（1）：87–90.

[4] 商丽梅，徐学东 . 急性视网膜坏死综合征 42 例的临床表现和诊治经验 . 中国临床研究，2015，28（1）：92–94.

[5] Schoenberger SD，Kim SJ，Thorne JE，et al. Diagnosis and treatment of acute retinal necrosis：A Report by the American Academy of Ophthalmology. Ophthalmology，2017，124（3）：382–392.

病例 41　先天性无虹膜

【病例介绍】

患者，女性，7 岁 3 个月。

主诉：发现双眼畏光、睑裂小 7 年，加重 1^+ 年。

现病史：7 年前患者无明显诱因出现双眼畏光、睑裂小，伴视力下降，不伴双眼眼前遮挡感、眼红眼痛、眼胀、恶心呕吐等不适，1^+ 年前患者上诉症状加重，曾于外院诊治，自觉症状无好转，今门诊以“双眼先天性无虹膜”收入院。

既往史：否认高血压、糖尿病病史；否认脑血管病、心脏病病史；否认肝炎、结核、疟疾病史；预防接种史不详。

个人史、家族史：无特殊。

【专科查体】

眼部检查。视力：右眼 4.4，左眼 4.3，双眼视力矫正无提高。右眼睑无内翻倒睫，球结膜无充血水肿，角膜透明，前房中央深度约 2CT，房水清，虹膜缺如，晶状体透明，玻璃体透明，视盘界清色淡红，C/D 约 0.3，黄斑反光不清，视网膜未见明显出血、渗出；左眼睑无内翻倒睫，球结膜无充血水肿，角膜透明，前房中央深度约 2CT，房水清，虹膜缺如，晶状体透明，玻璃体透明，视盘界清色淡红，C/D 约 0.4，黄斑反光不清，视网膜未见明显出血、渗出。眼压：右眼 15mmHg，左眼 12mmHg。

【辅助检查】

1. 眼前节照相　双眼虹膜缺如，晶状体透明（图 1–135）。

2. 前节 OCT　双眼未见虹膜结构；右眼角膜中央厚度 565μm，前房深度 2.06mm；左眼角膜中央厚度 598μm，前房深度 1.98mm（图 1–136）。

3. 超广角眼底成像　可见视盘界清色淡红，C/D 约 0.3，余视网膜未见明显出血及渗出（图 1–137）。

【诊断】

双眼先天性无虹膜。

【鉴别诊断】

部分性无虹膜：肉眼即可在前房周边看到部分虹膜组织，而本病需要用前房镜才能见到少许虹膜残端可加以鉴别。

【治疗经过】

完善相关检查，嘱患者戴墨镜防止强光刺激，注意并发症的发生以便及时治疗，如青光眼、白内障等，密切随访观察患者病情变化。

【病例分析及诊疗思路】

先天性无虹膜（congenital aniridia）是由于在胚胎发育过程中神经外胚层和中胚层出现障碍，导致眼部结构发育异常，是一种严重的常染色体显性遗传疾病，多双眼发病，以部分或全部虹膜缺失为其特征性临床表现，可伴有其他眼部结构异常，包括角膜混浊、青光眼、白内障、晶状体异位、斜视、眼球震颤等。无虹膜者 50%～85%

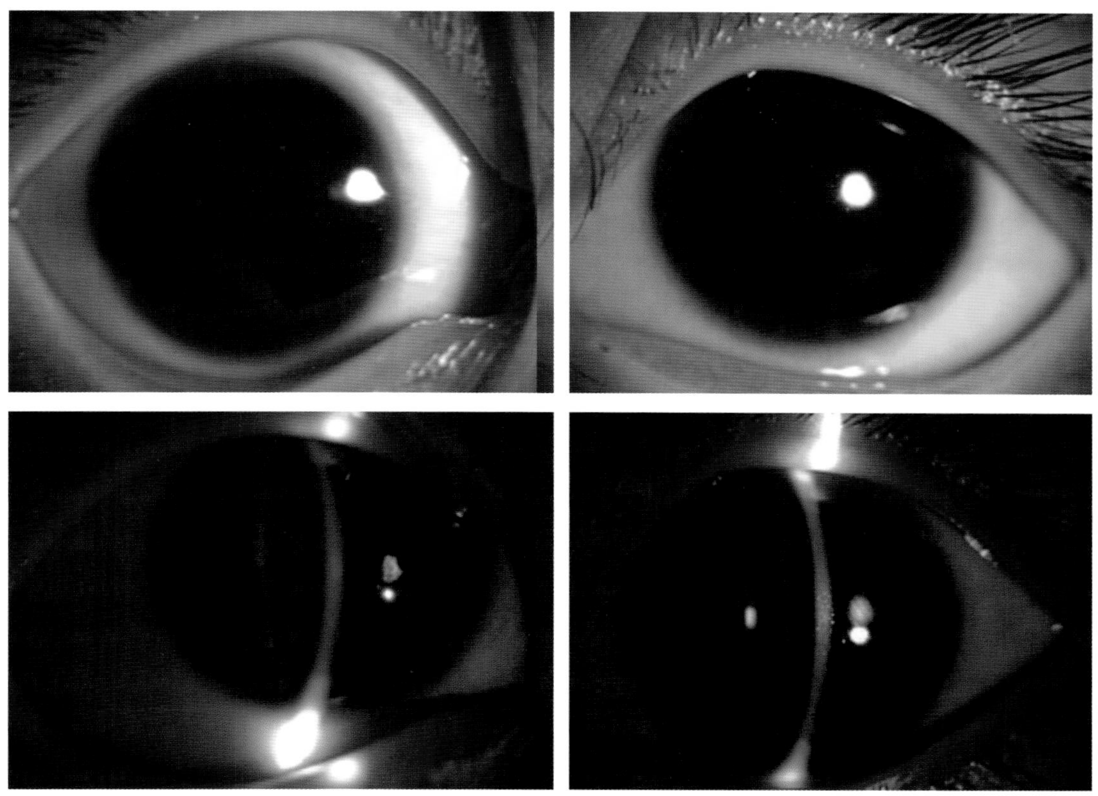

▲ 图 1-135　双眼眼前节照相

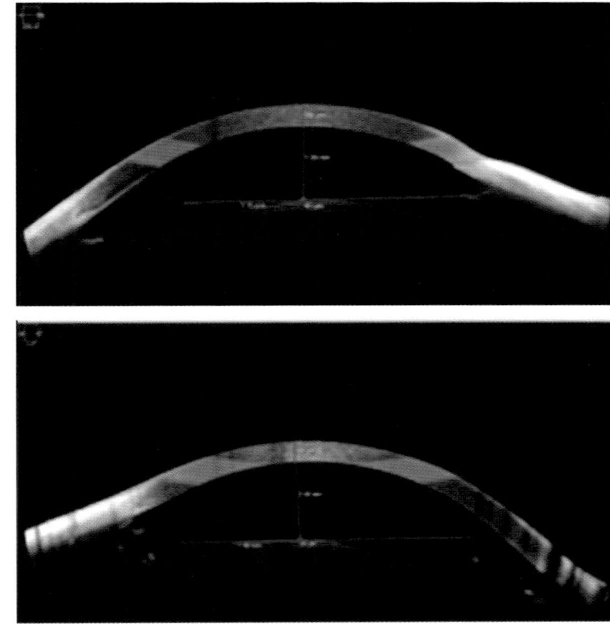

▲ 图 1-136　双眼眼前节 OCT

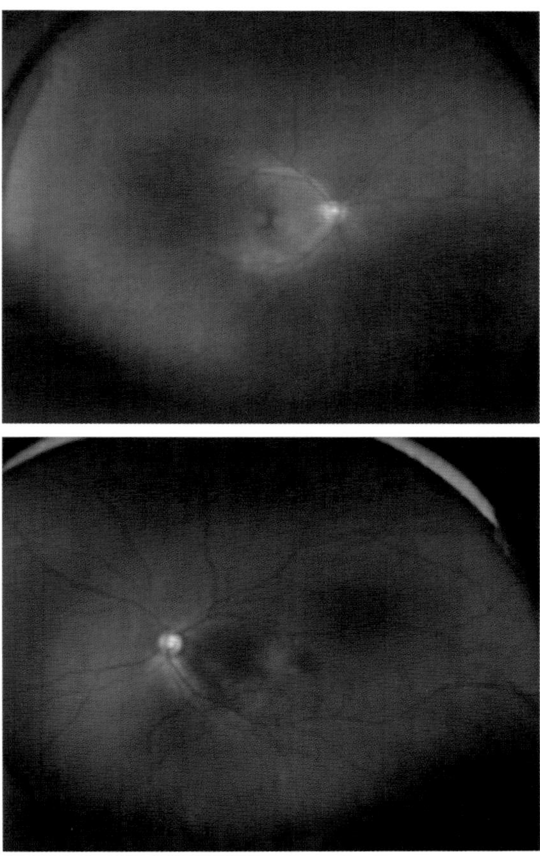

▲ 图 1-137　双眼超广角眼底成像

伴有白内障，并有进展趋势，多伴有晶状体板层、前后极或弥漫性混浊；由于悬韧带的节段性缺失，还可见晶状体脱位。另有约 20% 的患者可合并角膜混浊，其多继发于角膜缘干细胞缺乏。此外，6%～75% 的患者常合并青光眼，其中约 91% 的患者因前房角小梁组织结构异常，常需多次抗青光眼手术才能相对控制眼压进展。无虹膜者还因瞳孔极度散大，常有畏光、睑裂变小，并由于眼部异常而引起视力减退，可并发眼球震颤、斜视等。

无并发症患者治疗上常无特殊疗法，嘱患者戴墨镜防止强光刺激，注意并发症发生以便及时治疗，如青光眼、白内障等，严密观察患者病情变化。

近年来研究发现，先天性无虹膜是 PAX6 基因突变导致的常染色体显性遗传眼病。PAX6 基因在眼、鼻、胰腺和中枢神经系统的发育中都发挥着重要作用，因此先天性无虹膜的患者常常合并有白内障、晶状体脱位等其他眼部表现，甚至其他全身疾病。因致盲性及严重的并发症，先天性无虹膜成为目前有待进一步明确其致病基因的遗传性眼部疾病之一。

（雷颖庆　吕红彬）

参考文献

[1] Nelson LB, Spaeth GL, Nowinski TS, et al. Aniridia. A review. Surv Ophthalmol, 1984, 28（6）: 621–642.

[2] Weisschuh N, Wissinger B, Gramer E. A splice site mutation in the PAX6 gene which induces exon skipping causes autosomal dominant inherited aniridia. Mol Vis, 2012, 18: 751–757.

[3] 朱思泉 . 先天性无虹膜合并先天性白内障家系致病基因突变分析 . 国际眼科杂志，2019，19（8）: 1396–1399.

病例 42　Fuchs 综合征

【病例介绍】

患者，男性，55 岁。

主诉：发现左眼视力减退半年。

现病史：患者自述半年前无明显诱因出现左眼视力下降，伴左眼视物模糊、眼胀、轻微眼痛等不适，不伴双眼视物变形、畏光流泪、恶心呕吐等不适，未曾外院诊治，自觉症状无好转，为进一步诊治来院，门诊以“左眼 Fuchs 综合征”收入院。

既往史：患者否认高血压、糖尿病病史；否认脑血管病、心脏病病史；否认肝炎、结核、疟疾病史；预防接种史不详。

个人史、家族史：无特殊。

【专科查体】

眼部检查。视力：右眼 5.0；左眼 4.7，矫正无提高。右眼睑无内翻倒睫，球结膜无充血水肿，角膜透明，前房中央深度 4CT，房水清，虹膜纹理清楚，颜色正常，瞳孔形圆居中，直径约 3mm，对光反应灵敏，晶状体透明，玻璃体透明，视盘淡红界清，C/D 约 0.7，视网膜未见明显出血、渗出；左眼睑无内翻倒睫，球结膜无充血水肿，角膜透明，KP（+），前房中央深度约 4CT，房水欠清，虹膜色浅，虹膜后色素斑状消失，虹膜萎缩，表面可见细小血管，瞳孔缘色素层缺损，形状不整，直径约 3mm，对光反应迟钝，晶状体透明，前玻璃体有少量尘埃状混浊，眼底隐约可见视盘色淡红，C/D 约 0.8，余视网膜未见明显出血、渗出。眼压：右眼 15mmHg，左眼 39mmHg（图 1–138）。

【辅助检查】

1. 视盘 OCT　右眼杯盘比（C/D）0.77，左眼杯盘比（C/D）0.88，左眼神经纤维萎缩（图 1–139）。

2. 黄斑 OCT　左眼神经纤维层变薄（图 1–140）。

3. 视野检查　右眼视野无明显异常；左眼上方视野缺损合并下方鼻侧阶梯（图 1–141）。

【诊断】

1. 左眼 Fuchs 综合征。

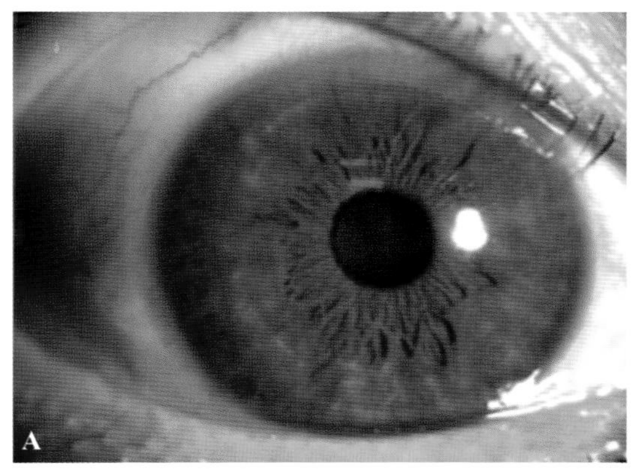

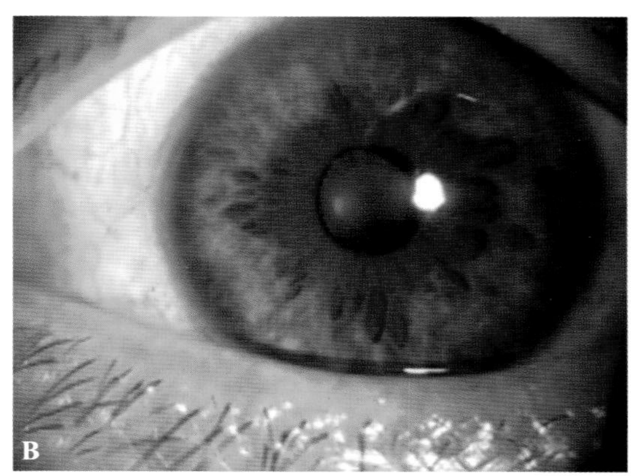

▲ 图 1-138　双眼眼前节照相

A. 右眼；B. 左眼

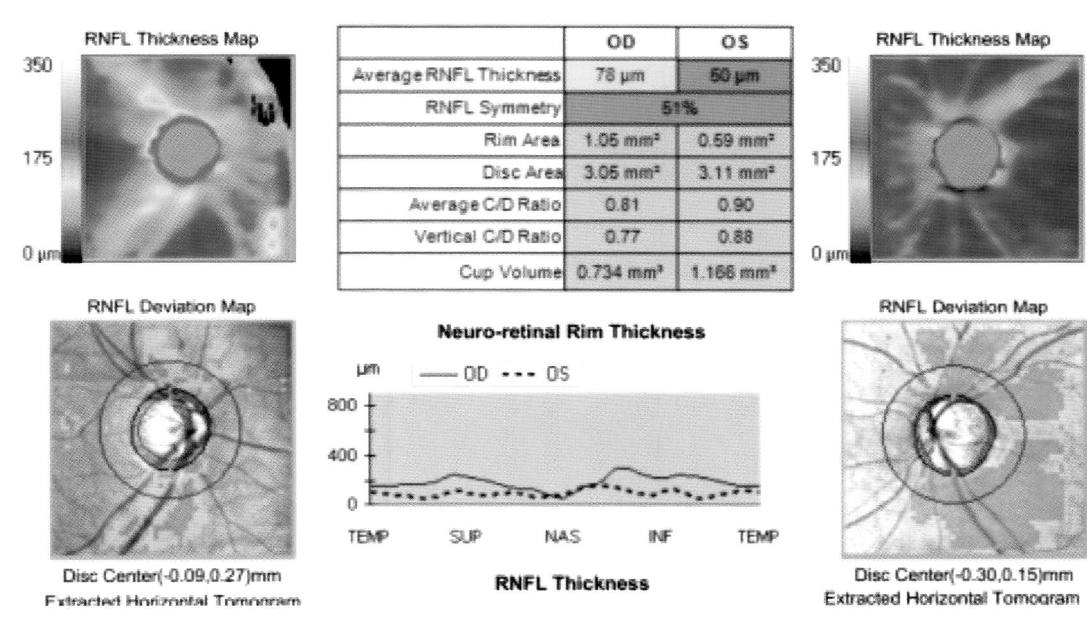

	OD	OS
Average RNFL Thickness	78 μm	50 μm
RNFL Symmetry	51%	
Rim Area	1.05 mm²	0.59 mm²
Disc Area	3.05 mm²	3.11 mm²
Average C/D Ratio	0.81	0.90
Vertical C/D Ratio	0.77	0.88
Cup Volume	0.734 mm³	1.166 mm³

▲ 图 1-139　双眼视盘 OCT

2. 左眼继发性青光眼。

【鉴别诊断】

1. 慢性虹膜睫状体炎　可见有弥漫性虹膜萎缩，但 KP 有色素，易发生虹膜后粘连。但本病虹膜异色，白色 KP，从不发生虹膜后粘连等症状可加以鉴别。

2. 单纯虹膜异色症　为虹膜发育异常的遗传性改变，无炎症变现。可根据患者家族史，且本病患者有轻微炎症改变可加以鉴别。

3. 青光眼睫状体炎综合征　两者均继发性开角型青光眼，但青睫综合征 KP 圆形、较大、在角膜后呈三角形分布，KP 之间无细丝样联系，且虹膜无异色等表现可加以鉴别。

【治疗经过】

治疗上给予溴芬酸钠滴眼液滴左眼抗炎，布林佐胺噻吗洛尔滴眼液、酒石酸溴莫尼定滴眼液滴左眼降眼压，口服甲钴胺分散片等营养神经药治疗。告知患者用药后 1 周和其后每个月随访观察，检测患者眼压变化情况及视野变化情况，并严密观察患者病情变化。

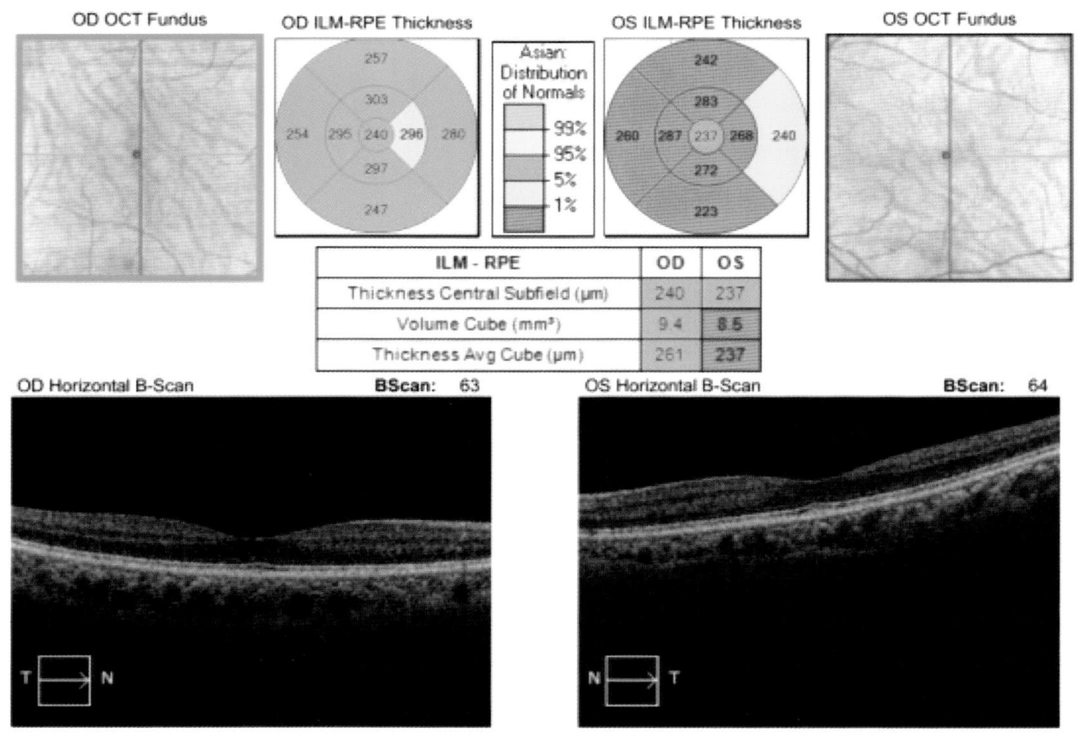

▲ 图 1-140　双眼黄斑 OCT

治疗后患者眼胀、眼痛等症状明显减轻，自觉左眼视力稍好转，1 周后复查眼压，右眼 9.7mmHg，左眼 14mmHg，KP 较前明显减少，继续使用抗炎、降眼压滴眼液；1 个月后患者再次复查眼压，右眼 11mmHg，左眼 11mmHg，KP（-），继续使用降眼压滴眼液观察。

【病例分析及诊疗思路】

Fuchs 异色性虹膜睫状体炎（Fuchs' heterochromic iridocyclitis，FHI）是一种慢性非肉芽肿性葡萄膜炎，最初由 Lawrence 于 1843 年报道，后于 1906 年由 Fuchs 详细描述，也称为 Fuchs 综合征。它是一种常见的葡萄膜炎，具有发病隐匿、病程缓慢、前房炎症轻且自觉症状不明显等特点，在裂隙灯显微镜下仔细观察，可见角膜后沉着物（KP）和虹膜异色等特征，且对皮质类固醇激素不敏感。由于本病病程漫长，早期可无任何症状而不被察觉，因此容易漏诊、误诊。往往在并发白内障、视物模糊后才引起注意。引起本病的原因多种多样，如炎症、肿瘤、外伤、手术等，近来有人认为与弓形虫感染、风疹病毒感染有关，也有先天性或原因不明者。

Fuchs 综合征早期眼压一般正常，一旦眼压升高往往为持续性的，不易控制，对激素治疗反应差，较早出现青光眼性眼底及视功能损害，报道发生率为 10%～54%。尽管引起继发性开角型青光眼的确切病因仍不清楚，目前大部分人认为是由于小梁硬化、小梁内腔闭锁以及纤维血管膜形成所致。Fuchs 综合征与青光眼的关系甚为重要。有报道 59% 的患者有青光眼，其中 66% 需手术控制，也有报道 60% 的患者可以局部药物治疗。

本例患者左眼眼压 39mmHg，患者自述有眼胀、眼痛等不适，使用抗炎及降眼压药物治疗后患者自觉左眼视力下降轻度好转，眼胀、眼痛等症状明显减轻，复查时左眼局部炎症减轻、眼压下降。

一般认为，患者具有虹膜异色、睫状体炎、并发白内障三大特征。因本病 90% 患者发生并

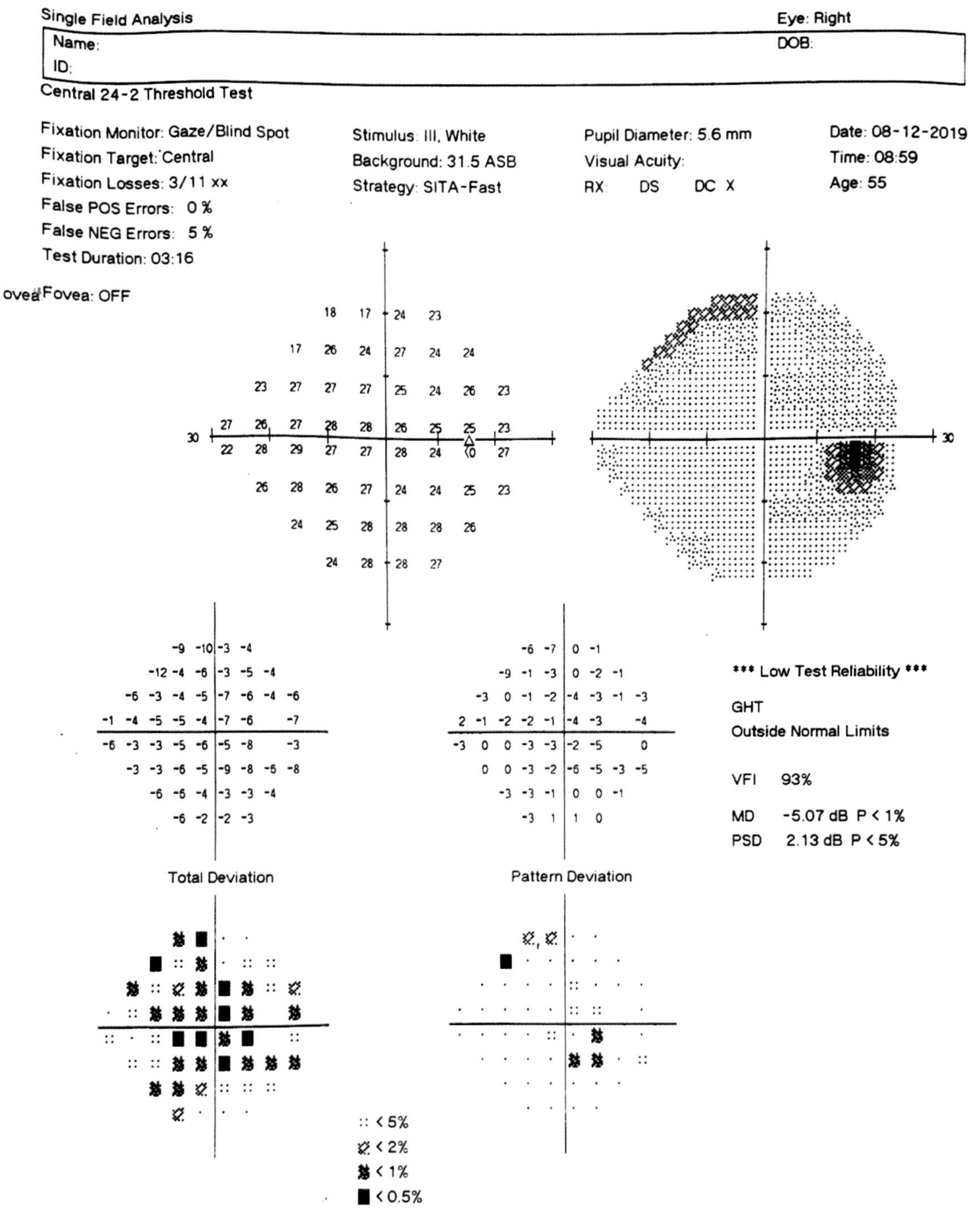
Single Field Analysis
Eye: Right
Name:
DOB:
ID:
Central 24-2 Threshold Test
Fixation Monitor: Gaze/Blind Spot
Fixation Target: Central
Fixation Losses: 3/11 xx
False POS Errors: 0 %
False NEG Errors: 5 %
Test Duration: 03:16
Fovea: OFF
Stimulus: III, White
Background: 31.5 ASB
Strategy: SITA-Fast
Pupil Diameter: 5.6 mm
Visual Acuity:
RX: DS DC X
Date: 08-12-2019
Time: 08:59
Age: 55
Total Deviation
Pattern Deviation
*** Low Test Reliability ***
GHT
Outside Normal Limits
VFI 93%
MD -5.07 dB P < 1%
PSD 2.13 dB P < 5%
< 5%
< 2%
< 1%
< 0.5%
© 2010 Carl Zeiss Meditec
HFA II 750-31546-5.1.1/5.1.1

▲ 图 1-141　双眼视野

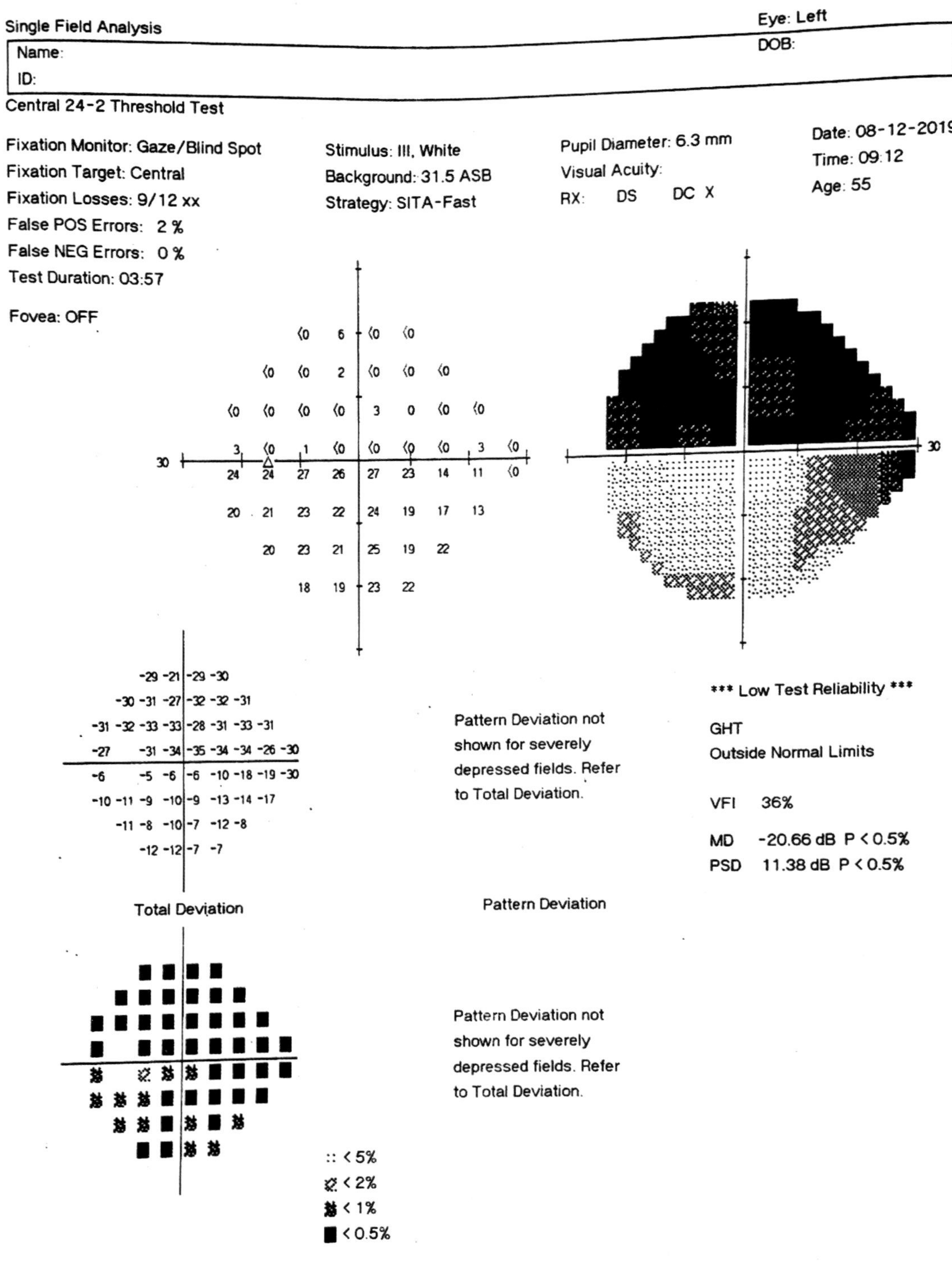
Single Field Analysis
Eye: Left
Name:
DOB:
ID:
Central 24-2 Threshold Test
Fixation Monitor: Gaze/Blind Spot
Fixation Target: Central
Fixation Losses: 9/12 xx
False POS Errors: 2 %
False NEG Errors: 0 %
Test Duration: 03:57
Fovea: OFF
Stimulus: III, White
Background: 31.5 ASB
Strategy: SITA-Fast
Pupil Diameter: 6.3 mm
Visual Acuity:
RX: DS DC X
Date: 08-12-2019
Time: 09:12
Age: 55
30
*** Low Test Reliability ***
GHT
Outside Normal Limits
VFI 36%
MD -20.66 dB P < 0.5%
PSD 11.38 dB P < 0.5%
Pattern Deviation not shown for severely depressed fields. Refer to Total Deviation.
Total Deviation
Pattern Deviation
Pattern Deviation not shown for severely depressed fields. Refer to Total Deviation.
:: < 5%
< 2%
< 1%
< 0.5%
© 2010 Carl Zeiss Meditec
HFA II 750-31546-5.1.1/5.1.1

▲ 图 1-141　双眼视野（续）

发性白内障，因此，白内障是本病最常见的并发症，开始表现为后囊膜下混浊，最终可累及皮质及全晶状体。此病视力下降主要是由白内障引起，超声乳化联合人工晶状体植入术及联合小梁切割术治疗Fuchs综合征并发白内障、青光眼效果良好，安全可靠，术后反应轻，并发症少，是可行的手术方法。

（雷颖庆）

参考文献

[1] Sabhapandit S，Murthy SI，Balne PK，et al. Clinical spectrum，diagnostic criteria，and polymerase chain reaction of aqueous humor inviral and toxoplasma detection in Fuchs' uveitis syndrome. Indian J Ophthalmol，2016，64（8）：555-558.

[2] Norrsell K Sjdell L. Fuchs'heterochromic uveitis：a longitudinal clinical study.Acta Ophthalmol，2008，86（1）：58-64.

[3] 虹霏，朱丹，陶勇．重视Fuchs异色性虹膜睫状体炎的研究．中华眼科医学杂志（电子版），2017，7（5）：198-202.

[4] 苏连荣，李琦．Fuchs综合征并发白内障青光眼手术治疗的临床体会．国际眼科杂志，2013，13（8）：1683-168.

[5] 黄晓瑛，赵平，闫志鹏，等．超声乳化白内障吸除术治疗Fuchs综合征并发白内障的疗效观察．中华眼科医学杂志（电子版），2012，2（3）：154-156.

七、青光眼疾病

病例43 疑似Schwartz综合征的原发性开角型青光眼伴孔源性视网膜脱离

【病例介绍】

患者，男性，17岁。

主诉：左眼视力进行性下降1年，加重8天。

现病史：1年前患者无明显诱因出现左眼视力下降，不伴眼胀、眼痛、流泪等症状，患者未予重视，8天前自述视力下降加重，于我院门诊就诊，以“左眼视网膜脱离”收入院。

既往史：5年前左眼被手掌击伤史。

个人史、家族史：无特殊。

【专科查体】

眼部检查。视力：右眼5.0，左眼HM/10cm，矫正无提高。右眼眼睑无红肿、下垂、内外翻，结膜无充血、水肿，角膜透明，KP（-），前房轴深约3.5CT，Tyn征（-），虹膜纹理清晰，无萎缩、震颤，瞳孔形圆居中，直径约3.0mm，对光反应灵敏，晶状体透明，玻璃体未见明显混浊，眼底视盘边界清，色淡红，C/D约0.6，视网膜未见明显隆起、渗出及出血；左眼眼睑无红肿、下垂、内外翻，结膜无充血、水肿，角膜轻度混浊水肿，KP（-），前房轴深约3.5CT，Tyn征（-），虹膜纹理清，无萎缩、震颤，瞳孔形圆居中，直径约3.0mm，对光反应稍迟钝，药物散大至5mm见晶状体轻度混浊，玻璃体轻度混浊，眼底全视网膜青灰色隆起，僵硬皱褶，3点钟位置近锯齿缘处可见一大小约3PD视网膜裂孔，视网膜下可见大量增生带，下方近赤道部可见一巨大视网膜囊肿，颞侧周边部视网膜广泛变性，其内可见小裂孔。眼压：右眼15mmHg，左眼43mmHg。

【辅助检查】

1.眼B超 左眼视网膜脱离伴囊肿（图1-142）。

2.UBM 双眼房角开放（图1-143）。

3.视盘OCT 右眼C/D 0.6，左眼C/D 0.9（图1-144）。

4.视野 右眼鼻上方可见阶梯样暗点，左眼全盲（图1-145）。

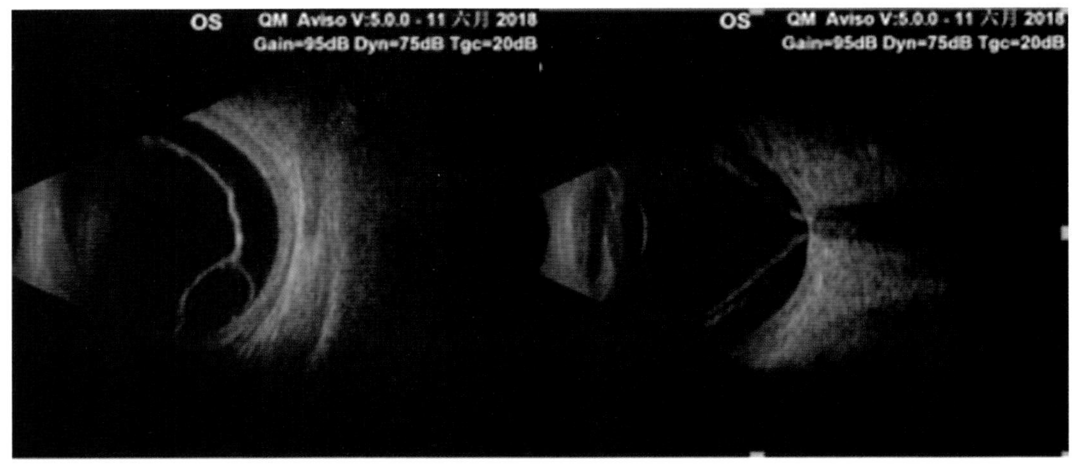

▲ 图 1-142　左眼 B 超

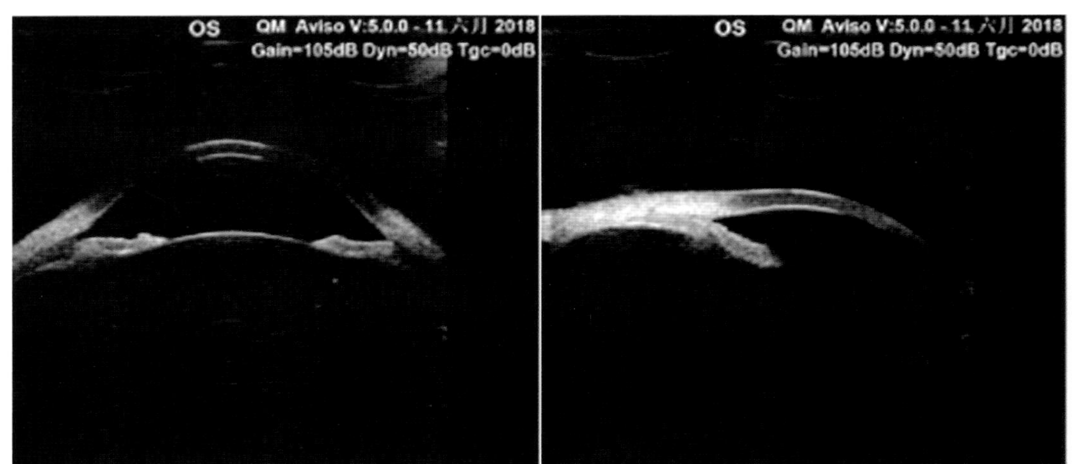

▲ 图 1-143　双眼 UBM 检查

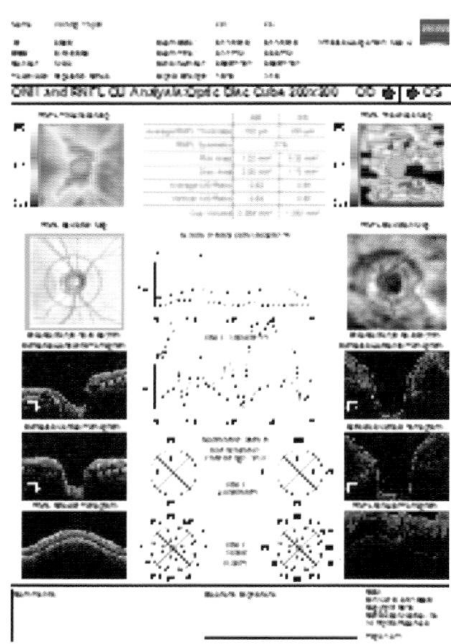

▲ 图 1-144　双眼视盘 OCT

5. 右眼 24h 动态眼压　眼压平均值 15mmHg，最高值 17mmHg，最低值 14mmHg。

6. 超广角眼底成像　左眼全视网膜青灰色隆起，僵硬皱褶，3 点钟位置近锯齿缘处可见一大小约 3PD 视网膜裂孔，视网膜下可见大量增生条带，下方近赤道部可见一巨大视网膜囊肿，颞侧周边部视网膜广泛变性，其内可见小裂孔（图 1-146）。

【诊断】

1. 左眼孔源性视网膜脱离（PVR-D1 级）。

2. 左眼青光眼。

3. 左眼视网膜囊肿。

4. 左眼视神经萎缩。

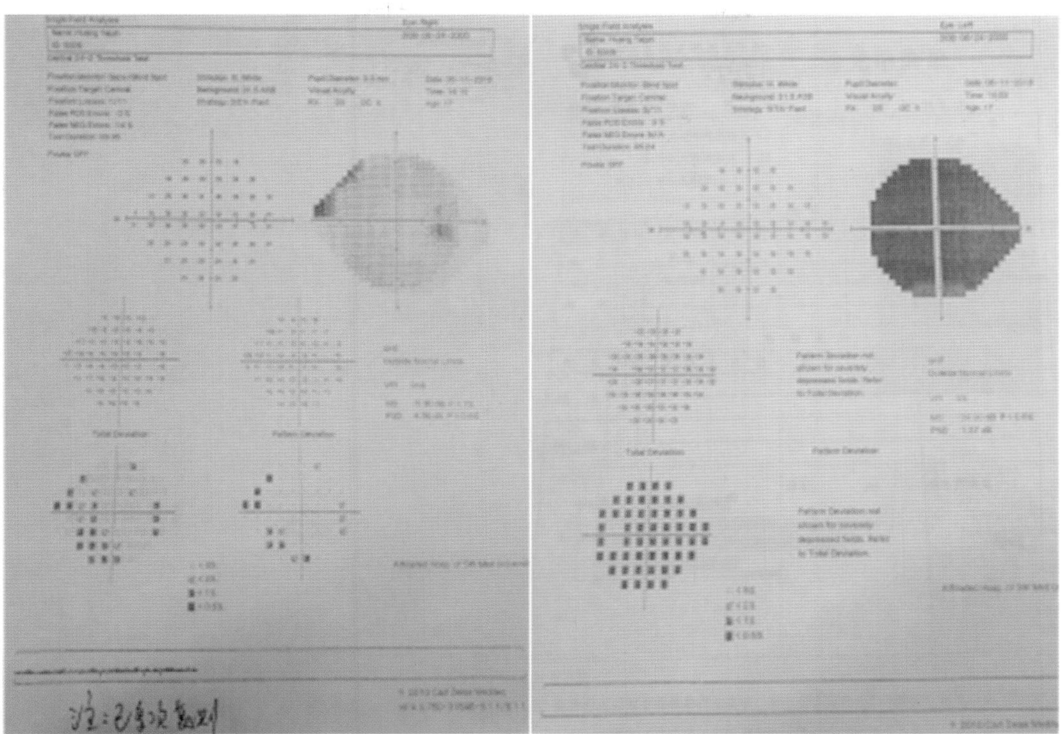

▲ 图 1-145　双眼视野检查

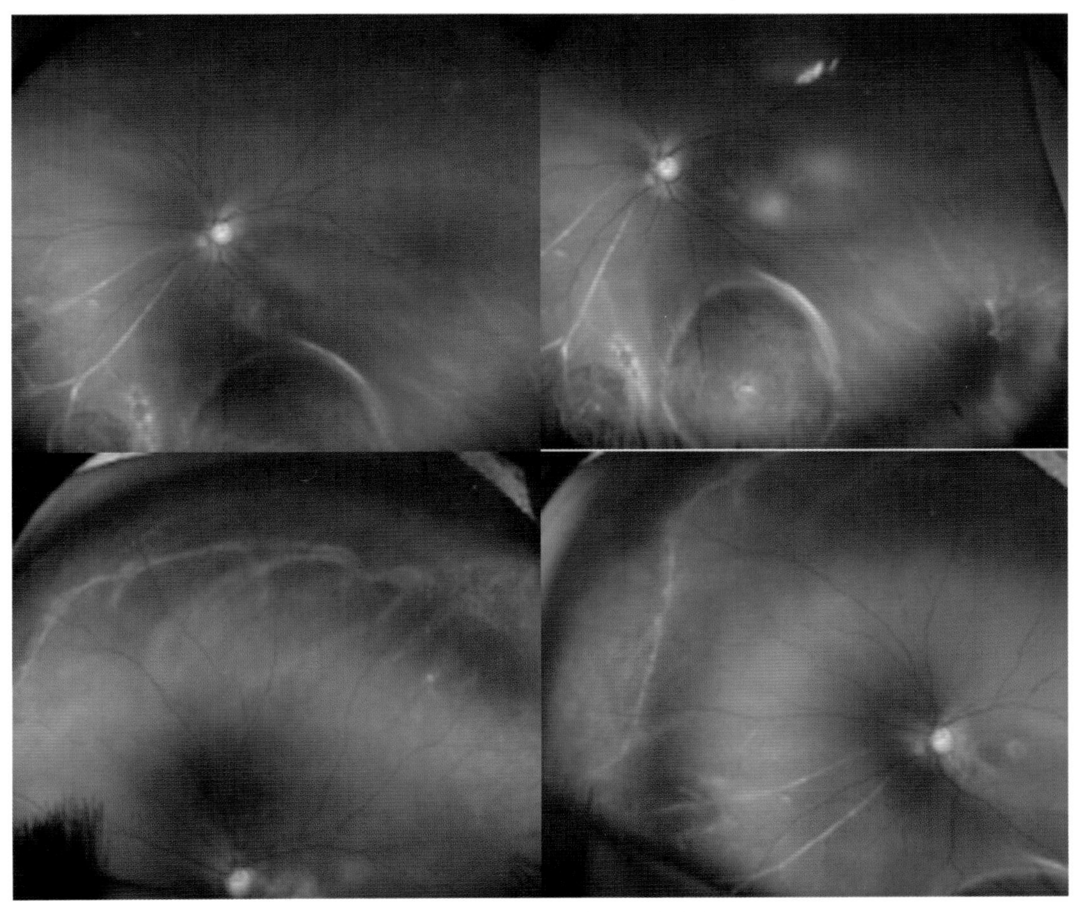

▲ 图 1-146　左眼超广角眼底成像

【鉴别诊断】

1. Schwartz 综合征　青年男性多见，单眼，多有眼球挫伤史，常伴有孔源性视网膜脱离，裂孔多位于周边部，眼压升高，房水闪辉、KP 等前葡萄膜炎的表现，手术封闭裂孔后眼压下降，眼前节炎症改善。

2. 原发性闭角型青光眼（primary angle-closure glaucoma，PACG）　女性多于男性，房角狭窄，眼压升高时，房角关闭，眼压下降又可重新开放，可见到小梁网。眼压早期即可达 60mmHg，眼底视盘可正常。

3. 视网膜劈裂　老年性视网膜劈裂常呈囊样隆起，内壁较薄，境界清楚，无裂孔。先天性视网膜劈裂好发于下方，特别是颞下方，从赤道部到远周边部呈巨大的囊样隆起，当内壁上有大裂孔而又看不到周边的边缘时，有误诊为锯齿缘解离的可能。不过内壁较薄，远不如脱离的视网膜厚实，绝大多数合并黄斑病变。

【治疗经过】

患者入院左眼眼压 43mmHg，无自觉症状，予以两联降眼压药物（酒石酸溴莫尼定滴眼液、布林佐胺滴眼液），用药第 2 天左眼眼压 17mmHg，停用降眼压药物，完善相关术前准备，局麻下行“左眼玻璃体切除 + 剥膜 + 视网膜激光光凝 + 硅油填充术”。

术后第 1 天，患者自述左眼胀痛、呕吐不适，视力：右眼 5.0，左眼 HM/ 眼前，矫正无提高，左眼结膜充血（+），角膜混浊水肿（+），角膜内皮可见少许血细胞附着，前房可见红细胞颗粒，虹膜纹理较清，瞳孔散大约 5mm，瞳孔区可见少许渗出，对光反应消失。眼压：右眼 15mmHg，左眼 57mmHg。予以临时全身甘露醇脱水治疗，同时继续使用两联降眼压药物，30min 后测眼压，左眼 47mmHg，患者自觉无不适。术后第 3 天，眼压 20mmHg，视力 HM/30cm，第 4 天眼压 17mmHg，予以出院门诊随访。术后 1 周、2 个月复查视力，均为右眼 1.0，左眼 CF/10cm，矫正无提高。眼压：右眼 16mmHg，左眼 17mmHg，左眼超广角眼底成像检查可见视网膜平复，激光斑清晰，裂孔封闭（图 1-147）。

【病例分析及诊疗思路】

本例患者为青年男性，5 年前左眼外伤史，单眼发病，病史长，自觉症状轻，因患者视网膜脱离 PVR D1，若行外路环扎手术，手术难度大，复发风险高，且患者病程长，视力差，视神经萎缩，患者及其家属考虑后要求予以内路玻璃体切除手术治疗，术前检查双眼 UBM 房角开放，术眼眼压高，视神经萎缩，C/D 0.9，考虑原发性开角型青光眼可能，但同时也不排除因其他原因造成眼内压持续性升高而导致的视盘凹陷进行性扩大加深、视神经萎缩等。Schwartz 综合征同样也伴有视网膜脱离和眼压升高，而该病的眼压升高主要是由于视网膜光感受器的外节膜盘通过视网膜裂孔进入前房，阻塞小梁网，引起房水外流受

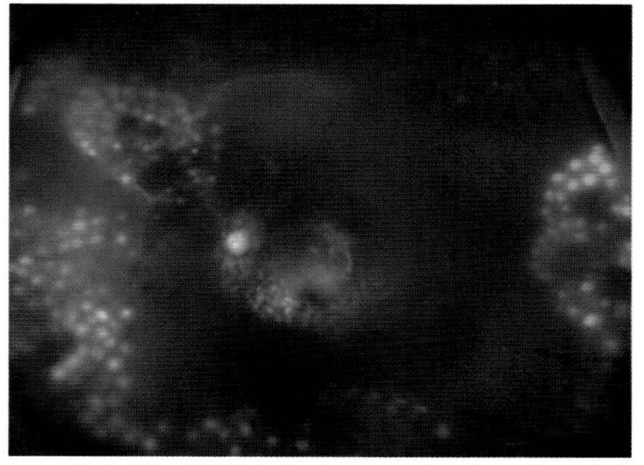

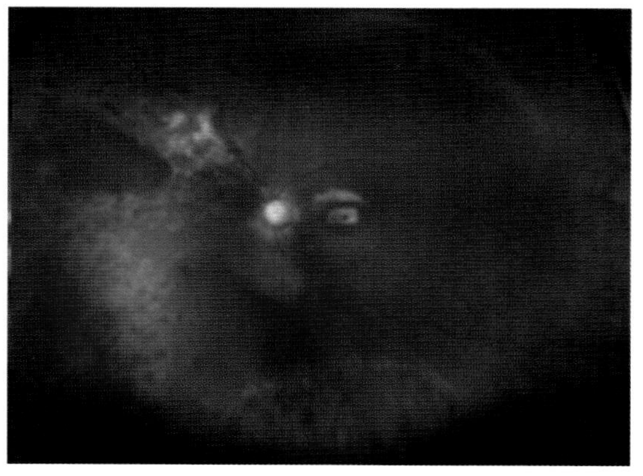

▲ 图 1-147　术后 1 周、2 个月左眼超广角眼底成像

阻，术后封闭裂孔，眼压下降，同时应存在前葡萄膜炎相关体征，但本例患者眼前节未见明显异常，术后眼压持续性升高与 Schwartz 综合征特征不符，参阅文献报道，Schwartz 综合征患者几乎均行外路手术治疗，因此术后眼压持续性升高，仍需要考虑的因素包括房水循环障碍及眼内硅油的因素。

视网膜脱离常表现为眼压降低，目前研究视网膜脱离伴青光眼的患病率不同学者研究统计有较大的差异，常见伴有开角型青光眼患者约 7%。视网膜脱离伴青光眼的发病机制可能原因包括缩瞳药对虹膜的牵拉，使睫状体锯齿缘向前，玻璃体向前与视网膜关系发生改变；青光眼患者长期使用缩瞳药，使得周边网膜改变不能及时被发现，周边视野缺损误认为是青光眼引起而漏诊；视网膜脱离后眼压下降，又可能会掩盖青光眼高眼压的症状。因此，在对此类患者的诊治过程中，切勿忽略周边网膜的检查，对可疑周边裂孔的患者应及时予以视网膜激光光凝等治疗，并且密切随访观察病情变化。

（郭　露　吕红彬）

参考文献

[1] Schwartz A. Chronic open-angle glaucoma secondary to rhegmatogenous retinal detachment. Am J Ophthalmol, 1973, 75（2）: 205-211.

[2] Mangouritsas G, Mourtzoukos S, Portaliou DM, et al. Glaucoma associated with the management of rhegmatogenous retinal detachment.Clinical Ophthalmology, 2013, 7（default）: 727-734.

[3] Phelps CD, Burton TC. Glaucoma and retinal detachment. Arch Ophthalmol, 1977, 95（3）: 418-422.

[4] Pape LG, Forbes M. Retinal detachment and miotic therapy. Am J Ophthalmol, 1978, 85（4）: 558-566.

病例 44　原发性急性闭角型青光眼

◆ 原发性急性闭角型青光眼（急性发作期）

【病例介绍】

患者，男性，63 岁。

主诉：左眼视力下降 2^+ 个月，眼胀痛、急剧视力下降伴同侧头痛 2^+ 周。

现病史：2^+ 个月患者前无明显诱因出现左眼视力下降，余无特殊不适，未到医院就诊，2^+ 周前左眼眼胀痛伴同侧头痛，视力下降明显，于当地医院治疗，经局部缩瞳、降眼压、抗炎，全身静脉滴注甘露醇脱水治疗后症状无明显缓解。

既往史：2 型糖尿病病史 5^+ 年，未正规监测血糖，余无特殊。

家族史：否认类似疾病史。

【专科查体】

眼部检查。视力：右眼 4.9，左眼 HM/10cm，双眼矫正无提高，右眼眼睑无肿胀，结膜无充血水肿，角膜透明，KP（-），中央前房轴深 2CT，周边前房小于 1/4 CT，房水清，虹膜纹理清，颜色正常，瞳孔形圆居中，直径约 2.5mm，对光反应灵敏，晶状体皮质不均匀混浊，玻璃体轻度混浊，视盘边界清楚，色淡红，C/D 0.4，视网膜平伏红润，未见出血及渗出；左眼睑无肿胀，球结膜混合充血（++），结膜轻度水肿，角膜上皮雾状水肿混浊，散在泡状上皮脱落，中央前房轴深 1.5CT，周边房角关闭，虹膜纹理欠清，颜色正常，瞳孔形圆居中，直径约 4.5mm，对光反应消失，晶状体皮质不均匀混浊，玻璃体轻度混浊，眼底窥不清。眼压：右眼 15mmHg，左眼 53mmHg。

【辅助检查】

1. 眼前节照相　右眼前房浅，左眼球结膜水肿，混合充血（+++），角膜上皮雾状水肿混浊，中央前房浅，周边房角关闭，瞳孔轻度散大，对光反应消失（图 1-148）。

2. UBM　右眼虹膜前膨隆，周边前房极浅；左眼虹膜前膨隆，周边房角关闭（图 1-149）。

【诊断】

1. 双眼原发性急性闭角型青光眼（primary

acute angle-closure glaucoma，PACG）（右眼临床前期，左眼急性发作期）。

2. 双眼并发性白内障。

3. 2 型糖尿病。

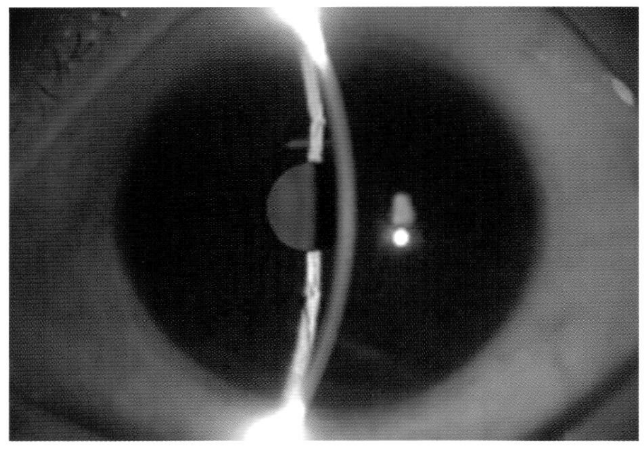

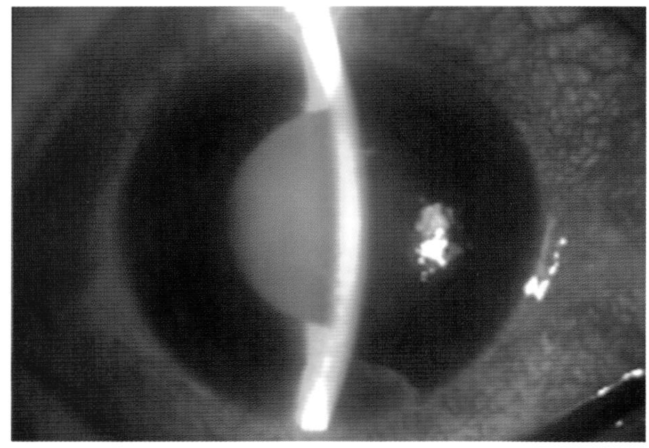

▲ 图 1-148 双眼眼前节照相

【鉴别诊断】

1. 急性虹膜睫状体炎　可有急性眼红、眼痛、视力下降等病史，但角膜常无水肿、常有大量灰白色 KP，前房深度正常、房水混浊、瞳孔缩小，最主要的是眼压正常或偏低或稍高，可鉴别。

2. 青光眼睫状体综合征　多好发于中青年男性，眼压可达 50mmHg 以上，角膜后羊脂状沉着物，前房深，房角开放，自觉症状轻，一般数天内可自行缓解。

3. 白内障过熟期继发青光眼　见于老年患者，急性发病，明显眼痛，眼压高，前房浅，角膜水肿，可根据晶状体混浊程度（过熟期）和对侧眼的前房深度正常鉴别。

【治疗经过】

缩瞳、降眼压、抗炎治疗，缓解后行左眼青光眼小梁切除＋虹膜周切术及右眼激光虹膜周切术治疗（图 1-150）。

◆ 原发性急性闭角型青光眼（先兆期）

【病例介绍】

患者，女性，58 岁。

主诉：右眼反复胀痛 10^+ 年，眼痛、视力下

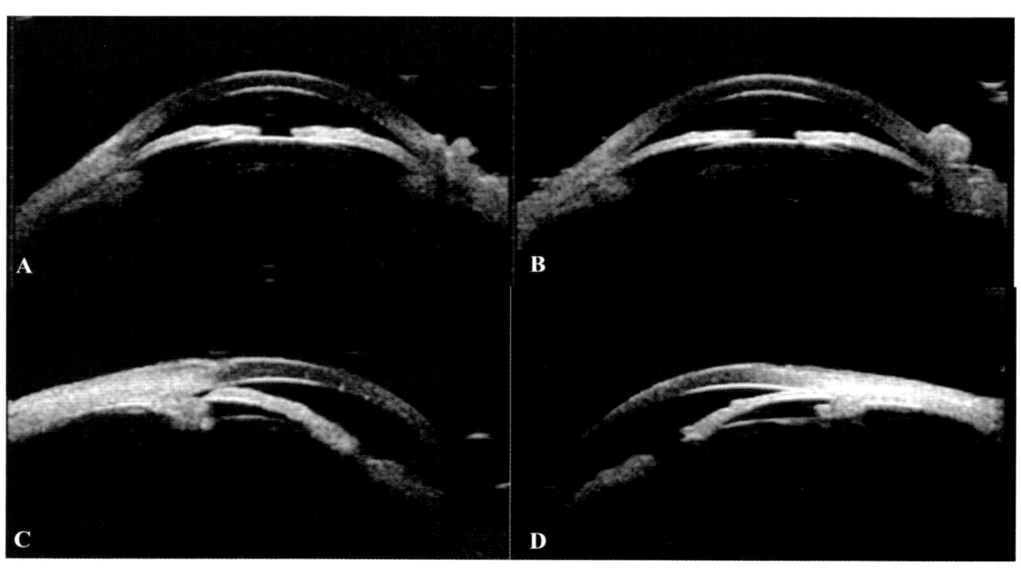

▲ 图 1-149 双眼 UBM

A 和 C. 右眼；B 和 D. 左眼

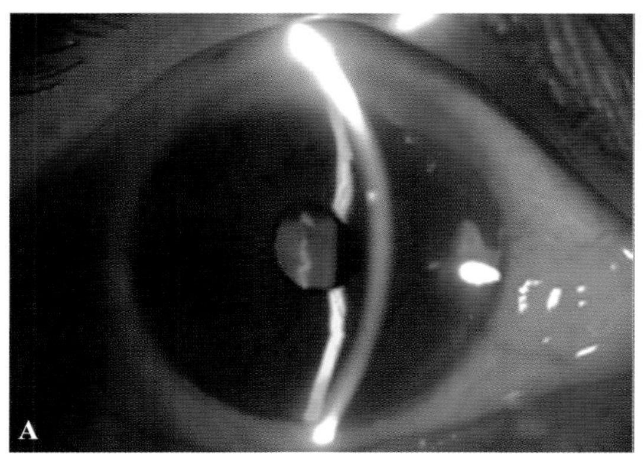

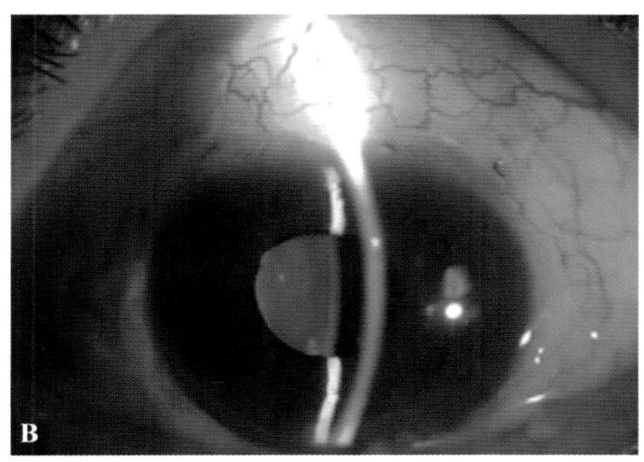

▲ 图 1-150　右眼激光虹膜周切术后，11 点钟位置虹膜周切孔显见，前房加深；左眼小梁切除 + 虹膜周切术后，滤过泡弥散，前房加深

A. 右眼；B. 左眼

降 1⁺ 天。

现病史：患者 10⁺ 年前无明显诱因出现右眼眼胀不适，眼胀时伴轻度视力下降，无头痛、呕吐等症状，持续数分钟后自行缓解，以上症状反复出现，未予以重视，1⁺ 天前傍晚时分再次出现右眼眼胀痛伴视力下降入院。

既往史：无特殊。

家族史：否认类似疾病史。

个人史：A 型性格，平素性格急躁、易怒。

【专科查体】

眼部检查。视力：右眼 4.6，左眼 4.9，双眼视力矫正无提高。右眼眼睑无肿胀，结膜轻度充血，无水肿，角膜上皮轻度水肿混浊，KP（–），中央前房轴深 2.5CT，周边房角关闭，房水清，虹膜轻度前膨隆，纹理清，颜色正常，瞳孔形圆居中，直径约 3mm，对光反应迟钝，晶状体皮质轻度混浊，玻璃体轻度混浊，视盘边界清楚，色淡红，C/D 0.4，视网膜平伏红润，未见明显出血及渗出；左眼眼睑无肿胀，结膜轻度充血，角膜透明，KP（–），中央前房轴深 2.5CT，周边前房深约 1/4CT，房水清，虹膜纹理清，颜色正常，瞳孔形圆居中，直径约 2.5mm，对光反应灵敏，晶状体轻度混浊，玻璃体轻度混浊，视盘边界清楚，色淡红，C/D 0.4，视网膜平伏红润，未见明显出血及渗出。眼压：右眼 33mmHg，左眼 19mmHg。

【辅助检查】

1. 眼前节照相　右眼角膜透明，前房浅，虹膜轻度前膨隆（图 1-151）。

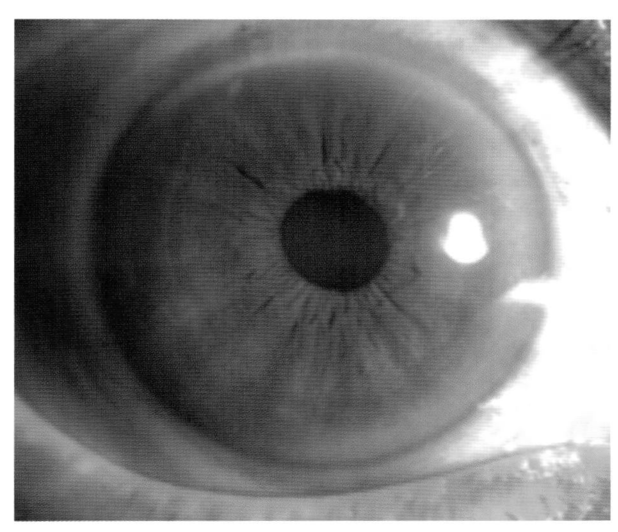

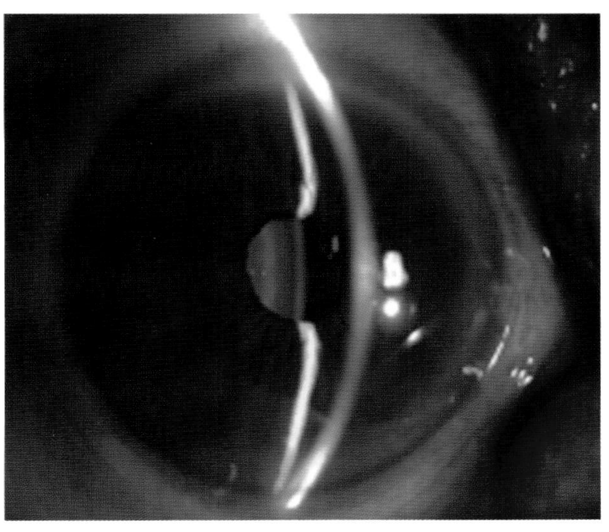

▲ 图 1-151　右眼眼前节照相

2. UBM　右眼虹膜肥厚，向前膨隆，前房浅，房角窄（图 1-152）。

【诊断】

1. 双眼原发性急性闭角型青光眼（primary acute angle-closure glaucoma，PACG）（右眼先兆期，左眼临床前期）。

2. 双眼并发性白内障。

【鉴别诊断】

1. 急性虹膜睫状体炎　可有急性眼红、眼痛、视力下降等病史，但角膜常无水肿、常有大量灰白色 KP，前房深度正常、房水混浊、瞳孔缩小，最主要的是眼压正常或偏低或稍高，可鉴别。

2. 青光眼睫状体综合征　多好发于中青年男性，眼压可达 50mmHg 以上，角膜后羊脂状沉着物，前房深，房角开放，自觉症状轻，一般数天内可自行缓解。

3. 白内障过熟期继发青光眼　见于老年患者，急性发病，明显眼痛，眼压高，前房浅，角膜水肿，可根据晶状体混浊程度（过熟期）和对侧眼的前房深度正常鉴别。

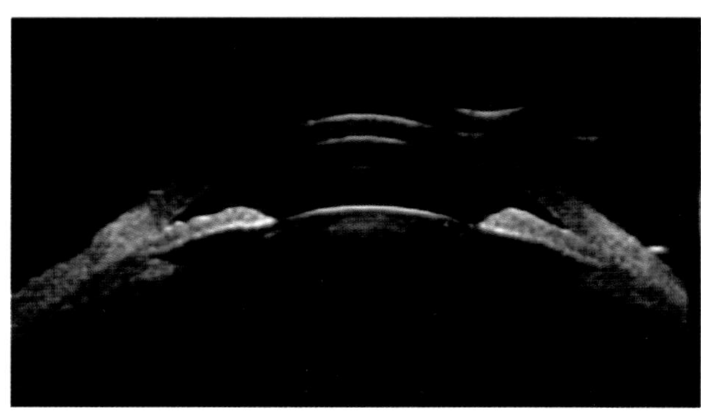

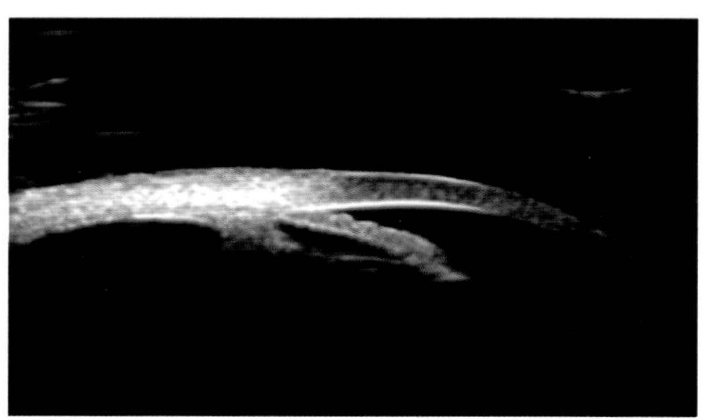

▲ 图 1-152　右眼 UBM

【治疗经过】

降眼压、缩瞳、抗炎治疗，表麻下行双眼激光虹膜周边切割术治疗。

◆ 原发性急性闭角型青光眼（急性发作期）

【病例介绍】

患者，男性，80 岁。

主诉：左眼反复胀痛视力下降伴头痛 2^+ 年。

现病史：2^+ 年前患者无明显诱因出现左眼眼红、眼胀、眼痛、视力下降，伴头痛、恶性、呕吐等不适，至当地某医院就诊，诊断为“脑血管硬化”，予以输液及口服药物治疗（具体不详）症状缓解，其后上述症状反复发作。1^+ 天前，再次出现左眼胀痛伴左侧剧烈头痛，为求进一步诊治遂来我院，门诊以“双眼急性闭角型青光眼”收入院。

既往史、个人史及家族史：均无特殊。

【专科查体】

眼部检查。视力：右眼 4.2，左眼 CF/20cm，均矫正无提高。右眼上睑皮肤松弛，未见红肿、倒睫，结膜未见明显充血，颞侧见结膜肥厚增生，侵入角膜缘约 2mm，角膜透明，KP（-），前房中央深约 2.5CT，周边轴深约 1/4CT，房水清，虹膜纹理清，瞳孔形圆居中，直径约 3mm，直接及间接对光反应迟钝，晶状体皮质棕黄色混浊，玻璃体混浊，眼底隐约见部分视网膜大血管影。左眼眼睑未见明显红肿、倒睫，结膜混合充血（++），角膜稍雾状混浊，KP（-），前房中央深约 2CT，周边轴深约 1/4 CT，房水清，虹膜纹理清，瞳孔竖椭圆形，直径约 5mm，直接及间接对光反应消失，晶状体皮质棕黄色混浊，玻璃体混浊，眼底窥不清。眼压：右眼 10mmHg，左眼 37mmHg。

【辅助检查】

UBM：左眼房角 360° 关闭。

【诊断】

1. 双眼原发性急性闭角型青光眼（primary

acute angle-closure glaucoma，PACG）（右眼临床前期，左眼急性发作期）。

2. 双眼并发性白内障。

3. 右眼翼状胬肉。

【鉴别诊断】

1. 急性虹膜睫状体炎　多数患者自述有眼痛、眼红、畏光、流泪、视物模糊，眼部检查眼压正常，角膜后灰白色沉着物为羊脂状或中等大小，房水混浊，瞳孔缩小而不是散大，前房深度和房角均正常，对侧眼解剖结构正常。

2. 继发性青光眼　多由晶状体膨胀、晶状体溶解、晶状体半脱位、前葡萄膜炎、外伤等引起的青光眼，也可出现眼压升高，甚至遗留高眼压造成的眼部损害体征，根据患者病史及详细眼科检查可发现有明确的原发病或外伤史，且对侧眼多不具有浅前房的特点。

3. 急性结膜炎　患者有眼红、眼痛、畏光、流泪、视物模糊等不适，眼部检查见结膜充血，角膜透明，KP（-），前房正常，房水清，余眼内结构无明显异常，眼压正常。

【治疗经过】

就诊后立即予以硝酸毛果芸香碱滴眼液缩瞳，妥布霉素地塞米松滴眼液抗炎，酒石酸溴莫尼定滴眼液、布林佐胺滴眼液、倍他洛尔滴眼液降眼压处理，同时行左眼青光眼小梁切除＋虹膜周边切割术及右眼激光虹膜周边切除治疗，以及术后予左氧氟沙星滴眼液、妥布霉素地塞米松滴眼液/眼膏、双氯芬酸钠滴眼液局部抗炎、预防感染等治疗。术后术眼结膜上方滤过泡扁平弥散，眼压控制稳定，眼压：右眼 13～17mmHg，左眼 15～20mmHg。建议院外继续用药，定期门诊随访，根据眼部病情恢复情况调整用药方案。

【病例分析及诊疗思路】

以上三个病例为典型的原发性急性闭角型青光眼的急性发作期和先兆期。第一个和第三个病例均存在眼痛、视力急剧下降及同侧头痛的典型病史特点，结合眼压高、前房浅、房角关闭、角膜上皮雾状混浊水肿、瞳孔纵椭圆形，中等度散大等阳性体征和 UBM 检查，诊断明确。第二个病例患者双眼胀痛 10 余年，多在傍晚时分发作，轻度眼痛不适，伴视力轻度下降、雾视、角膜上皮轻度水肿、瞳孔轻度散大等典型特点。该患者门诊就诊时测得眼压正常，结合浅前房和既往病史特点，予以完善青光眼排查及监测 24h 动态眼压，在监测当天下午出现急性闭角型青光眼先兆期的典型症状，支持诊断。

原发性闭角型青光眼是一组急性房角关闭，导致房水循环受阻，造成眼压高的一类青光眼。一般系双眼发病，可先后发病，黄种人最多见，黑种人次之，白种人最少，女性多见，男女比例为 1 ∶ 3，与女性房角较窄有关，多发生在 40 岁以上，50—70 岁最多见，也是国内常见青光眼类型。

原发性闭角型青光眼发病常具备以下两个因素：①眼球解剖结构异常。前房浅，尤其是周边前房，角膜相对较小，晶状体相对较厚（随着年龄的增长），房角入口窄；加之眼轴较短，形成晶状体位置相对偏前，使得相对狭小的眼前段更为拥挤，晶状体前表面与虹膜紧贴的面积增大，增加的瞳孔阻滞力，使已狭窄的房角发生关闭、拥堵。②促发机制的存在。原发性闭角型青光眼的发生常常有内在或外在的促发因素：包括局部的、全身性的、生理性或病理性的；临床上多为药物使用不当、情绪波动、过度劳累、近距离用眼过度、暗室环境、全身疾病等。可能的机制是这些刺激直接或间接通过内分泌系统引起眼部自主神经功能紊乱，交感－副交感神经失去平衡，使得瞳孔散大并加重瞳孔阻滞。或睫状肌调节痉挛，虹膜根部前移，或瞳孔大小变化使周边虹膜摩擦、摩擦小梁组织，加之眼局部血管舒缩功能失调，共同导致狭窄的前房关闭、堵塞，促使青光眼急性发作。

临床表现分为临床前期、先兆期、急性发作期、间歇期、慢性期、绝对期。

1. 临床前期　指具备闭角型青光眼的解剖结构特征：浅前房、窄房角，但尚未发生青光眼，这里一般有两种情况：①另一眼有明确急性闭角型青光眼急性发作史，而该眼从未发作过；②没有明确闭角型青光眼发作史，但有明确急性闭角型青光眼家族史，具备闭角型青光眼浅前房、窄房角等解剖特点，激发试验呈阳性者。

2. 先兆期　也称小发作，其临床特点包括自觉症状轻微，仅轻度眼部酸胀不适，视力不影响或轻度减退，有雾视、虹视现象，结膜轻度充血，角膜上皮轻度水肿，前房变浅，瞳孔正常或轻度散大，眼压升高，常在30～50mmHg，常于傍晚或夜间瞳孔散大情况下发生，发作时间短暂，多可自行缓解。

3. 急性发作期　起病急，房角大部分或全部关闭，导致眼压急剧升高。临床表现为眼痛、视力急剧下降，可伴同侧头痛及伴随症状：畏光、流泪、恶心、呕吐等。球结膜混合充血、水肿，角膜上皮水肿，角膜后色素沉着，前房闪辉、前房极浅，房角关闭，瞳孔中等散大，常呈竖椭圆形，对光反应消失、晶状体前囊下有时可见小片状白色混浊，称为青光眼斑，眼压常在50mmHg以上，高者可达80mmHg；高眼压缓解后，症状减轻或消失，视力好转，眼前段常留下永久性组织损伤，如扇形虹膜萎缩、色素脱失、局部后粘连、瞳孔散大固定、房角广泛性粘连、色素性KP和青光眼斑等。

4. 间歇期　青光眼急性发作后，经药物治疗或自然缓解，房角重新开放或大部分开放，眼压下降，病情可暂时缓解或相当长时期内保持稳定，称为缓解期，时间可长可短，长者1～2年或更久，短者1～2个月，个别甚至数日内再发作。

5. 慢性期　急性大发作或反复小发作后，房角广泛粘连，小梁功能已遭受严重损害，眼压中度升高，眼底常可见青光眼性视盘凹陷并有相应的视野缺损。

6. 绝对期　高眼压持续过久，眼组织特别是视神经已遭严重破坏，视力已降至无光感，且无法挽救的晚期程度，偶尔可因眼压过高或角膜变性而剧烈疼痛。

少数急性闭角型青光眼急性发作病例不表现为上述典型眼部症状，而以恶心、呕吐、腹泻或者头晕、头痛为主要症状，常被误诊为急腹症或者脑血管疾病而错过最佳治疗时机。

临床上的原发性急性闭角型青光眼多见于急性发作期，应按眼科急症处理，挽救视功能和保护房角。首先降眼压，常见的是促进房水引流、减少房水生成、高渗脱水药物联合应用，同时使用缩瞳剂开放房角，使用糖皮质激素或非甾体抗炎药物消炎，病情缓解后行虹膜周边切除手术或滤过手术。对于临床前期和间歇期，主张及时行周边虹膜切割术或激光虹膜周切术解除瞳孔阻滞，对于不愿手术者，应在使用缩瞳剂情况下加强随访。慢性期治疗的主要目的为控制眼压，此时房角已大部分粘连，房水引流功能严重受损，应行滤过手术。绝对期治疗主要目的为解除症状，可药物降眼压，若眼压极高眼部症状明显者，可考虑手术。对于合并白内障者，应考虑行白内障摘除手术或青光眼白内障联合手术。

临床上急性闭角型青光眼先兆期较为常见，但由于临床症状不突出，常被患者或医务人员忽视，或因眼眶疼痛或头痛被误诊为脑血管等其他疾病而错过治疗。临床上一旦诊断急性闭角型青光眼先兆期，应行虹膜周边切割术治疗，同时行青光眼知识宣教，可行另一只眼的激光虹膜周切治疗，减少急性发作及视功能损伤。

【护理要点】

急性闭角型青光眼在临床当中属于一种常见的眼科急症，其致盲率相对较高。其相关症状主要表现为剧烈头痛、眼痛、恶心，以及视力明显下降。若没有采取及时、有效的治疗及护理，严重时会导致不可逆性失明，所以在急性发作期一定要采取相对应的护理，可以使其相关症状得到明显缓解，使患者痛苦明显减轻。

1. 心理护理　急性闭角型青光眼发病急，患者视力下降明显且反复发作后视力很难恢复，因此，患者心理负担较重，易产生紧张、焦虑心理，且青光眼患者具有性情急躁、易激动的特点。故而心理护理应该贯穿整个围术期的护理中，尤其是老年人对治疗容易产生恐惧感从而造成术前心理障碍影响手术效果。术后患者对治疗效果的期待会形成急躁、紧张情绪，更需要护理人员帮助其消除这些不良情绪，配合后续恢复治疗。在急性闭角型青光眼患者的治疗过程中，护士应详细地了解其所护理的患者所处疾病不同阶段的心态，并针对性地给予患者心理安慰，从而使患者在心理上接受其所患疾病，并配合医生工作，使治疗方案顺利进行，护理效果满意。

2. 药物的护理　①缩瞳药，毛果芸香碱滴眼液的不良反应是可引起眉弓疼痛、视物发暗、近视加深等，若频繁滴眼，还可能出现胃肠道反应、头痛、出汗等全身中毒症状。因此，每次点药后应压迫泪囊区数分钟，如出现上述症状应及时停药；② β 肾上腺素受体拮抗药，要注意观察心率变化，对心脏房室传导阻滞、窦性心动过缓和支气管哮喘者禁用；③高渗剂：对年老体弱或有心血管疾病者，应注意呼吸及脉搏变化，用药后应平卧休息，防止意外发生。

3. 避免促发因素　①选择营养丰富易消化的食物，多食新鲜蔬菜和水果，忌暴饮暴食，保持排便通畅。②适当控制饮水量，一次饮水量不宜超过 300ml，可以分多次饮用。24 小时饮水量不能超过 2000ml。③睡眠时适当垫高枕头。④避免在暗室久留（如电影院），衣领裤带不宜过紧。⑤避免长时间看电视、电影、长时间低头，看电视室内宜开大灯。⑥按规定时间复查，青光眼术后最重要的是定期复查，少数做过手术的患者，术后长期存在非常隐蔽的慢性葡萄膜炎，忽视复诊及治疗可能会造成周边虹膜前后粘连，眼压升高。如果做了手术就以为万事大吉，不再复诊，这样很可能耽误治疗，甚至失明。

4. 治疗原则及手术方法　急性闭角型青光眼的治疗原则是迅速降眼压，减少组织伤害，积极挽救视力。首先用药物降眼压，待眼压恢复正常后，可考虑手术治疗。常用的手术方法有：①激光手术，如激光周边虹膜切割术；②显微手术，如周边虹膜切割术、小梁切割术，术后需密切观察病情变化，及时发现、处理出现的各种并发症。

小梁切割术是治疗青光眼的常用方法，该手术成功的关键在于功能性滤过泡的形成，然而，受各种因素影响，术后早期容易引起滤过泡形成不良，晚期造成滤过泡瘢痕化，导致手术失败，术后根据患者滤过泡与眼压情况，由专业训练的医生于裂隙灯下进行眼球按摩操作，指导患者眼球朝上注视，操作者的拇指指腹放在术眼下睑紧贴眶下缘位置（6 点钟位置处），压迫下部眼球，并朝上推动眼球，按摩时力度适宜，密切关注滤过泡与前房状况，压 2s，停 2s，频率保持每分钟 15 次，按摩时间持续 3～5min，每天 4～6 次。术后早期通过正确且规范的眼球按摩，有助于形成功能性滤过泡，控制眼压水平，提高手术成功率，改善预后。

（喻应贵　王贵渠　范秋梅　王妍茜）

参考文献

[1] 陈翔宇，才瑜 . 原发性闭角型青光眼的流行病学研究及分类现状 . 中华眼科杂志，2011，47（10）：949-952.

[2] R Sihota FRC Ophth，NC Lakshmaiah MD，HC Agarwal MD，et al. Ocular parameters in the subgroups of angle closure glaucoma.Clinical & Experimental Ophthalmology，2011，28（4）：253-

258.
[3] Lachkar Y，Bouassida W. Drug-induced acute angle closure glaucoma.Curr Opin Ophthalmol，2007，18（2）：129-133.
[4] 龚永建 . 急性闭角型青光眼双眼急性发作的诱因分析 . 中国当代医药，2012，19（27）：177-178.
[5] 孙跃进，武奇志，张书亚 . 急性闭角型青光眼急性发作的鉴别诊断 . 临床急诊杂志，2001，2（3）：133-134.
[6] 朱雷 . 急性闭角型青光眼 115 例治疗的回顾性分析 . 国际眼科杂志，2013，13（7）：1385-1387.
[7] 葛坚 . 眼科学 . 2 版 . 北京：人民卫生出版社，2011，6：244-250.

病例 45　原发性慢性闭角型青光眼

【病例介绍】

患者，男性，52 岁。

主诉：双眼进行性视力下降、反复眼胀痛 6+ 年。

现病史：患者 6+ 年前出现双眼视力进行性下降，左眼为甚，伴反复眼胀不适，偶伴同侧额部胀痛，无恶心呕吐。

既往史：无特殊。

家族史：无类似疾病家族史。

【专科查体】

眼部检查。视力：右眼 4.3，矫正无提高，左眼 NLP；右眼眼睑无异常，结膜无充血水肿，巩膜无黄染，角膜透明，中央前房轴深 3CT，周边前房深度小于 1/4 CT，KP（-），房水清，瞳孔形圆居中，直径约 2.5mm，对光反应迟钝，晶状体皮质不均匀混浊，玻璃体轻度混浊，视盘边界清楚，视盘苍白，C/D 0.7，视网膜无出血渗出；左眼眼睑无异常，结膜无充血水肿，巩膜无黄染，角膜透明，中央前房轴深 3CT，周边前房深度小于 1/4 CT，KP（-），房水清，瞳孔形圆居中，直径约 3mm，对光反应消失，晶状体皮质不均匀混浊，玻璃体轻度混浊，视盘边界清楚，视盘苍白，C/D 0.9，视网膜平伏红润，无出血渗出。眼压（NCT）：右眼 42mmHg，左眼 51mmHg。

【辅助检查】

1. 眼前节照相　双眼前房浅，虹膜轻度前膨隆（图 1-153）。

2. UBM　双眼虹膜肥厚，向前膨隆，房角窄（图 1-154）。

3. 眼底照相　双眼视盘色苍白、凹陷，左眼为甚，右眼 C/D 0.7，左眼 C/D 0.9（图 1-155）。

4. 视野　右眼管状视野，左眼视野全盲。

【诊断】

1. 双眼原发性慢性闭角型青光眼（primary chronic angle-closure glaucoma）（右眼晚期，左眼绝对期）。

2. 双眼并发性白内障。

【鉴别诊断】

1. 原发性急性闭角型青光眼慢性期　有急性发作的病史，晚期眼压高，虹膜萎缩，瞳孔半开大，形状不规则，有青光眼斑。

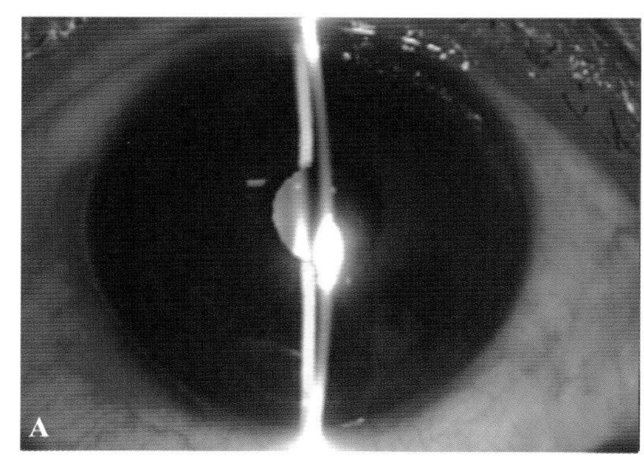

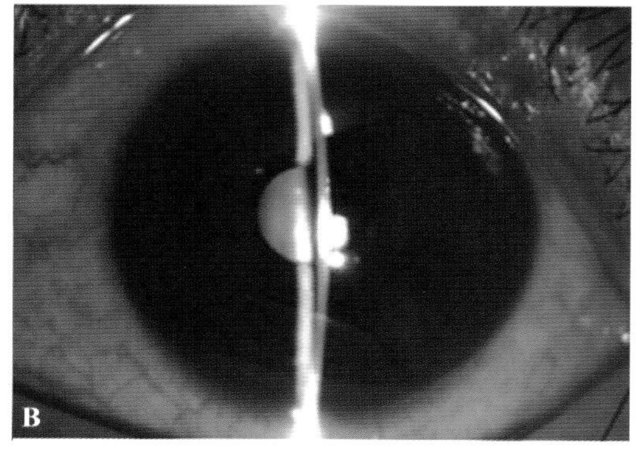

▲ 图 1-153　双眼眼前节照相

A. 右眼；B. 左眼

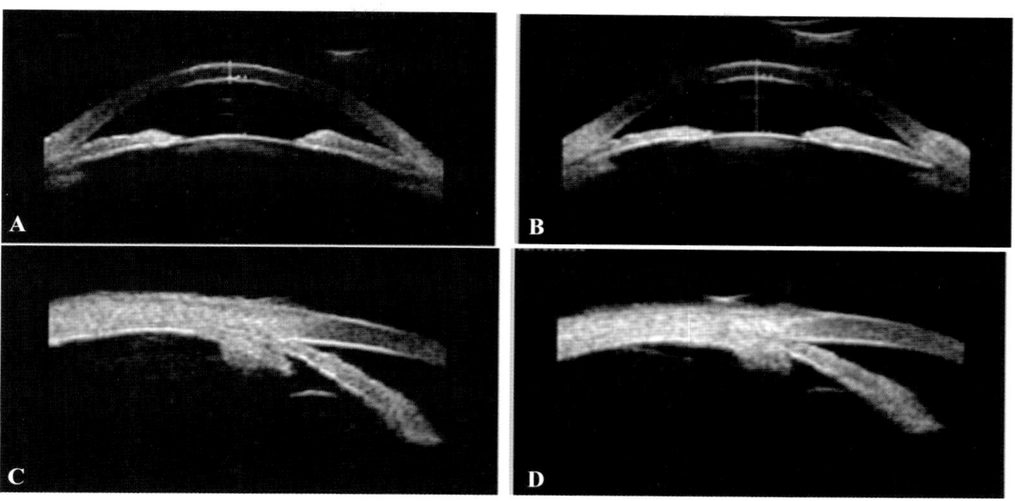

▲ 图 1-154 双眼 UBM

A 和 C. 右眼；B 和 D. 左眼

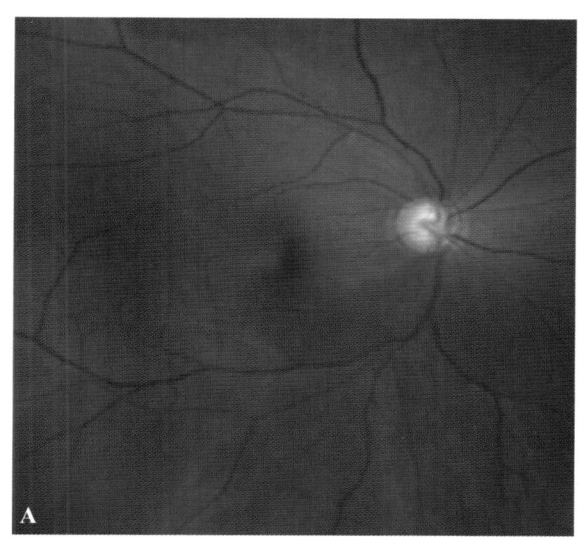

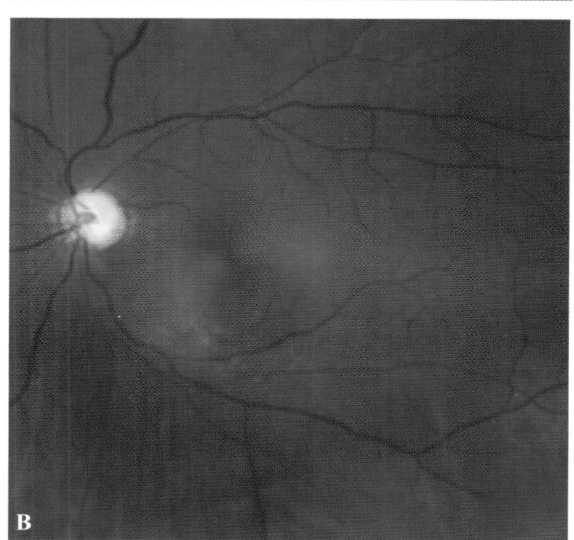

▲ 图 1-155 双眼超广角眼底成像

A. 右眼；B. 左眼

2. 原发性开角型青光眼 早期多自觉症状，眼压高，视神经损害和视力下降缓慢出现与慢性闭角青光眼相似，前房深浅正常或较深，房角开放可与慢性闭角青光眼鉴别。

3. 原发性视神经萎缩 一般病变在球后，萎缩过程是下行性的，视盘颞侧或全视盘色淡或苍白，边界清，凹陷中可见筛板与慢性闭角型青光眼相似，但视盘凹陷不明显，同时眼压正常和前房深度正常可鉴别，头颅 MRI 排除颅内疾病可鉴别。

【治疗经过】

降眼压，局麻下行双眼青光眼小梁切除 + 虹膜周边切割术，术后双眼眼压控制在 13～15mmHg。

【病例分析及诊疗思路】

该病例具备典型的双眼缓慢视力下降伴随眼胀痛病史，结合前房浅、视神经萎缩、眼压高等典型的临床表现，诊断原发性慢性闭角型青光眼明确。

慢性闭角型青光眼多见于 50 岁左右男性，临床表现类似于开角型青光眼，但其周边前房浅，中央前房深度可正常或接近正常，虹膜膨隆不明显，房角中度狭窄，根据视野结果分为早期、进展期、晚期，在病程早期，尽管眼压、视野均正常，但存在房角狭窄，或可见局限性周边虹膜浅粘连，随着房角粘连进展，眼压升高多为中等程度，可达 40～50mmHg，进展期和晚期的病例有典型的青光眼视盘损害征象及不同程度的青光眼视野损害。

相对于急性闭角型青光眼，慢性闭角型青光眼同样是由于周边虹膜与小梁网粘连所致，但房角粘连是由点到面逐步进展，眼压也随着房角粘连范围的扩展而缓慢升高，临床上无眼压急剧升高相应的症状，眼前段没有虹膜萎缩、瞳孔变形等体征，视盘在长期高眼压持续作用下，逐渐形成凹陷性萎缩，视野随之进行性损害，因此表现为一个“安静”的状态而不易发觉，常常在偶然的眼科检查或病程晚期患者感觉明显视力下降或严重视野缺损时才被发现，因此慢性闭角型青光眼潜在的危害性更大。

对于慢性闭角型青光眼早期病例，处理类似于急性闭角型青光眼的间歇期和缓解期，行周边虹膜切割术，对于进展期和晚期的病例，因房角失去正常房水引流功能，只适合行小梁切除等滤过手术，同时予以保护视神经治疗。

慢性闭角型青光眼除晚期出现明显视力下降及视野缺损外，早期常缺乏自觉症状，如果检查不细致可能漏诊或被误诊为白内障、开角型青光眼而贻误治疗，因此强调细致认真的眼部检查，尤其是房角的检查非常必要。

（杨　微　喻应贵）

参考文献

[1] 周和政，柏川，文强．隐匿性慢性闭角型青光眼的长期临床观察．华南国防医学杂志，2005，9（4）：40-41.

[2] 胡婕，江冰．急性和慢性原发性闭角型青光眼患者眼部生物学特征．中南大学学报（医学版），2014，39（4）：333-337.

[3] Yuzhen Jiang，Dolly S，Haogang Zhu，et al. Longitudinal changes of angle configuration in primary angle-closure suspects.Ophthalmology，2014，121（9）：1699-1705.

[4] 富名水，罗大卫，唐敏，等．选择性激光小梁成形术治疗早期慢性原发性闭角型青光眼的疗效．上海交通大学学报（医学版），2008，28（6）：710-712.

[5] 梁远波，荣世松，王宁利，等．原发性慢性闭角型青光眼的初始治疗策略．眼科，2011，20（1）：1-4.

[6] 葛坚．眼科学.2 版．北京：人民卫生出版社，2011.

病例 46　视盘血管炎（Ⅱ型）合并新生血管性青光眼

【病例介绍】

患者，女性，22 岁。

主诉：右眼视力下降 2^- 个月，右眼胀痛伴同侧头痛 2^+ 天。

现病史：2^- 个月前患者在我院诊断为“右眼视盘血管炎 Ⅱ型”，予以糖皮质激素和改善微循环治疗，2^+ 天前突发右眼胀痛、视力下降伴同侧头痛、恶心，为求进一步诊治来我院。

既往史：2^- 个月前诊断为“右眼视盘血管炎Ⅱ型”，糖皮质激素抗炎和改善微循环治疗，稳定后出院，其后未到我院门诊随访。

家族史：否认类似疾病史。

【专科查体】

眼部检查。视力：右眼 CF/10cm，矫正无提高，左眼 5.0。右眼眼睑无肿胀，球结膜混合充血（+），角膜上皮雾状水肿，KP（-），中央前房轴深 3.5CT，房水清，虹膜纹理清，颜色正常，瞳孔缘虹膜新生血管，瞳孔形圆居中，瞳孔缘色素外翻，直径约 4mm，对光反应消失，晶状体皮质轻度混浊，表面点状色素沉着，玻璃体中度混浊，视盘上下方片状出血、渗出灶，视网膜血管迂曲；左眼眼睑无肿胀，结膜无充血水肿，角膜透明，KP（-），中央前房轴深 3.5CT，房水清，虹膜纹理清，颜色正常，瞳孔形圆居中，直径约 2.5mm，对光反应灵敏，晶状体透明，玻璃体轻度混浊，视盘边界清楚，色淡红，C/D 0.4，视网膜平伏红润，未见明显出血及渗出。眼压：右眼 55mmHg，左眼 15mmHg。

【辅助检查】

1. 眼前节照相　眼角膜雾状水肿混浊，瞳孔缘虹膜新生血管，瞳孔形圆居中，直径约 4mm，对光反应消失，瞳孔缘色素外翻，晶状体皮质轻度混浊（图 1-156）。

2. 眼 B 超　右眼玻璃体积血（图 1-157）。

3. 超广角眼底成像及血管造影（2018 年 5 月 26 日）　右眼视盘充血水肿，视盘周边渗出，视网膜血管迂曲，视盘周围及视网膜大片放射状出血；超广角眼底血管造影示：视盘高荧光渗漏，视网膜血管迂曲，周边周围部分遮蔽荧光，广泛血管壁高荧光着染（图 1-158）。

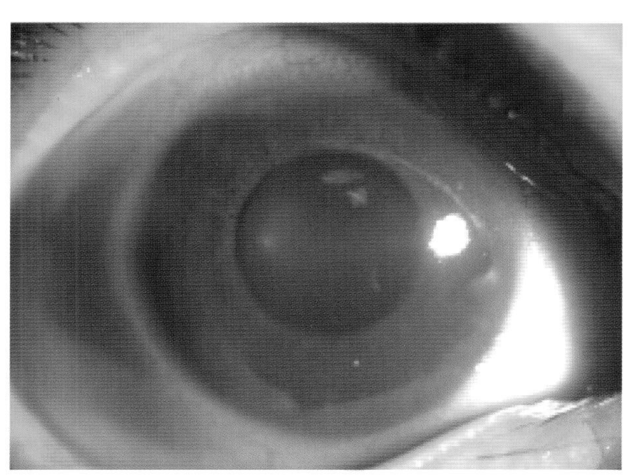

▲ 图 1-156　右眼眼前节照相

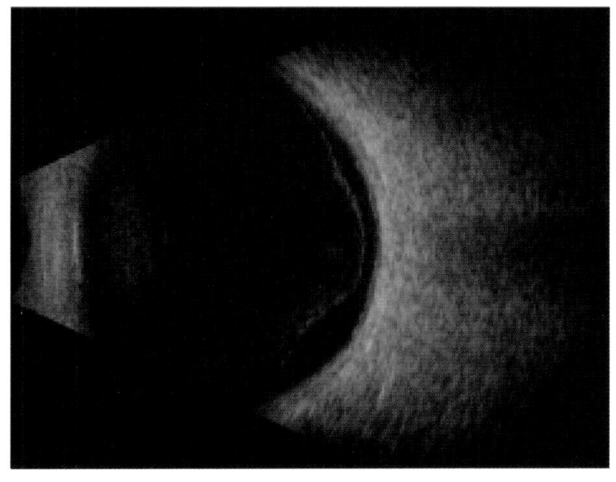

▲ 图 1-157　右眼 B 超

4. 超广角眼底成像及血管造影（2018 年 7 月 18 日）　右眼屈光介质混浊，视盘上下方片状出血、渗出灶，视网膜血管迂曲；超广角眼底血管造影示：屈光介质混浊，视盘高荧光着染，颞上方片状出血遮蔽荧光，视网膜血管迂曲，广泛血管壁荧光着染（图 1-159）。

【诊断】

1. 右眼新生血管性青光眼（neovascular glaucoma）。

2. 右眼视盘血管炎（Ⅱ型）。

3. 右眼玻璃体积血。

【鉴别诊断】

1. 原发性急性闭角型青光眼　可有突发眼胀痛、视力急剧下降的病史，查体眼压高、角膜水肿、瞳孔散大，前房浅，虹膜无新生血管，而本病例前房深度正常、眼底血管阻塞或出血等情况等可鉴别。

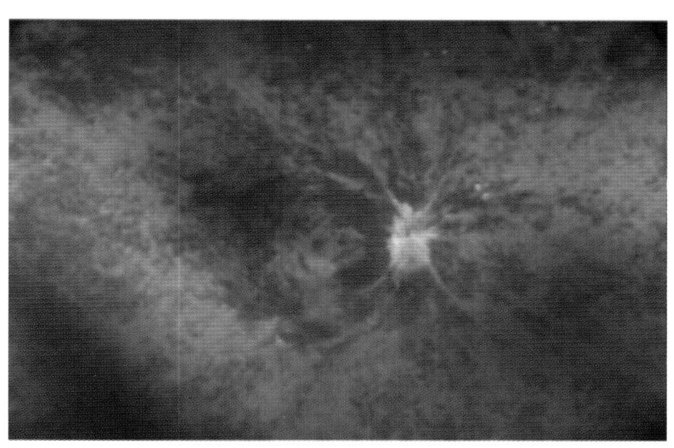

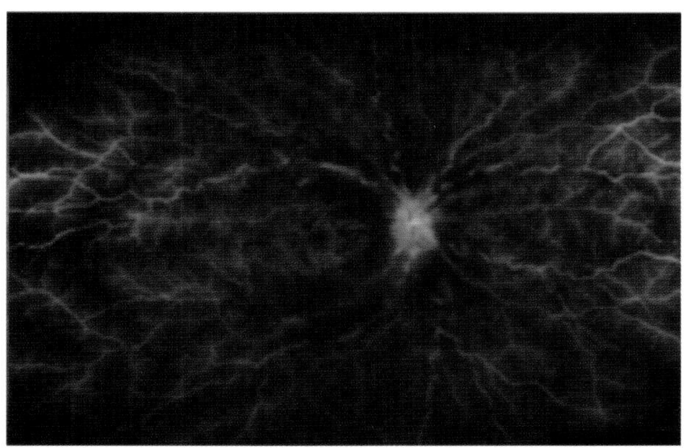

▲ 图 1-158　右眼超广角眼底成像及血管造影（2018 年 5 月 26 日）

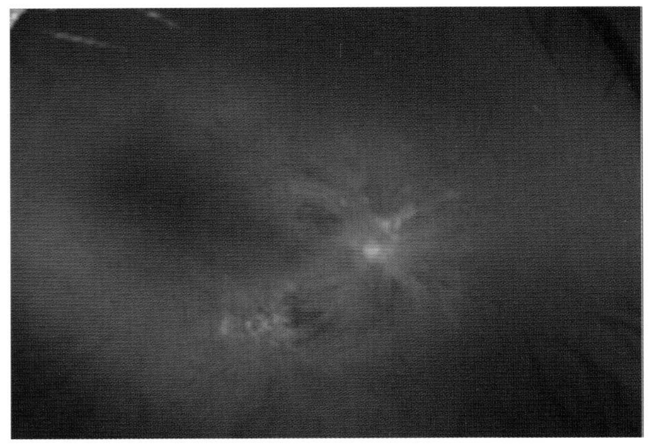

▲ 图 1-159　右眼超广角眼底成像及血管造影（2018 年 7 月 18 日）

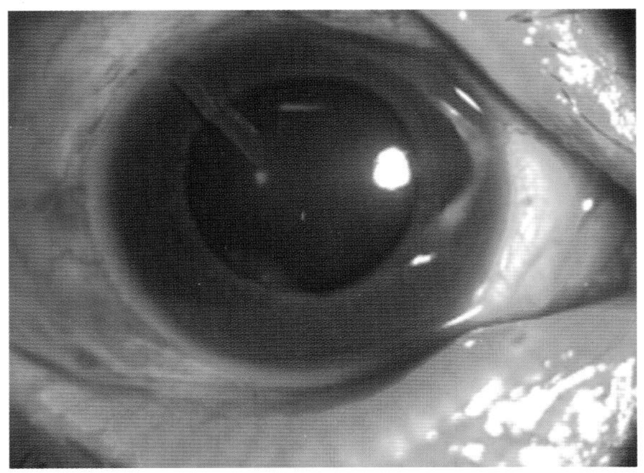

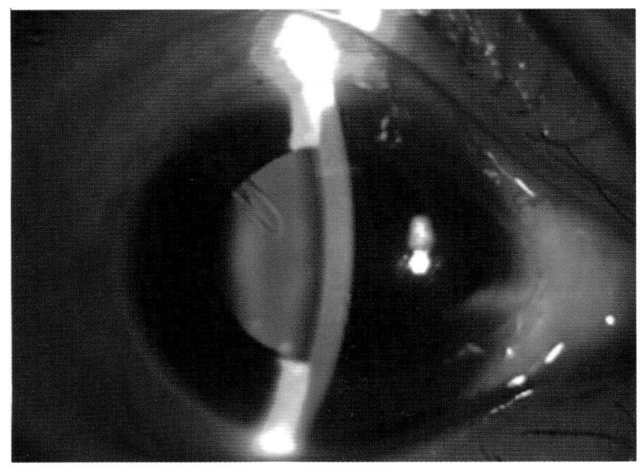

▲ 图 1-160　右眼青光眼引流阀植入术后，10 点 30 分位置青光眼引流管位于前房

2. 急性虹膜睫状体炎　可有急性眼红、眼痛、视力下降等病史，角膜无水肿，常有大量灰白色 KP，前房深度正常、房水混浊、瞳孔缩小，最主要的是眼压正常或偏低可鉴别。

3. 原发性慢性闭角型青光眼　多慢性起病，前房浅，眼压高，双眼解剖特征对称，虹膜无新生血管，眼底无血管阻塞或出血可鉴别。

【治疗经过】

降眼压、抗炎治疗，先表麻下行右眼玻璃体腔注药术（雷珠单抗），后行右眼青光眼引流阀植入术（图 1-160）。

【病例分析及诊疗思路】

该病例为青年女性在视盘血管炎基础上引起广泛视网膜缺血缺氧，最终发展为新生血管性青光眼的典型病例，结合既往视盘血管炎病史、眼底血管造影、虹膜新生血管及高眼压等诊断该疾病明确。

视盘血管炎分为Ⅰ型和Ⅱ型，Ⅰ型眼底表现为视盘水肿，边界不清，少量出血，视盘周边视网膜轻度水肿和出血；Ⅱ型除视盘水肿外，还表现为广泛视网膜血管迂曲扩张、出血，累及黄斑，并在 OCT、FFA 等有对应表现。Ⅱ型视盘血管炎糖皮质激素治疗效果较Ⅰ型差，常需辅以扩血管及活血化瘀类药物治疗，因Ⅱ型视盘血管炎多合并广泛视网膜血管病变及黄斑水肿，更易引起视网膜缺血缺氧，从而引起虹膜新生血管和新生血管性青光眼。结合本病例，患者为Ⅱ型视盘血管炎，眼底血管造影结果显示广泛视网膜血管迂曲、出血，视盘黄斑水肿，加之患者出院后未及时随访，无法动态监测病情及治疗，最终发展为新生血管性青光眼。

新生血管性青光眼是一组以虹膜和房角新生

血管为特征表现的青光眼，主要与引起眼部缺氧，尤其是眼后段缺氧的血管性疾病相关。导致新生血管性青光眼的疾病多达40余种，都是广泛累及眼后节缺氧或局部性的眼前节缺氧，主要有视网膜中央静脉阻塞、糖尿病视网膜病变、颈动脉狭窄及其他疾病。缺血型视网膜中央静脉阻塞中18%～60%发生新生血管性青光眼，多在静脉阻塞2～3个月时发生，80%病例在6个月内发生。增生性糖尿病视网膜病变中约22%发生新生血管性青光眼，白内障手术、玻璃体视网膜手术后更易发生新生血管性青光眼；其他较多见的伴发新生血管性青光眼的眼部疾病有视网膜中央动脉阻塞、恶性黑色素瘤，还见于诸如眼内血管性疾病如Coats病、静脉周围炎；血管性疾病如颈动脉阻塞病、颈动脉海绵窦瘘等是新生血管性青光眼的病因。其临床过程分为以下三期。

1. 青光眼前期　瞳孔缘虹膜毛细血管丛扩张并细小新生血管芽形成，逐渐向虹膜根部进展。前房角正常或少许新生血管，眼压正常，此时期可无明显自觉症状。

2. 开角型青光眼期　虹膜新生血管融合，前房炎性反应，新生血管蔓延至房角、小梁网，但房角仍开放，眼压突然升高，出现眼胀痛。

3. 闭角型青光眼期　新生血管纤维血管膜收缩，造成瞳孔色素外翻、瞳孔固定散大、角膜水肿、眼压可达60mmHg以上，药物降眼压效果差，出现剧烈眼痛、畏光，视力常为数指至手动，甚至无光感。

新生血管性青光眼临床诊断并不困难，但晚期治疗较棘手。房水分泌抑制药及促房水循环等药物和滤过手术治疗效果均不满意，尚存视力者，可行青光眼引流阀植入术，无视功能者为解除疼痛可行睫状体破坏手术；早期行全视网膜激光光凝和玻璃体腔注药术（抗VEGF）是预防虹膜红变和新生血管性青光眼最有效的治疗方法。

（杨　微　喻应贵　吕红彬）

参考文献

[1] 李梓敬，蓝育青，廖韵如，等．视盘血管炎的临床特征分析．中山大学学报（医学科学版），2018，39（2）：258-262.

[2] 刘立民．新生血管性青光眼120例病因分析．国际眼科杂志，2011，11（3）：521-523.

[3] 陶绍武，李惠，李静，等．新生血管性青光眼治疗时机的临床研究．国际眼科杂志，2013，13（3）：519-521.

[4] 钟沐睿，刘聪慧，李孙平，等．综合手术治疗晚期新生血管性青光眼的临床观察．国际眼科杂志，2016，16（4）：751-753.

[5] Olmos LC，Sayed MS，Moraczewski AL，et al. Long-term outcomes of neovascular glaucoma treated with and without intravitrealbevacizumab. Eye，2016，30（3）：463-472.

[6] 葛坚．眼科学.2版．北京：人民卫生出版社，2011.

病例47　Sturge-Weber综合征

【病例介绍】

患儿，女性，22个月。

主诉：发现患儿双眼流泪、分泌物增多40天。

现病史：40天前患儿家属发现患儿自出生后即出现双眼流泪、分泌物增多，伴上下眼睑水肿、黑眼珠雾状混浊、面部皮肤红，不伴无故哭闹、抽搐，今门诊以“双眼青光眼，Sturge-Weber综合征”收入院。

个人史：足月顺产。

家族史：家族中无类似病例，父母非近亲结婚。

【专科查体】

眼部检查。面部、右侧胸部、右手示指红斑，压之褪色，无隆起性红色斑块，无溃疡形成（图1-161）。视力因年幼无法查，无追光注视，双眼睑红肿（+），结膜充血水肿（-），角膜雾状混浊水肿，角膜直径约12mm，隐约透见后方虹膜及瞳孔，余眼内结构窥不清。眼压：右眼22mmHg，左眼21mmHg（icare结果）。

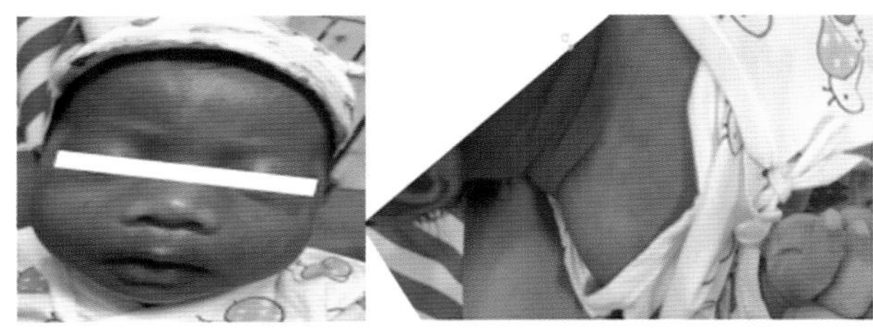

▲ 图 1-161　面部、右侧胸部、右手示指红斑，压之褪色

【辅助检查】

1. 头颅 MRI　双侧大脑半球颞顶枕灰白质分界欠清楚，其皮质下脑白质信号对称性稍增高（T_2WI、FLAIR），双侧额叶中央前回、中央后回信号对称性增高（T_1WI）；左侧脑室体旁见小结节状 T_1 高信号、T_2 低信号影，FLAIR 及 DWI 呈中心低信号、边缘高信号；各脑室大小、形态如常，脑池未见扩大，脑沟无加深，脑沟无加深，脑中线结构居中。

2. 脑电图监测　示睡眠纺锤波初步形成；醒睡期未见明显放电，监测中未见异常放电，监测中未见临床发作；为正常范围婴儿期脑电图。

3. 双眼 B 超　未见明显异常（图 1-162）。

【诊断】

Sturge-Weber 综合征（脑面血管瘤病，脑三叉神经血管瘤综合征）。

【鉴别诊断】

需与先天性或其他疾病造成的眼部体征鉴别诊断。

【治疗经过】

患儿入院后完善相关眼压、眼 B 超检查，并行心肺功能、血糖、凝血功能等全身检查，排除手术禁忌后，予以双眼妥布霉素滴眼液局部预防感染，术前冲洗结膜囊，在全麻下行“双眼小梁切开术”。次日，检查患儿眼压，右眼 14mmHg，左眼 14mmHg（icare 结果）。

【病例分析及诊疗思路】

Sturge-Weber 综合征（Sturge-Weber syndrome，SWS）又称脑面血管瘤病或脑三叉神经血管瘤综合征，是一种少见的先天性神经皮肤综合征。SWS 以先天性面部“葡萄酒”色血管瘤、软脑膜血管瘤、癫痫发作、青光眼为临床特征。SWS 眼部血管畸形可引起结膜、视网膜及脉络膜血管瘤、青光眼、渗出性视网膜脱离等多种眼部并发症，其中以青光眼最常见，青光眼通常发生在面部血管瘤的同侧。SWS 的发病机制目前尚未完全明确，可能与基因编码的核苷酸发生点突变导致重新编码氨基酸相关，已证实 Sturge-Weber 综合征是由 GNAQ 的体细胞激活突变引起的。病理学特征为软脑膜血管瘤，镜下表现为皮质浅层沿脑回分布的钙化灶，伴有脑组织萎缩、神经元脱失和胶质增生等改变。

本例患儿有典型面部葡萄酒色扁平血管痣，头颅 MRI 显示有软脑膜或脉络膜血管瘤，眼部青光眼症状明确，所以诊断为 Sturge-Weber 综

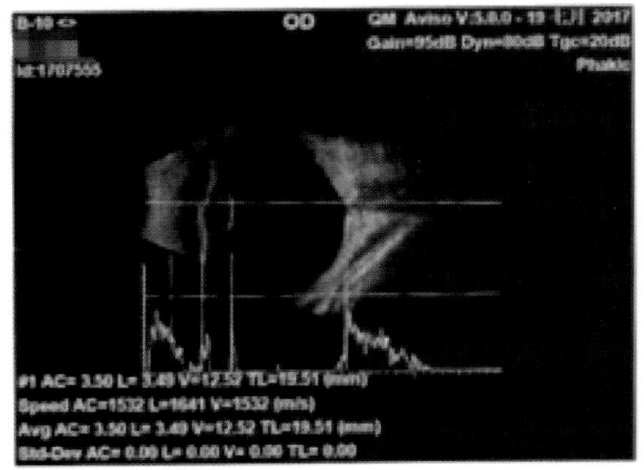

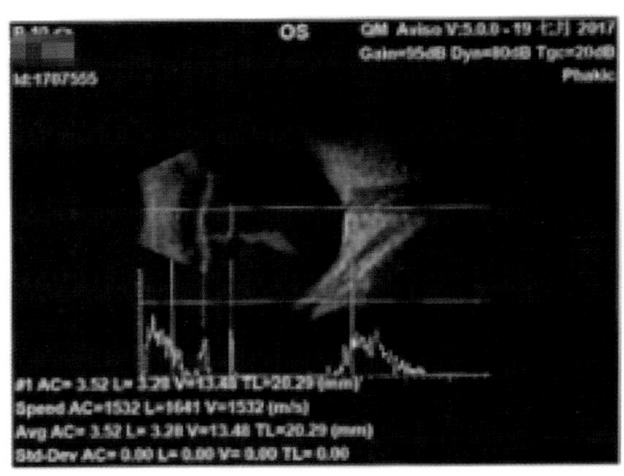

▲ 图 1-162　双眼 B 超

合征。随访该患儿，发现患儿半岁时发生癫痫症状。可以作为癫痫发作的早期征兆，应予以重视，及时完善相关检查，以利早期诊断和治疗。SWS 导致的癫痫常为难治性癫痫，癫痫所致脑损伤的程度与发作的年龄密切相关，初次发作的年龄越早越可能发展为难治性癫痫，进而引起的神经组织损害越严重。

SWS 目前尚无根治性治疗方法，主要以控制症状为主。皮肤血管瘤可采用激光或者冷冻的方法。SWS 继发中枢神经系统病变，尤其是癫痫为治疗的重点。保守治疗后仍出现难治性癫痫、肢体偏瘫、卒中样发作或视觉缺损等症状，部分患者可能需进一步行手术治疗。SWS 继发性青光眼可行药物及手术治疗，绝大多数青光眼患者最终需要手术治疗，但其最佳手术方案目前尚未形成共识。

SWS 的皮肤改变一般出生时就出现，临床上当发现患儿面部皮肤呈“葡萄酒”色改变时，无论有无眼科或神经系统症状，均应考虑到 SWS 的可能性，并进步行眼部及头颅检查，帮助早期诊断和治疗。表现为典型的青光眼、癫痫或偏瘫的青年患者，无论有无颜面部血管瘤均需高度怀疑 SWS，需进一步完善头颅 CT 血管成像、MRI 检查以确诊。

（雷颖庆）

参考文献

[1] 查广盛 .Sturge-Weber 综合征的 CT 和 MRI 表现 . 中华神经外科杂志，2011，27（2）：195-197.

[2] 易细香，傅培，周紫霞 .Sturge-Weber 综合征眼部合并症研究进展 . 中国实用眼科杂志，2013，31（7）：814-817.

[3] Shirley M D, Tang H, Gallione CJ, et al. Sturge-Weber syndrome and Port-Wine stains caused by somatic mutation in GNAQ. New England Journal of Medicine, 2013, 368（21）: 1971.

病例 48　7 年球内异物漏诊继发青光眼

【病例介绍】

患者，男性，41 岁。

主诉：左眼视力下降 1^+ 个月，加重 15 天。

现病史：患者 1^+ 个月前无明显诱因出现左眼视力下降，不伴眼红、眼痛、眼胀等特殊不适，曾于当地医院就诊，诊断为“左眼白内障”，予以“药物”治疗（具体不详），自觉效果欠佳，15 天前，患者自觉左眼视力下降加重，不伴眼红、眼痛、眼胀等特殊不适，于“外院”就诊，诊断为“左眼青光眼”，建议转上级医院进一步诊治，遂于今日来我院门诊就诊，并以“左眼继发性青光眼，球内异物（？）”收入院。

既往史：患者自述 7 年前，左眼被“钉子”弹伤，于“外院”就诊，予以“输液”治疗（具体用药不详），自觉效果佳。患者自述“阿莫西林”过敏，余无特殊。

个人史、家族史：无特殊。

【专科查体】

眼部检查。视力：右眼 5.0，左眼 LP，光定位不准，矫正无提高。双眼眼睑未见明显红肿，右眼结膜未见明显充血、水肿，角膜透明，前房轴深约 3CT，Tyn 征（-），虹膜纹理清楚，瞳孔形圆居中，直径约 3mm，对光反应灵敏，晶状体透明，眼底见视盘色红，边界清楚，C/D=0.3，视网膜无出血或水肿，黄斑中心凹反光欠清；左眼结膜未见明显充血、水肿，6 点钟位角结膜缘可见少许色素沉着，角膜轻度雾状水肿，前房轴深约 3CT，Tyn 征（+），虹膜纹理清楚，瞳孔形圆居中，直径约 4mm，对光反应迟钝，晶状体不均匀皮质性混浊，玻璃体絮状混浊，眼底见视盘色苍白，边界清楚，C/D=0.9，视网膜未见渗出和脱离，黄斑中心凹反光未见，隐约见 7 点钟位距视盘 3PD 处可见大小约 1.5PD 灰白色“异物”嵌顿于视网膜上。眼压：右眼 18mmHg，左眼

56mmHg。

【辅助检查】

1. 视盘 OCT　平均 C/D：OD 0.71，OS 0.87；垂直 C/D：OD 0.67，OS 0.83，盘沿面积：OD 1.42mm^2，OS 0.70mm^2；盘沿面积：OD 2.99mm^2，OS 2.94mm^2；左眼视神经纤维层厚度低于正常值（图 1-163）。

2. 视野　左眼视野近全盲（图 1-164）。

3. 超广角眼底成像　左眼视盘鼻下方 2.5PD 处可见大小约 1PD 异物嵌顿于视网膜上（图 1-165）。VEP：左眼 P100 波振幅 1.24μV（图 1-166）。

4. 眼 B 超　左眼玻璃体暗区见密集点絮状及丝状弱回声，后运动试验阳性；另见不规则强回声光斑，后伴彗星征（图 1-167）。

5. 眼眶 CT　左侧眼环后壁见一结节样高密度影，CT 值约 780HU，左侧眼球内高密度影，异物（？），建议结合临床诊断（图 1-168）。

6. UBM　左眼房角开放（图 1-169）。

【诊断】

1. 左眼继发性青光眼（secondary glaucoma，SG）。

2. 左眼球内异物。

3. 左眼外伤性白内障。

4. 左眼陈旧性眼外伤。

【鉴别诊断】

1. 原发性开角型青光眼　患者眼压缓慢增高，但患者一般情况下无眼痛、眼胀症状。查体房角开放，眼压升高，眼底视神经多萎缩，视野晚期呈管窥状视野，但患者一般无外伤病史，眼内无异物，与此患者不符，故排除。

2. 眼内炎　患者剧烈眼红、眼痛症状，眼 B 超提示玻璃体炎性改变，最终确诊需完善房水或玻璃体抽吸行病原学检测。与此患者不符，故排除。

【治疗经过】

患者于 2018 年 1 月 18 日局麻下行“左眼青光眼小梁切除 + 虹膜周切术”，术后第 1 天检查眼压，左眼 18mmHg。

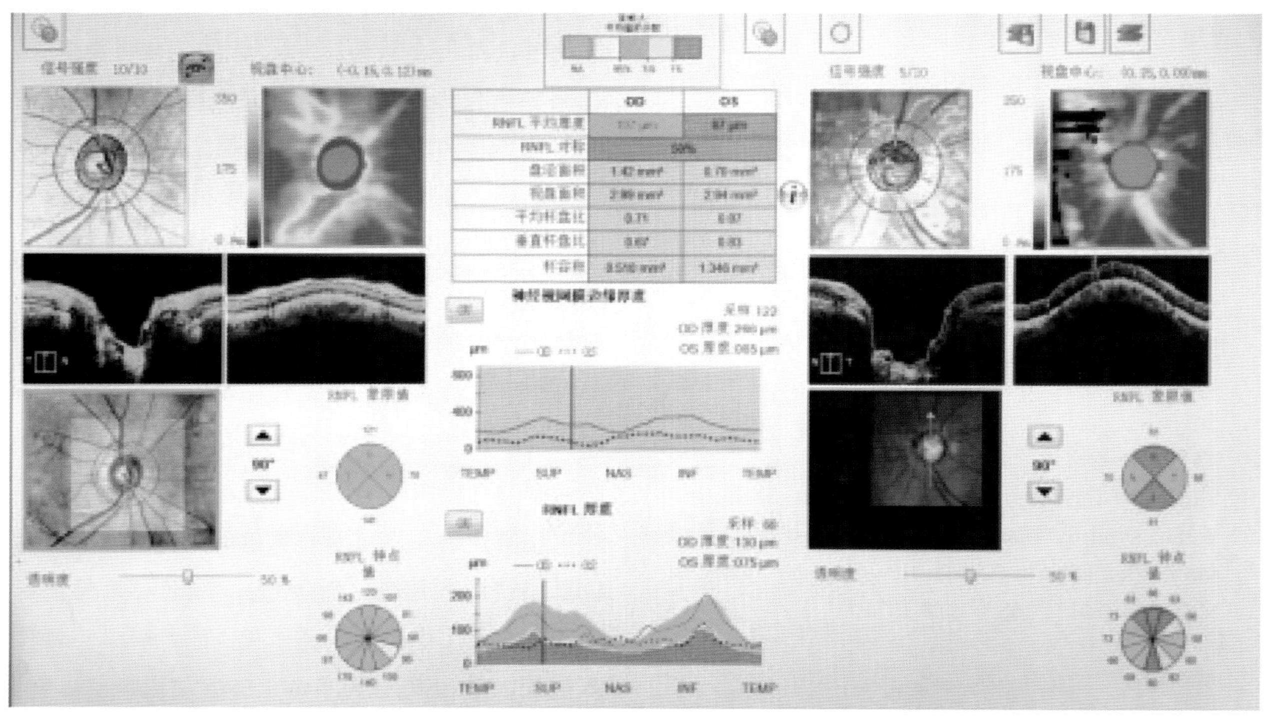

▲ 图 1-163　双眼视盘 OCT

【病例分析及诊疗思路】

1. 分析　外伤所致青光眼在单眼青光眼中居第一位，是眼外伤失明的重要原因之一。及早发现并取出异物可以预防继发性青光眼的发生。但对于一些细小、高速的异物，往往患者主诉不明显，医生也常漏诊，常常等到患者视力严重受损或症状十分明显才来就诊，此时治疗往往十分困难。

眼内铁质异物潴留引起青光眼的机制：铁质

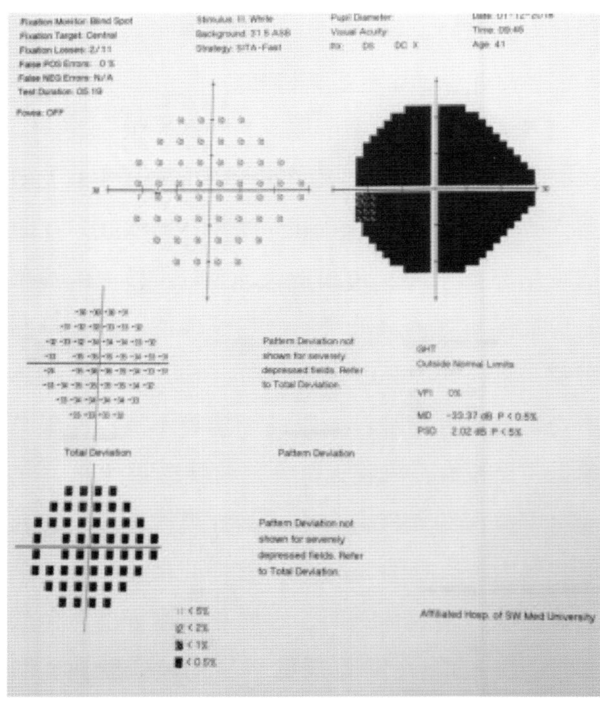

▲ 图 1-164　左眼视野

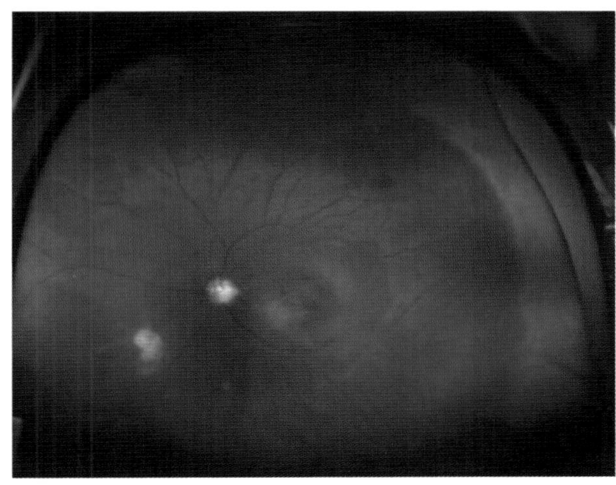

▲ 图 1-165　左眼超广角眼底成像

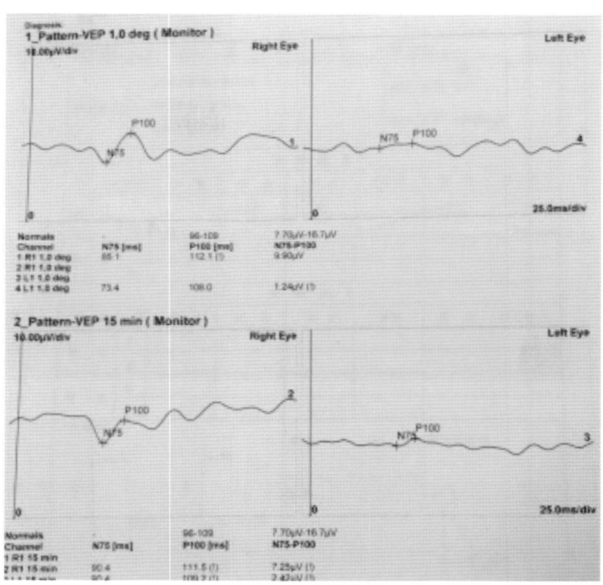

▲ 图 1-166　双眼 VEP

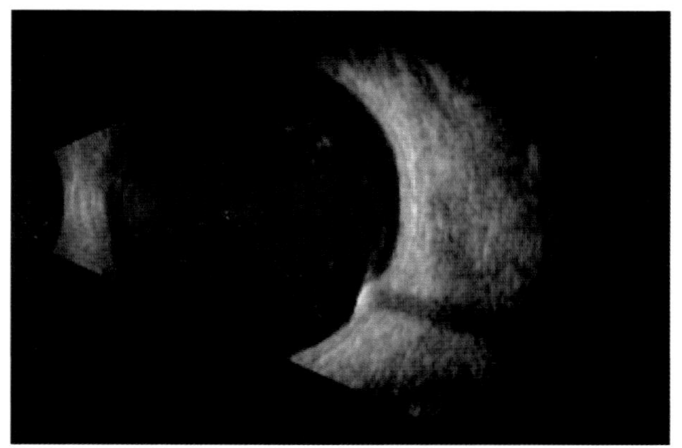

▲ 图 1-167　左眼 B 超

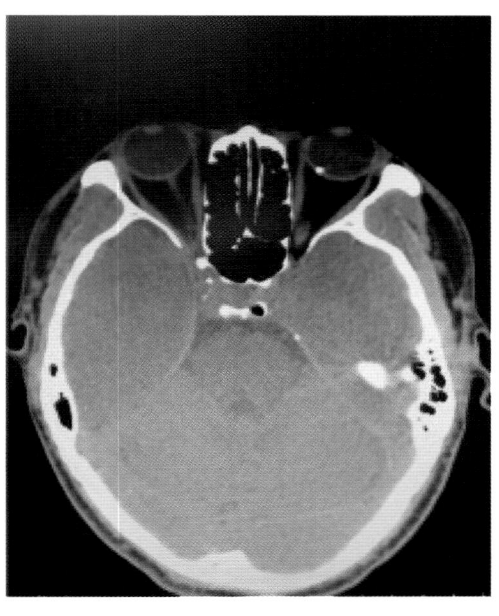

▲ 图 1-168　左眼 CT

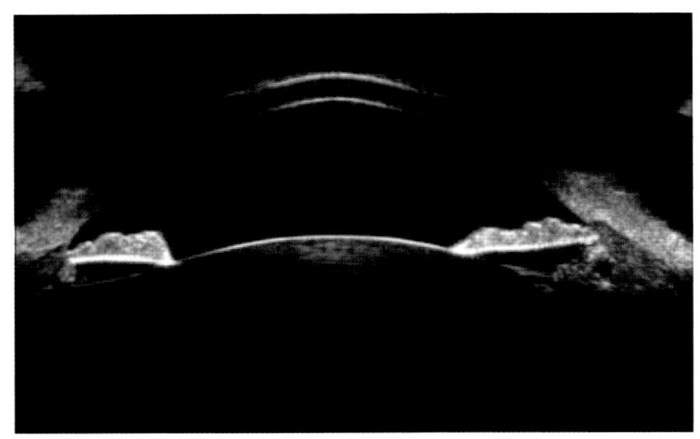

▲ 图 1-169　左眼 UBM

异物进入眼内可离解成铁离子，铁离子经小梁网排除时可沉积于小梁网，引起小梁网组织变性，使房水排出受阻，引起青光眼的发生，一般该种青光眼均为开角型青光眼。

2. 手术思路　因术前 CT 示异物位于球壁，且球内异物位置较深，存留时间较长，若单纯行玻璃体切除联合球内异物取出术，术后可能眼压仍高，无法达到仅仅解决患者症状问题，加之患者自己坚决要求，最后手术仅单纯行青光眼减压手术治疗，出院时告知患者终身随访，防止交感性眼炎的发生。

（喻应贵　曹　阳）

参考文献

[1] 贺忠江 . 外伤性青光眼的病因学分类 . 国外医学 . 眼科学分册，1986，1（3）：49.

[2] 周文炳 . 临床青光眼 .2 版 . 北京：人民卫生出版社，2000：281.

[3] 由彩云，于金国，毛春洁，等 . 眼内铁质异物漏诊致眼铁质沉着症特点及治疗 . 中华眼外伤职业眼病杂志，2016，38（2）：114-118.

[4] 侯旭，胡丹，王雨生，等 . 眼外伤评分对钝挫伤后外伤性青光眼的预测价值 . 中华眼视光学与视觉科学杂志，2018，20（9）：513-518.

病例 49　难治性青光眼

【病例介绍】

患者，男性，24 岁。

主诉：右眼胀痛、视物模糊 2^+ 天。

现病史：2^+ 天前患者无明显诱因出现右眼胀痛，伴视物模糊、眼红、分泌物增多、流泪，不伴视物变形、视物遮挡、畏光等不适，1 天前于当地某市医院就诊，诊断为“右眼青光眼”，建议转至上级医院治疗，患者为求进一步诊治遂来我院，门诊以“右眼并发性白内障，右眼继发性青光眼”收入院。

既往史：6^+ 个月前因“右眼视网膜脱离”行“右眼玻璃体切除联合硅油填充术”；1^+ 个月前曾行“右眼硅油取出术”。

个人史及家族史：无特殊。

【专科查体】

眼部检查。视力：右眼 CF/10cm，矫正无提高，左眼 4.5 -2.75DS/-0.50DC × 120=5.0。右眼结膜稍充血水肿，角膜混浊水肿（+），KP（-），前房轴深 4CT，房水清，虹膜纹理清，瞳孔形圆居中，直径约 5mm，直接对光反应迟钝，晶状体不均匀皮质性混浊，余眼内结构窥不清；左眼结膜无明显充血，巩膜无黄染，角膜透明，KP（-），前房中央深约 4CT，房水清，虹膜纹理清，瞳孔形圆居中，直径约 3mm，直接对光反应灵敏，晶状体透明，玻璃体透明，眼底见视盘界清，色淡红，C/D=0.3，视网膜未见明显出血、脱离。眼压：右眼 48mmHg，左眼 18mmHg。

【辅助检查】

1. 眼 B 超　右眼玻璃体腔内点状回声增强，不伴后运动（图 1-170）。

2. UBM　右眼前房角均开放（图 1-171）。

【诊断】

1. 右眼继发性青光眼。

2. 右眼并发性白内障。

3. 右眼视网膜脱离术后。

4. 双眼屈光不正。

【鉴别诊断】

1. 原发性急性闭角型青光眼　绝对期的患者

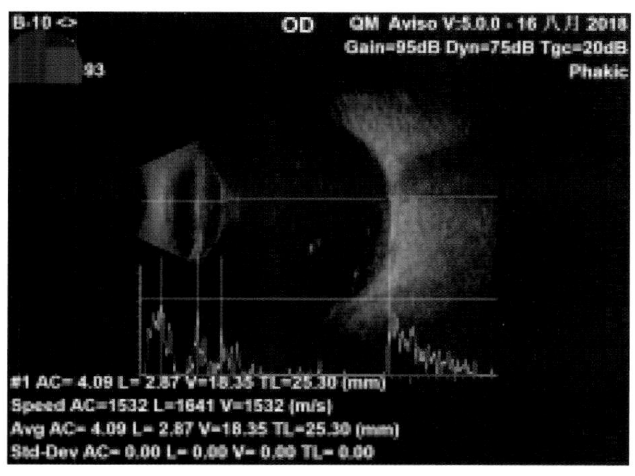

▲ 图 1-170　右眼 B 超

部分虹膜表面也可见新生血管，但对侧眼存在前房浅，房角窄，且患眼之前不存在眼底缺血性病变病史。

2. 急性虹膜睫状体炎　多数患者自述有眼痛、眼红、畏光、流泪、视物模糊，眼部检查眼压正常，角膜后灰白色沉着物为羊脂状或中等大小，房水混浊，瞳孔缩小而不是散大，前房深度和房角均正常，对侧眼解剖结构正常。

3. 炎症性青光眼　眼压升高，角膜后 KP，前房出现细胞及房水闪辉，可见正常的虹膜血管扩

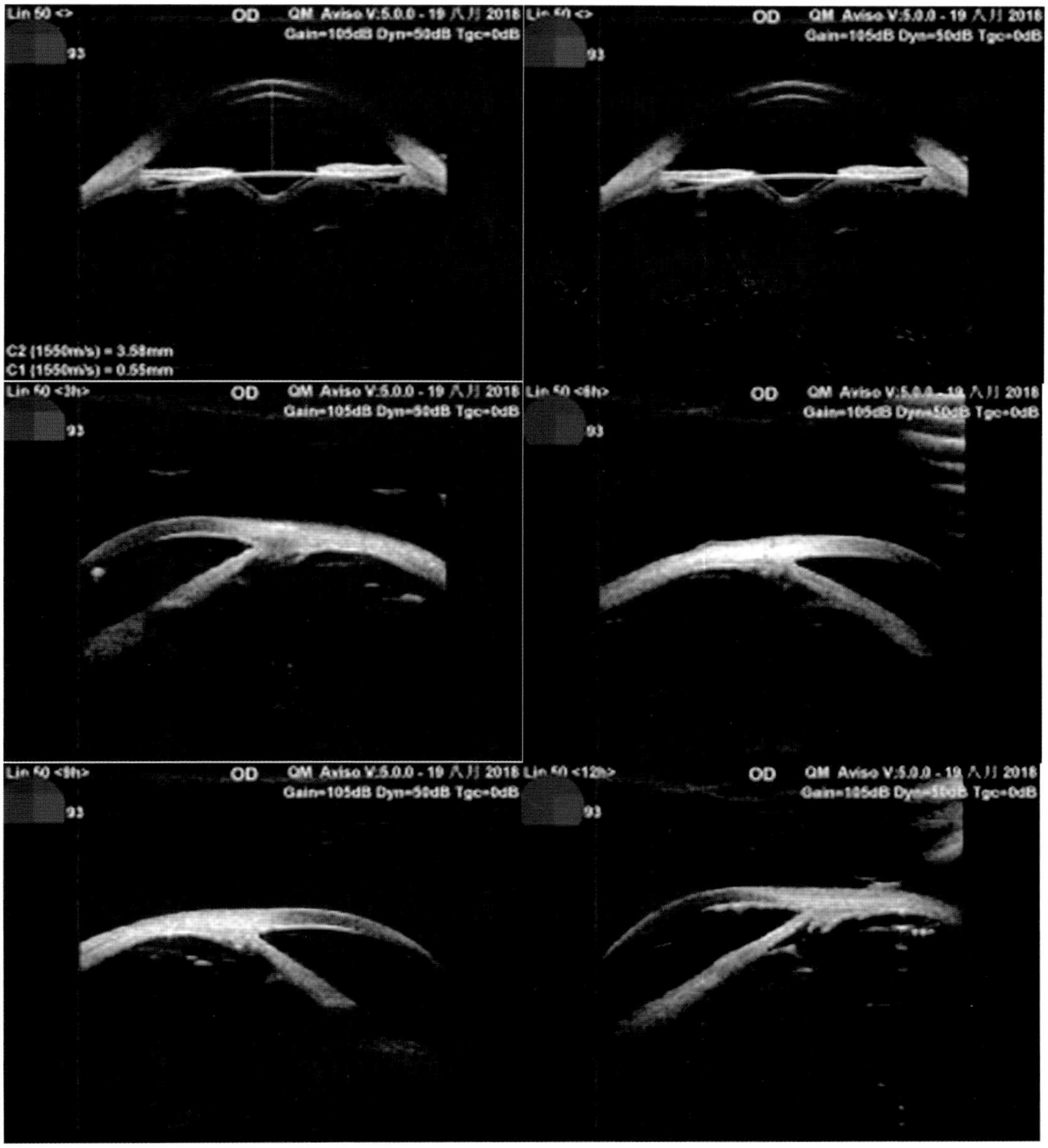

▲ 图 1-171　右眼 UBM

张，房角开放，采用局部激素治疗后假性新生血管会消失。

【治疗经过】

患者予以右眼青光眼引流阀植入术治疗，并给予左氧氟沙星滴眼液、妥布霉素地塞米松滴眼液、妥布霉素地塞米松眼膏、双氯芬酸钠滴眼液抗炎、预防感染等对症治疗。术后右眼眼压控制稳定，右眼眼压11～14mmHg，术后1个月复查眼前节照相见角膜透明，引流阀在位，管口无阻塞（图1-172）。建议院外继续用药，定期门诊随访，根据眼部病情恢复情况调整用药方案。

右眼青光眼引流阀植入手术过程如下。

1. 术眼盐酸丙美卡因滴眼液表麻满意后，常规消毒、铺巾，暴露术眼。

2. 2%盐酸利多卡因3ml行术眼球后注射麻醉。

3. 敷贴，开睑器开睑，1∶5聚维酮碘及平衡液冲洗术眼结膜囊。

4. 沿12点钟至15点钟位置角膜缘剪开球结膜，做以穹隆部为基底的结膜瓣，钝性分离至赤道部，烧灼止血。

5. 于1点钟至2点钟位置做以角膜缘为基底的板层巩膜瓣，约3mm×4mm大小，约1/2巩膜厚度，至透明角膜缘。

6. 激活阀门，9-0尼龙线将其固定于距角膜缘8mm处浅层巩膜。

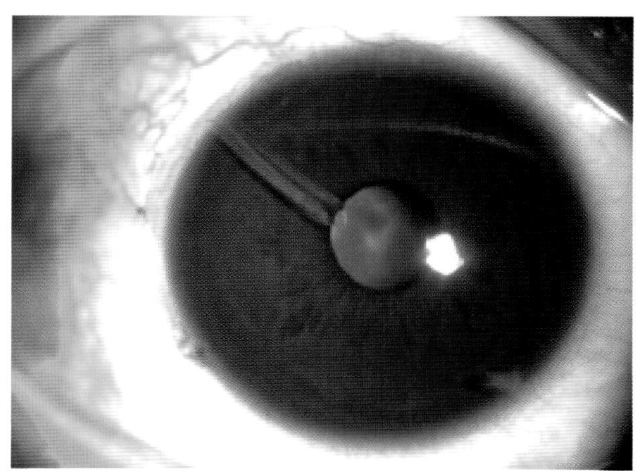

▲ 图1-172　右眼眼前节照相

7. 25G针头于巩膜瓣下角膜缘刺入前房。

8. 11点钟位置角膜缘行前房穿刺，前房内注入玻璃酸钠。

9. 修剪引流管长度刚好位于瞳孔缘，将引流管由预置导管入口植入前房。

10. 10-0尼龙线间断缝合巩膜瓣2针，9-0尼龙线于巩膜瓣后方1～3mm处8字缝合固定引流管1针。

11. 10-0尼龙线间断缝合4针。

12. 平衡液置换前房内玻璃酸钠。

13. 结膜囊内涂妥布霉素地塞米松眼膏后包贴术眼，术毕。

【病例分析及诊疗思路】

根据患者既往病史中右眼曾因视网膜脱离，先后行“右眼玻璃体切除联合硅油填充术”及“右眼硅油取出术”，出现右眼眼压升高，且药物难以控制右眼眼压，而患者为青年男性，常规青光眼小梁手术可能出现滤过泡粘连或瘢痕形成，预后不好，故考虑该患者为难治性青光眼，选择行“右眼青光眼引流阀植入术”治疗，术后右眼眼压控制稳定，建议长期门诊随访。

难治性青光眼一般指那些药物难以控制眼压，而做常规手术预后又不好的青光眼，如既往滤过性手术失败的青光眼、青少年型青光眼、无晶状体眼性青光眼、有较长期服用药史的青光眼、新生血管性青光眼及某些继发性青光眼。

新生血管性青光眼中的新生血管生长因子，无晶状体性青光眼中玻璃体释放的成纤维细胞刺激因子，葡萄膜炎性青光眼引起的眼前节炎症反应，多次手术失败的青光眼患者可能对创伤局部具有的超强愈合反应，青少年多具有的肥厚眼球筋膜和活跃的创伤愈合反应，这些因素都可以促使成纤维细胞的增生和细胞外间质诸如胶原蛋白和糖胺多糖成分的合成，形成术区组织纤维化瘢痕，阻碍房水的引流和扩散，导致常规滤过性手术失败，这也是难治性青光眼难治的原因。

难治性青光眼病因复杂，眼压较高，药物治疗难以控制，手术是最主要治疗。手术治疗的直接目的是解除青光眼眼压升高的发病机制或降低已升高了的眼压。手术方式总体分为挽救性手术和破坏性手术，前者主要包括复合式小梁切割术、青光眼引流物植入术等滤过性手术，目的是降低眼压，挽救视力或眼球；后者在滤过手术失败或难以再次施行的情况下通过破坏睫状突来减少房水生成，从而平衡房水循环，降低眼压，缓解患者痛苦，改善生活质量，包括睫状体冷凝术、睫状体光凝术、睫状体光动力疗法等。

青光眼引流阀手术是目前治疗难治性青光眼的首选术式。其主要优点包括：①操作较为简单，可有效减少对球结膜的损伤，容易推广应用。②术后并发症较少，可以达到有效降低眼内压的作用，且术后无严重并发症，不影响视力。同时，术中采用巩膜瓣遮盖引流管，可以有效防止引流管侵蚀、外露，可以有效减少引流管堵塞。③适应证较广。

难治性青光眼治疗是眼科临床较为棘手的难题之一，治疗应该根据难治性青光眼复杂的眼部情况，灵活地选择手术治疗方式，最大限度地解除患者痛苦，由于预后较差，眼科医生应该进一步改进手术方法、选择更好的引流阀、研究更有效的抗瘢痕增生药物，根据疾病的病因、类型、眼部条件等因素综合分析，制定科学合理的手术治疗方案。

（王贵渠）

参考文献

[1] 葛坚.眼科学.2版.北京：人民卫生出版社，2011，6：178.

[2] Ceballos EM，Parrish RK 2nd，Schiffman JC. Outcome of Baerveldt glaucoma drainage implants for the treatment of uveitic glaucoma. Ophthalmology，2002，109（12）2256-2260.

[3] 张秀兰，王家伟.难治性青光眼的治疗策略.眼科，2015，24（3）：214.

[4] 王茜.EX-PRESS联合贝伐单抗治疗难治性青光眼.国际眼科杂志，2018，18（4）：678-681.

病例50 晶状体不全脱位继发急性闭角型青光眼

【病例介绍】

患者，男性，53岁。

主诉：右眼被木方击伤后眼红痛、头痛伴眼胀及视物模糊20⁺天。

现病史：患者自述20⁺天前工作时不慎被木块击伤，伤后出现右眼红痛、畏光流泪、视力下降症状。曾于当地医院就诊，自诉诊断为“右眼青光眼”，建议手术治疗。今为进一步诊治前来我院，门诊以“右眼继发性青光眼”收入院。自发病以来，患者精神良好，食欲正常，睡眠正常，大小便正常，体重无减轻。

既往史及家族史：无特殊。

【专科查体】

眼部检查。视力：右眼CF/30cm，矫正无提高，左眼5.0。右眼睑轻度红肿，结膜充血（++），水肿（+），结膜囊未见异常分泌物，角膜雾状混浊水肿，KP（-），前房轴深约2.5CT，虹膜纹理欠清，虹膜膨隆，瞳孔呈竖椭圆散大，直径约5mm，直接对光反应消失，晶状体不均匀灰白色混浊，散瞳后见晶状体轻度向颞上方倾斜，余眼内结构窥不清；左眼睑未见异常，结膜无充血水肿，角膜透明，前房轴深4CT，虹膜纹清色正，瞳孔形圆居中，直径约3mm，对光反应灵敏，晶状体透明，眼底小瞳下未见明显异常。眼压：右眼47mmHg，左眼11mmHg。

【辅助检查】

1.眼前节照相 右眼结膜充血水肿（++），水肿（+），角膜混浊水肿（+），中央前房深约2.5CT，虹膜膨隆，瞳孔散大，直径约5mm，晶状体皮质不均匀混浊（图 1-173）。

2. 眼眶 CT　右眼睑轻度肿胀，余眼眶未见明显异常。

3. UBM　右眼中央及周边前房深度较左眼明显变浅，晶状体膨隆（图 1-174）；左眼周边房角狭窄，晶状体膨隆（图 1-175）。

4. B 超　双眼玻璃体腔可见散在分布的弱回声，考虑双眼玻璃体混浊。

【诊断】

1. 右眼球挫伤。

2. 继发性青光眼。

3. 外伤性白内障。

4. 晶状体脱位。

5. 外伤性瞳孔散大。

【鉴别诊断】

1. 晶状体膨胀　部分患者在白内障发展过程中，因晶状体吸收水分而膨胀，使晶状体体积增大，阻碍房水通路，导致眼压升高，出现眼部剧烈疼痛，视物模糊，伴有恶心、呕吐等症状，成为晶状体膨胀期继发性青光眼。但患者无明确外伤史，也无晶状体脱位，可结合 UBM 进行鉴别诊断。

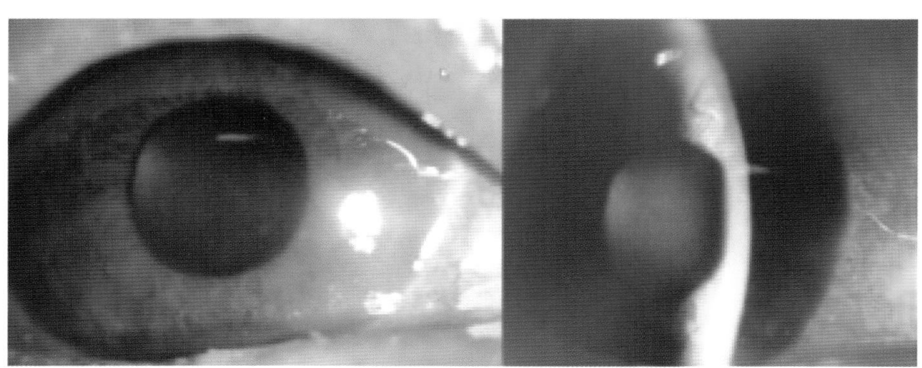

▲ 图 1-173　右眼眼前节照相

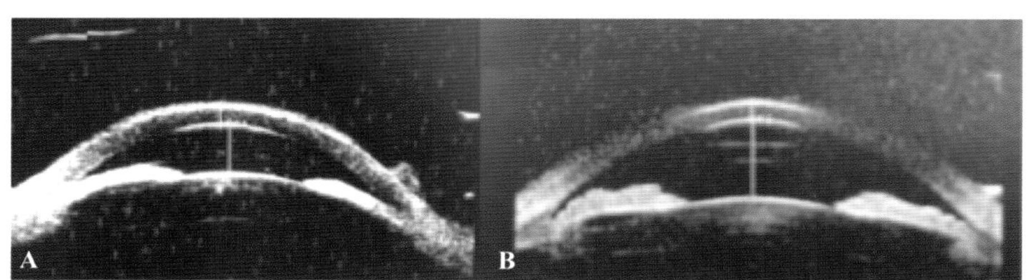

▲ 图 1-174　UBM 示右眼中央及周边前房较左眼明显变浅，未见明显晶状体脱位

A. 右眼；B. 左眼

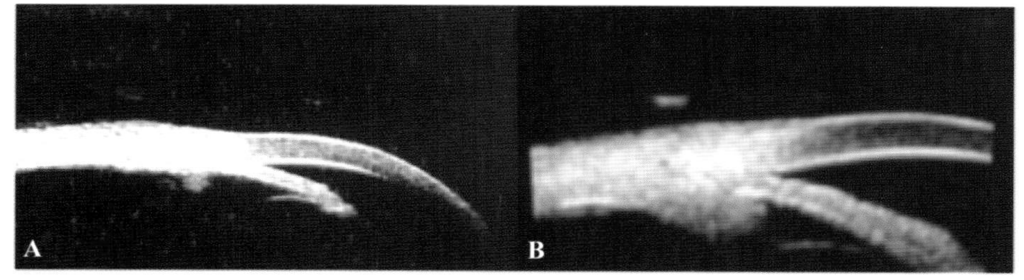

▲ 图 1-175　UBM 示左眼周边房角狭窄，晶状体膨隆

A. 右眼；B. 左眼

2. 原发性急性闭角型青光眼　患者有小发作病史，可根据一过性发作史、特征性浅前房、窄房角、暗室实验、房角镜检查、UBM 等相关检查进行鉴别诊断。

3. 晶状体全脱位　晶状体全脱位后导致玻璃体进入前房或玻璃体，形成继发性青光眼。可根据患者前节裂隙灯检查、UBM、Petacam、眼 B 超进行鉴别诊断。

【治疗经过】

治疗上予以局部抗炎、降眼压治疗；因药物控制眼压效果不佳完善术前相关检查后局麻下行右眼白内障 Phaco+ 前段玻璃体切割术。

【病例分析及诊疗思路】

该患者既往明确外伤史，入院时有眼痛、头痛伴视力急剧下降症状，视力数指，睫状充血，角膜雾状混浊水肿，前房偏浅，瞳孔散大强直，晶状体轻度混浊，未见明显震颤，散瞳后见晶状体轻度向颞上方倾斜，晶状体外伤后膨胀及部分玻璃体脱出导致急性眼压高。虽患者 UBM 右眼未见明显晶状体脱位，但左眼前房不浅，房角开放，结合患者的病史、体征、症状及辅助检查故可考虑诊断。

晶状体不全脱位是指外伤后悬韧带撕裂或松弛，使晶状体向侧方或上下方移位所致。晶状体不全脱位所致的青光眼急性起病，临床症状与原发性急性闭角型青光眼相同，临床症状也相似，两者不容易鉴别区分。晶状体不全脱位如被漏诊，导致术前准备不充分也将严重影响术后效果。

晶状体半脱位所致继发性青光眼原因可能为玻璃体脱入前房造成瞳孔阻滞；也可以是脱位晶状体倾斜造成部分虹膜隔前移，致前房角部分粘连导致青光眼；或者是外伤致前房角部分粘连导致青光眼；也可能是前房角撕裂或后退所致；也有部分患者是由于前房积血导致血影细胞性青光眼。但患者急性发病时，可观察到伤眼前房较健眼明显变浅，且两只眼前房深度明显不同。因此，在患者发病时若两眼前房深度明显不同可高度怀疑晶状体不全脱位可能，可行 UBM 或者散瞳帮助诊治。该病的治疗方法有药物治疗和手术治疗。关于是否需要行青光眼引流手术主要取决于前房角损伤程度，对于前房角损伤较轻或无损伤患者，眼压升高的因素主要是玻璃体、瞳孔阻滞所致，行晶状体摘除联合前部玻璃体切割术可以达到降眼压效果。但房角损伤＞ 180° 则需联合小梁切除或青光眼引流阀或者引流钉植入术。

（喻应贵　王妍茜　王贵渠）

参考文献

[1] 罗莉霞，刘杏，程冰，等 . 晶状体脱位继发急性闭角型青光眼误诊分析 . 中国误诊学杂志，2010，10（1）：4-6.

[2] Josef Flammer，MD. 姚克，译 . 青光眼 . 北京：科学技术出版社，2002：48-49.

[3] Bochmann F，Strümer J. Chronic and intermittent angle closure caused by In-The-Bag capsular tension ring and intraocular lens dislocation in patients with pseudoex foliation syndrome.J Glaucoma，2017，26（11）：1051-1055.

病例 51　高眼压症

【病例介绍】

患者，男性，59 岁。

主诉：发现双眼眼压增高 1 年，眼胀不适 5h。

现病史：患者自述 1 年前体检时发现双眼眼压高，于我院门诊长期随访，未予治疗。5h 前患者自觉双眼眼胀不适，不伴视力下降、视物遮挡、头晕头痛等症状。今为进一步诊治前来我院，门诊以“双眼青光眼”收入院。自发病以来，患者精神良好，食欲正常，睡眠正常，大小便正常，体重无减轻。

既往史：无特殊

家族史：无类似患者。

【专科查体】

眼部检查。视力：双眼 4.9，矫正无提高。双眼睑未见异常，结膜无充血水肿，角膜透明，前房轴深 4CT，房水清，虹膜纹清色正，瞳孔形圆居中，直径约 3mm，对光反应灵敏，晶状体轻度混浊，眼底小瞳下见视盘淡红界清，C/D 约 0.4，黄斑中心凹反光可见。眼压：右眼 24mmHg，左眼 26mmHg。

【辅助检查】

1. 眼前节照相　双眼角膜透明，前房中央深度约 4CT，虹膜纹理清楚，颜色正常，瞳孔形圆居中（图 1-176）。

2. 角膜厚度　右眼 521μm，左眼 527μm（图 1-177）。

3. UBM　前房深度正常，房角开放，未见粘连（图 1-178）。

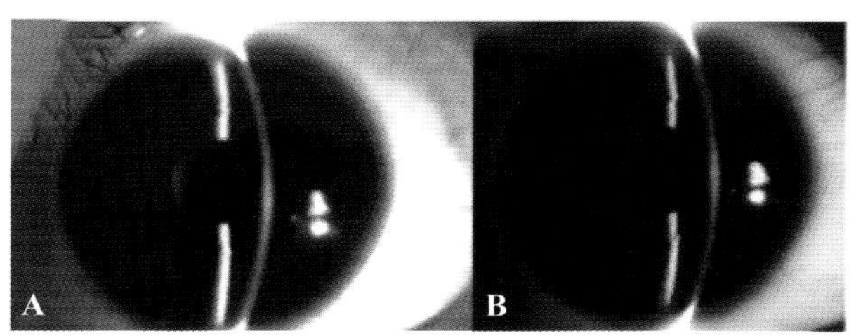

▲ 图 1-176　双眼眼前节照相

A. 右眼；B. 左眼

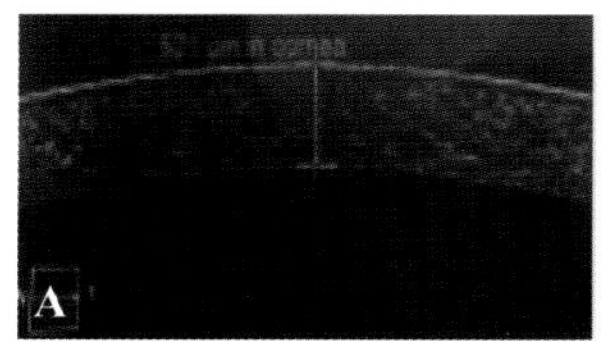

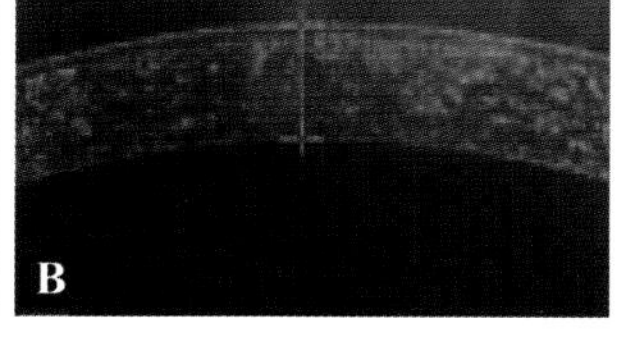

▲ 图 1-177　双眼眼前节 OCT

A. 右眼；B. 左眼

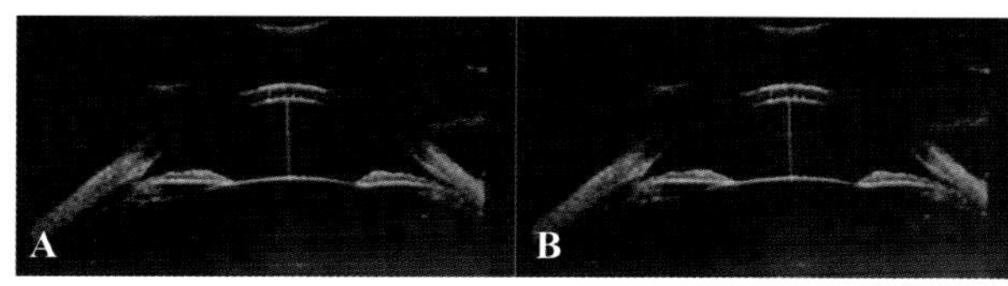

▲ 图 1-178　双眼 UBM

A. 右眼；B. 左眼

4. 视野　未见明显异常（图 1-179）。

5. 视盘 OCT　双眼 C/D 约 0.4，神经纤维层正常（图 1-180）。

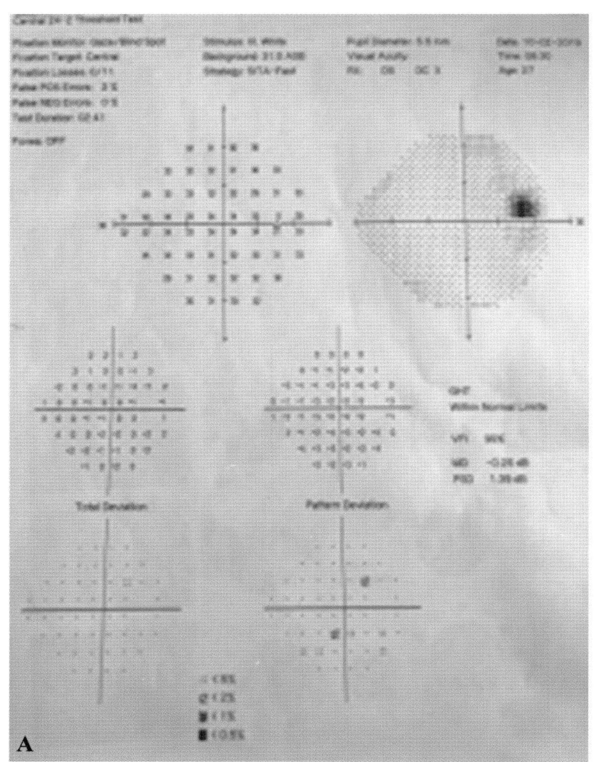

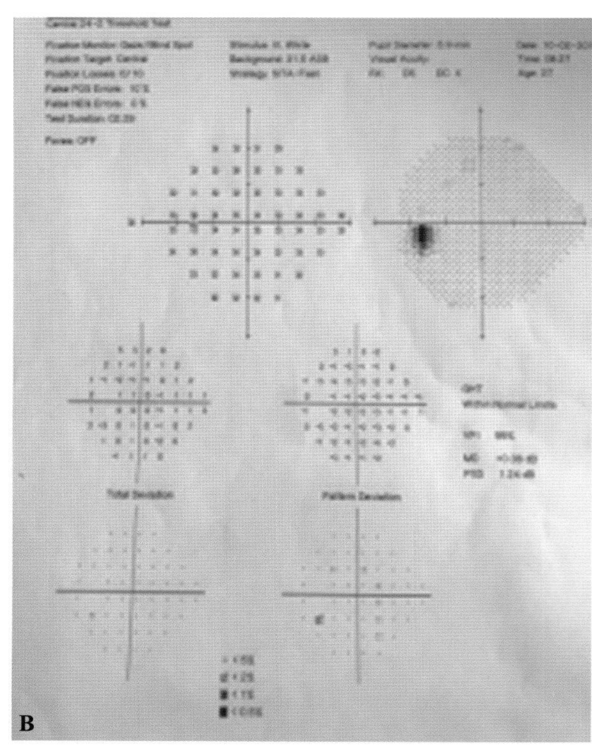

▲ 图 1-179　双眼视野

A. 右眼；B. 左眼

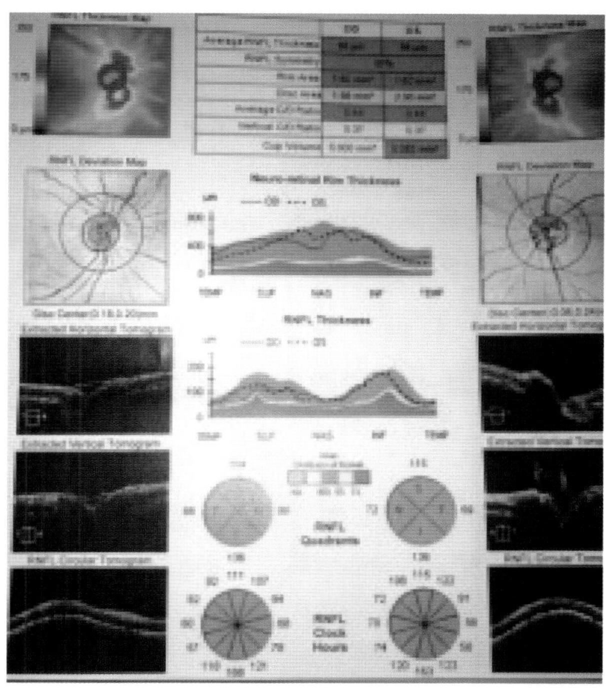

▲ 图 1-180　双眼视盘 OCT

6. VEP　双眼 P100 波潜伏期正常，振幅正常。

【诊断】

1. 双眼高眼压症（ocular hypertension，OH）。

2. 抑郁症。

【鉴别诊断】

1. 正常眼压性青光眼　患者眼压监测始终在统计学正常范围内，但出现了典型青光眼视野缺损及视神经损害，早期患者可有眼严重不适，晚期出现视力下降，严重时可导致视力丧失。

2. 原发性急性闭角型青光眼　患眼浅前房和前房角关闭，健眼前房角狭窄或关闭，虹膜膨隆等解剖特征。既往有小发作病史，有青光眼视野缺损及视神经损害。

3. 原发性开角型青光眼　患者早期多无症状，易漏诊，但患者具有视盘凹陷进行性扩大加深，盘沿宽窄不一，双眼视盘 C/D 差值＞0.2，视盘出血和视网膜神经纤维层缺损等青光眼特征性视神经损害；此外，尚有典型视野损害。

4. 继发性开角型青光眼　常见致病原因有炎症性、色素性、外伤性等因素造成的青光眼。患者除了眼压升高、视神经损害和视野损害外，尚有原发性病变存在。

【治疗经过】

嘱患者门诊长期随访，暂未予抗青光眼治疗。嘱其继续密切随访。若出现青光眼视野缺损及视神经损害或者眼压大于 30mmHg 则需抗青光眼治疗（药物、激光或手术）。

【病例分析及诊疗思路】

该患者虽眼压高于统计学范围，但房角开放，视野和视神经未见异常，故可明确诊断为高眼压症。

高眼压症是指眼压高于统计学正常上限，但无可检测出的视盘和视野损害，房角处于开放状态。临床诊断高眼压症时，通常会做角膜厚度、24h 动态眼压及视野等检查以便进一步确诊。在 40 岁以上人群中患病率为 4%～10%，经长期随访观察每年 0.5%～1% 的高眼压症患者可发展为原发性开角型青光眼。高眼压症是在原发性开角型青光眼的诊治过程中，经过长期的临床实践经验逐步深入认识到的一种特殊现象。高眼压是可以单独发生的症状，它的发生跟房水分泌增多或流通不畅有关，也跟内分泌失调有关。经过大量的临床诊断证明，绝大多数明确诊断的青光眼患者都具有眼压升高（高眼压）这一共同特征，但注意，不是说青光眼患者都具有眼压升高，由高眼压症引起的青光眼只是原发性开角型青光眼的一种特殊病类，高眼压症其实是一种可疑的青光眼。

询问初诊患者病史对评价高眼压症非常重要，可从中发现青光眼或其他继发性高眼压的迹象。青光眼视神经病变的危险因素包括：①强危险因素，如高度近视、高龄（尤其大于 50 岁）、高眼压史、青光眼家族史；②可能危险因素，如心血管疾病、糖尿病、偏头痛、高血压病和血管痉挛；③其他，如肥胖、吸烟、饮酒、紧张或焦虑等。临床上诊断青光眼时必须做眼压监测等相关检查，这可以帮助医生判断青光眼的原因及病情程度，也为治疗方案提供一些依据。高眼压症发展比较缓慢，大部分高眼压患者并不会引起视盘凹陷或视野损害，只有约 10% 的高眼压症患者会最终发展成原发性开角型青光眼。

高眼压症的治疗需根据患者临床各项指标实际情况而定，一般不需要处理，只需要定期随访和观察，一旦出现青光眼视野缺损及视神经损害或者眼压＞ 30mmHg 则需抗青光眼治疗。

（王妍茜　喻应贵　王贵渠）

参考文献

[1] 方敏，余敏斌 . 高眼压症认识新进展 . 国外医学 . 眼科学分册，2004，5：312–316.

[2] 惠延年 . 眼科 .5 版 . 北京：人民卫生出版社，2001：130–131.

[3] 李建军 . 青少年高眼压症转化为青光眼 . 眼科，2014，23（4）：239.

[4] 陈春丽，牛臣昌，王俊恩，等 . 儿童高眼压症与成人高眼压症患者长期随访后的临床特点与转归 . 眼科新进展，2019，39（2）：172–175.

病例 52　青光眼睫状体炎综合征

【病例介绍】

患者，男性，31 岁。

主诉：左眼胀痛伴视力下降 1 天。

现病史：患者 1 天前无明显诱因出现左眼胀痛伴视力下降，头晕、头痛、恶心不适，不伴视物变形、闪光感等不适，院外未予任何诊治。门诊以“左眼青光眼睫状体综合征”收入院。自发病以来，患者精神良好，食欲正常，睡眠正常，大小便正常，体重无减轻。

既往史：自述既往类似情况 2 次，每次持续时间约半个小时，其后自行缓解。第一次在当地镇医院予以眼药水（具体不详）治疗后好转，第二次自行好转。余无特殊。

个人史及家族史：无特殊。

【专科查体】

眼部检查。视力：右眼 4.3，自戴镜 5.0，左眼 3.3，自戴镜 4.0。右眼睑未见异常，结膜无充血水肿，角膜透明，前房轴深 4CT，虹膜纹清色正，瞳孔形圆居中，直径约 3mm，对光反应灵敏，晶状体轻度混浊，眼底小瞳下见视盘淡红界清，C/D 约 0.4，黄斑中心凹反光可见；左眼睑未见异常，轻度睫状充血，角膜透明，瞳孔区下方 2 颗羊脂状 KP，前房轴深 4CT，房水清亮，Tyn 征（–），虹膜纹清色正，瞳孔形圆居中，直径约 3mm，对光反应敏感，晶状体轻度混浊，眼底小瞳下隐约见血管影。眼压（NCT）：右眼 15mmHg，左眼 38mmHg。

【辅助检查】

1. 眼前节照相　左眼角膜透明，瞳孔区下方见 2 颗羊脂状 KP，前房轴深 4CT，虹膜纹清色正，瞳孔形圆居中，Tyn 征（–）（图 1–181）。

2. UBM　双眼房角开放，未见房角粘连（图 1–182）。

3. 视野　双眼正常（图 1–183）。

4. 视盘 OCT　双眼未见明显异常。

5. VEP　双眼未见明显异常。

【诊断】

1. 左眼青光眼睫状体炎综合征。

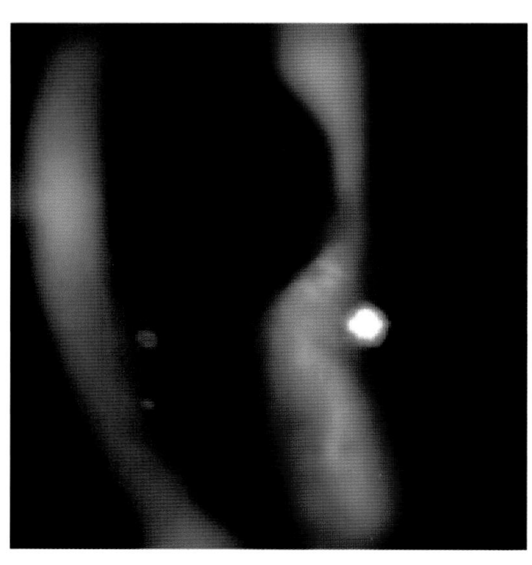

▲ 图 1–181　左眼眼前节照相

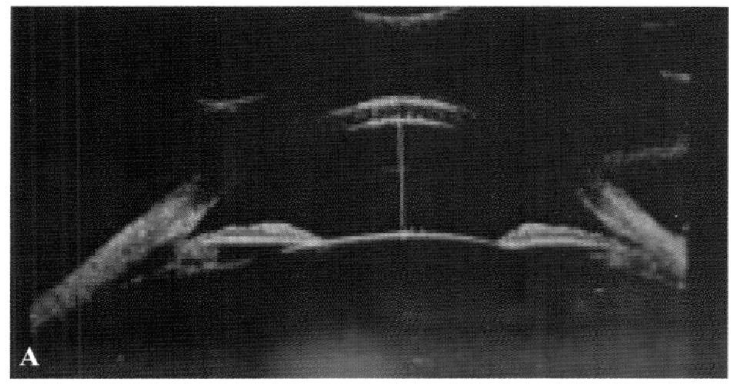

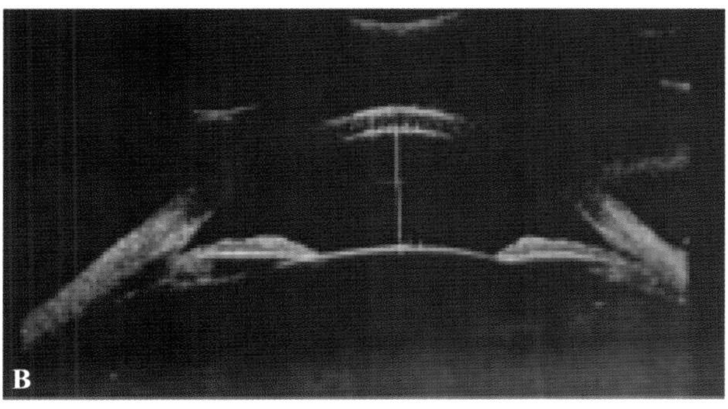

▲ 图 1-182　双眼 UBM

A. 右眼；B. 左眼

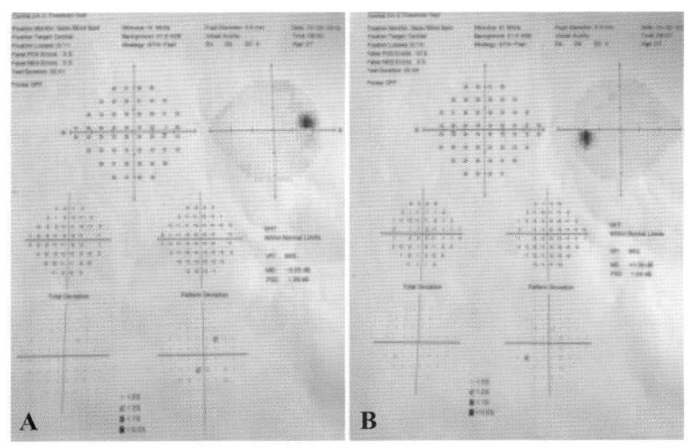

▲ 图 1-183　双眼视野

A. 右眼；B. 左眼

2. 双眼屈光不正。

【鉴别诊断】

1. 炎症性相关性青光眼　疼痛、畏光，视力下降症状，常单眼发病，房角开放，房水内存在炎性细胞，Tyn 征（-），房角可有粘连。

2. 急性闭角型青光眼　患眼角膜水肿，色素性 KP，浅前房和前房角关闭，瞳孔散大，健眼前房角狭窄或关闭，虹膜膨隆等解剖特征。既往有小发作病史，有青光眼视野缺损及视神经损害。

3. 色素性青光眼　眼压急性升高，常见于运动后或散瞳后，前房色素细胞（+），前房角开放，色素性 KP 典型以垂直纺锤样分布（Krukenberg 色素梭），色素脱落使虹膜出现放射状裂隙透光区。

4. 葡萄膜炎　反复发作病史，角膜后有色素 KP，房水闪辉，Tyn 征（-），虹膜发生粘连，部分患者房角粘连。

【治疗经过】

局部用 β 受体拮抗药、抗病毒治疗、糖皮质激素、非甾体抗炎药。

【病例分析及诊疗思路】

该患者系青年男性，既往有反复发作病史，单眼发病，一过性高眼压，角膜后典型羊脂状沉着物，前房深，房角开放，房水清亮，结合患者病史诊断为青睫综合征。

青光眼睫状体炎综合征也称青睫综合征，属于特殊非肉芽肿性前葡萄膜炎的一种，常见单眼发病，伴有短时间眼压明显升高症状，好发于 20—50 岁青壮年，其具体致病机制尚未得出统一结论，可能与病毒感染有关。患者多数因眼部胀痛、视力下降前来就诊。典型病例急性发作时眼压可达 50mmHg 以上，而此时患者较典型特征为角膜后羊脂状沉着物，通常不超过 5 个，房角开放无粘连，房水光清亮，虹膜和瞳孔无改变。此病患者若初期及时就诊，预后良好；该病有自限性，反复发作可发展为开角型青光眼，同时本身亦可合并开角型青光眼。在急性发作期应予以患者糖皮质激素和非甾体抗炎药物治疗，眼压升高患者应局部用降眼压药物。因手术不能有效防止该病发作，故临床不提倡手术治疗。

（喻应贵　王妍茜　王贵渠）

参考文献

[1] 李树宁 . 青光眼睫状体炎综合征的临床思考 . 中华眼科医学杂志，2013，3（4）：201-203.

[2] Markomichelakis NN, Canakis C, Zafirakis P, et al. Cytomegalovirus as a cause of anterior uveitis withe sectoral iris atrophy. Ophthalmology, 2002, 109(5): 879-882.
[3] 古世才，刘东敬，李静．青光眼睫状体炎综合征治疗观察．西南军医，2018，20（2）：134-137.

病例 53　原发性开角型青光眼：双眼选择性激光小梁成形术

【病例介绍】

患者，男性，67 岁。

主诉：双眼视力下降 1⁺ 年。

现病史：患者自述 1⁺ 年前无明显诱因出现双眼渐进性视力下降，不伴眼痛、眼红、分泌物增多等不适，曾于当地某医院诊治，诊断为“双眼视神经萎缩”，未予以特殊治疗，为求进一步诊治遂来我院，门诊以“双眼原发性开角型青光眼”收入院。

既往史：患者自述 2⁺ 个月前曾于当地某医院行“尿路结石手术”（具体不详），术后恢复良好。

个人史、家族史：无特殊。

【专科查体】

眼部检查。视力：右眼 3.3，左眼 HM/30cm，均矫正无提高。右眼眼睑未见明显红肿、倒睫，结膜未见明显充血，角膜透明，KP（－），前房中央深约 3CT，房水清，虹膜纹理清，瞳孔形圆居中，直径约 3mm，直接对光反应迟钝，晶状体皮质不均匀混浊，玻璃体混浊，眼底可见视盘界清，色苍白，C/D 约 0.8，视网膜未见明显出血、渗出、脱离；左眼眼睑未见明显红肿、倒睫，结膜未见明显充血，角膜透明，KP（－），前房中央深约 3.5CT，房水清，虹膜纹理清，瞳孔形圆居中，直径约 3mm，直接对光反应迟钝，晶状体皮质不均匀混浊，玻璃体混浊，眼底可见视盘界清，色苍白，C/D 约 0.9，视网膜未见明显出血、渗出、脱离。眼压：右眼 24mmHg，左眼 23mmHg。

【辅助检查】

1. 眼前节照相　双眼角膜透明，前房中央轴深正常，房水清（图 1-184）。

2. 眼部 B 超　双眼玻璃体轻度混浊（图 1-185）。

3. 360° UBM　双眼前房角均开放（图 1-186）。

4. 视盘 OCT　右眼 C/D 为 0.92，左眼 C/D 为 0.90，双眼神经纤维层变薄（图 1-187）。

【诊断】

1. 双眼原发性开角型青光眼（primary open-angle glaucoma，POAG）。

2. 双眼并发性白内障。

【鉴别诊断】

1. 视盘生理性大视杯　眼压正常，多数患者

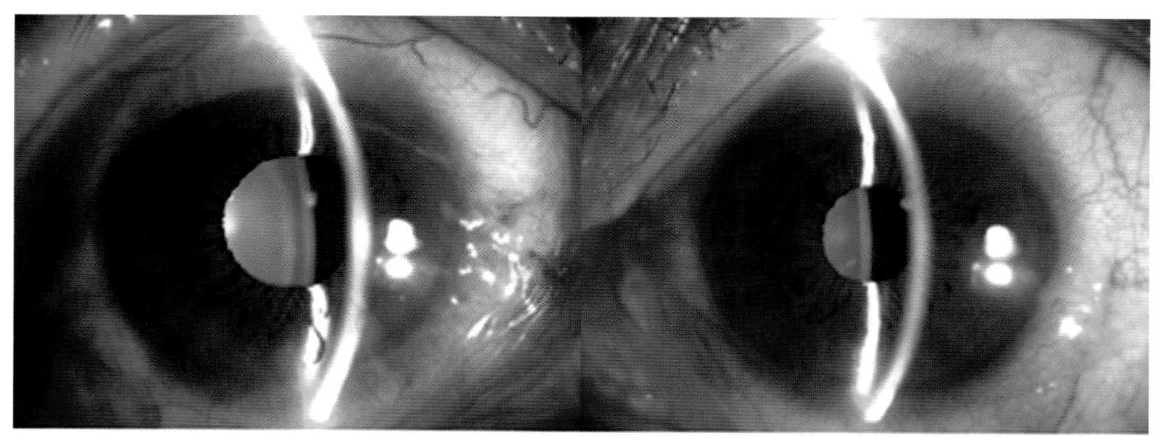

▲ 图 1-184　双眼眼前节照相

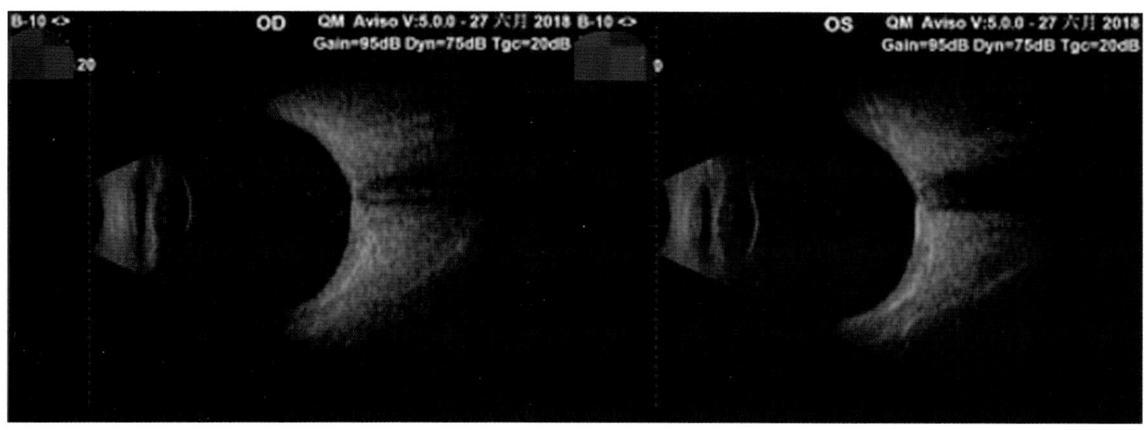

▲ 图 1-185　双眼 B 超

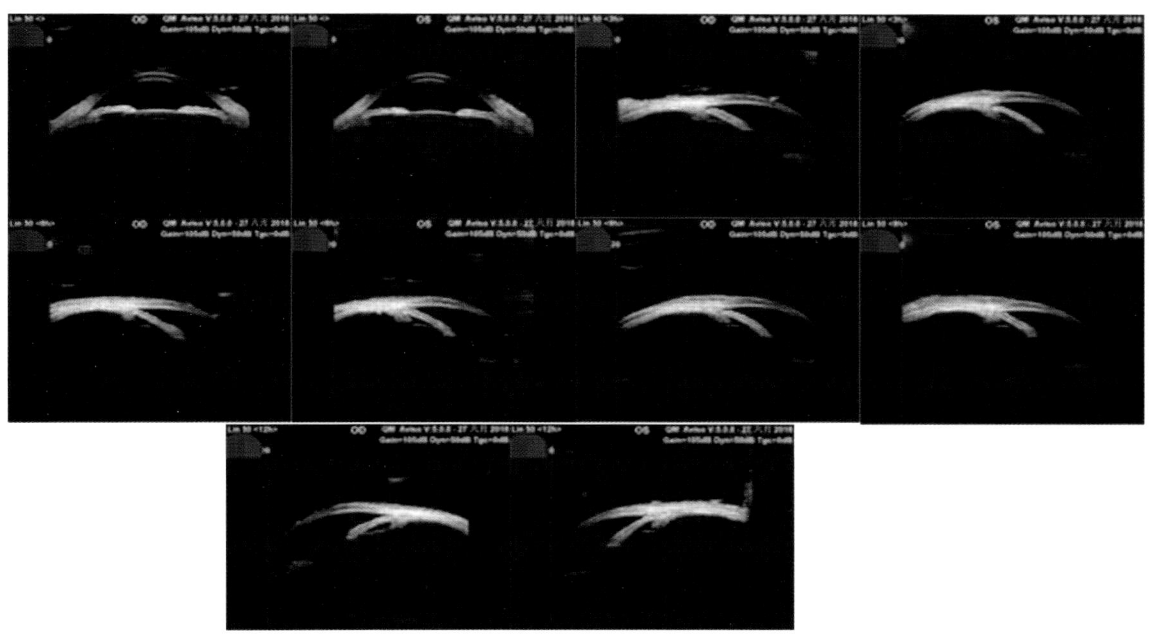

▲ 图 1-186　360° 双眼 UBM

双侧视杯对称，视盘盘沿符合 ISNT 规律，无盘沿切迹和盘沿缺失，无视野缺损和视功能损害表现。

2. 原发性慢性闭角型青光眼　起病隐匿缓慢，常无症状，眼底检查均可发现视神经损害，但房角关闭和前房浅。

3. 继发性开角型青光眼　患者的眼压升高继发于明确的眼内或全身的原发病、外伤或某些药物应用史，如继发于眼内炎症、晶状体脱位、糖皮质激素的全身或局部应用史。

【治疗经过】

患者予以双眼选择性激光小梁成形术（SLT）治疗，以及曲伏前列腺素滴眼液、双氯芬酸钠滴眼液、甲钴胺分散片、胞磷胆碱钠片局部降眼压、抗炎、营养神经等对症治疗。双眼眼压控制稳定，右眼 15～18mmHg，左眼 12～14mmHg。建议院外继续用药，定期门诊随访，根据眼部病情调整用药方案。

【病例分析及诊疗思路】

原发性开角型青光眼（POAG）亦称为慢性

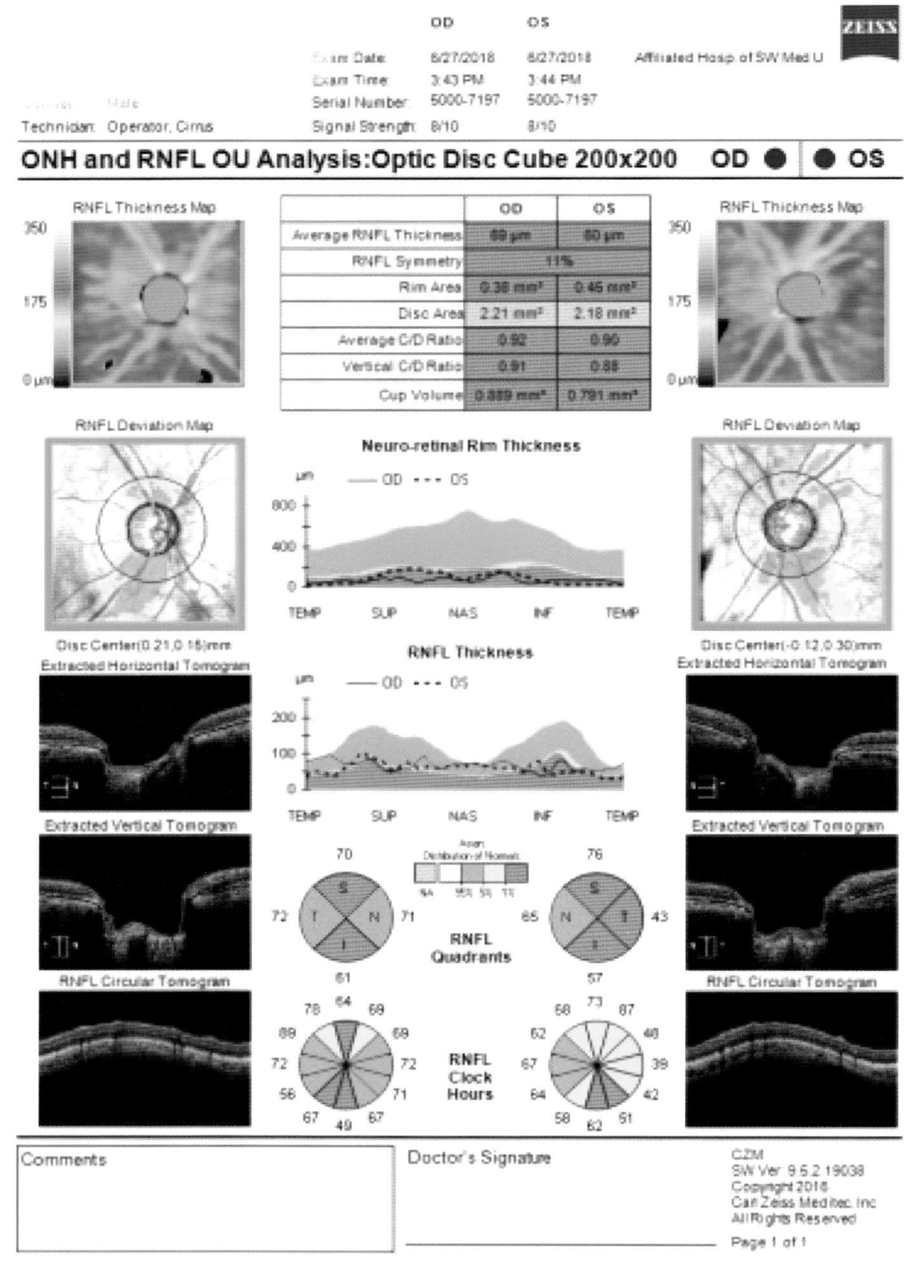

▲ 图 1-187 双眼视盘 OCT

开角型青光眼、慢性单纯性青光眼等，是青光眼最为常见的类型，约占青光眼患者的 70%，且发病率逐渐上升。POAG 是一种发病较为隐匿的致盲性眼病，常表现为房角开放、眼压升高，可发生青光眼性视神经病变和相对应的视野缺损，最终导致患者失明。其病因尚不明确，眼压升高是该病的主要危险因素，主要是由于小梁途经的房水外流排出系统发生病变、房水流出阻力增加引起。部分患者有青光眼家族史。

该病起病隐匿，进展缓慢，早期几乎无任何症状，不易被患者察觉，往往是在眼部常规体检时才被偶然发现。当患者出现视物模糊、眼胀和头痛等症状时，多已是中晚期，错过了最佳的治疗时机。到了晚期，双眼视野缩小至管状，出现行动不便和夜盲等症状，最后完全失明，严重影响中老年患者的日常生活。POAG 患者具有以下特征：①病理性高眼压，两眼中至少一只眼的眼压持续＞ 21mmHg，或者 24h 眼压波动范围＞ 8mmHg；②房角是开放的，且具有正常外观；③眼底存在青光眼特征性视网膜视神经损害和（或）视野损害；④没有与眼压升高相关的病因性眼部或全身其他异常。

故具有眼压升高、房角开放、眼底特征性视神经损害和相对应的视野缺损是 POAG 诊断的主要依据，早期往往因为特征不明显而诊断困难，需结合相关检查综合分析、判断过程，有时需经过一段时间观察随访对比才能诊断。常用青光眼检查包括：眼压（必要时做 24 小时眼压监测）、超广角眼底成像、OCT、视野、房角镜和 UBM 等。

POAG 治疗的目的主要是尽可能阻止青光眼的病程进展，减少视网膜神经节细胞丧失至正常年龄的相应水平，以保持视觉功能（视野）的生理需要。治疗策略依据患者的眼压高低、视野损害的严重度和进展速度制定，包括药物、激光和手术治疗。目前前列腺素类衍生物建议作为 POAG 一线用药，其他降眼压药还包括 β 肾上腺素受体拮抗药（马来酸噻吗洛尔和贝特舒等）、α_2 肾上腺素受体激动药（溴莫尼定）、碳酸酐酶抑制药（布林佐胺）、拟胆碱能类药物（毛果芸香碱）等；选择性激光小梁成形术可作为部分开角型青光眼患者的首选治疗；对药物或激光治疗不能控制病情进展，或不能耐受药物治疗的患者，应考虑手术治疗，手术方式包括小梁切割术、非穿透性小梁切割术、青光眼引流装置植入术、睫状体光凝术等。同时注意联合视神经保护治疗。

POAG 是一终身性眼部疾病，治疗上强调长期而稳定地降低眼压，故提倡终身定期随访，及时调整治疗方案，通过早期筛查、早期诊断和及时治疗，最大限度地保持患者的视功能。

该患者有眼压高、视神经萎缩等青光眼特征性损害，房角为开角，且前房深度正常，故诊断为原发性开角型青光眼。由于药物降眼压治疗效果不佳，故予以双眼 SLT 治疗，经治疗后双眼眼压控制稳定，嘱患者定期随访，监测患者视力、眼压、视野及眼底视盘情况。

（喻应贵　王贵渠　王妍茜）

参考文献

[1] Beidoe G, Mousa SA. Current primary open-angle giaucoma treatments and future directions. Clin Ophthalmol, 2012, 6（1）: 699-707.

[2] Simon K, Jing T. Acupuncture for glaucoma. Cochrane Database Syst Rev, 2007, 43（5）: 185-186.

[3] 葛坚 . 眼科学 . 第 2 版 . 北京：人民卫生出版社，2011，6：250-257.

[4] 中华医学会眼科学分会青光眼学组 . 我国原发性青光眼诊断和治疗专家共识（2014）. 中华眼科杂志，2014，50（5）：382-383.

[5] 周伟 . 青光眼药物治疗的新动向 . 现代实用医学，2015，27（9）：1122-1125.

病例 54　新生血管性青光眼（右眼急性闭角型青光眼 + 左眼新生血管性青光眼）

【病例介绍】

患者，男性，77 岁。

主诉：左眼视力下降 4⁺ 年，加重伴左眼胀痛 10⁺ 天。

现病史：患者自述 4⁺ 年前无明显诱因出现左眼视力下降，不伴眼红、眼痛等不适，患者自行予以中药治疗（具体不详），自诉症状缓解不明显。10⁺ 天前患者上述症状加重，视力进一步下降，患者出现左眼胀痛，伴眼红、畏光、头痛不适，不伴眼分泌物增多、恶性呕吐等不适，未予重视，1⁺ 天前至“当地某人民医院”就诊，诊断为“左眼新生血管性青光眼”，予以眼药水治疗（具体不详），建议患者行“左眼球摘除手术”治疗，患者拒绝手术，为求进一步诊治遂来我院，门诊以“左眼新生血管性青光眼”收入院。

既往史、个人史及家族史：无特殊。

【专科查体】

眼部检查。视力：右眼4.7，左眼LP，均矫正无提高。右眼结膜未见明显充血，巩膜无黄染，角膜透明，老年环（+），KP（-），前房中央深约3CT，周边轴深约1/3 CT，房水清，虹膜纹理清，瞳孔形圆居中，直径约3mm，直接及间接对光反应灵敏，晶状体不均匀混浊，玻璃体混浊，眼底见视盘界清，色苍白，C/D约0.6，视网膜平复，未见明显出血、脱离；左眼结膜充血（++），巩膜无黄染，角膜稍雾状水肿，老年环（+），KP（-），前房中央深约3CT，周边轴深约1/4 CT，房水清，虹膜纹理清，虹膜瞳孔区见一圈新生血管丛，瞳孔形圆居中，直径约3mm，直接对光反应消失，晶状体不均匀混浊，玻璃体混浊，眼底见视盘界清，色苍白，C/D约0.8，视网膜平复，未见明显出血、脱离。眼压：右眼16mmHg，左眼54mmHg。

【辅助检查】

1. 眼前节照相　左眼角膜稍雾状水肿，虹膜纹理清，虹膜瞳孔区见一圈新生血管丛（图1-188）。

2. 眼部B超检查　双眼玻璃体混浊（图1-189）。

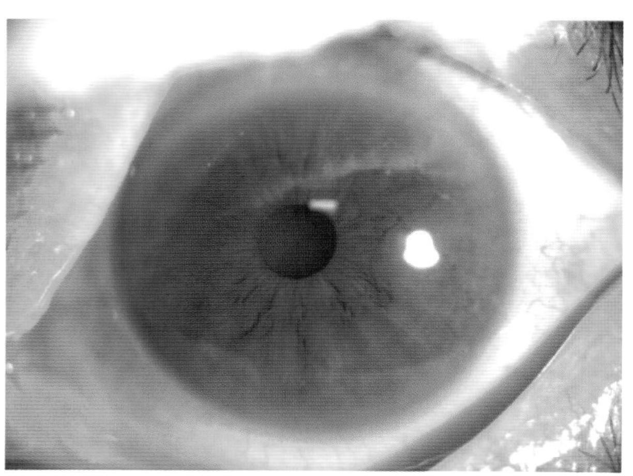

▲ 图1-188　左眼眼前节照相

3. 360° UBM检查　双眼房角均开放（图1-190）。

【诊断】

1. 左眼新生血管性青光眼（neovascular glaucoma，NVG）。

2. 右眼急性闭角型青光眼（临床前期）。

3. 双眼并发性白内障。

【鉴别诊断】

1. 原发性急性闭角型青光眼　绝对期的患者部分虹膜表面也可见新生血管，但对侧眼存在前房浅，房角窄，且患眼之前不存在眼底缺血性病变病史。

2. 急性虹膜睫状体炎　多数患者自述有眼痛、眼红、畏光、流泪、视物模糊，眼部检查眼压正常，角膜后灰白色沉着物为羊脂状或中等大小，房水浑浊，瞳孔缩小而不是散大，前房深度和房角均正常，对侧眼解剖结构正常。

3. 炎症性青光眼　眼压升高，角膜后KP，前房出现细胞及房水闪辉，可见正常的虹膜血管扩张，房角常开放，采用局部激素治疗后，假性新生血管会消失。

【治疗经过】

患者予以左眼青光眼引流阀植入术及右眼激光虹膜周切治疗，以及预防感染、营养神经等对症治疗。术后双眼眼压控制稳定，右眼11～14mmHg，左眼10～13mmHg。建议院外继续用药，定期门诊随访，根据眼部病情恢复情况调整用药方案。

【病例分析及诊疗思路】

新生血管性青光眼（NVG）是由于纤维血管组织在房角增生，导致阻塞小梁网以及周边虹膜前粘连和进行性房角关闭，严重破坏房水外流通道引起难以控制的眼压升高，是一种破坏性强、致盲率极高的难治性青光眼，约占亚洲青光眼的0.7%～5.1%。其发病原因及诱因有很多，主要继发于视网膜缺血性疾病，包括糖尿病视网膜

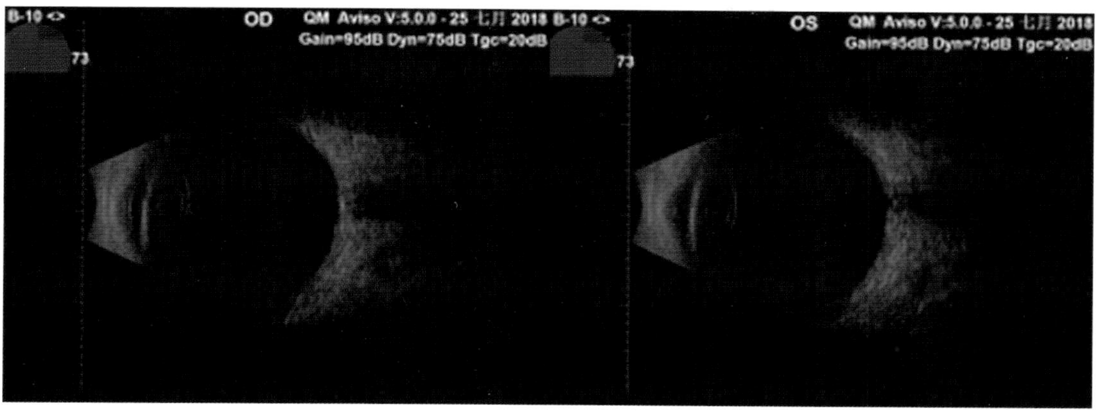

▲ 图 1-189　双眼 B 超

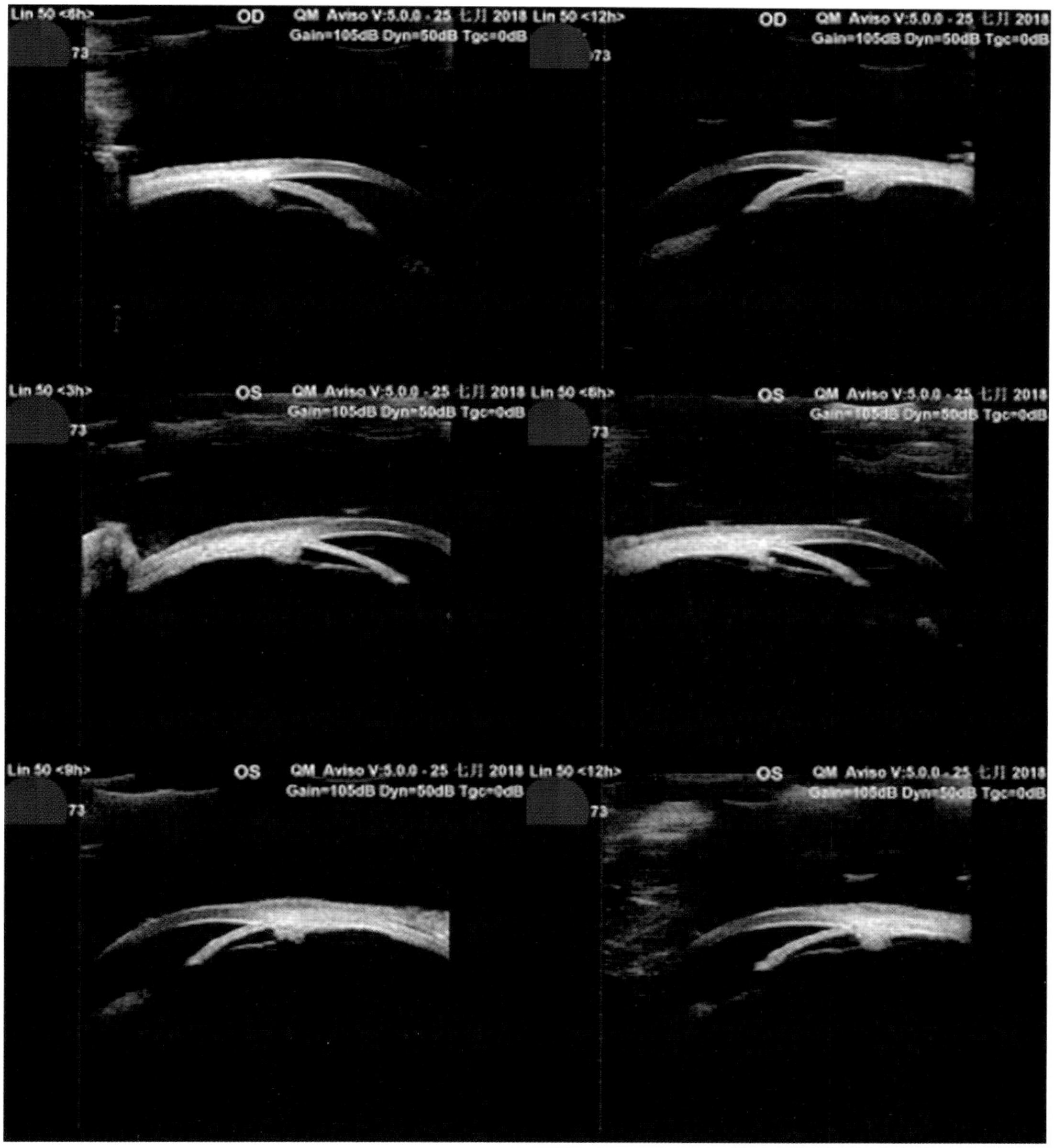

▲ 图 1-190　360° 双眼 UBM

病变、视网膜中央静脉阻塞、眼缺血综合征、颈动脉阻塞性疾病、视网膜中央动脉阻塞。多数患者以眼球剧痛、畏光、视力下降、难以控制的眼压增高等为主要特征来院就诊。主要临床特征为：初期可见瞳孔缘有细小的新生血管芽，随着病程进展，虹膜上大量新生血管长入，形成典型的虹膜新生血管从或称为虹膜红变，常伴有角膜混浊水肿，虹膜组织纹理欠清，表面大量新生血管，瞳孔缘色素上皮外翻，瞳孔散大，对光反应消失。眼压可高达 60mmHg 以上，视力常为数指至手动。Shield 将新生血管性青光眼分为三期：①青光眼前期（Ⅰ期）主要表现为瞳孔缘周围虹膜表面有毛细血管丛扩张，前房角正常或少量新生血管生成，但眼压仍处于正常范围内；②开角型青光眼（Ⅱ期）主要表现为虹膜和前房角有大量新生血管，并且前房有炎症反应，但房角开放，眼压突然升高；③闭角型青光眼（Ⅲ期）主要变现为房角广泛周边前粘连或完全关闭，眼压升高。

NVG 目前尚无确切的指标和判断方法，临床治疗也非常棘手，故早期诊断和早期治疗至关重要。根据裂隙灯检查见虹膜面新生血管，房角镜观察早期房角内产生的新生血管，诊断其实并不困难，然而对于早期的患者，由于新生血管较少且新生血管较细，通过裂隙灯很难发现，容易漏诊，需要通过综合检查辅助诊断。故凡有可能引起视网膜缺血的血管性病变，均应尽早做荧光素眼底血管造影（FFA）、虹膜荧光血管造影（iris fluorescein angiography，IFA）、房角荧光血管造影等可指导 NVG 的诊断及治疗。

NVG 的治疗主要包括两个方面：①原发疾病的治疗（主要是减少视网膜缺血性改变，去除新生血管形成的诱因），包括全视网膜光凝术、经巩膜的冷冻和透热法、眼内激光凝固术等；②降眼压治疗（通过药物或手术方式降低眼压），药物包括局部 β 肾上腺素受体拮抗药、α_2 肾上腺素激动药或口服碳酸酐酶抑制药，但药物治疗通常不能完全控制眼压，需联合手术治疗。手术方式包括联合应用抗 VEGF 药物的滤过性手术、青光眼引流阀植入术、睫状体破坏手术（睫状体激光光凝术、睫状体冷凝术、超声治疗），手术治疗主要用于晚期 NVG，其目的是缓解症状、保留眼球或挽救残存的视力。

NVG 作为一种难治性的致盲性疾病在临床上较常见，一旦形成 NVG，对患者的视力和视功能将产生不可逆的影响，所以对于早期发现有缺血缺氧性视网膜疾病和眼缺血综合征的患者提倡定期随访，并进行定期的复查，以达到早发现、早治疗，减少 NVG 的发生和延缓视力的丧失。

根据该患者眼部检查见左眼虹膜瞳孔区见一圈新生血管丛，眼压极高，可以诊断为新生血管性青光眼，根据患者目前眼部情况及青光眼相关辅助检查，药物降眼压效果不佳，故予以“左眼青光眼引流阀植入术”治疗，右眼有浅前房、窄房角的解剖结构，诊断为急性闭角型青光眼（临床前期），右眼行激光虹膜周切治疗预防青光眼发作。

（王贵渠　喻应贵）

参考文献

[1] Souied EH, Dugel PU, Ferreira A, et al. Severe ocular inflammation following ranibizumab or aflibercept injections for Age-Related macular degeneration: A retrospective claims database analysis. Ophthalmic Epidemiol, 2016, 23 (2): 71-79.

[2] Narayanaswamy A, Baskaran M, Zheng Y, et al. The prevalence and types of glaucoma in an urban Indian population: the singapore indian eye study. Invest Ophthalmol Vis Sci, 2013, 54 (7): 4621-4627.

[3] Lia N, Li C, Jiang H, et al. Neovascular glaucoma: a retrospective review from a tertiary center in China. BMC Ophthalmaol, 2016, 16 (1): 14.

[4] 吴宇平，岑志敏，钟丘，等. 虹膜荧光血管造影对新生血管性青光眼早期诊断的临床意义. 临床医学工程，2013，2：389-390.

[5] Fakhraie G, Katz LJ, Prasad A, et al. Surgical outcomes of intravitreal bevacizumab and guarded filtration surgery in neovascular glaucoma. J Glaucoma, 2010, 19（3）: 212–218.

病例 55　Marchesani 综合征

【病例介绍】

患者，女性，15 岁

主诉：右眼视力下降 1⁺ 年，加重伴右眼胀痛 10⁺ 天。

现病史：1⁺ 年前，患者发现右眼视力下降，偶伴双眼畏光、流泪不适，自诉不伴明显眼胀、眼痛，不伴视物遮挡、视物变形，不伴头昏头痛、恶心呕吐等不适，未予重视及正规诊治，10⁺ 天前，患者自觉右眼视力下降明显加重，伴眼胀及右侧头痛不适，在当地医院诊断为“双眼白内障，双眼青光眼”，予以输液及滴眼液治疗（具体不详），自觉症状无明显好转，今为进一步诊治来院，门诊以“双眼青光眼”收入。

既往史：5⁺ 年前因“骨折”行“右踝关节手术”；否认局部及全身激素使用史。

个人史：无特殊。

家族史：母亲诉患者弟弟有“斜视”，余否认。

【专科查体】

眼部检查。视力：右眼 LP 矫正无提高，左眼 4.0 − 6.00DS/ − 3.00DC × 50=4.3，双眼间距明显增宽，右眼角膜透明，KP（−），前房轴深约 4CT，虹膜纹清色正，瞳孔形圆居中，直径约 2.5mm，虹膜震颤（−），晶状体不均匀皮质性混浊，后囊下混浊明显，玻璃体轻度混浊，视盘色苍白，C/D 约 0.9，黄斑未查及；左眼角膜透明，KP（−），前房轴深约 4CT，虹膜纹清色正，瞳孔形圆居中，直径约 2.5mm，震颤（−），晶状体不均匀皮质性混浊，后囊下混浊明显，玻璃体轻度混浊，视盘色苍白，C/D 约 0.7。眼压：右眼 48mmHg，左眼 37mmHg。

【辅助检查】

1. 眼前节照相　双眼角膜透明，KP（−），前房轴深约 4CT，虹膜纹清色正，瞳孔形圆居中，晶状体不均匀皮质性混浊，后囊下混浊明显（图 1–191）。

2. 超广角眼底成像　双眼玻璃体轻度混浊，视盘色苍白，C/D 扩大（图 1–192）。

3. 视盘 OCT　右眼 C/D 明显增大（图 1–193）。

4. 黄斑 OCT　双眼未见明显异常（图 1–194）。

5. UBM　双眼房角开放（图 1–195）。

6. 体型　身高 139cm，低于同龄“矮小”标准（图 1–196）。

7. 双手正位及双手 X 线片　手指粗短（图 1–197）。

【诊断】

1. Marchesani 综合征（短指 – 晶状体异位综合征）。

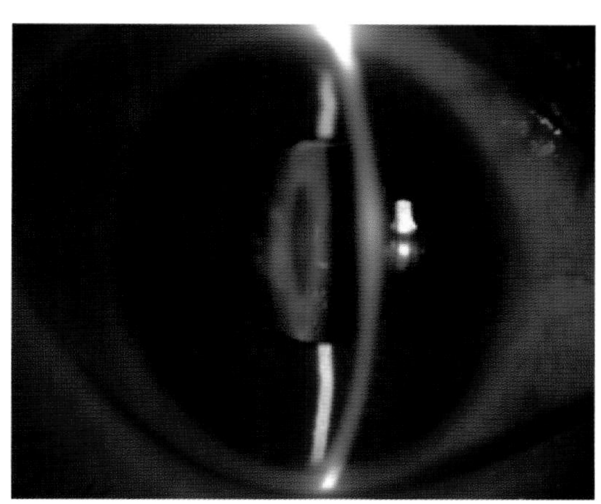

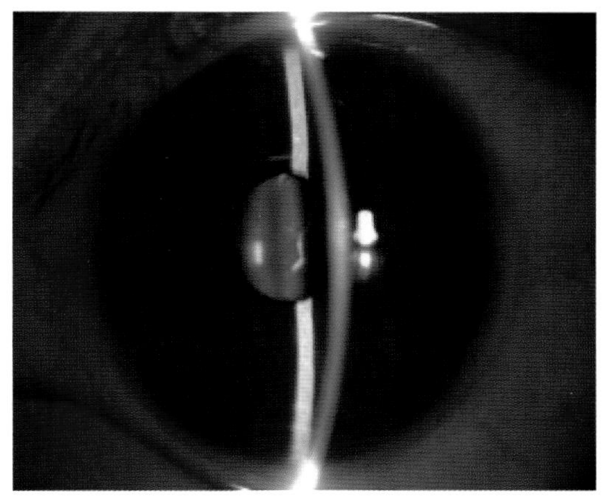

▲ 图 1–191　双眼眼前节照相

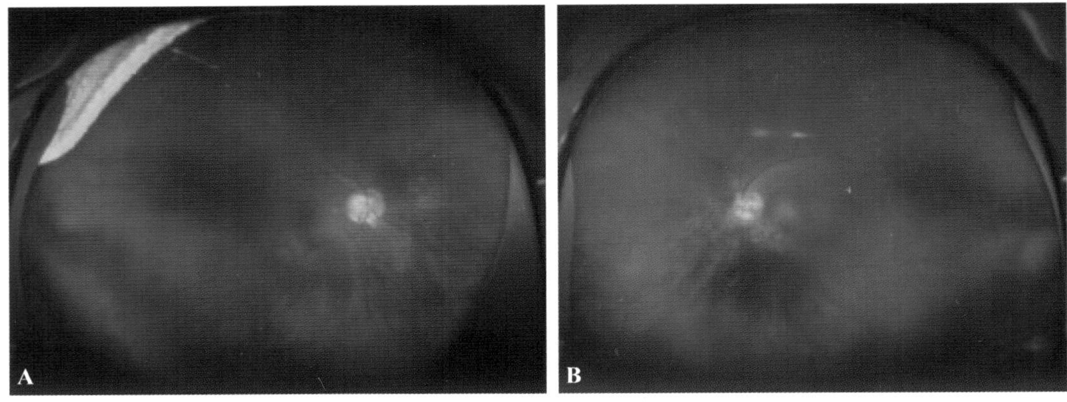

▲ 图 1-192　双眼超广角眼底成像

A. 右眼；B. 左眼

ONH and RNFL OU Analysis:Optic Disc Cube 200x200　OD ● | ● OS

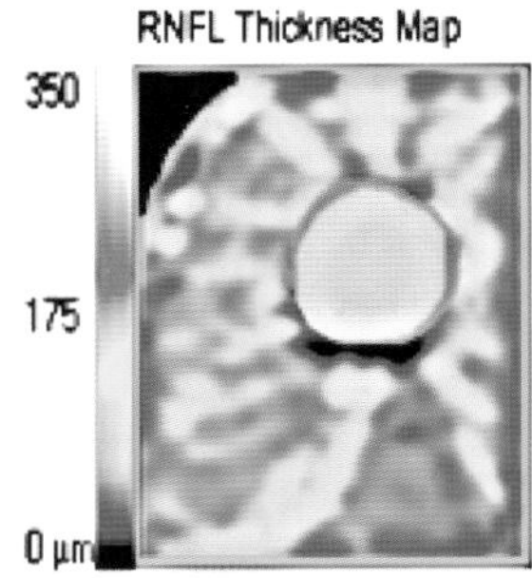

	OD	OS
Average RNFL Thickness	63 µm	85 µm
RNFL Symmetry	15%	
Rim Area	0.75 mm²	2.22 mm²
Disc Area	4.26 mm²	2.98 mm²
Average C/D Ratio	0.90	0.49
Vertical C/D Ratio	0.90	0.41
Cup Volume	1.713 mm³	0.044 mm³

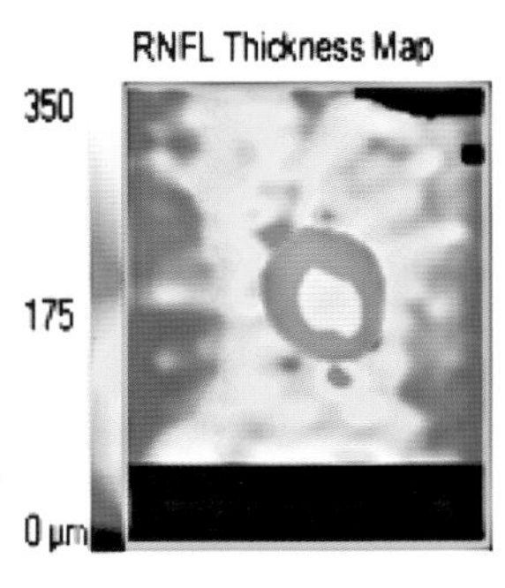

▲ 图 1-193　双眼视盘 OCT

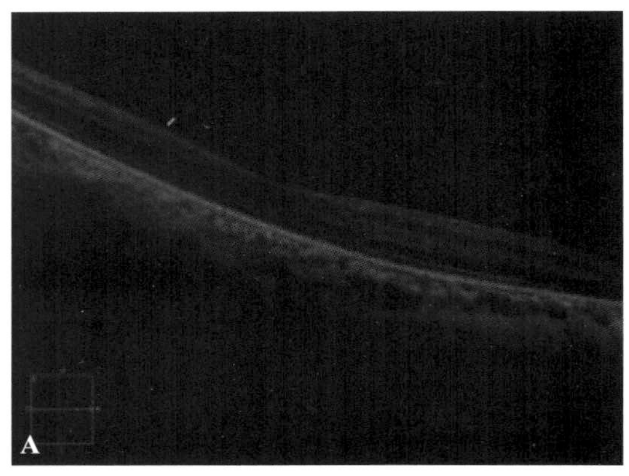

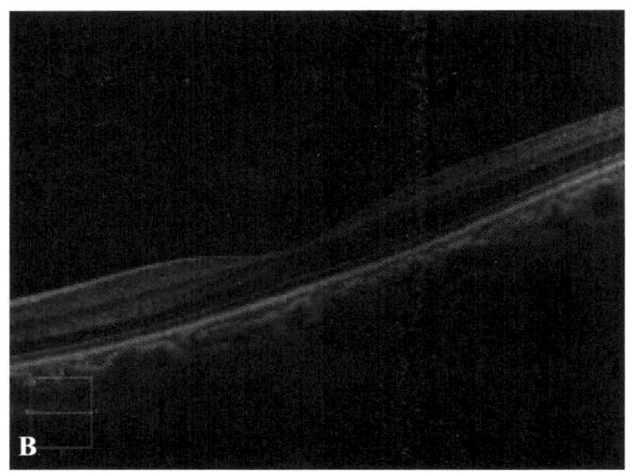

▲ 图 1-194　双眼黄斑 OCT

A. 右眼；B. 左眼

2. 双眼继发性青光眼。
3. 双眼先天性白内障。
4. 双眼屈光不正。
5. 右踝关节骨折术后。

【鉴别诊断】

1. 黏多糖病　是一组少见的先天性遗传疾病，主要因降解黏多糖（现称糖氨聚糖）所需的溶酶体水解酶的缺陷致使组织内有大量黏多糖蓄积，

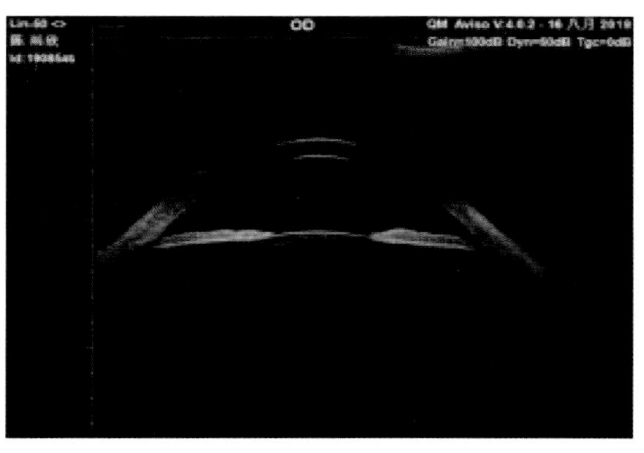

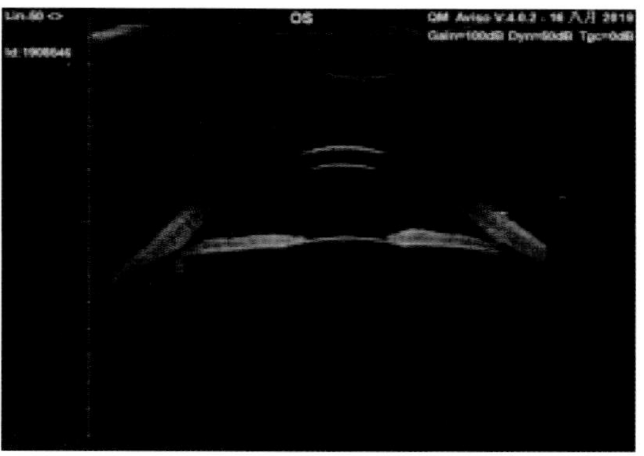

▲ 图 1-195　双眼 UBM

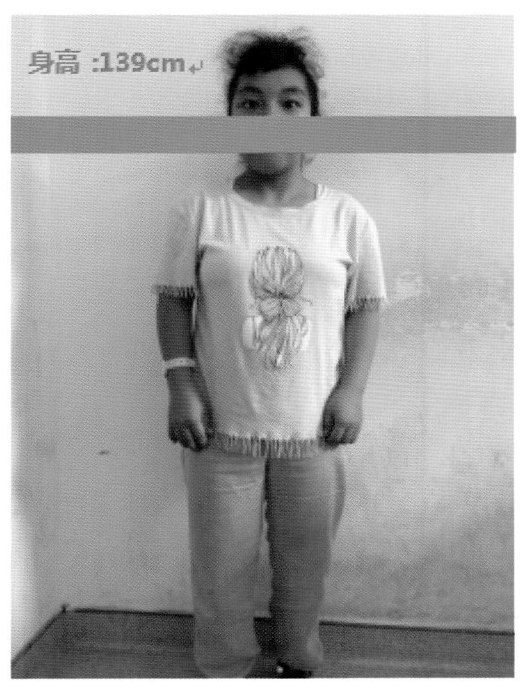

▲ 图 1-196　体型

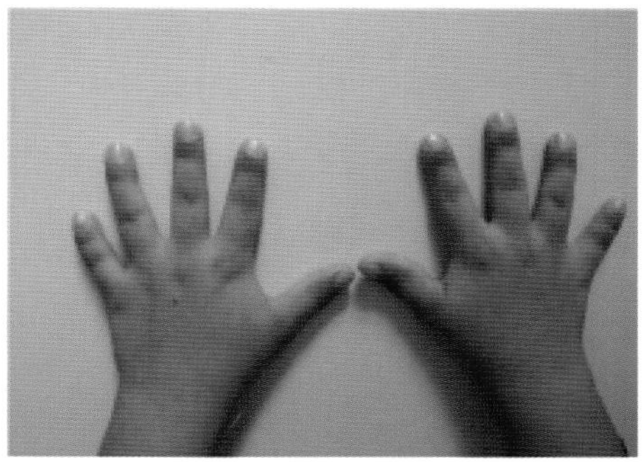
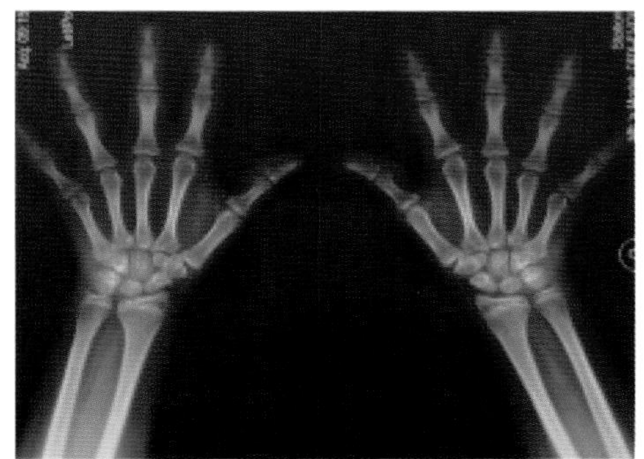

▲ 图 1-197　双手照片及 X 线片

造成骨骼发育障碍、肝脾大、智力迟钝和尿中黏多糖类排出增多。病变多以骨骼的病变为主，还可累及中枢神经系统、心血管系统，以及肝、脾、关节、肌腱、皮肤等。黏多糖病可分为 6 个亚型，也可表现为生长发育迟缓，伴智力发育异常，可完善生化检测如测定组织细胞、血清及尿液中 β-D- 葡萄糖醛酸酶活性等检查，基因检测可辅助明确诊断。

2. 矮小症　相似环境下，身高较同种族、同性别、同年龄健康儿童身高均值低 2 个标准差（-2SD）以上或处于第 3 百分位数以下。其中部分属正常生理变异。一般不合并眼部并发症。

【治疗经过】

入院后行右眼白内障抽吸 + 人工晶状体植入 + 青光眼小梁切除 + 虹膜周边切割术。

【病例分析及诊疗思路】

Marchesani 综合征，又称 Weill-Marchesani 综合征、反 Marfan 综合征、眼 - 短肢 - 短身材综合征、短指 - 球形晶状体综合征等。病因未明，一般认为是由于基因异常致生化传递缺陷，引起先天性中胚层组织发育异常。该病可伴有全身发育异常尤其是骨骼发育异常，继发青光眼发生率很高（可达 85.7%），伴晶状体异常。多系常染色体隐性遗传，有遗传异质性，也有认为系显性遗传，呈 AR 者均为完全型，呈 AD 者可为完全型或不完全型，后者多于前者，其外显率≥ 97.8%。短形体和晶状体异常的表现度分别为 73.9% 和 43.4%。

结合该患者典型的身型、面容、四肢发育情况及继发青光眼等特征，拟诊为 Marchesani 综合征，但该病例球形晶状体及晶状体脱位不典型，有学者认为 Marchesani 综合征多发生于 25 岁以后，考虑可能与年龄相关，应密切长期随访。

该病无特殊治疗，仅采用对症治疗，如治疗青光眼、白内障等。过去往往由于误诊为近视、晚期青光眼等原因造成患者未能早期诊断，且由于手术技术及人工晶状体的限制，其手术方式的选择仅限于晶状体囊内摘除术，未植入人工晶状体，因而患者术后视力恢复不佳。随着手术技术及人工晶状体设计的不断发展和完善，对于 WMS 患者来说，其可选择的治疗手段不断增多，效果也较过去明显提高。因本例合并继发性青光眼，所以针对本例采用白内障抽吸 + 人工晶状体植入 + 青光眼小梁切除 + 虹膜周边切割术进行治疗。

（喻应贵　唐　敏　周　琦　吕红彬）

参考文献

[1] Wirtz MK, Samples JR, Kramer PL, et al. Weill-Marchesani syndrome-possible linkage of the autosomal dominant form to 15q21.1.American Journal of Medical Genetics, 1996, 65（1）: 68-75.

[2] 王宏彬，曲迎新，胡咏霞，等 .Weill-Marchesani 综合征 . 国际眼科杂志，2008，8（10）：2087-2089.

[3] 林泉，梁皓，QuanLin，et al. Weill-Marchesani 综合征 3 例疗效分析 . 国际眼科杂志，2007，7（1）：206-208.

第2章　眼后节疾病

一、视网膜疾病

病例56　家族性渗出性玻璃体视网膜病变

【病例介绍】

患者，男性，5岁。

主诉：左眼视力下降2^+年，视物不见1^+年。

现病史：患者于2^+年前无明显诱因出现左眼视力下降，未到医院就诊，1^+年视力下降逐渐加重致失明，不伴眼红、眼痛、畏光、流泪等不适。

既往史：足月顺产，无吸氧史。余否认。

家族史：患者父亲及哥哥于我院诊断为“双眼FEVR”，其父亲曾行“左眼玻璃体切除+硅油填充术”。

【专科查体】

眼部检查。视力：右眼4.1（−4.25DS）矫正至4.4；左眼NLP。双眼眼压：右眼15mmHg，左眼8mmHg。双眼睑无内外翻，球结膜无充血，角膜透明，前房深度正常，房水清，瞳孔形圆居中，直径约3mm，直接对光反应存在，晶状体透明，右眼视盘边界清楚，颜色正常，视网膜血管走行僵直、分支增多，末梢血管呈“毛刷样”，颞侧周边可见无血管区，左眼视盘边界不清，可见与视盘相连的颞侧视网膜皱襞形成，牵拉视网膜血管迂曲变形，视网膜下见大量黄白色渗出，下方视网膜可见片状出血。

【辅助检查】

超广角眼底血管造影：右眼视网膜血管走行僵直、分支增多，末梢血管呈“毛刷样”，颞侧周边可见无血管区，无血管区及有血管区交界处荧光素渗漏明显。左眼视盘相连的颞侧视网膜皱襞形成，牵拉视网膜血管迂曲变形，视网膜广泛荧光素渗漏，下方视网膜可见出血遮蔽荧光（图2-1）。测定眼轴长度，右眼23.54mm，左眼19.14mm。

【诊断】

1. 双眼家族性渗出性玻璃体视网膜病变（familial exudative vitreoretinopathy，FEVR）。

2. 右眼屈光不正。

3. 左眼球萎缩。

【鉴别诊断】

1. 早产儿视网膜病变　患儿有早产史、低体重及吸氧病史，无家族史，眼底改变可与FEVR相似。

2. Norrie病　为X染色体连锁隐性遗传病，母亲为携带者，男婴患病。1/3病例伴先天性盲、耳聋及智力异常。双眼发病，表现为牵引性视网膜脱离、周边部纤维膜形成。该病出生后不久即出现，进展极快。

3. Coats病　常见于青少年男性，单眼发病，多见于男性儿童，单眼发病，眼底见大量白色或黄白色渗出，成簇胆固醇结晶沉着或出血，视网膜血管迂曲扩张。

4. 永存原始玻璃体增生症（persistent hyperplastic primary vitreous，PHPV）　晚期表现与FEVR相似，但多单眼发病，无家族史，患眼常较对侧眼小，前部型患者还可见被拉长的睫状突。

【治疗经过】

患者于门诊行右眼视网膜激光光凝治疗（图2-2），予以验光配镜，建议全家完善基因检测寻找致病基因。

【病例分析及诊疗思路】

该患者诊断 FEVR 明确，有阳性家族史，双眼发病，临床表现及眼底血管造影支持诊断，根据造影结果进一步行右眼底激光治疗，因左眼就诊时间晚，且视力为无光感，已失去治疗机会。

FEVR 是一种遗传性眼科疾病，常见为常染色体显性遗传，亦有报道是以 X 连锁遗传或常染色体隐性遗传方式发病。多数患者主诉视力下降，部分患者则以斜视“白瞳”前来就诊。视力损害因视网膜与眼底轻重而有所不同。典型眼底表现为视网膜血管分支增多、血管走行僵直，周边视网膜无血管区。周边无血管区与有血管区交界处有新生血管生长，纤维血管组织收缩可牵拉视网膜形成视网膜皱褶，更严重时视网膜内或视网膜下有脂质渗出，可发生视网膜脱离。FFA 显示视网膜血管分支众多，分布密集，在赤道部附

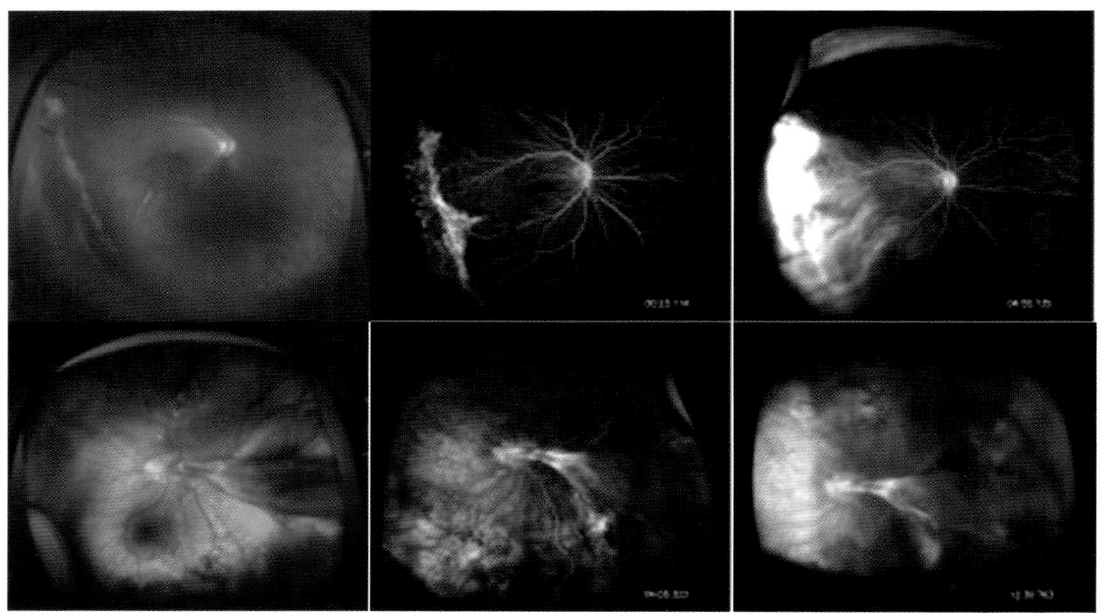

▲ 图 2-1　双眼超广角眼底血管造影

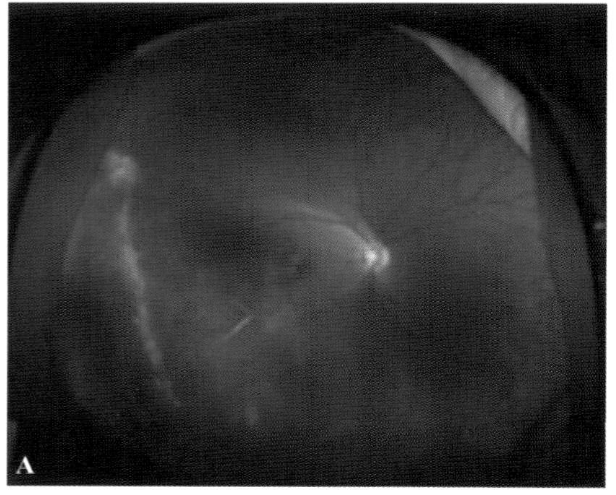

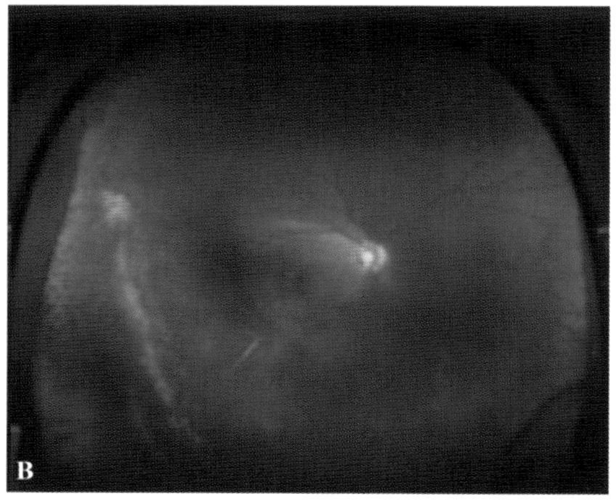

▲ 图 2-2　右眼视网膜激光光凝治疗前后超广角眼底成像，病变区域眼底激光斑清晰可见
A. 治疗前；B. 治疗后

近呈扇形并突然终止，末端吻合，可有异常荧光渗漏，周边部视网膜有无血管区。FEVR 分为 5 期：第 1 期，周边部视网膜存在无血管区，无新生血管；第 2 期，周边部视网膜存在无血管区，伴视网膜前新生血管无渗出或有渗出；第 3 期，未累及黄斑部的次全视网膜脱离；第 4 期，累及黄斑部的次全视网膜脱离；第 5 期，全视网膜脱离，宽漏斗型或闭漏斗型。

双眼患病、有家族史、无早产吸氧史，以及特殊的眼底表现，是本病诊断的重要依据。FEVR 1 期时，不需特殊治疗，建议定期观察随访。FFA 提示无血管区及有血管区出现新生血管渗漏时，即采用视网膜激光光凝治疗。当出现视网膜脱离时，可考虑手术干预治疗，局限性视网膜脱离可采用巩膜扣带术，如果病变更严重时，需行玻璃体切除手术。

FEVR 是一终身性眼底疾病，可以静止多年后又开始活动，故提倡终身定期随访。本病对儿童视力威胁大，但通过早期筛查、早期诊断和及时治疗，FEVR 的致盲率将会大大降低。

（周　琦　吕红彬）

参考文献

[1] Szmaz S, Yonekawa Y, T. Trese M. Familial exudative vitreoretinopathy. Turkish Journal of Ophthalmology, 2015, 45（4）: 164-168.

[2] 赵培泉，虞瑛青，单海冬，等 . 家族性渗出性玻璃体视网膜病变治疗观察 . 中华眼底病杂志，2006，22（5）：302-304.

[3] 段文华，黎铧，李娟娟 . 不同分期家族性渗出性玻璃体视网膜病变患眼眼底及荧光素眼底血管造影影像特征 . 中华眼底病杂志，2016，32（3）：307-309.

[4] Gilmour DF. Familial exudative vitreoretinopathy and related retinopathies. Eye, 2015, 29（1）: 1-14.

病例 57　早产儿视网膜病变

【病例介绍】

患儿，女性，出生胎龄 23^{+5} 周，出生体重 682g，矫正胎龄 33^{+4} 周。

主诉：常规行眼底筛查。

家族史：患者母亲患 α- 珠蛋白生成障碍性贫血（轻度）。

【专科查体】

眼部检查。双眼角膜透明，前房深度正常，瞳孔直径约 3mm，形圆，居中，直接对光反应灵敏，晶状体透明，右眼底见 360° 有血管区与无血管区之间分界线的嵴上视网膜新生血管扩张，左眼底见 360° 有血管区与无血管区之间分界线的嵴上视网膜新生血管扩张，后极部视网膜血管迂曲扩张。

【辅助检查】

广域数码视网膜成像系统（Retcam-3）：行双眼底照相，右眼底见 360° 有血管区与无血管区之间分界线的嵴上视网膜新生血管扩张；左眼底见 360° 有血管区与无血管区之间分界线的嵴上视网膜新生血管扩张，后极部视网膜血管迂曲扩张（图 2-3）。

【诊断】

双眼早产儿视网膜病变（retinopathy of prematurity, ROP）（右眼Ⅰ区3期，左眼Ⅱ区3期$^{+}$）。

【鉴别诊断】

1. FEVR　有家族史，双眼发病，典型眼底表现为视网膜血管分支增多、血管走行僵直，周边视网膜无血管区。

2. Norrie 病　为 X 染色体连锁隐性遗传病，母亲为携带者，男婴患病。1/3 者伴先天性盲、耳聋及智力异常。双眼发病，表现为牵引性视网膜脱离、周边部纤维膜形成。该病出生后不久即出现，进展极快。

3. Coats 病　常见于青少年男性，单眼发病，眼底见大量白色或黄白色渗出，成簇胆固醇结晶沉着或出血，视网膜血管迂曲扩张。

4. 永存原始玻璃体增生症（persistent hyperplastic primary vitreous，PHPV）晚期可表

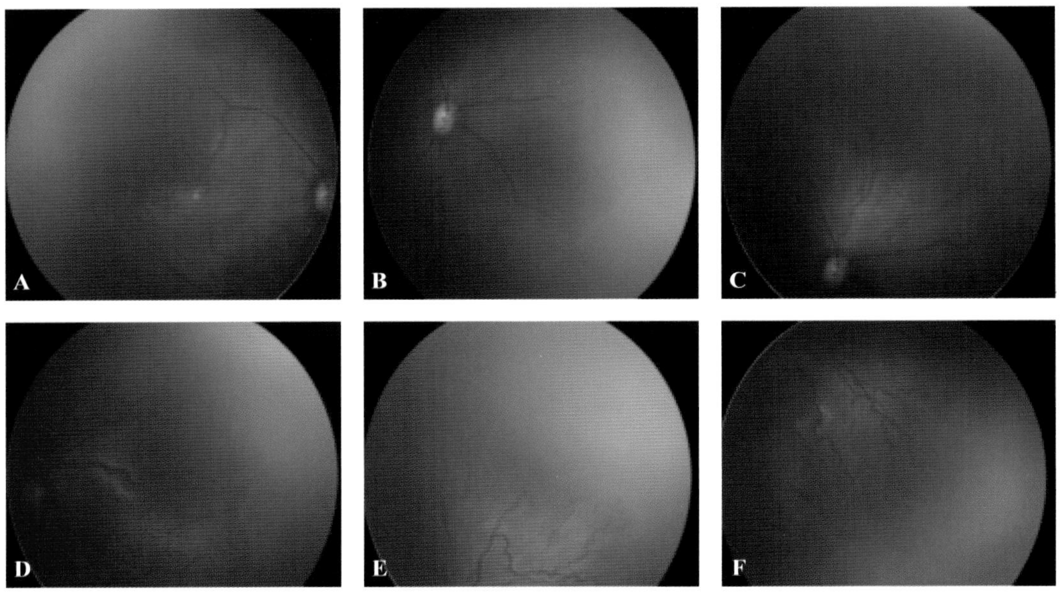

▲ 图 2-3　**Retcam-3 眼底照相**

A 至 C. 右眼；D 至 F. 左眼

现与 FEVR 相似，但多单眼发病，无家族史，患眼常较对侧眼小，前部型患者还可见被拉长的睫状突。

【治疗经过】

患儿行双眼玻璃体腔注药术（雷珠单抗）。治疗后 1 周复查可见，双眼视网膜血管向远处生长，嵴上新生血管扩张减轻，左眼后极部附加病变消失（图 2-4）。

【病例分析及诊疗思路】

该患儿诊断早产儿视网膜病变（ROP）明确，有早产和吸氧史，双眼发病，左眼为重，治疗上予以抗 VEGF 治疗，经治疗后，双眼底视网膜新生血管扩张减轻，血管向远处生长，左眼底附加病变消失。

早产儿视网膜病变是发生在早产儿和低体重儿的眼部视网膜血管增生性疾病。按发生部位分为 3 个区：Ⅰ区是以视盘中央为中心，视盘中央到黄斑中心凹距离的 2 倍为半径画圆；Ⅱ区以视盘中央为中心，视盘中央到鼻侧锯齿缘为半径画圆，除去Ⅰ区之外区域；Ⅱ区以外剩余的部位为Ⅲ区。早期病变越靠近后极部（Ⅰ区），进展的风险性越大。病变分期：病变按严重程度分为 5 期：1 期，在眼底颞侧周边有血管区与无血管区之间出现分界线；2 期，眼底分界线隆起呈嵴样改变；3 期，眼底分界线的嵴样病变上出现视网膜血管扩张增生，伴随纤维组织增生；4 期，由于纤维血管增生发生牵拉性视网膜脱离，先起于周边，逐渐向后极部发展；此期根据黄斑有无脱离又分为 A 和 B，4A 期无黄斑脱离，4B 期黄斑脱离；5 期，视网膜发生全脱离。病变晚期前房变浅或消失，可继发青光眼、角膜变性、眼球萎缩等。附加病变（plus disease）：指后极部至少 2 个象限出现视网膜血管扩张、迂曲，严重的附加病变还包括虹膜血管充血或扩张、瞳孔散大困难（瞳孔强直），玻璃体可有混浊。附加病变提示活动期病变的严重性。存在附加病变时用“+”表示，在病变分期的期数旁加写“+”。

ROP 筛查标准：①对出生体重＜ 2000g，或出生孕周＜ 32 周的早产儿和低体重儿，进行眼底病变筛查，随诊直至周边视网膜血管化；②对患有严重疾病或有明确较长时间吸氧史，儿科医师认为比较高危的患者，可适当扩大筛查范围。

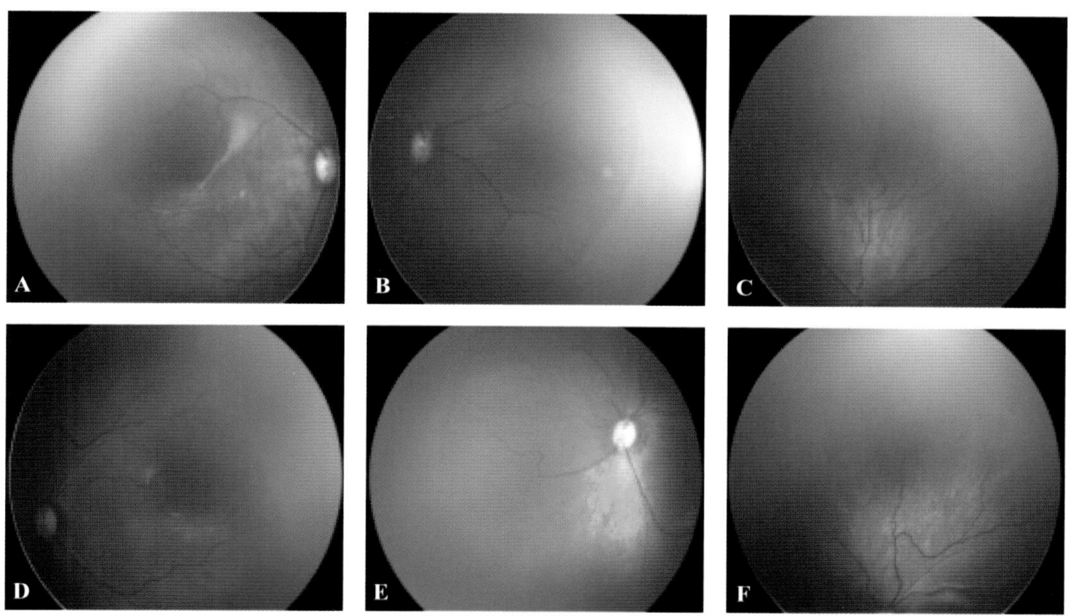

▲ 图 2-4　患儿双眼玻璃体腔注药术后 1 周

A 至 C. 右眼；D 至 F. 左眼

终止检查的条件：满足以下条件之一即可终止随诊。①视网膜血管化（鼻侧已达锯齿缘，颞侧距锯齿缘 1 个视盘直径）；②矫正胎龄 45 周，无阈值前病变或阈值病变，视网膜血管已发育到Ⅲ区；③视网膜退行性病变。

ROP 诊疗的关键是通过规范的筛查，早期发现，并在窗口期及时干预，对早期病变进行冷冻、激光光凝、抗 VEGF 治疗等，都可有效控制病变，减低其致盲率。抗 VEGF 治疗 ROP 的建议，对于Ⅰ区 3 期病变伴或不伴附加病变，以及Ⅰ区或Ⅱ区后极部的 AP-ROP。目前抗 VEGF 药物治疗的并发症较少，偶有眼内炎、创伤导致白内障、晶状体脱位和视网膜脱离等。对全身的影响暂时不确定，可能会导致死亡率增加，心、脑、肾、骨骼等组织器官发育延迟或异常。Ⅰ区 ROP 病变在激光治疗后视野缩小明显，近视发生率增加，并且有虹膜粘连、晶状体或角膜混浊、玻璃体或前房积血、青光眼、眼球萎缩等少见并发症发生。相较于激光治疗，抗 VEGF 药物治疗 ROP 可以使周边部未血管化的视网膜血管得以发育，对于Ⅰ区病变和 AP-ROP 的疗效优于激光治疗，抗 VEGF 治疗的有效性和安全性需要进行长期的观察。5 期 ROP 的手术治疗为玻璃体切除手术。对于 5 期 ROP，若伴有前房消失、继发性青光眼、眼球变大、角膜水肿、虹膜前后粘连及存在血管活动性病变等情况时甚难处理。

ROP 的防治计划非常重要，ROP 患儿有视力损害、屈光不正、斜视、视野缺损、弱视及视觉知觉功能的缺损，甚至晚期并发视网膜脱离等，必须进行长期随访并进行低视力康复。

（周　琦　吕红彬）

参考文献

[1] 中华医学会眼科学分会眼底病学组 . 中国早产儿视网膜病变筛查指南（2014 年）. 中华眼科杂志，2014，50（12）：933-935.

[2] 卢跃兵，黄云云，孙先桃，等 . 抗血管内皮生长因子玻璃体内注射治疗不同区域早产儿视网膜病变的疗效观察 . 眼科新进展，2015，37（5）：477-479.

[3] 费萍，赵培泉 . 早产儿视网膜病变研究现状与进展 - 第三届世界早产儿网膜病变大会纪要 . 中华眼底病杂志，2013，29（1）：96-99.

[4] Parag K Shah，Vishma Prabhu，Smita S Karandikar，

et al. Retinopathy of prematurity: Past, present and future. World J Clin Pediatr, 2016, 5(1): 35–46.

病例 58　新生儿色素失禁症伴视网膜病变

【病例介绍】

患儿，女性，出生 19 天 9 小时。

主诉：发现皮疹 19⁺ 天，腹泻 10 天。

现病史：入院前 19⁺ 天（出生后即出现），家属发现患儿无明显诱因出现皮疹，主要分布于双侧前臂及双侧大腿，不伴发热及食欲减退，不伴少吃少哭少动，不伴抽搐尖叫，不伴腹胀腹泻，于当地医院就诊，考虑诊断“新生儿湿疹”，予以“紫草油、湿疹膏”治疗后患儿皮疹进行性加重，蔓延至躯干及四肢远端。10 天前，患儿无明显诱因出现腹泻，大便为黄色水样便，每天 3～4 次，量不等，伴呕吐，呕吐物为奶汁，量不等，无胆汁样及咖啡色样物质，不伴发热、食欲减退、腹胀、便血。患儿自患病以来，精神反应可，食欲可，母乳喂养，2～3 小时喂一次，大便为生后 7 天转黄，小便无特殊。

既往史：无早产史。

【专科查体】

体温 36.5℃，体重 3530g，脉搏每分钟 135 次，呼吸频率每分钟 45 次，足月儿貌，姿势自如，面色红润，神志清楚，反应可，躯干及四肢可见大片黑灰色斑丘疹，压之不褪色，其间可见脓疱及色素沉着（图 2–5），头颅外形未见畸形，前囟平软，双眼无凝视，双瞳等大等圆，对光反应灵敏，口唇红润，颈软，双肺呼吸音稍粗，未闻及明显啰音及痰响，心音有力，心律齐，未闻及明显杂音，腹部稍膨隆，脐红，腹壁软，肠鸣音每分钟 3～4 次，四肢肌张力可，四肢温度暖和。觅食反射正常，吸吮反射正常，握持反射正常，拥抱反射正常。

【辅助检查】

1. 血常规及生化检查　白细胞计数 23.90×10^9/L，淋巴细胞计数 9.90×10^9/L，中性粒细胞比例 9.9%，血红蛋白 161g/L，中性粒细胞数 2.36×10^9/L，天冬氨酸氨基转移酶 57.1U/L，总蛋白 60.4g/L，球蛋白 18.8g/L，总胆红素 77.5μmol/L，直接胆红素 35.1μmol/L，间接胆红素 42.4μmol/L，总胆汁酸 177.8μmol/L。

2. 双眼底照相　右眼视网膜颞上和颞下象限散在出血，视网膜血管基本周边化（图 2–6）；左眼视网膜血管发育不良、畸形、迂曲、扩张，血管分支增多，形成异常吻合支，视网膜血管有 3 个象限未超过 I 区，视网膜散在出血（图 2–7）。

【诊断】

1. 新生儿色素失禁伴感染。

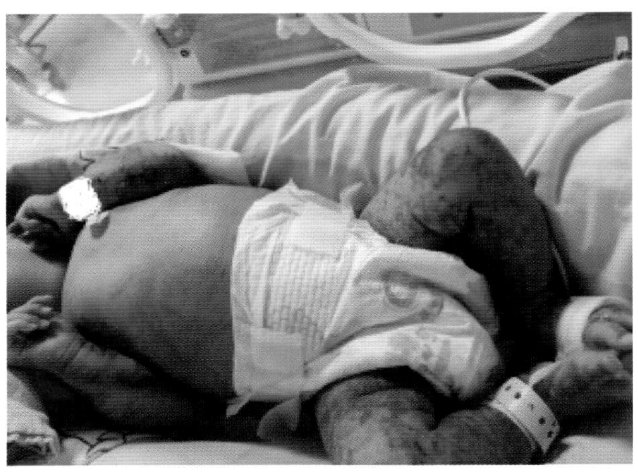

▲ 图 2–5　躯干及四肢查体

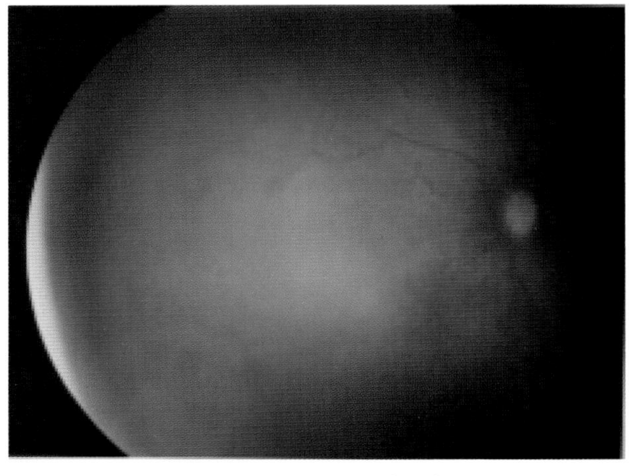

▲ 图 2–6　右眼眼底照相

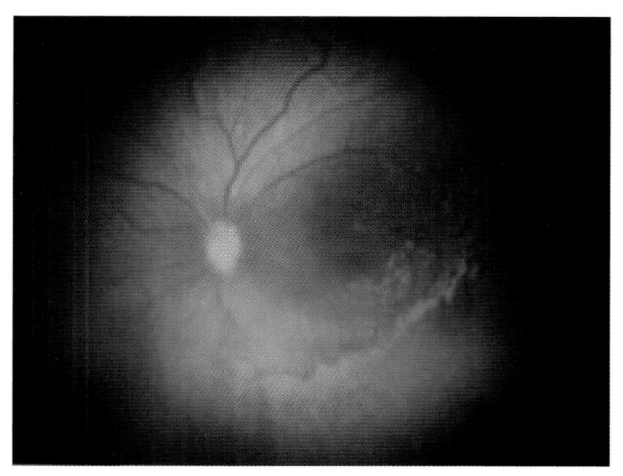
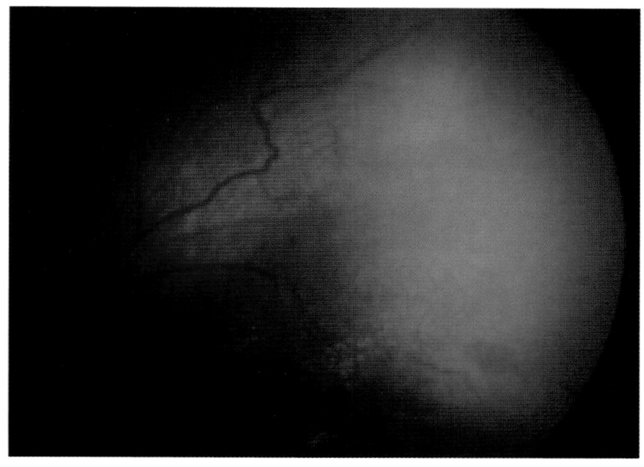

▲ 图 2-7　左眼眼底照相

2. 新生儿色素失禁伴双眼视网膜病变（retinopathy of incontinentia pigmenti，ROIP）。

【鉴别诊断】

早产儿视网膜病变　孕 32 周以下，出生体重小于 2000g，出生后吸氧史。诊断要点首先是早产儿及低体重儿，眼底检查发现视网膜有血管区和无血管区之间出现分界线，视网膜血管走行异常，出现不同程度的牵拉性视网膜脱离等。

【治疗经过】

患儿入院于新生儿科，予以完善相关检查，保暖补液、抗感染、保护重要脏器等治疗，患儿家属要求转其他医院进一步诊治而出院。

【病例分析及诊疗思路】

本例患儿出生后即出现皮疹，随后进行性加重，不伴发热、少吃、少哭、少动表现，入院查体：躯干及四肢可见大片黑灰色斑丘疹，压之不褪色，其间可见脓疱及色素沉着，故诊断为新生儿色素失禁；患儿全身可见散在脓疱，故考虑皮肤感染；双眼底照相可见双眼视网膜散在出血，左眼视网膜血管发育不良、畸形、迂曲、扩张，血管分支增多，形成异常吻合支，故考虑伴有双眼视网膜病变。

色素失禁症（incontinentia pigmenti，IP）是一种 X 连锁显性遗传皮肤病，IP 除累及皮肤外，80% 病例有多系统病变，部分病例还可伴随神经系统、眼、牙齿、毛发等受累。约 1/3 的 IP 患者可出现眼部异常，眼部病变主要是视网膜血管异常，包括周边视网膜无血管区、血管异常吻合、周边末梢血管襻样改变、末梢血管扩张、新生血管。也有报道表明，除周边血管的变化外，患者经常会出现黄斑区血流密度下降。其他眼部病变还包括斜视、白内障、视神经萎缩、视网膜色素上皮异常、视网膜脱离和小眼球等。该病早期视网膜表现为血管迂曲、分支增多、异常吻合、周边无血管区，可伴有嵴样隆起，未见葡萄膜炎体征，应该与早产儿视网膜病变相鉴别，病变晚期全视网膜脱离呈白瞳症，应与永存原始玻璃体增生症、家族性渗出性玻璃体视网膜病变、视网膜母细胞瘤、Coats 病、Norrie 病等相鉴别。视网膜血管病变一般开始于生后第 1 周，在随后的数周或数月继续进展，最后阶段视网膜脱离和晶状体后纤维增生。因此，所有患者尤其是皮损较广泛者必须在新生儿早期进行眼科评估并随访，当有视网膜病变的早期改变时，冷冻或激光治疗是目前推荐的方法，能够阻断病情进展，随访时间应为 3 年。病变一旦发展为视网膜脱离，则治疗非常棘手且预后不良。

（田　敏　吕红彬）

参考文献

[1] 林琳，熊永强，吕月娥，等 . 皮肤色素失禁症合并双眼视网膜病变一例 . 中华眼底病杂志，2015，31

（5）：493–494.
[2] 邓丹，陆方，张明．男性色素失禁症伴双眼视网膜病变一例．华西医学，2018，33（11）：1449–1450.
[3] 马燕，李松峰，刘敬花，等．新生儿色素失禁症合并双眼视网膜病变一例．中华眼科杂志，2015，51（5）：376–377.

病例 59 病理性近视合并视网膜脱离术中暴发性脉络膜上腔出血

【病例介绍】

患者，女性，51 岁。

主诉：左眼视物模糊伴视物遮挡、视物变形 3 天。

现病史：患者于 3 天前无明显诱因出现左眼视物模糊，伴视物遮挡、视物变形，不伴眼胀眼痛等不适，未予治疗，自觉症状逐渐加重，为进一步治疗来我院。

既往史：患者自述高度近视病史 30^+ 年（具体不详），4^+ 年前因“双眼白内障”于四川某医院先后行右眼及左眼白内障摘除＋人工晶状体植入术；1^+ 年前因“双眼后发性白内障”于我院门诊行“双眼激光后囊切开术”。余无特殊。

家族史：家族中无类似病史及其他遗传病史。

【专科查体】

眼部检查。视力：右眼 4.0，左眼 4.1，双眼矫正无提高。右眼球结膜无充血水肿，角膜透明，KP（–），前房轴深约 4.5CT，房水清，虹膜纹清色正，瞳孔形圆居中，直径约 3mm，对光反应灵敏，人工晶状体位正居中，后囊轻度混浊，后囊中央不规则切开孔，玻璃体散在絮状混浊，眼底可见：视盘边界欠清，色淡红，C/D 约 0.4，视盘边界可见近视弧形斑，视网膜呈豹纹状改变，后极部视网膜大片萎缩灶；左眼球结膜无充血水肿，角膜透明，KP（–），前房轴深约 4.5CT，房水清，虹膜纹清色正，瞳孔形圆居中，直径约 3mm，对光反应灵敏，人工晶状体位正居中，后囊轻度混浊，后囊中央不规则切开孔，玻璃体重度混浊，眼底隐约可见豹纹状改变，后极部视网膜呈青灰色隆起，周边部视网膜情况因晶状体后囊遮挡窥不清。眼压：右眼 11mmHg，左眼 17mmHg。

【辅助检查】

1. 超广角眼底荧光素血管造影　视网膜、脉络膜大片萎缩变薄，透见脉络膜深层血管，中周部血管发育不良，未见明显荧光色渗漏及出血遮蔽荧光。

2. 黄斑 OCT　左眼视网膜脱离，左眼视网膜劈裂。

3. 眼 B 超　示眼轴右眼 35.21mm，左眼 34.00mm，双眼后巩膜葡萄肿，左眼视网膜脱离（图 2–8）。

【诊断】

1. 左眼视网膜脱离。
2. 左眼视网膜劈裂。
3. 双眼高度近视眼底改变。
4. 双眼后巩膜葡萄肿。
5. 双眼病理性近视。
6. 双眼人工晶状体眼。

【鉴别诊断】

1. 中心性浆液性脉络膜视网膜病变　可表现为视网膜神经上皮的浆液性浅脱离，但病变部位在黄斑区，绝无裂孔形成。荧光素造影可明确诊断。

2. 视网膜劈裂　老年性劈裂常呈囊肿样隆起，内壁较薄，边界清楚，绝无裂孔；遗传性劈裂：当内壁上有大裂孔而看不见周边的边缘时，有误诊为锯齿缘截离的可能。不过内壁较薄，远不如脱离的视网膜厚实，绝大多数合并黄斑变性。

【治疗经过】

入院后完善相关检查，排除手术禁忌后于局麻下行左眼玻璃体切除＋视网膜激光光凝＋硅油

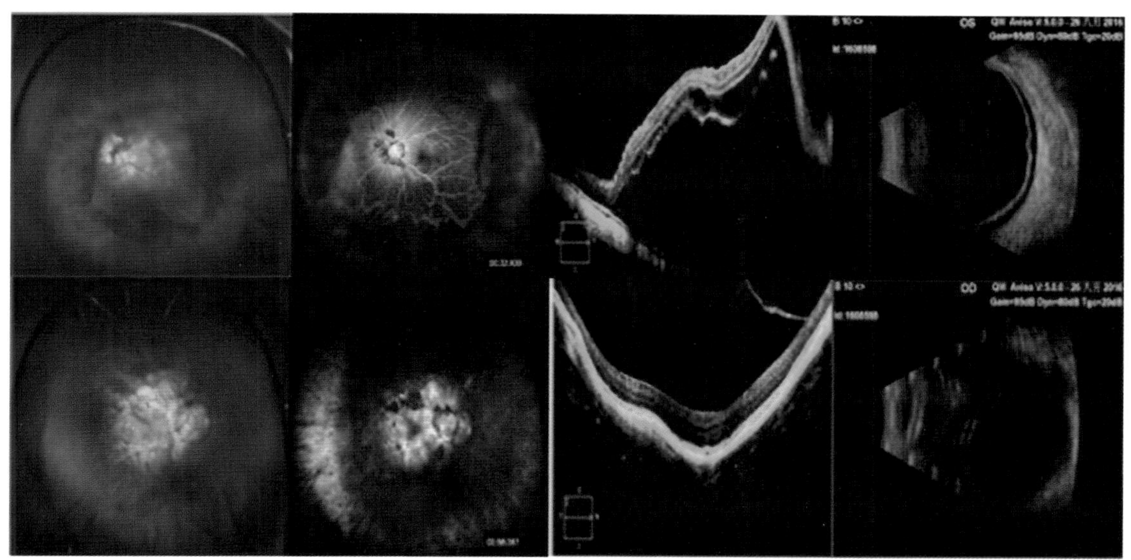

▲ 图 2-8　双眼超广角眼底荧光素血管造影、黄斑 OCT、眼 B 超

填充术，术中 25G 穿刺刀常规于 4 点钟位置距角膜缘 3.5mm 行巩膜穿刺时出现暴发性脉络膜上腔出血，暂停手术。予以局部抗炎、止血、对症治疗，两周后行“左眼巩膜切开引流放液＋玻璃体切除＋视网膜激光光凝＋硅油填充术”，术后 1 周超广角眼底成像提示玻璃体腔硅油填充，视网膜复位良好，视网膜、脉络膜大片萎缩变薄，透见脉络膜深层血管（图 2-9）。术后 1 周黄斑 OCT 示，左眼黄斑区视网膜复位良好，视网膜萎缩变薄，脉络膜萎缩（图 2-10）。

【病例分析及诊疗思路】

脉络膜上腔出血（suprachoroidal haemorrhage，SCH）是各种内眼手术中（暴发性 SCH）、手术后（迟发性 SCH）出现的严重并发症，也可以自发情况下发生（自发性 SCH，少见），其眼部的危险因素包括青光眼、高度近视、眼内炎症等。本例患者双眼病理性近视，眼轴长分别为右眼 35.21mm，左眼 34.00mm，双眼后巩膜葡萄肿，既往双眼白内障摘除联合人工晶状体植入手术病史，以上均为发生脉络膜上腔出血的高危因素，术前应反复与患者及家属沟通其手术风险大，术中极易发生暴发性脉络膜上腔出血，严格监测术前、术中血压及眼压等指标，尽最大可能避免术中术后出现严重并发症。

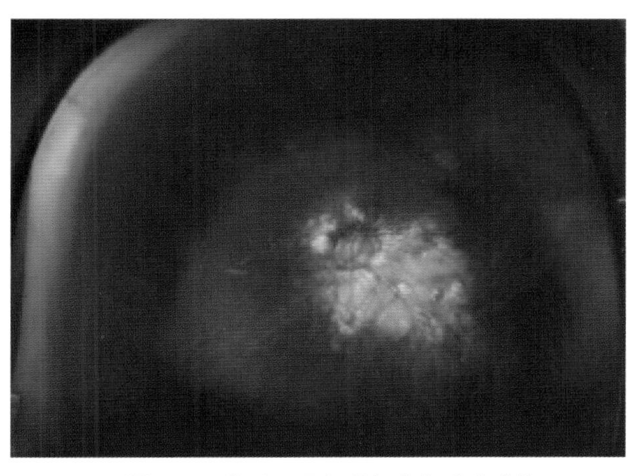

▲ 图 2-9　术后 1 周左眼超广角眼底成像

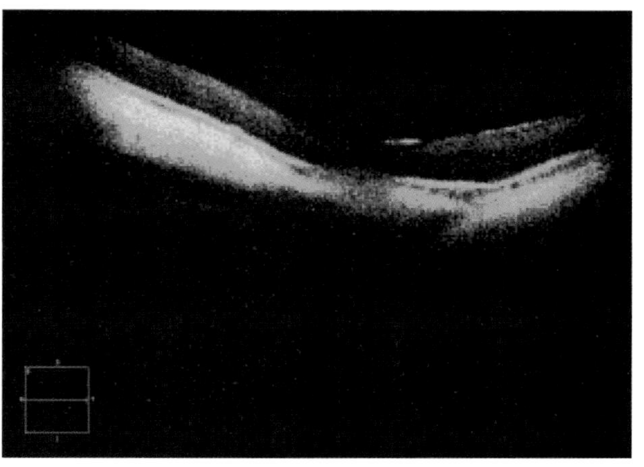

▲ 图 2-10　术后 1 周左眼黄斑 OCT

一般认为，低眼压是诱发 SCH 的重要因素之一。低眼压引起脉络膜渗出从而牵拉睫状长动脉或者睫状短动脉引起破裂。此例患者术前眼压正常，玻璃体切割术中低眼压常见于灌注与负压吸引不平衡引起的眼压波动，但此例患者在行巩膜穿刺时即出现 SCH，考虑出血原因可能为高度近视引起的巩膜极度拉伸，巩膜变薄，脉络膜血管拉伸，脆性增加，在穿刺过程中因高度近视玻璃体液化、眼内压波动出现脉络膜血管破裂，引起脉络膜上腔出血。此外，患者既往双眼白内障手术史，人工晶状体眼也是玻璃体切割术中发生 SCH 的高危因素之一。

综合此案例，我们应引起高度重视，临床上对于高度近视，特别是既往有内眼手术史的高度近视患者（人工晶状体眼、无晶状体眼等）再次行内眼手术，应高度警惕 SCH 的发生。术前详尽检查眼部及全身情况，严格询问病史，内科检查不能忽略，确定有无高血压、凝血功能障碍，有无特殊药物服用史，如阿司匹林等；术中严格检测血压、心率，手术动作轻柔，尽最大可能避免发生 SCH；此外，对于有发生 SCH 高危因素的患者，高度重视术前沟通，术前反复与患者及家属交代手术风险，降低手术期望值。

（唐　敏　吕红彬）

参考文献

[1] ŞÖzdek. Management of suprachoroidal hemorrhages. Retina-Vitreos，2009，17（4）：233-237.

[2] Mafee MF，Linder B，Peyman G A，et al. Choroidal hematoma and effusion：evaluation with MR imaging. Radiology，1988，168（3）：781.

病例 60　慢性粒细胞白血病视网膜病变

【病例介绍】

患者，女性，32 岁。

主诉：左眼视物模糊 7⁺ 天，视物遮挡 1⁺ 天。

现病史：患者于 7⁺ 天前无明显诱因出现左眼视物模糊，不伴眼胀、眼痛，不伴视物变形等不适，未予治疗。1⁺ 天前，患者自觉视物模糊逐渐加重，伴视物遮挡，不伴眼胀、眼痛等不适，为进一步诊治来我院。

既往史、家族史：无特殊。

【专科查体】

眼部检查。视力：右眼 4.6 - 0.50DS/-1.00DC × 90 = 4.9，左眼 4.3 - 0.50DC × 70 = 4.3。双眼前节未见明显异常，右眼眼底可见视盘边界欠清，视网膜静脉迂曲扩张，大量沿视网膜静脉分布的弥漫性黄白色渗出，周边为甚；左眼眼底可见：视盘边界欠清，视网膜静脉迂曲扩张，大量沿视网膜静脉分布的弥漫性黄白色渗出，周边为甚；黄斑区偏颞侧可见团块状视网膜下出血机化灶。眼压：右眼 11mmHg，左眼 13mmHg。

【辅助检查】

1. 双眼超广角眼底成像　右眼视网膜静脉迂曲扩张，大量沿视网膜静脉分布的弥漫性黄白色渗出，周边为甚；左眼视网膜静脉迂曲扩张，大量沿视网膜静脉分布的弥漫性黄白色渗出，周边为甚；黄斑区偏颞侧可见团块状视网膜下出血机化灶（图 2-11）。

2. 双眼眼底血管造影　双眼视网膜静脉迂曲扩张，可见节段性管壁着染，视盘早期充盈，晚期荧光增强（图 2-12）。

3. 血常规即凝血功能检查　检查结果见表 2-1 和表 2-2。

4. 骨髓形态学检查　骨髓增生极度活跃；粒细胞系统异常增生，以中晚期细胞为主，易见嗜酸、嗜碱性粒细胞及丝状分裂细胞；红系增生减低；淋巴细胞占 4.5%；环片一周见巨核细胞 131 个，成熟巨细胞产板良好，血小板成簇、散在易见。

5. 血常规　可见幼红及原幼粒细胞，嗜酸、嗜碱性粒细胞易见，血小板成簇、散在易见。

6. 骨髓活检　骨髓造血组织增生异常活跃，

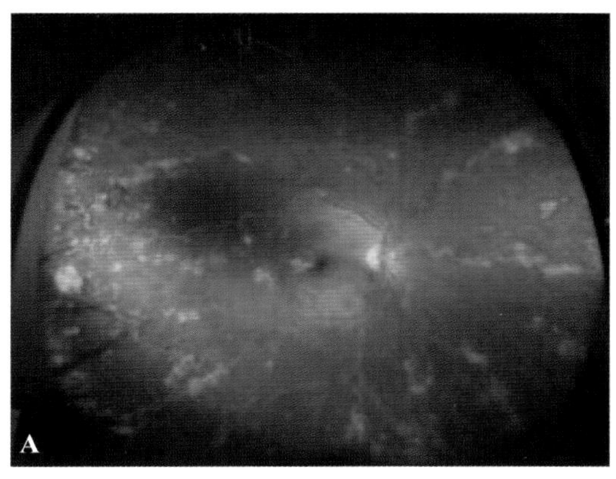

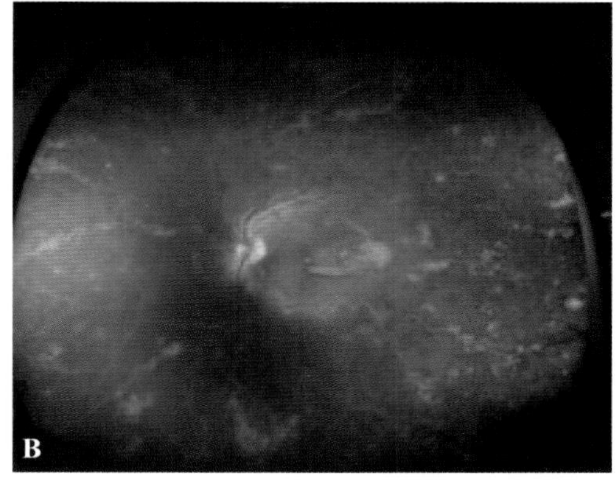

▲ 图 2-11　双眼超广角眼底成像

A. 右眼；B. 左眼

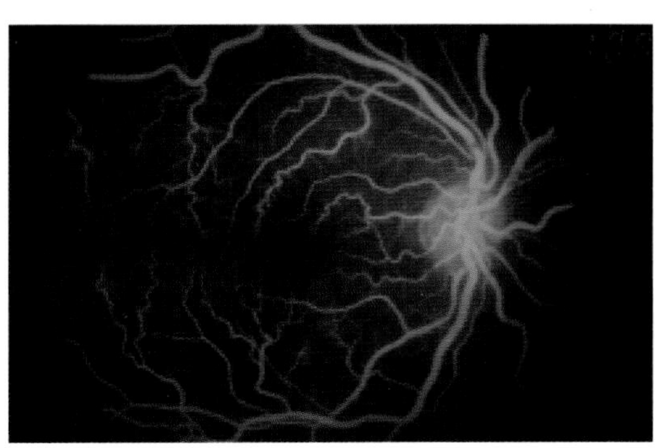

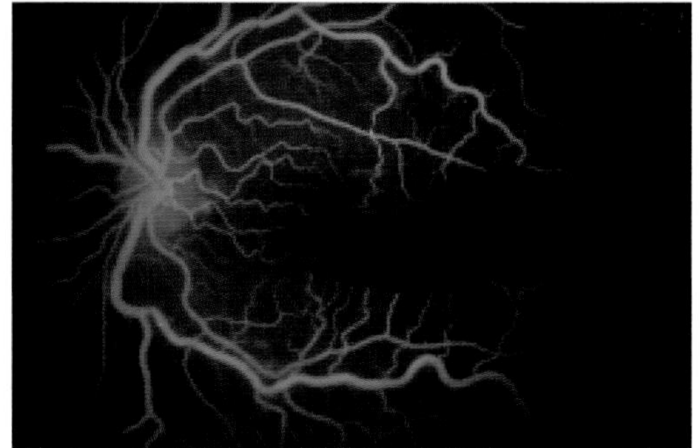

▲ 图 2-12　双眼眼底荧光素血管造影

表 2-1　血常规检查

项　目	中文名称	测定值	单　位	参考范围
WBC	白细胞计数	672.30 ↑	$\times 10^9$/L	4～10
NEU	中性粒细胞数	208.41 ↑	$\times 10^9$/L	3～5.8
LYM	淋巴细胞数	0 ↓	$\times 10^9$/L	1.5～3
MONO	单核细胞数	0 ↓	$\times 10^9$/L	0.04～0.90
EOS	嗜酸性粒细胞数	40.34 ↑	$\times 10^9$/L	0.1～0.5
BASO	嗜碱性粒细胞数	44.24 ↑	$\times 10^9$/L	0～2
LYM-R	淋巴细胞率	0 ↓	%	48～70
MONO-R	单核细胞率	0 ↓	%	20～40

表 2-2　凝血功能检查

项目名称	测定值	单　位	参考范围
凝血酶原时间	15.2 ↑	秒	9.0～14.0
凝血酶原时间活动度	59.0 ↓	%	70～130
凝血酶原时间比率	1.37 ↑	比率	0.8～1.2
凝血酶时间	17.3	秒	14～22
部分活化凝血酶时间	41.0 ↑	秒	20～40
纤维蛋白原	3.36	g/L	2～4
国际标准化比率	1.37 ↑	INR	0.8～1.2

脂肪组织减少；粒细胞系统极度增生，以中晚幼粒细胞为主，原始幼稚前体细胞散在易见；红系增生减低，幼红细胞簇未见；巨核系增生明显，可见病态巨核细胞；纤维组织增生。

7. 外周血检查　红细胞染色基本正常；中性粒细胞比例增高，可见原幼细胞；血小板成簇，散在可见。

8. 白血病融合基因检测　bcr-abl 混合型（+）；bcr-abl 210（+）。

【诊断】

1. 慢性粒细胞白血病视网膜病变（chronic myelo-genous leukemia retinopathy）。

2. 慢性粒细胞白血病。

【鉴别诊断】

糖尿病视网膜病变（diabetic retinopathy，DR）：可表现为视网膜黄白色渗出及视网膜出血，但糖尿病视网膜病变渗出极少呈对称性沿视网膜静脉分布，视网膜出血表现多样，且患者有明确的糖尿病病史。

【治疗经过】

完善骨髓穿刺、骨髓活检等检查，明确诊断后主要针对原发病的全身治疗。应用环磷酰胺、甲氨蝶呤、长春新碱等，伴有贫血予以输血治疗。眼部症状予以对症治疗。

【病例分析及诊疗思路】

白血病是造血组织的恶性肿瘤，产生全身和眼部症状，可侵犯眼部多种组织，有时眼部症状可为白血病的首发症状，以眼底改变较为常见，称为白血病视网膜病变。白血病累及眼部的发病率各家报道不同，为 28%～80%，国内报道白血病所致眼底改变占 67%～89.4%。

白血病较典型的眼底改变包括：①视网膜血管改变，以静脉充盈、迂曲扩张为主要表现，由于白血病患者常伴有贫血，因贫血或白细胞增多致静脉颜色变浅或呈浅黄色；②少数慢性白血病周边部毛细血管闭塞，可形成无灌注区甚至视网膜新生血管；③视网膜出血，以后极部多见，形态多样，可呈火焰状、点状、舟状或线形，出血形态与出血部位相关；④视网膜渗出，黄斑可有硬性渗出，呈星状排列；⑤可有棉絮斑，可沿静脉血管分布；⑥视网膜浸润，大量白细胞浸润，呈黄白色或橘黄色；⑦脉络膜浸润，大量白细胞浸润，色素上皮崩解，FFA 可见大量点状荧光素漏；⑧视盘水肿，白细胞浸润视盘组织或视盘血管致血流回流受阻所致。

本病例以眼部症状为首发表现，双眼对称发病，视网膜可见大量黄白色渗出，且渗出沿视网膜静脉分布，可区别于一般眼底病的渗出，结合患者有巨脾的表现，考虑可能为全身疾病合并的眼部表现，进一步完善全身系统检查包括血液系统检查，发现血液系统各项指标明显异常后进一步完善骨髓穿刺、骨髓活检、白血病融合基因检查等，最终明确诊断。

眼部疾病有时可能是全身系统疾病的一种表现，并且可能是疾病预后的一些参考指标，如急性白血病病情严重程度与眼底改变不一定呈平行关系，而慢性病则有意义。一般来讲，有眼底改变者，说明病情较重，死亡率较高，有眼底改变者死亡率 76%，无眼底改变者死亡率仅为 32%。因此，重视全身系统疾病合并的眼部表现有十分重要的意义。

（李友谊　唐　敏　吕红彬）

参考文献

[1] 李凤鸣. 中华眼科学. 2 版. 北京：人民卫生出版社，2005：433-435.

[2] Reddy SC，Jackson N，Menon BS. Ocular involvement in leukemia-a study of 288 cases. Ophthalmologica，2003，217（6）：441-445.

[3] Mandava N，Costakos D，Bartlett HM. Chronic myelogenous leukemia manifested as bilateral proliferative retinopathy.Archives of Ophthalmology，2005，123（4）：576.

病例 61 视网膜动脉阻塞

【病例介绍】

◆ 患者 A，女性，64 岁。

主诉：左眼突发视力下降 4⁺h。

现病史：4⁺h 前，患者无明显诱因突发左眼视力下降，伴下方视物遮挡感，不伴眼胀眼痛，不伴视物变形等不适，遂立即就诊于我院，急诊以“左眼视网膜分支动脉阻塞”收入院。

既往史：患者自述 1⁺ 年前发现血压偏高，收缩压最高达 180mmHg，未规律服药，未监测血压，余无特殊。

个人史及家族史：无特殊。

◆ 患者 B，男性，52 岁。

主诉：左眼突发无痛性视力下降 1 天。

现病史：1 天前，患者无明显诱因突发左眼无痛性视力急剧下降，不伴眼红、眼痛、畏光、流泪、头昏、头痛、恶心、呕吐等不适，今门诊遂以“左眼视网膜中央动脉阻塞”收入院。

既往史：高血压病史 2 年，未进行治疗。余否认。

家族史：家族内其他成员无类似疾病。

◆ 患者 C，男性，47 岁。

主诉：右眼突发视力下降 4⁺ 天。

现病史：4⁺ 天前患者无明显诱因出现右眼突发视力下降，不伴间歇性视力下降、眼红、眼痛、眼胀、恶心、呕吐等不适，曾于当地县医院诊治，具体诊断不详，予以抗生素滴眼液治疗后自觉症状无好转，今于门诊以“右眼视网膜中央动脉阻塞”收入院。

既往史：1⁺ 年前体检时偶然发现血压偏高，具体不详，未继续监测及治疗。否认糖尿病、脑血管病、心脏病病史，预防接种史不详。

个人史：吸烟史 20⁺ 年，每天 20 支，未戒烟；饮酒史 20 年，每天 2 两，未戒酒。余无特殊。

家族史：无特殊。

◆ 患者 D，男性，43 岁。

主诉：右眼突发视力下降 4⁺ 天。

现病史：4⁺ 天前，患者无明显诱因突发右眼视力下降，不伴眼胀、眼痛，不伴视物遮挡、视物变形，不伴头晕头痛、恶心、呕吐等不适，曾就诊于当地医院，建议转上级医院进一步治疗，遂就诊于我院，门诊以“右眼视网膜中央动脉阻塞”收入院。

既往史：2⁺ 年糖尿病病史。余无特殊。

家族史：无特殊。

【专科查体】

◆ 患者 A

眼部检查。视力：右眼 4.8，左眼 4.0，双眼矫正无提高。右眼结膜无充血水肿，角膜透明，KP（-），前房轴深约 3.5CT，房水清，虹膜纹清色正，瞳孔形圆居中，直径约 2.5mm，对光反应灵敏，晶状体皮质性混浊，玻璃体混浊，眼底可见：视盘边界清楚，色淡红，C/D ≈ 0.4，视网膜未见出血、渗出及水肿；左眼结膜无充血水肿，角膜透明，KP（-），前房轴深约 3.5CT，房水清，虹膜纹清色正，瞳孔形圆居中，直径约 2.5mm，对光反应迟钝，晶状体皮质性混浊，玻璃体混浊，眼底可见：视盘边界清楚，色淡红，C/D ≈ 0.4，鼻上及颞上分支动脉变细，视网膜未见出血、渗出及水肿。眼压：右眼 10mmHg，左眼 10mmHg。

◆ 患者 B

入院查体，血压 186/108mmHg。眼部检查。视力：右眼 4.9，左眼 LP（光定位不准，不辨红绿），左眼矫正无提高；右眼外眼及前后节未见确切异常；左眼外眼未见异常，结膜未见充血水肿，角膜透明，KP（-），前房轴深约 3CT，虹膜纹理清晰，颜色正常，瞳孔散大，形圆居中，直径约 5mm，直接对光反应消失，间接对光反应存在，晶状体皮质不均匀灰白色混浊，玻璃体轻度混浊，眼底见视盘边界清楚，颜色淡红，视盘颞侧小片状正常网膜色泽，余视网膜灰白色水肿，视网膜血管变细，黄斑区呈“樱桃红斑”，中心凹反光未见。眼压：右眼 15mmHg，左眼 18mmHg。

◆ 患者 C

眼部检查。视力：右眼 CF/30cm，左眼 4.9，均矫正无提高。右眼睑无内翻倒睫，球结膜无充血水肿，角膜透明，前房中央深度约 4CT，房水清，虹膜纹理清楚，颜色正常，瞳孔形圆居中，直径约 4mm，对光反应迟钝，晶状体透明，玻璃体透明，视盘界清色淡红，C/D 约 0.3，后极部视网膜灰白水肿，血管变细，黄斑呈“樱桃红斑”；左眼睑无内翻倒睫，球结膜无充血水肿，角膜透明，前房中央深度约 4CT，房水清，虹膜纹理清楚，颜色正常，瞳孔形圆居中，直径约 3mm，对光反应迟钝，晶状体透明，玻璃体透明，视盘界清色淡红，C/D 约 0.3，黄斑区未见明显反光，视网膜红润。眼压：右眼 13mmHg，左眼 12mmHg。

◆ 患者 D

眼部检查。视力：右眼 LP，左眼 5.0，均矫正无提高。右眼结膜无充血水肿，角膜透明，KP（−），前房轴深约 3.5CT，房水清，虹膜纹清色正，瞳孔形圆居中，直径约 4mm，对光反应迟钝，晶状体皮质性混浊，玻璃体混浊，眼底可见：视盘水肿、边界不清，C/D 约 0.4，视网膜动脉变细，后极部视网膜呈弥散性灰白色水肿，黄斑区“樱桃红斑”；左眼结膜无充血水肿，角膜透明，KP（−），前房轴深约 3.5CT，房水清，虹膜纹清色正，瞳孔形圆居中，直径约 2.5mm，对光反应灵敏，晶状体皮质性混浊，玻璃体混浊，眼底可见视盘边界清楚，色淡红，C/D 约 0.4，视网膜未见出血、渗出及脱离。眼压：右眼 10mmHg，左眼 10mmHg。

【辅助检查】

◆ 患者 A

1. 左眼眼底照相　视盘边界清楚，色淡红，C/D ≈ 0.4，鼻上及颞上分支动脉变细，视网膜未见出血、渗出及脱离（图 2–13）。

2. 左眼眼底荧光素血管造影　鼻上及颞上分支动脉充盈缺损，部分分支可见节段性充盈（图 2–14）。

◆ 患者 B

1. 超广角眼底成像　左眼视盘边界清楚，颜

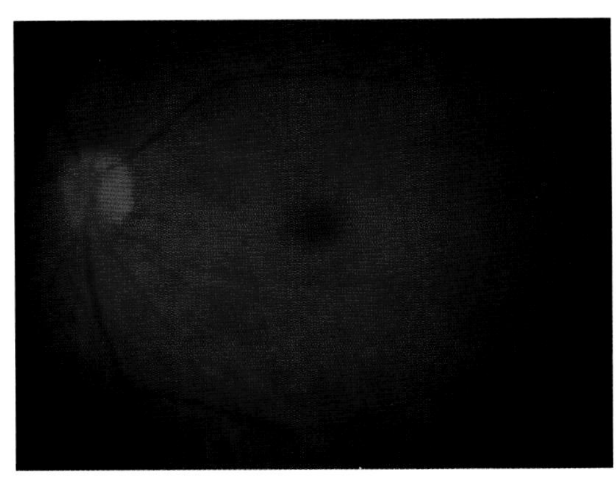

▲ 图 2–13　左眼眼底照相

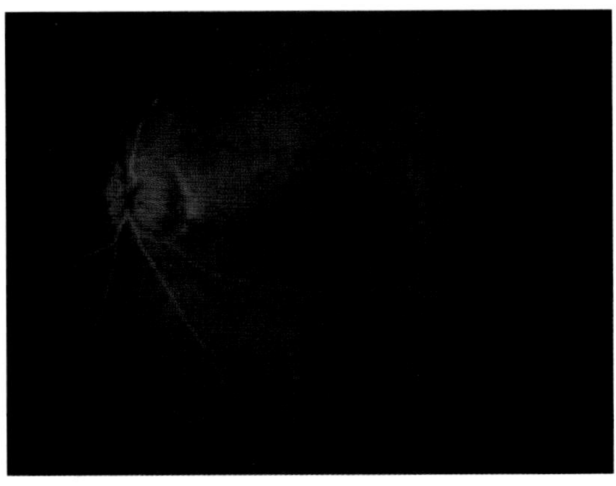

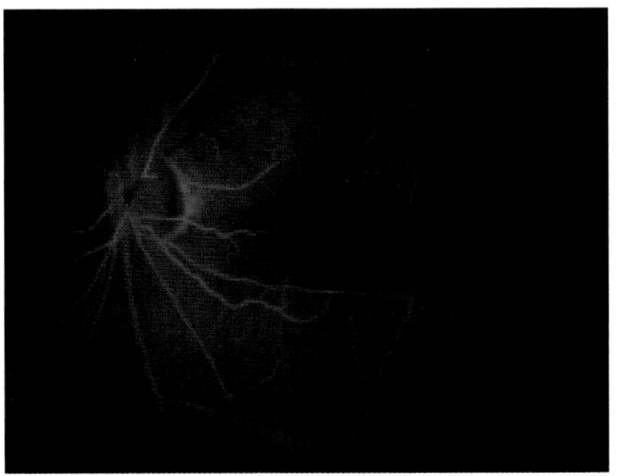

▲ 图 2–14　左眼眼底荧光素血管造影

色淡红，视盘颞侧小片状正常网膜色泽，余视网膜灰白色水肿，视网膜血管变细，黄斑区呈“樱桃红斑”，中心凹反光未见（图 2-15）。

2. 超广角 FFA　左眼底血管造影检查 27s 时仅见视网膜中央动脉近端充盈，动脉充盈时间延迟；37s 静脉开始充盈，动静脉循环时间延长；视网膜动静脉变细，黄斑区毛细血管充盈不全（图 2-16）。

3. 黄斑 OCT　左眼黄斑区视网膜水肿，增厚明显，视网膜前膜（图 2-17）。

◆ 患者 C

1. 超广角眼底成像　右眼后极部视网膜灰白水肿，黄斑“樱桃红斑”（图 2-18）。

2. 超广角眼底荧光素血管造影　右眼动脉期视网膜动脉充盈时间延长，静脉期视网膜颞侧动脉小分支仍未充盈，视盘呈强荧光（图 2-19）。

3. 黄斑 OCTA　右眼黄斑区扫描范围 3mm × 3mm，视网膜浅层未见拱环结构。B-scan 图像见黄斑区视网膜神经上皮层内层反射信号增强，水肿、增厚明显（图 2-20）。

4. 颈动脉超声　双侧颈动脉内中膜增厚，颈动脉斑块形成（右侧多发、左侧单发）（图 2-21）。

◆ 患者 D

1. 超广角眼底成像　右眼视盘水肿，边界不清，颜色淡红，视网膜动脉变细，后极部视网膜呈弥散性灰白色水肿，黄斑区“樱桃红斑”（图 2-22）。

2. 超广角眼底荧光素血管造影　右眼 40s 时视网膜动脉部分充盈，静脉未充盈，动静脉循环时间延长；视网膜动静脉变细，黄斑区毛细血管不完全充盈，整个视网膜呈弱荧光（图 2-23）。

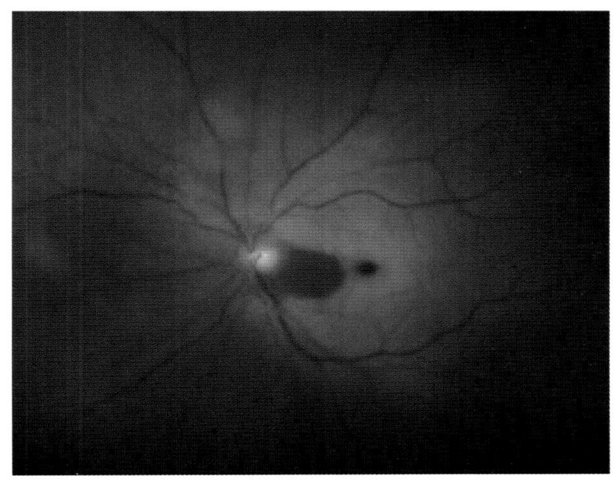

▲ 图 2-15　左眼超广角眼底成像

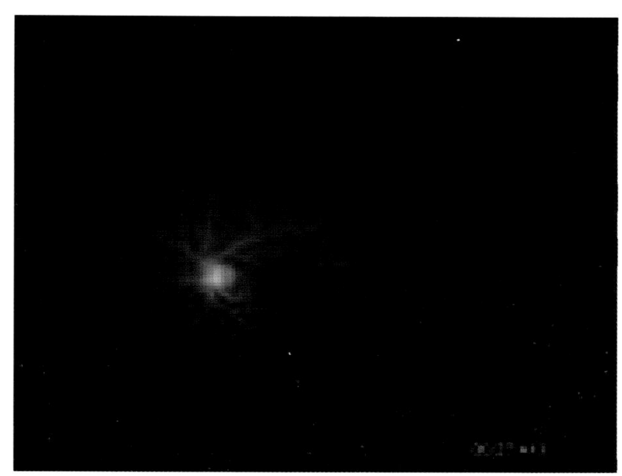

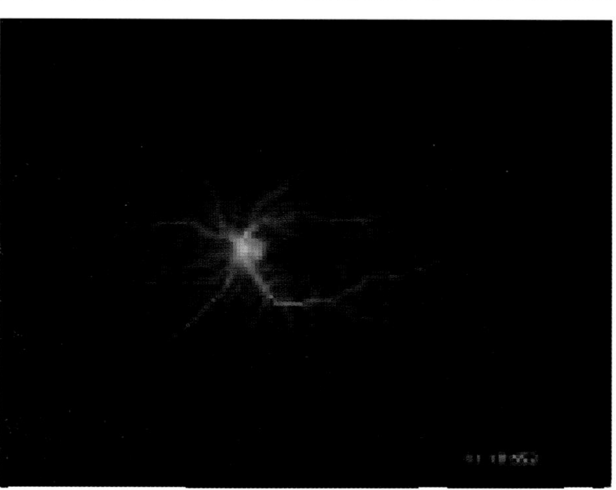

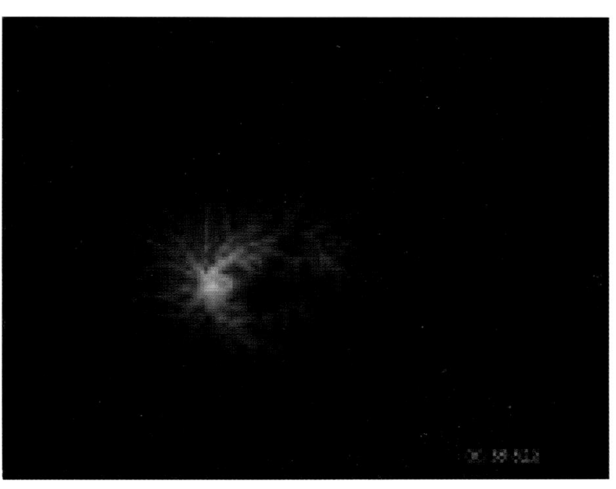

▲ 图 2-16　左眼超广角荧光素血管造影

【诊断】

◆ 患者 A

左眼视网膜分支动脉阻塞（branch retinal artery occlusion，BRAO）。

◆ 患者 B

1. 左眼视网膜中央动脉阻塞（central retinal artery occlusion，CRAO）。

2. 左眼黄斑前膜。

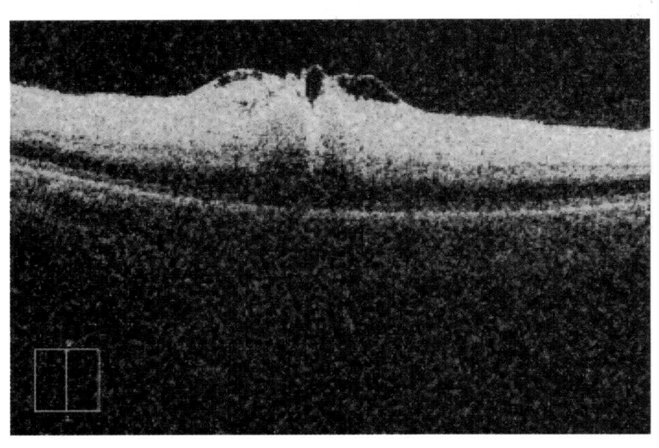

▲ 图 2-17　左眼黄斑 **OCT** 图像

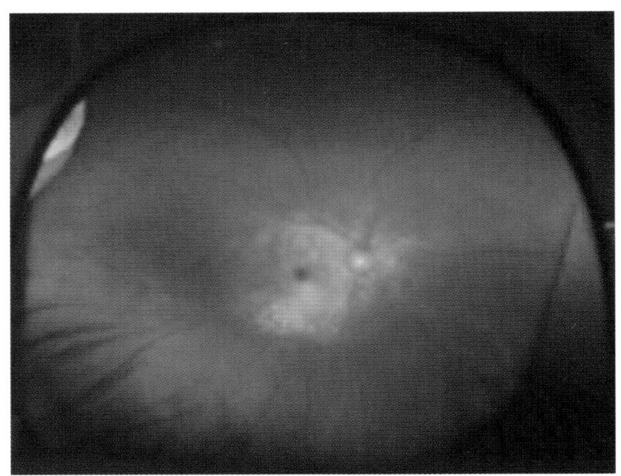

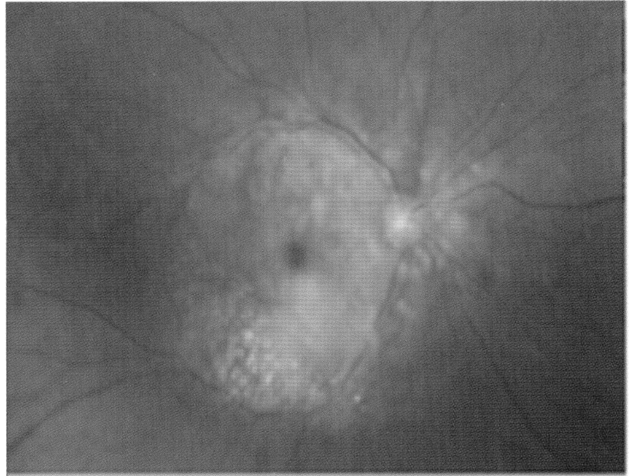

▲ 图 2-18　右眼超广角眼底成像和后极部放大图像

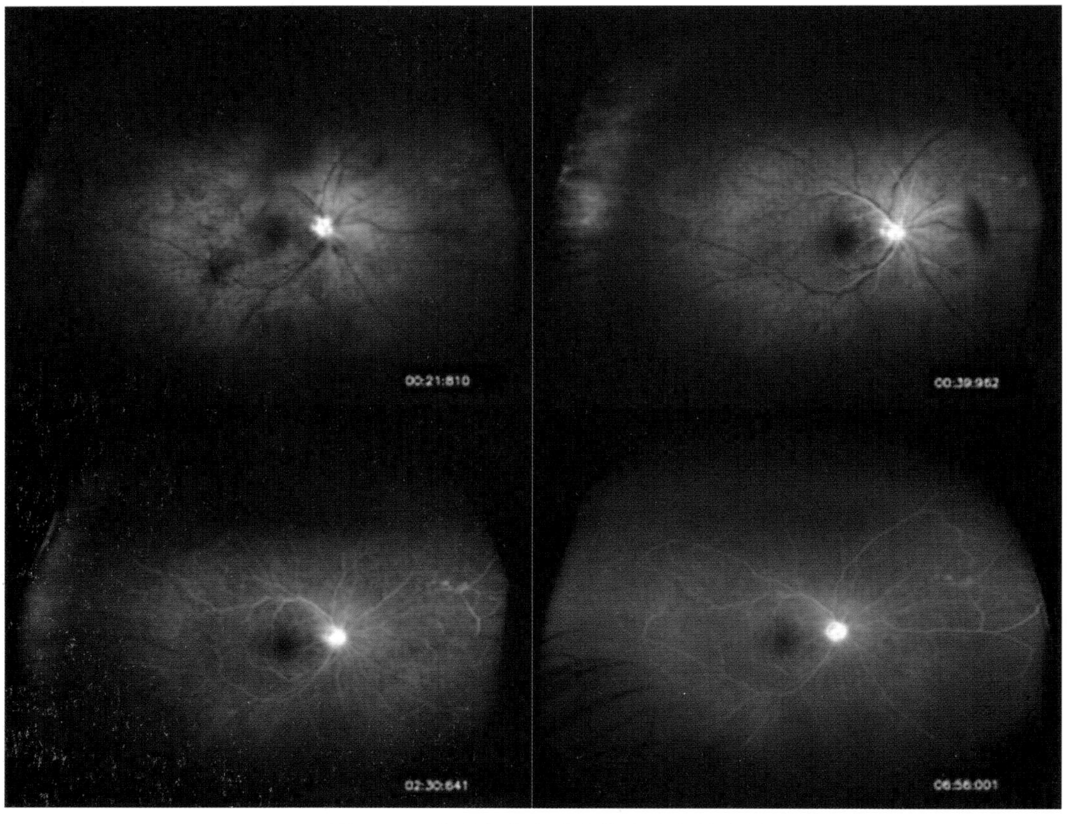

▲ 图 2-19　右眼超广角眼底荧光素血管造影

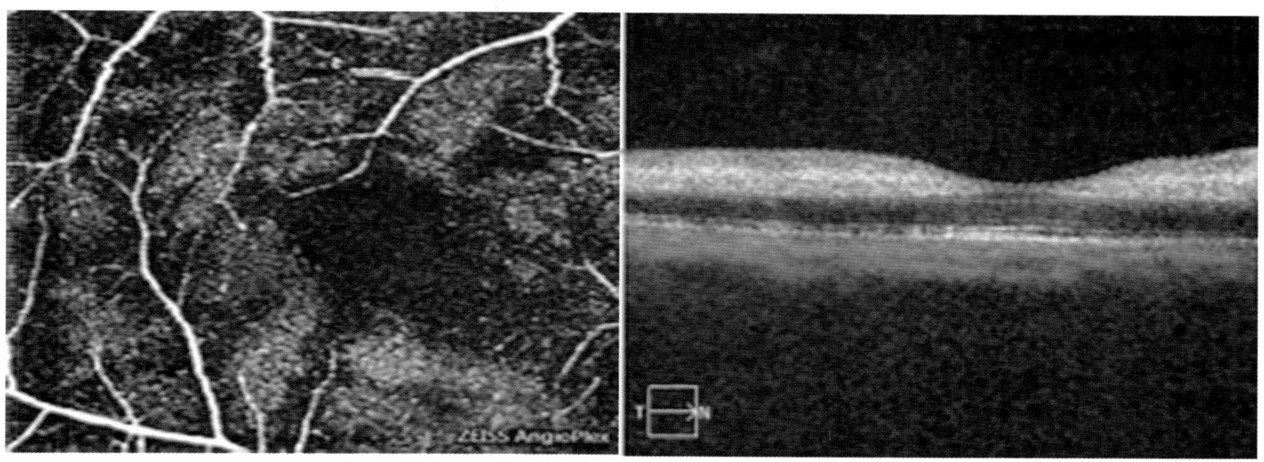

▲ 图 2-20 右眼黄斑 OCTA 和 B-scan 图像

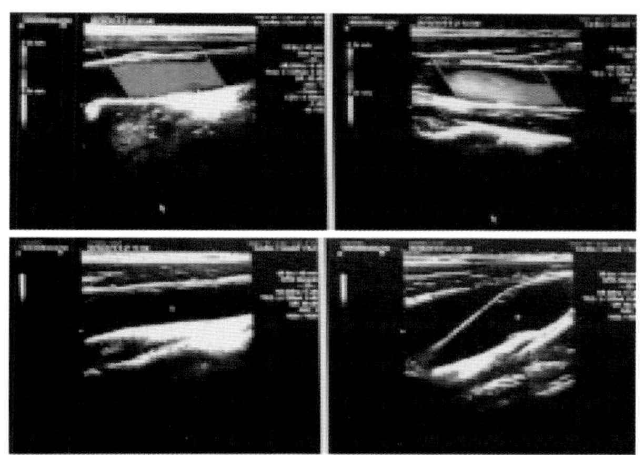

▲ 图 2-21 双侧颈动脉超声

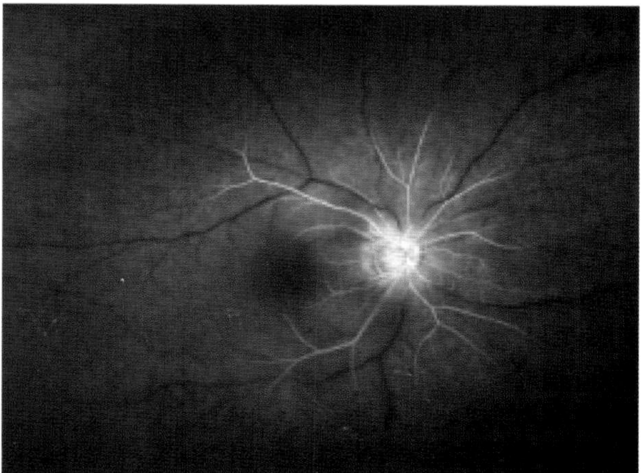

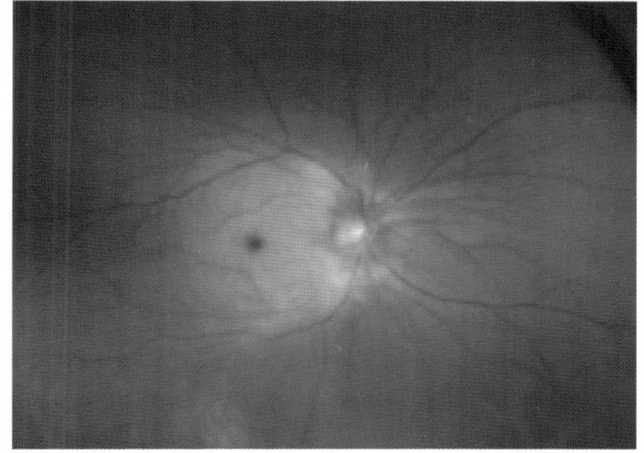

▲ 图 2-22 右眼超广角眼底成像

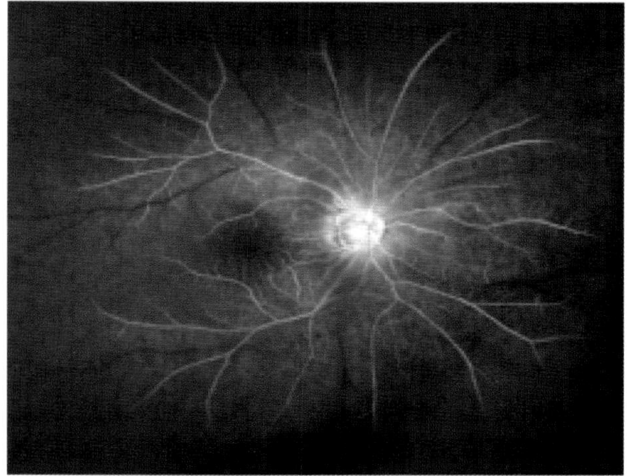

▲ 图 2-23 右眼超广角眼底荧光素血管造影

3. 高血压病。

◆ 患者 C

右眼视网膜中央动脉阻塞（central retinal artery occlusion，CRAO）。

◆ 患者 D

1. 右眼视网膜中央动脉阻塞（central retinal artery occlusion，CRAO）。

2. 2 型糖尿病。

【鉴别诊断】

1. 前节缺血性视神经病变　该疾病也常发生于有心血管基础疾病的中老年人群，眼底无樱桃红斑表现，多数视盘水肿，视野表现为与生理盲点相连的缺损区。FFA 视盘充盈不均匀，早期视盘节段性低荧光，晚期荧光素渗漏。

2. 眼动脉阻塞　该疾病也常发生于有心血管基础疾病的中老年人群，视网膜中央动脉及睫状动脉同时阻塞，故视力下降程度更重，常常无光感或仅有光感，视网膜水肿程度更重，常伴眼内压降低，部分患者无樱桃红斑。

3. 视网膜静脉阻塞（RVO）　有视网膜静脉迂曲、扩张的特点，视网膜中央静脉阻塞（CRVO）常伴有视盘水肿和视网膜浅层出血；视网膜分支静脉阻塞（BRVO）常发生在动静脉交叉处，眼底荧光血管造影加以鉴别。

4. 高血压性视网膜病变　持续高血压导致的视网膜小动脉管径变窄、视网膜小动脉和静脉交叉压迹为特征性表现，结合全身血压情况及特征性眼底改变可加以鉴别。

【治疗经过】

◆ 患者 A

立即予以前房穿刺降眼压，氧气吸入，硝酸甘油舌下含化，同时予以营养神经、扩血管、改善微循环等对症治疗。

◆ 患者 B

1. 急救治疗　①舌下含服硝酸甘油，扩血管、降血压。②按摩眼球，促进栓子移动、脱落。③前房穿刺放液，降眼压。④吸氧（95% O_2 及 5% CO_2 混合气体）。

2. 进一步治疗　阿司匹林抗凝；硝苯地平缓释片降血压；阿托伐他汀降血脂等治疗。

◆ 患者 C

患者入院后急查血常规、凝血等检查，监测血压，予以血管扩张药硝酸甘油舌下含化，行前房穿刺降低眼压，吸入 95% O_2 + 5% CO_2 混合气体，静脉滴注血管扩张药和神经营养剂改善微循环并营养神经治疗。

◆ 患者 D

予以前房穿刺降眼压对症治疗，氧气吸入，硝酸甘油舌下含化，同时予以营养神经、扩血管、改善微循环等对症治疗。

【病例分析及诊疗思路】

视网膜动脉阻塞是急性发作、严重损害视力的眼底病，根据阻塞血管的部位不同，可分为视网膜中央动脉阻塞、视网膜分支动脉阻塞、视网膜睫状动脉和视网膜毛细血管阻塞。

视网膜中央动脉阻塞（CRAO）是急性发作、严重损害视力的眼病，是由于视网膜中央动脉发生阻塞而造成的视网膜急性缺血性疾病。视网膜中央动脉血流受阻引起视网膜突发缺血、缺氧，浅层视网膜出现细胞内水肿，视网膜组织变性、坏死，晚期可致视神经萎缩。CRAO 最常见病因是栓子栓塞视网膜动脉。高血压是 CRAO 最常见的危险因素，而同侧颈动脉狭窄是 CRAO 发病中最有意义的危险因素。患者动脉硬化、高血压的老年人多见。

视网膜分支动脉阻塞的视力受损程度和眼底表现取决于阻塞的部位及程度，患者主诉一般为视力下降伴眼前黑影或象限性视野缺损。典型的视网膜分支动脉阻塞可见沿该支血管分布区的视网膜水肿，呈扇形或象限形分布，若波及黄斑也可出现“樱桃红斑”。FFA 表现为：视网膜动脉某一分支内以及相应区域的静脉内充盈缺损；通常可以发现分支动脉的阻塞部位；有时可在阻塞区域看见荧光素逆行充盈；若分支动脉分布阻塞，受累区域充盈迟缓；偶尔可见动脉壁着染或渗漏。

CRAO 患者常常突发单眼视力急剧下降至手动或光感，少数患者有先兆症状，如一过性黑矇；常常有瞳孔散大，直接对光反应消失或极度迟钝，视盘苍白，视网膜动脉分支变细，后极部视网膜弥漫性水肿，黄斑区可见樱桃红斑。FFA 是视网膜动脉阻塞的金标准，主要表现为视网膜动脉充盈严重延迟或无灌注，经常可见阻塞动脉充盈不均匀，呈节段状；黄斑 OCT 可见视网膜水肿增厚；电生理检查异常。

积极治疗原发病，降眼压、按摩眼球、扩血管、吸氧、抗凝、溶栓、改善微循环及对症支持治疗。发病时常常为无光感或仅有光感，超过最佳治疗时间（60min 内）则预后差，视力可能无提高或进一步下降，甚至失明。故及时治疗，对于 CRAO 患者恢复至关重要。该患者为中年男性，合并高血压病，且未进行治疗，未监测血压，为 CRAO 的高危人群。发病后因就诊时间晚，就诊时视力仅为光感，错过了最佳救治时间，故视力恢复可能性小。保守治疗同该疾病的自然病程相比较，并没有高质量的研究表明其预后更好。对缺血性眼病患者建议常规检查颈动脉系统情况。发生 CRAO 后，患者还有可能再次发生其他部位的血管栓塞而引起不同程度的心脑血管事件。临床医师除了重视眼部治疗外，还应该将更多的焦点放在防止心脑血管事件的发生上，重视其全身危险因素的筛查并积极治疗，以降低心脑血管事件的发病率和死亡率。

（唐　敏　雷颖庆　向小红　李友谊　吕红彬）

参考文献

[1] Digre K, Corbett JJ, Atlanta EEC. Branch retinal artery occlusion. Rev bras oftalmol, 2013, 72（1）: 271–273.

[2] Yuzurihara D, Iijima H. Visual outcome in central retinal and branch retinal artery occlusion.Japanese Journal of Ophthalmology, 2004, 48（5）: 490–492.

[3] 李凤鸣 . 中华眼科学 .2 版 . 北京：人民卫生出版社，2005：411–412.

[4] 李筱荣，陈有信，李志清 . 荧光素眼底血管造影 . 天津：天津科技翻译出版公司，2014.

[5] 缪娜，范玮 . 视网膜中央动脉阻塞的治疗研究现状及进展 . 中华眼底病杂志，2018，34（3）：296–299.

[6] Mcleod D, Beatty S. Evidence for an enduring ischaemic penumbra following central retinal artery occlusion, with implications for fibrinolytic therapy. Progress in Retinal & Eye Research, 2015, 49: 82–119.

[7] Pielen A, Junker B, Hansen L, et al. Clinical diagnostics and therapy for non-arteritic central retinal artery occlusion. Klinische Monatsblatter fur Augenheilkunde, 2010, 227（9）: 712.

[8] 刘杏，凌运兰，李梅，等 . 视网膜中央动脉阻塞的光相干断层扫描病理形态学改变 . 中华眼底病杂志，2005，21（2）：74–78.

[9] 唐维强，魏世辉，李生，等 . 与颈动脉狭窄相关眼部表现的临床分析 . 中华眼底病杂志，2006，22（6）：376–378.

[10] Schumacher MSchmidt D, Jurklies B, et al. Central retinal artery occlusion: Local Intra-arterial fibrinolysis versus conservative treatment, a multicenter randomized trial. Ophthalmology, 2010, 117（7）: 1367–1375.

[11] Hayreh SS, Zimmerman MB. Central retinal artery occlusion: visual outcome. American journal of ophthalmology, 2005, 140（3）: 376–391.

[12] Varma DD, Cugati S, Lee A W, et al. A review of central retinal artery occlusion: clinical presentation and management. Eye, 2014, 28（10）: 1270.

病例 62　视网膜分支静脉阻塞（缺血型）

【病例介绍】

◆ 患者 A，男性，51 岁。

主诉：右眼无痛性渐进性视力下降 2^+ 个月。

现病史：患者于 2^+ 个月前无明显诱因出现右眼无痛性渐进性视力下降，不伴烟雾感、眼红、眼痛、畏光、流泪、头昏、头痛、恶心、呕吐等不适。

既往史：20 年前曾患“风湿性心肌炎”，患者自述经当地医院治疗病愈，其后未发病。高血压病史 1 年，未进行治疗，未监测血压。余无特殊。

家族史：家族内其他成员无类似疾病。

◆ 患者 B，女性，63 岁。

主诉：左眼视力下降伴眼前黑影飘动 2^+ 天。

现病史：2^+ 天前患者冲热水澡和烫脚后出现左眼视力下降，伴左眼前黑影飘动、视物遮挡感，不伴双眼视物变形、眼红、眼痛、眼胀、恶心、呕吐等不适，未予以正规治疗，今为进一步诊治来我院，门诊以“左眼视网膜静脉阻塞”收入院。

既往史：5^+年前患者于我院诊断为“风湿性心脏病”，住院治疗症状好转后出院，门诊规律复查，平日不规律口服药物（华法林、银杏叶片）。2^+年前于我院行双眼白内障超声乳化联合人工晶状体植入术，术后自觉视力提高，未规律复查。否认高血压、糖尿病、脑血管病、心脏病病史，预防接种史不详。

个人史、家族史：无特殊。

【专科查体】

◆ 患者 A

眼部检查。视力：右眼 CF/30cm，左眼 4.9，双眼矫正无提高。右眼外眼未见异常，结膜未见充血水肿，角膜透明，KP（-），前房轴深约 3CT，虹膜纹理清晰，颜色正常，瞳孔形圆居中，直径约 3mm，直接和间接对光反应灵敏，晶状体皮质不均匀灰白色混浊，玻璃体轻度混浊，眼底见视盘颞侧充血，边界清楚，颞上方视网膜散在斑片状出血，沿血管走行，静脉迂曲扩张，黄斑水肿，黄斑中心凹反光未见；左眼外眼及前后节未见确切异常。眼压：右眼 8mmHg，左眼 10mmHg。

◆ 患者 B

眼部检查。视力：右眼 4.5，左眼 CF/10cm，均矫正无提高。右眼睑无内翻倒睫，球结膜无充血水肿，角膜透明，前房中央深度 4CT，房水清，虹膜纹理清楚，颜色正常，瞳孔形圆居中，直径约 3mm，对光反应灵敏，人工晶状体位正居中，玻璃体透明，视盘淡红界清，C/D 约 0.3，黄斑区未见明显反光，视网膜红润，颞上方视网膜血管白鞘；左眼睑无内翻倒睫，球结膜无充血水肿，角膜透明，前房中央深度 4CT，房水清，虹膜纹理清楚，颜色正常，瞳孔形圆居中，直径约 3mm，对光反应灵敏，人工晶状体位正居中，玻璃体混浊，余球内结构窥不清。眼压：右眼 13mmHg，左眼 12mmHg。

【辅助检查】

◆ 患者 A

1. 右眼超广角眼底成像　视盘颞侧充血，边界清楚，颞上方视网膜散在斑片状出血，沿血管走行，静脉迂曲扩张，黄斑水肿，黄斑中心凹反光未见（图 2-24）。

2. 右眼超广角眼底血管造影　视网膜颞上分支静脉充盈时间延迟，血管迂曲扩张，静脉管壁着染，晚期荧光素渗漏，片状无灌注区形成（图 2-25）。

◆ 患者 B

1. 眼部 B 超　双眼人工晶状体眼、双眼玻璃体混浊、左眼玻璃体积血（图 2-26）。

2. 超广角眼底成像和荧光眼底血管造影　右眼视网膜颞上分支静脉受阻，颞上视网膜大片无灌注区，黄斑区上方可见异常吻合支，晚期荧光素渗漏；左眼玻璃体大片积血遮蔽，隐约见视网膜静脉迂曲，管壁着染，见大片无灌注区（图 2-27）。

3. 黄斑 OCT　右眼黄斑前膜、黄斑水肿（图 2-28）。

4. 黄斑 OCTA　右眼颞上静脉血管信号迂曲，毛细血管信号缺失区见动静脉吻合支，左眼无法显示（图 2-29）。

5. 颈动脉血管彩超检查　双侧颈动脉内 - 中

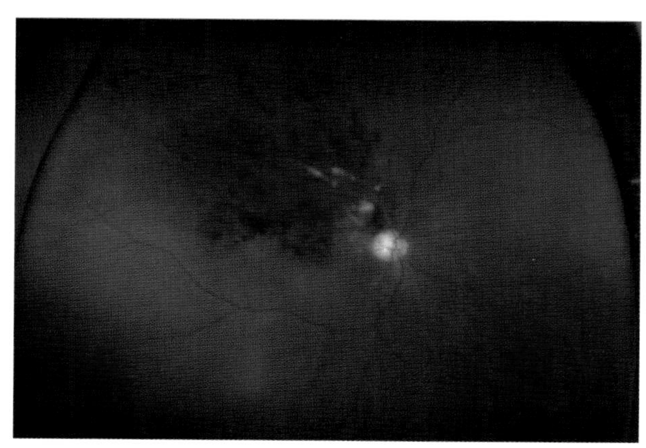

▲ 图 2-24　右眼超广角眼底成像

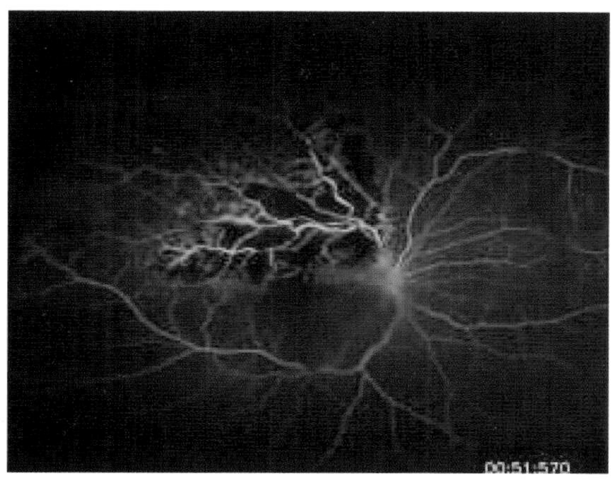

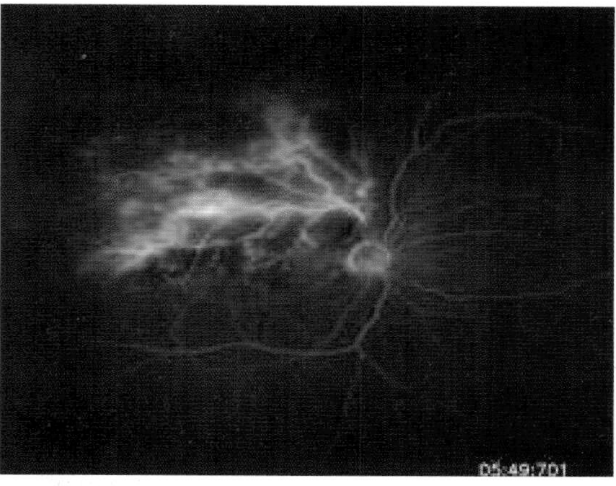

▲ 图 2-25 右眼超广角眼底血管造影

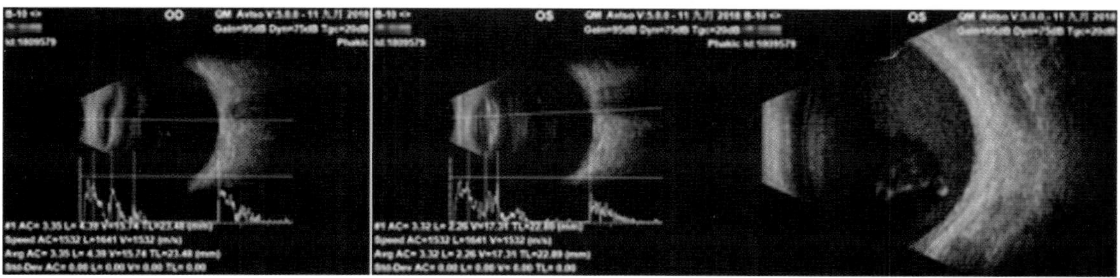

▲ 图 2-26 眼部 B 超

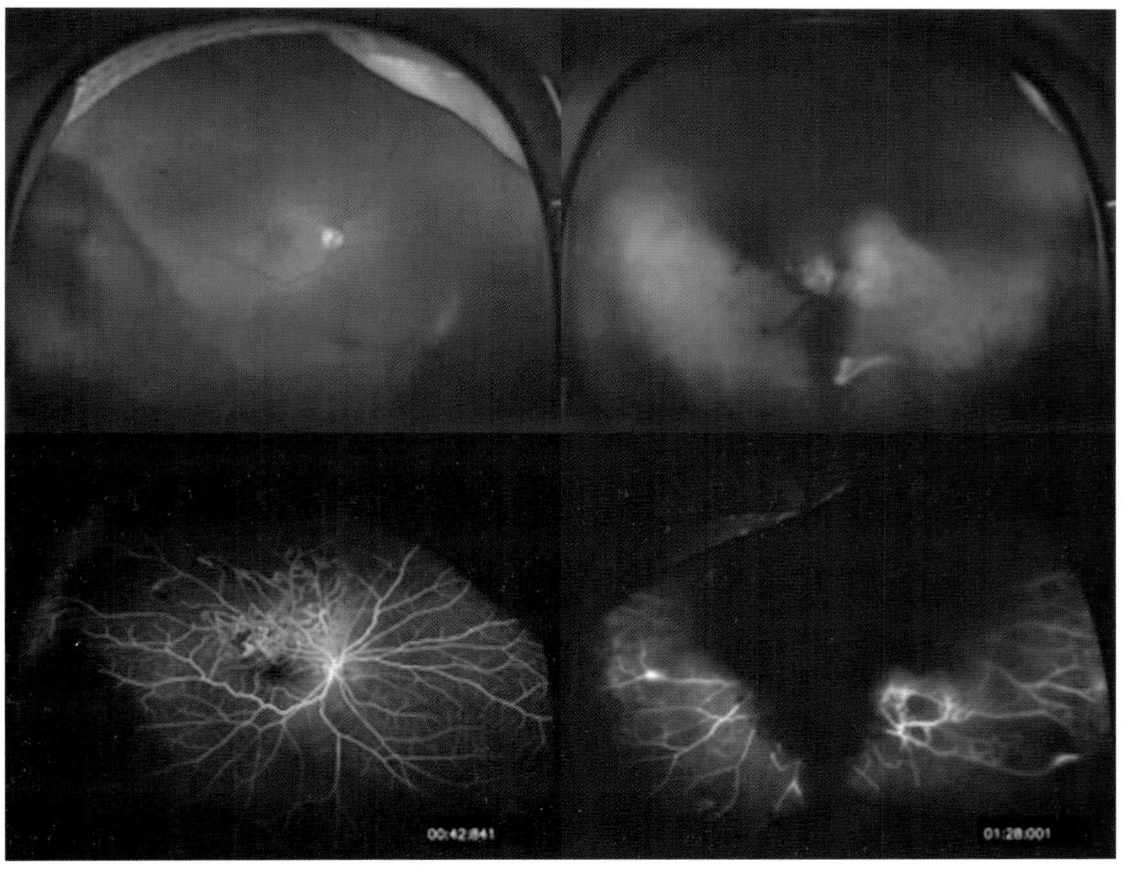

▲ 图 2-27 超广角眼底成像和荧光素眼底血管造影

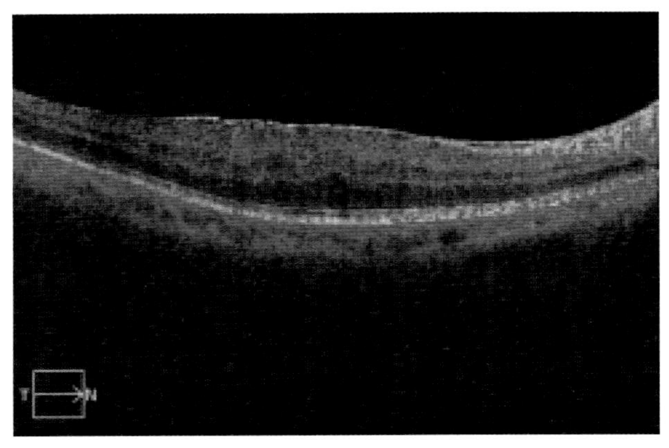

▲ 图 2-28　右眼黄斑 OCT

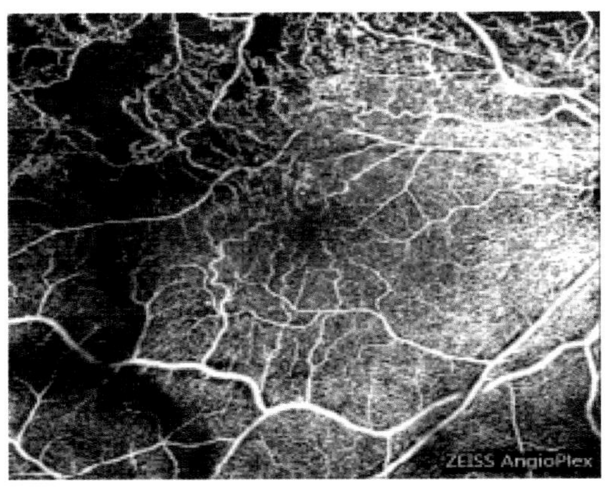

▲ 图 2-29　右眼黄斑 OCTA

膜增厚；双侧颈动脉节律不齐；右侧锁骨下动脉起始段斑块形成（图 2-30）。

【诊断】

◆ 患者 A

1. 右眼视网膜分支静脉阻塞（缺血型）（branch retinal vein occlusion，BRVO）。

2. 右眼黄斑水肿。

3. 高血压病。

◆ 患者 B

1. 左眼视网膜中央静脉阻塞（缺血型）（central retinal vein occlusion，CRVO）。

2. 右眼视网膜分支静脉阻塞（缺血型）（branch retinal vein occlusion，BRVO）。

3. 左眼玻璃体积血。

4. 右眼黄斑前膜。

5. 右眼黄斑水肿。

【鉴别诊断】

1. 视网膜静脉周围炎　患者多为年轻健康人，视网膜浅层出血、血管白鞘或血管白线多位于周边部，需行眼底荧光血管造影检查鉴别。

2. 糖尿病视网膜病变　长期糖尿病病史，不同程度视力下降，但该病多为双眼发病，病变常累及全视网膜，而非象限性分布，可根据眼底血管造影检查相鉴别。

【治疗经过】

◆ 患者 A

监测控制血压至正常水平后行右眼玻璃体腔内注药术（雷珠单抗）。

◆ 患者 B

患者入院后完善血常规、凝血等全身检查，

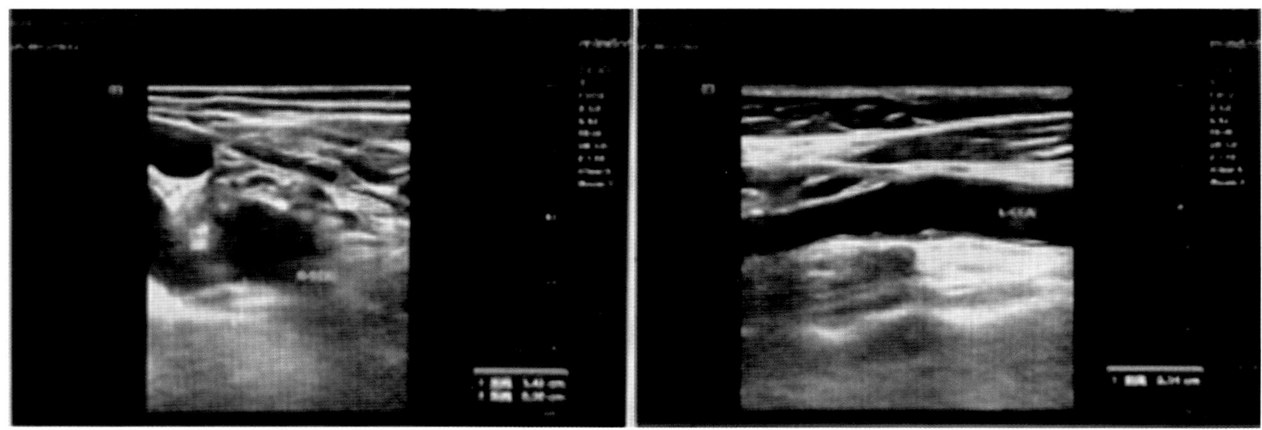

▲ 图 2-30　颈动脉血管彩超

予以包双眼坐位休息、静脉滴注抗凝血药治疗，次日行右眼视网膜激光光凝视网膜毛细血管无灌注区，术后激光斑清晰可见（图 2-31）。待左眼玻璃体积血下沉吸收后拟行左眼视网膜激光光凝治疗。

【病例分析及诊疗思路】

患者 A 为中年男性，全身合并高血压病，长期未监控血压，既往存在风湿性心肌炎病史，是血管阻塞性疾病的高危人群。

患者 B 为中老年女性，双眼发病，有“风湿性心脏病病史”，右眼予以激光治疗，左眼予以止血等对症治疗。

视网膜静脉阻塞（retinal vein occlusion，RVO）是临床上常见的视网膜出血性疾病之一，发病率仅次于糖尿病视网膜病变，根据静脉阻塞的部位不同分为视网膜中央静脉主干阻塞（central retinal vein occlusion，CRVO），半侧或者分支静脉阻塞（branch retinal vein occlusion，BRVO）。视网膜静脉阻塞的致盲率较高，影响视力预后的最重要因素是缺血型视网膜静脉阻塞。初诊视力水平与视力预后关系密切，黄斑囊样水肿、新生血管及新生血管性青光眼为致盲的重要原因。RVO 常见于高血压、糖尿病、高血脂人群。

BRVO 是指各种原因所致视网膜分支静脉阻塞性疾病，是视网膜静脉阻塞的一种亚型。

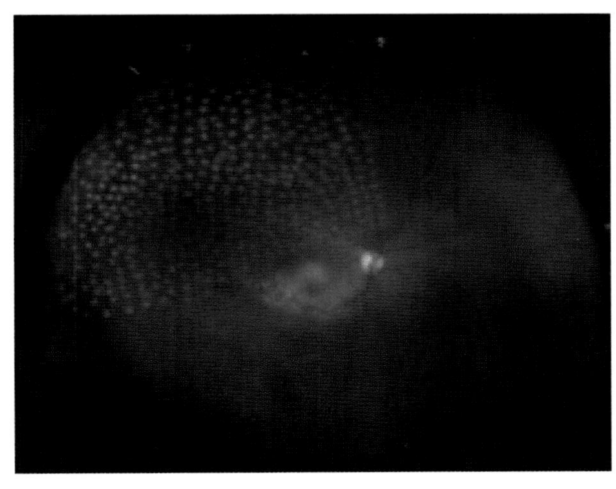

▲ 图 2-31 右眼视网膜激光光凝术后超广角眼底成像

BRVO 与视网膜中央静脉阻塞部位不同，后者阻塞部位在中央静脉，而 BRVO 阻塞部位在视网膜静脉的某支或某几支分支处，颞侧静脉分支最常受累。BRVO 好发于全身合并心血管疾病、高血脂、动脉粥样硬化等疾病的中老年人群，病因复杂。常见的临床表现为不同程度的视力下降，或轻或重，累及黄斑区时视力损害严重。BRVO 眼底表现为受累静脉迂曲扩张，沿受累静脉分布片状或斑片状出血，累及黄斑时，黄斑可出现水肿。根据静脉阻塞程度可分为：缺血型和非缺血型，缺血型眼底检查可见视网膜无灌注区。

BRVO 治疗主要是改善微循环、促进出血吸收及水肿消退。对于黄斑受累者，应积极促进黄斑水肿消退，尽可能恢复视功能。对于存在无灌注区者可行视网膜激光光凝，以防长期缺血缺氧引起眼底或其他部位新生血管形成。伴有视网膜新生血管形成者，可予以玻璃体腔内注射抗血管内皮细胞生长因子药物，减轻黄斑水肿，降低发生玻璃体积血、视网膜脱离及新生血管性青光眼等并发症的风险。

视网膜激光光凝治疗的主要作用是使光凝部位视网膜脉络膜产生粘连，增强视网膜色素上皮转运液体的能力，促进视网膜下液吸收，维持黄斑区结构和功能相对正常；通过直接破坏病变的血管，减少血管内液的渗漏；通过凝固效应，直接封闭已有的新生血管。

BRVO 如导致黄斑水肿将致视力严重下降。玻璃体腔注射抗血管内皮生长因子、糖皮质激素类药物能有效消退黄斑水肿和改善视力。目前常用的抗 VEGF 药物有康柏西普、雷珠单抗、贝伐单抗、阿柏西普；糖皮质激素类药物主要有曲安奈德（TA）、地塞米松玻璃体内植入物。有些学者提出两种或者多种治疗方法联合使用，可以达到更好的疗效，降低不良反应，提高视力和改善黄斑功能。对年轻人的炎性 CRVO 伴黄斑水肿者在抗炎治疗下辅以黄斑区格栅光凝以消除水肿效果尚好。

玻璃体积血是 RVO 晚期并发症之一，严重影响视力。有研究表明，非糖尿病患者、非外伤性玻璃体积血的病因首位为视网膜静脉阻塞。保守治疗若疗效不佳，玻璃体切割术治疗疗效显著，可有效改善患者视功能，减少并发症，手术应尽早进行，如处理不及时可能致牵拉性视网膜脱离、新生血管性青光眼等。

（向小红　雷颖庆　吕红彬）

参考文献

[1] 张菁，蔡小军，陈晓敏，等．玻璃体腔注射康柏西普联合视网膜激光光凝治疗视网膜分支静脉阻塞继发黄斑水肿疗效观察．中华眼底病杂志，2015，31（1）：22-26.

[2] Ehlers JP，Kim SJ，Yeh S，et al. Therapies for Macular Edema Associated with Branch retinal vein occlusion：A Report by the American Academy of Ophthalmology. Ophthalmology，2017，124（9）：1412-1423.

[3] Rehak M，Wiedemann P. Retinal vein thrombosis：pathogenesis and management.Journa of Thrombosis Haemostasis，2010，8（9）：1886-1894.

[4] 张惠蓉，夏英杰．视网膜静脉阻塞患者视力预后相关因素分析．中华眼科杂志，2002，38（2）：98-102.

[5] 廖菊生．正确认识视网膜静脉阻塞的几个问题．中华眼底病杂志，2002，18（1）：3-5.

[6] Brown DM，Campochiaro PA，Singh RP，et al. Ranibizumab for macular edema following central retinal vein occlusion：six-month primary end point results of a phase Ⅲ study. Ophthalmology，2010，117（6）：1102-1112.

病例 63　视网膜中央静脉阻塞

【病例介绍】

◆ 患者 A，男性，63 岁。

主诉：左眼无痛性渐进性视力下降 1 个月。

现病史：患者于 1 个月前无明显诱因出现左眼无痛性渐进性视力下降，不伴烟雾感、眼红、眼痛、畏光、流泪、头昏、头痛、恶心、呕吐等不适。

既往史：高血压病史 10 年，长期口服降压药物，血压控制欠佳。余无特殊。

家族史：家族内其他成员无类似疾病。

◆ 患者 B，男性，46 岁。

主诉：双眼视物模糊 7^+ 天。

现病史：7^+ 天前，患者无明显诱因出现双眼视物模糊，不伴眼胀、眼痛，不伴视物遮挡、视物变形，不伴头晕头痛、恶心呕吐等不适，曾就诊于当地医院，B 超示“右眼玻璃体积血可能，右眼视网膜脱离可能”，建议转上级医院进一步治疗，遂就诊于我院，B 超示“右眼玻璃体积血，左眼玻璃体积血可能”，遂以“右眼玻璃体积血”收入院。

既往史：患者自述 10^+ 年前因饮酒后出现右眼视力下降，未予检查及治疗。自诉视力自行恢复。余无特殊。

家族史：无特殊。

【专科查体】

◆ 患者 A

眼部检查。视力：右眼 5.0，左眼 4.0，左眼矫正无提高。左眼外眼未见异常，结膜未见充血水肿，角膜透明，KP（-），前房轴深约 3CT，虹膜纹理清晰，颜色正常，瞳孔形圆居中，直径约 3mm，直接和间接对光反应灵敏，晶状体皮质不均匀灰白色混浊，玻璃体轻度混浊，眼底见视盘充血水肿，边界模糊，视网膜广泛出血，呈火焰状，静脉迂曲扩张，黄斑中心凹反光未见；右眼外眼及前后节未见确切异常。眼压：右眼 13mmHg，左眼 13mmHg。

◆ 患者 B

眼部检查。视力：右眼 CF/40cm，左眼 4.5，均矫正无提高，双眼前节未见明显异常，右眼玻璃体腔积血，眼底窥不进，左眼玻璃体混浊，可见少量出血机化，眼底可见视盘边界不清，大片黄白色渗出，部分血管闭塞呈白线状。眼压：右眼 14mmHg，左眼 14mmHg。

【辅助检查】

◆ 患者 A

1. 眼底照相 左眼视盘充血水肿，边界模糊，视网膜广泛出血，呈火焰状，静脉迂曲扩张，黄斑水肿（图 2-32）。

2. FFA 左眼视盘周围荧光素渗漏，视网膜见散在遮蔽荧光，视网膜循环时间延长，动脉变细，静脉迂曲扩张，部分呈腊肠改变，静脉管壁着染，少量荧光素渗漏，黄斑区动静脉充盈不全（图 2-33）。

3. 黄斑 OCT 左眼黄斑区视网膜高度隆起，视网膜囊样水肿（图 2-34）。

◆ 患者 B

1. 超广角眼底成像 左眼视盘边界不清，大片黄白色渗出，部分血管闭塞呈白线状（图 2-35）。

2. 超广角眼底血管造影 左眼视网膜静脉充盈时间延迟，部分血管充盈缺损，部分静脉管壁着染，晚期荧光素渗漏，片状无灌注区形成（图 2-36）。

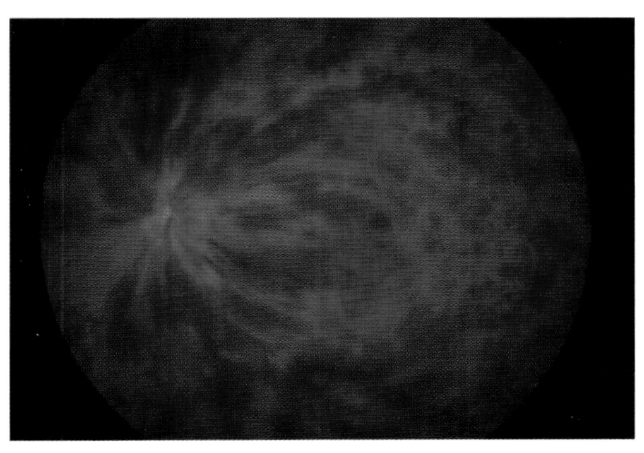

▲ 图 2-32 左眼眼底照相

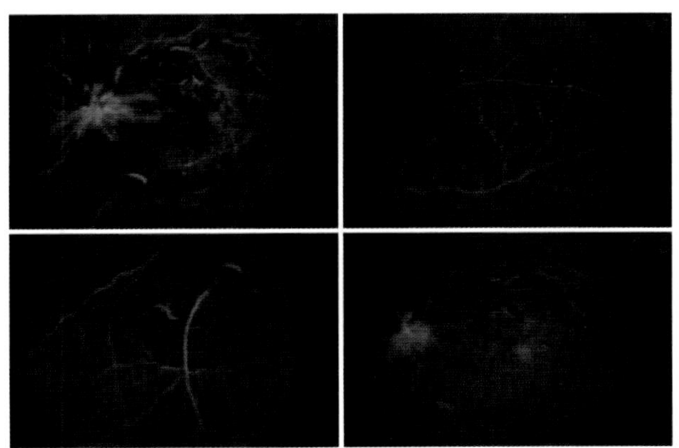

▲ 图 2-33 左眼 FFA

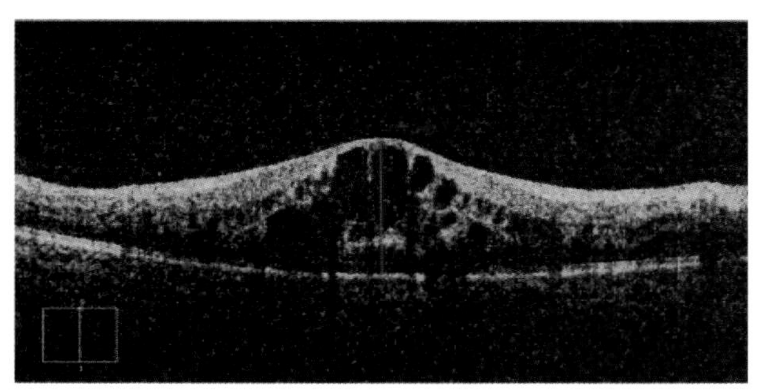

▲ 图 2-34 左眼黄斑 OCT

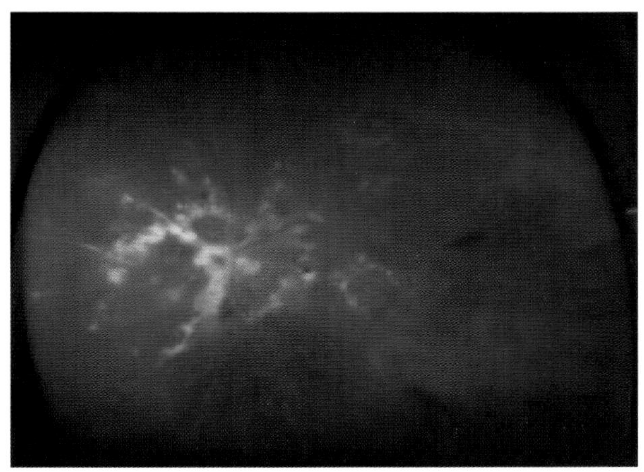

▲ 图 2-35 左眼超广角眼底成像

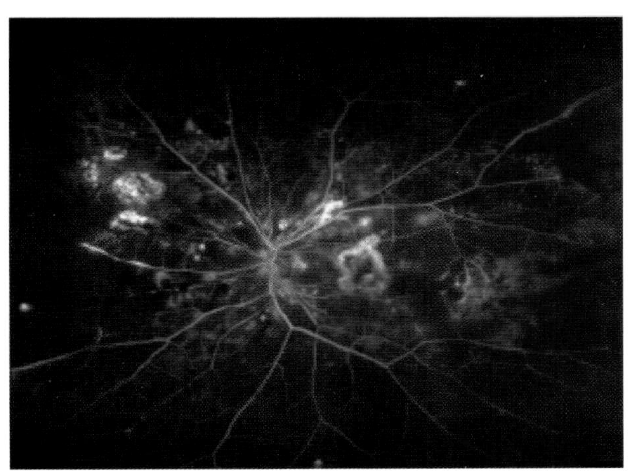

▲ 图 2-36 左眼超广角眼底血管造影

【诊断】

◆ 患者 A

1. 左眼视网膜中央静脉阻塞（central retinal vein occlusion，CRVO）。

2. 左眼黄斑水肿。

3. 左眼年龄相关性白内障。

4. 高血压病。

◆ 患者 B

1. 左眼视网膜中央静脉阻塞(缺血型)(central retinal vein occlusion，CRVO)。

2. 右眼玻璃体积血。

【鉴别诊断】

1. 糖尿病视网膜病变　长期糖尿病病史，不同程度视力下降，但该病多为双眼发病，眼底可有不同程度的出血，但出血类型及分布不同于视网膜中央静脉阻塞，可根据眼底血管造影检查相鉴别。

2. 高血压性视网膜病变　长期高血压病史，常为双眼发病，出血较少，病变常位于后极部，可根据眼底表现相鉴别。

3. 视网膜静脉周围炎　患者多为健康青壮年，特点是反复发生玻璃体积血。视网膜浅层出血，主要累及周边部，形成血管旁白鞘，广泛周边部无灌注区，可伴新生血管形成。

4. 低灌注视网膜病变　又称静脉淤滞性视网膜病变，由颈内动脉狭窄或阻塞所致，因视网膜长期处于缺血状态，静脉迂曲扩张，视网膜可有少量出血及微动脉瘤形成，眼底血管造影可见臂 - 视网膜循环时间及视网膜循环时间延长。

【治疗经过】

◆ 患者 A

监测控制血压至正常水平，并行左眼玻璃体腔注药术（雷珠单抗），术后密切随访。

◆ 患者 B

予以抗 VEGF 治疗及视网膜激光光凝治疗，门诊随访黄斑 OCT 检查。

【病例分析及诊疗思路】

患者 A 为老年男性，高血压病 10 年，血压控制欠佳，病程长，单眼发病，视力渐进性下降，结合典型眼底火焰状出血、静脉迂曲扩张及腊肠样改变，考虑诊断为 CRVO。

患者 B 为中年男性，无高血压病史，双眼发病，诊断为右眼玻璃体积血、左眼视网膜静脉阻塞，需进一步完善颈部血管彩超检查明确有无血管病变。

视网膜静脉阻塞（retinal vein occlusion，RVO）仅次于糖尿病视网膜病变的第二位常见的多因素致病的视网膜血管疾病。根据 RVO 阻塞部位可分为视网膜中央静脉阻塞（CRVO）、视网膜分支静脉阻塞（BRVO）及半侧视网膜静脉阻塞（HRVO）。根据视网膜是否存在缺血情况又分为缺血型和非缺血型。

CRVO 是指各种原因所致视网膜中央静脉阻塞性疾病，是最常见的视网膜血管病。好发于全身合并高血脂、动脉粥样硬化及心血管疾病的中老年人群，病因复杂。根据静脉阻塞程度可分为：缺血型和非缺血型，无灌注区是区别缺血性及非缺血型的重要特征。

缺血型 CRVO 常常表现为视力明显下降，严重者眼前节检查可有相对性传入性瞳孔障碍。眼底检查可见视盘充血、水肿，边界不清，视网膜广泛出血呈片状或火焰状，可见棉绒斑，后极部较多，可累及黄斑，黄斑区弥散水肿或囊样水肿；视网膜静脉迂曲、扩张，动脉管径变细。常见的临床表现为不同程度的视力下降，或轻或重。非缺血型表现则相对较轻，出血较少，黄斑水肿程度轻，无视网膜无灌注区形成。FFA 表现为：①脉络膜血管充盈时间正常，视网膜循环时间显著延长；②静脉迂曲扩张呈腊肠样或结节状，毛细血管可见瘤样扩张，并有荧光素漏，静脉管壁着染；③视盘荧光素漏；④受损血管管壁荧光素着染；

⑤不同程度的视网膜血管无灌注；⑥累及黄斑者可有弥散荧光素漏或花瓣状渗漏。

CRVO 治疗目的：一方面要促进出血吸收及黄斑水肿消退，尽可能恢复视功能；另一方面防止长期缺血缺氧所致眼底或其他部位新生血管形成，引起玻璃体积血、视网膜脱离及新生血管性青光眼等并发症。对于缺血型 CRVO 患者需及时行视网膜激光光凝封闭无灌注区，如伴有新生血管形成，则需玻璃体腔内注射抗血管内皮细胞生长因子药物，降低再出血及并发症风险。

治疗本病的预后与阻塞类型、阻塞部位、阻塞程度及其并发症有关。在发病初期可应用活血化瘀中药，主要作用是扩张血管、抑制血小板聚集、降低毛细血管通透性及改善视网膜微循环。纤溶制剂适用于纤维蛋白原增高的患者。前列腺素 E_1 脂微球载体制剂可扩张血管，抑制血小板聚集，促进红细胞变形能力，抑制活性氧和稳定溶酶体膜等，可改善视网膜微循环抑制血栓形成。激光治疗可减少毛细血管渗漏从而减轻视网膜水肿，封闭无灌注区以防治新生血管，伴黄斑水肿、囊样水肿时可行局部光凝，合并大量新生血管及无灌注区时可行视网膜激光光凝。玻璃体腔注射皮质激素可用于治疗黄斑水肿，注意高眼压等并发症。手术治疗用于治疗缺血型 CRVO 合并玻璃体积血。现国内外有文献报道可行动静脉交叉鞘膜切开术或行放射状视神经切开术，其手术效果及不良反应尚有待观察，应慎重选择。

（向小红　唐　敏　吕红彬）

参考文献

[1] 赵堪兴，杨培增 . 眼科学 .8 版 . 北京：人民卫生出版社，2013.

[2] 刘家琦，李凤鸣 . 实用眼科学 .3 版 . 北京：人民卫生出版社，2010.

[3] Daruich A，Matet A，Moulin A，et al. Mechanisms of macular edema：Beyond the surface.Progress in Retinal and Eye Research，2018，63：20–68. DOI：10.1016/j.preteyeres，2017，10.006.

[4] Bressler NM. Treatment of macular edema due to central retinal vein occlusion：another score for repackaged bevacizumab. Jama，2017，317（20）：2067–2069.

[5] 李凤鸣 . 中华眼科学 . 2 版 . 北京：人民卫生出版社，2005：2081–2083.

[6] Liao HP，Zhang SS，Zhu CH，et al. Evaluation of grid pattern photocoagulation for macular edema in retinal vein occlusion. International Journal of Ophthalmology，2006，6（4）：823–825.

[7] 黎晓新 . 放射状视神经切开术治疗缺血型视网膜中央静脉阻塞合并黄斑水肿的疗效观察 . 中华眼底病杂志，2005，21（1）：3–5.

病例 64　黄斑分支静脉阻塞

【病例介绍】

患者，女性，46 岁。

主诉：右眼视力下降 2 周。

现病史：患者于 2 周前无明显诱因出现右眼视力下降，不伴眼红、眼痛、视力下降、视物变形等。

既往史：无特殊。

【专科查体】

眼部检查。视力：右眼 4.2，左眼 5.0。双眼角膜透明，前房轴深正常，瞳孔形圆居中，直径约 3mm，直接对光反应灵敏，晶状体透明，眼底见右眼视盘颞上方可见大片暗红色出血，左眼底未见异常。眼压：右眼 15mmHg，左眼 16mmHg

【辅助检查】

1. 超广角眼底血管造影　右眼黄斑颞上方可见暗红色出血遮蔽荧光，晚期荧光素渗漏，左眼视网膜未见异常（图 2–37）。

2. 黄斑 OCT　右眼黄斑水肿 CMT 463μm（图 2–38）。

3. 血流 OCT　右眼黄斑区拱环破坏，可见无灌注区（图 2–39）。

【诊断】

1. 右眼黄斑分支静脉阻塞。

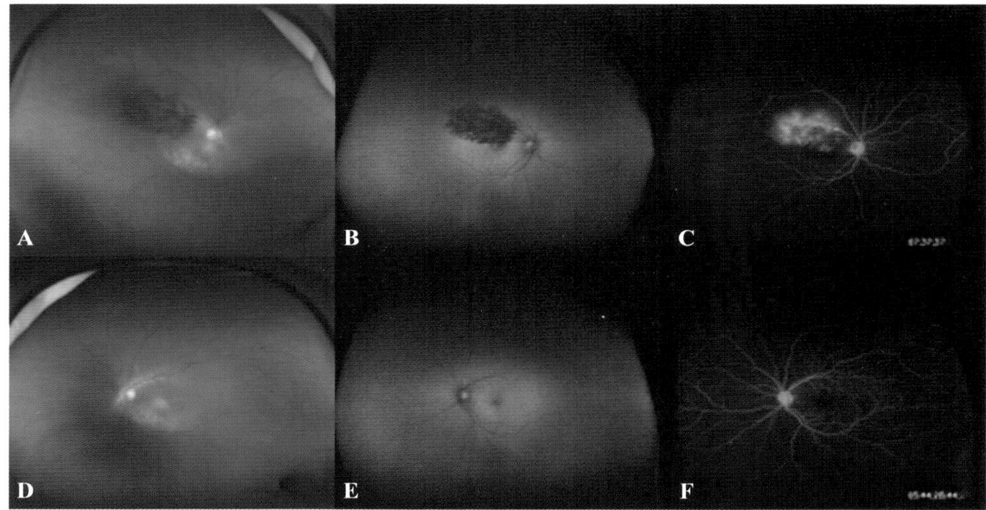

▲ 图 2-37　双眼超广角眼底血管造影

A 至 C. 右眼；D 至 F. 左眼

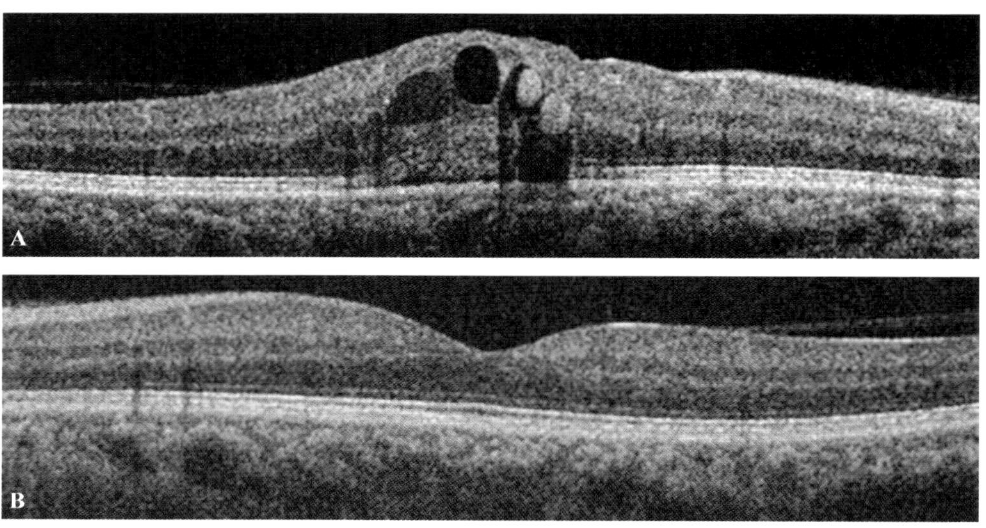

▲ 图 2-38　双眼黄斑 OCT

A. 右眼；B. 左眼

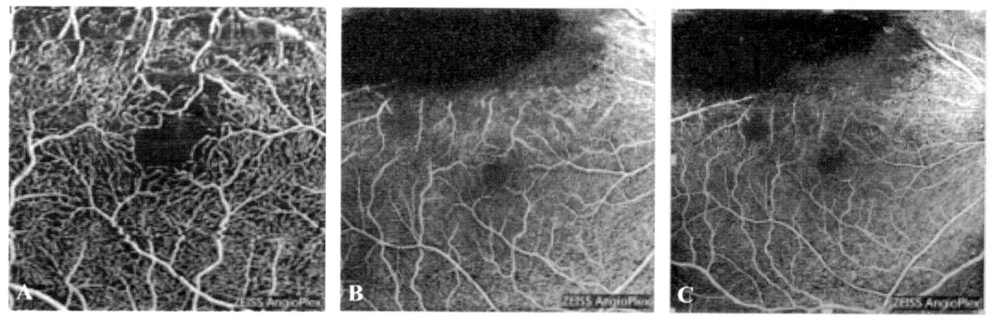

▲ 图 2-39　右眼黄斑血流 OCT

A. 3mm × 3mm；B. 6mm × 6mm；C. 8mm × 8mm

2. 右眼黄斑水肿。

【鉴别诊断】

1. 老年黄斑变性　一般双眼发病，典型症状是黄斑部由于脉络膜新生血管大量渗出液造成视网膜色素上皮脱离。黄斑分支静脉阻塞尤其是黄斑第二分支出血多位于黄斑近中心凹区，易误诊为老年黄斑变性，但注意观察，该处静脉受压状态及荧光血管造影显示阻塞点远端毛细血管扩张和渗漏可予以鉴别。

2. 特发性黄斑旁中心凹毛细血管扩张症　黄斑小静脉阻塞的晚期病例，出血吸收后常残留有黄斑区局限性毛细血管扩张与微动脉瘤形成，偶或还有小的无灌注区，但在荧光血管造影下毛细血管扩张部位多居黄斑一侧，即偏重在水平缝的上方或下方。此外，扩张的范围可超出黄斑上（或下）微动脉之外，但在特发性黄斑旁中心凹毛细血管扩张症中，扩张的毛细血管网以中心凹颞侧多见，病变范围往往平均地跨在水平缝上下两侧，很少超出黄斑上、下小动脉与微小静脉交叉区，除中心凹旁毛细血管扩张，没有其他眼底改变。

3. 视网膜大动脉瘤　动脉瘤多半是单个，均见于动脉干第一至第三级分支内，呈圆形或椭圆形附着于动脉壁周围，眼底为多层次出血，常可在出血灶中看到黄橙色瘤体，荧光血管造影动脉期可以见到荧光素充盈瘤体及瘤壁着色。

【治疗经过】

予以患者 1 次抗 VEGF、1 次抗 VEGF 联合视网膜激光光凝、1 次玻璃体腔注药（地塞米松缓释制剂）治疗。

第一针抗 VEGF 术后 1 周，黄斑水肿减轻 CMT 272μm，右眼视力 4.3（图 2-40）。

第一针抗 VEGF 术后 2 个月，黄斑水肿复发 CMT 486μm，右眼视力 4.0（图 2-41）。

第二针抗 VEGF 联合激光术后 1 周，黄斑水肿好转 CMT 189μm，右眼视力 4.2（图 2-42）。

第二针抗 VEGF 联合激光术后 2 个月，黄斑水肿复发 CMT 320μm，右眼视力 4.0（图 2-43）。

地塞米松缓释制剂玻璃体腔注射后 1 周，黄

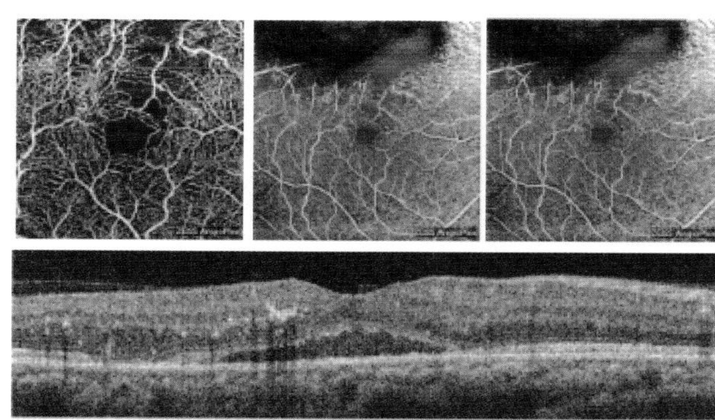

▲ 图 2-40　第一针抗 VEGF 术后 1 周

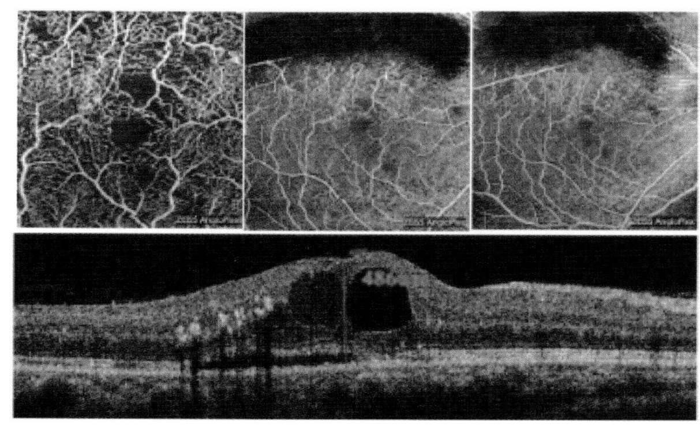

▲ 图 2-41　第一针抗 VEGF 术后 2 个月

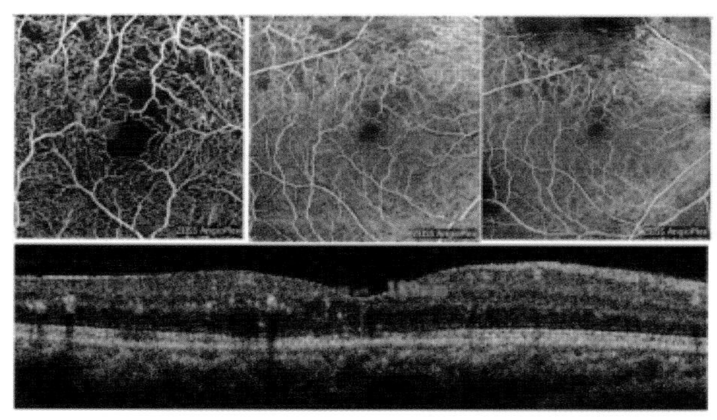

▲ 图 2-42　第二针抗 VEGF 联合激光术后 1 周

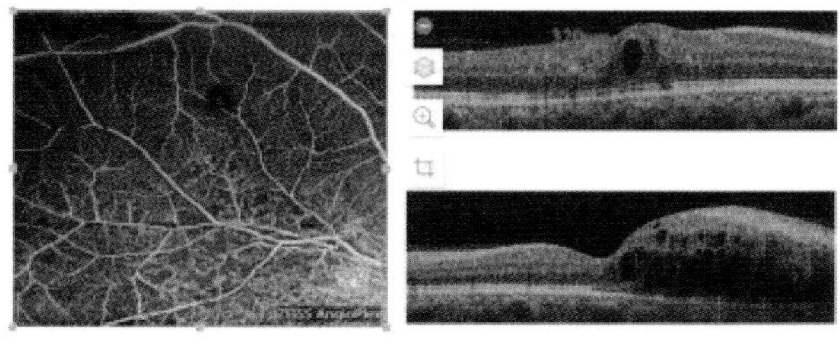

▲ 图 2-43　第二针抗 VEGF 联合激光术后 2 个月

斑水肿好转 CMT 203μm，右眼视力 4.3（图 2-44）。

地塞米松缓释制剂玻璃体腔注射后 1 个月，黄斑水肿未见复发 CMT 183μm，右眼视力 0.25，眼压 25mmHg（图 2-45）。

地塞米松缓释制剂玻璃体腔注射后 2 个月，黄斑水肿继续好转 CMT 175μm，右眼视力 0.2，眼压 30mmHg（图 2-46）。

【病例分析及诊疗思路】

视网膜静脉阻塞是临床上继糖尿病视网膜病变之后最常见的视网膜血管性疾病。根据其阻塞部位可分为视网膜中央静脉阻塞和分支静脉阻塞，后者又可分为主要分支阻塞和黄斑分支静脉阻塞（macular branch retinal vein occlusion，MBVO）。

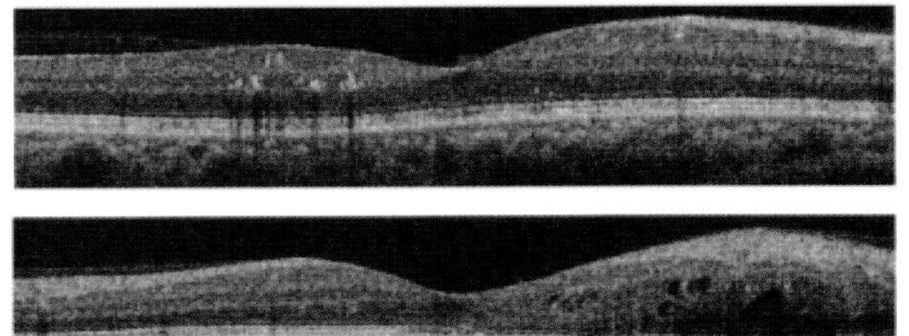

▲ 图 2-44　地塞米松缓释制剂玻璃体腔注射后 1 周

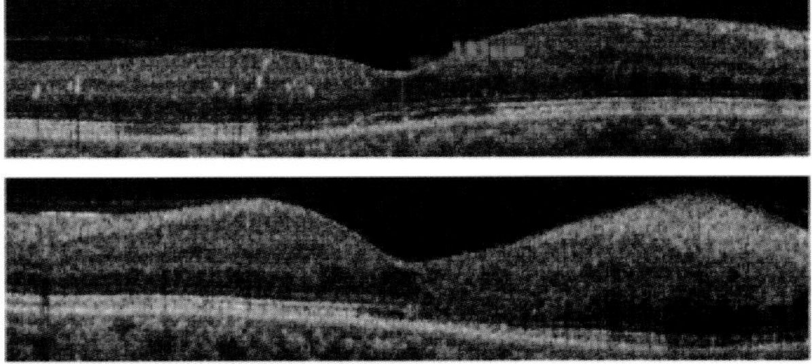

▲ 图 2-45　地塞米松缓释制剂玻璃体腔注射后 1 个月

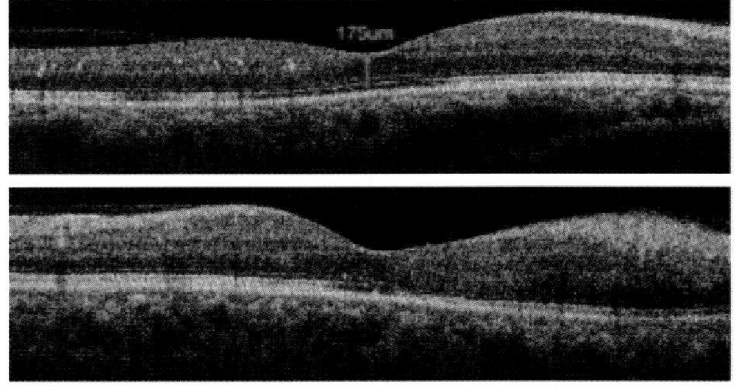

▲ 图 2-46　地塞米松缓释制剂玻璃体腔注射后 2 个月

MBVO 患者主要症状是视力下降，另外，可以有视物变形、眼前黑影遮盖、小视症等，少数病例主诉为中心或旁中心暗点，许多患者可以无自觉症状，只是在常规眼科检查中发现，故发生阻塞的确切时间很难确定。眼底检查可见视盘正常，沿阻塞支静脉可见 2～7 个视盘面积范围的视网膜表面或深层出血，或伴有水肿，视网膜动脉可伴有不同程度的硬化、缩窄、管径不均、静脉迂曲、扩张，并有局限性缩窄，病变累及黄斑中心凹者，中心凹反射消失。另外，还有一部分患者由于局部血管病变，大量脂质渗出血管膜，随着水肿吸收，硬性渗出吸收缓慢可以形成黄斑区 Coats 样反应。

在黄斑区中心的上、下方各有 2～3 支小静脉引流，可直接引流黄斑区视网膜的血液。MBVO 即为引流黄斑区的小静脉阻塞。阻塞可发生在黄斑上方或其下方的小分支，临床上上方小分支阻塞者较多，其原因可能为：①与颞上支动脉灌注有关。由于日常生活中人们多为直立状态，颞上支动脉血流向上流动时所需血流动力较下支动脉大，动脉灌注不足，再加上动脉硬化、管径变细，容易造成血流缓慢而产生静脉阻塞；②颞上方视网膜面积大，动静脉交叉多，动脉硬化时，产生静脉阻塞的机会多。另外，阻塞处动脉位于静脉之上者大大超过动脉位于静脉之下者，其原因可能是动脉位于静脉之上时，后方有较硬的巩膜，动脉硬化时静脉无缓冲余地，所以易产生静脉阻塞，而当动脉位于静脉之下时，前方为玻璃体，可缓冲来自动脉的压力，所以不易产生静脉阻塞。

目前黄斑水肿的治疗方法主要有激光光凝、玻璃体切割手术和玻璃体腔药物注射治疗等，但这些方法都不同程度地存在疗效及视力预后不肯定、手术并发症、患者经济负担大等问题。目前临床上常用的视网膜光凝治疗方案，可通过降低病变区视网膜组织的高耗氧量，改善毛细血管无灌注区缺血缺氧状态，稳定视网膜屏障，封闭渗漏血管，减轻视网膜血管渗漏，从而达到治疗黄斑水肿的目的。但如单独行激光治疗，早期由于病变区水肿出血，激光斑反应差，若功率较大则会损伤较大，加之视网膜黄斑分支静脉阻塞特殊的病理位置原因（邻近或已涉及黄斑中心凹），很容易因为由于激光功率较大损伤大，故不能在早期尽快地恢复中心凹厚度以及视功能，错过了最佳恢复期。而单纯玻璃体腔注射曲安奈德（triamcinolone acetonide，TA），短期安全有效，但疗效不能持久，需要反复注射，且 TA 存在并发性白内障、继发性青光眼等不良反应。玻璃体腔注射抗血管内皮生长因子、糖皮质激素类药物能有效消退黄斑水肿和改善视力。目前常用的抗 VEGF 药物有康柏西普、雷珠单抗、贝伐单抗、阿柏西普；糖皮质激素类药物主要有 TA、地塞米松玻璃体内植入物。

本例患者右眼 MBVO、黄斑水肿诊断明确，右眼视力下降，使用抗 VEGF 治疗后右眼黄斑水肿好转，视力提高，但维持时间短，使用地塞米松缓释制剂玻璃体腔注射后，黄斑水肿消退，目前随访 2 个月未见复发，但患者目前右眼眼压升高，予以降眼压治疗。患者视力、眼压及黄斑水肿情况还在进一步随访中。

（周　琦　吕红彬）

参考文献

[1] 柴松，马景学，史丰，等. 视网膜黄斑分支静脉阻塞的临床观察和中心凹无血管区面积的测定. 中华眼底病杂志，2003，19（5）：284-287.

[2] 杨乐，薛雨顺，石蕊. 玻璃体腔注射雷珠单抗联合激光治疗视网膜黄斑分支静脉阻塞继发黄斑水肿. 国际眼科杂志，2016，16（11）：2085-2087.

[3] 柴松. 视网膜黄斑分支静脉阻塞光凝固治疗的对比研究和 FAZ 的测定. 河北医科大学，2001.

[4] Rehak J，Rehak M. Branch retinal vein occlusion：Pathogenesis，visual prognosis，and treatment modalities. Current Eye Research，2008，33（2）：111-131.

病例 65　视网膜半侧静脉阻塞

【病例介绍】

患者，男性，65 岁。

主诉：右眼视物模糊伴视物变形 4^{+} 个月。

现病史：4^{+} 个月前，患者无明显诱因出现右眼视物模糊，伴视物变形不适，不伴眼胀、眼痛，不伴头晕头痛、恶心呕吐等不适，未予诊治，后上述症状逐渐加重，就诊于我院，门诊以“右眼视网膜半侧静脉阻塞”收入院。

既往史、家族史：无特殊。

【专科查体】

眼部检查。视力：右眼 HM/30cm，左眼 4.6，均矫正无提高。右眼结膜无充血水肿，角膜透明，KP（-），前房轴深约 3.5CT，房水清，虹膜纹清色正，瞳孔形圆居中，直径约 2.5mm，对光反应存在，晶状体皮质性混浊，玻璃体混浊，眼底可见：视盘边界不清，下方视网膜可见片状出血呈火焰状，可见散在黄白色渗出。左眼结膜无充血水肿，角膜透明，KP（-），前房轴深约 3.5CT，房水清，虹膜纹清色正，瞳孔形圆居中，直径约 2.5mm，对光反应灵敏，晶状体皮质性混浊，玻璃体混浊，眼底可见视盘边界清楚，色淡红，C/D 约 0.4，视网膜未见出血、渗出及脱离。眼压：右眼 12mmHg，左眼 13mmHg。

【辅助检查】

1. 超广角眼底成像　右眼视盘边界不清，下方视网膜可见片状出血呈火焰状，可见散在黄白色渗出，部分血管闭塞呈白线状（图 2-47）。

2. 超广角眼底血管造影　右眼视网膜颞下及鼻下分支静脉充盈时间延迟，静脉管壁着染，晚期荧光素渗漏，可见片状无灌注区形成（图 2-48）。

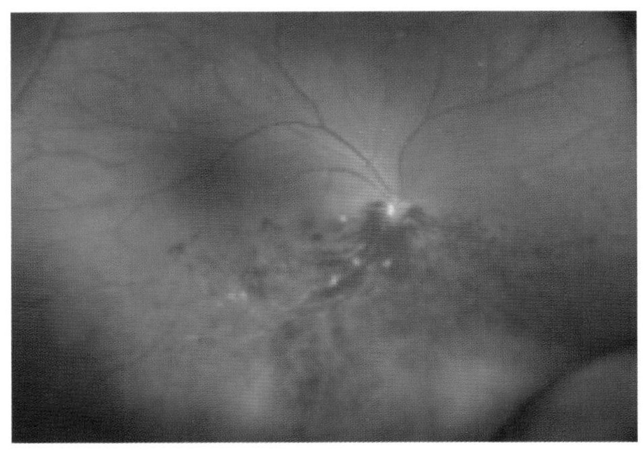

▲ 图 2-47　右眼超广角眼底成像

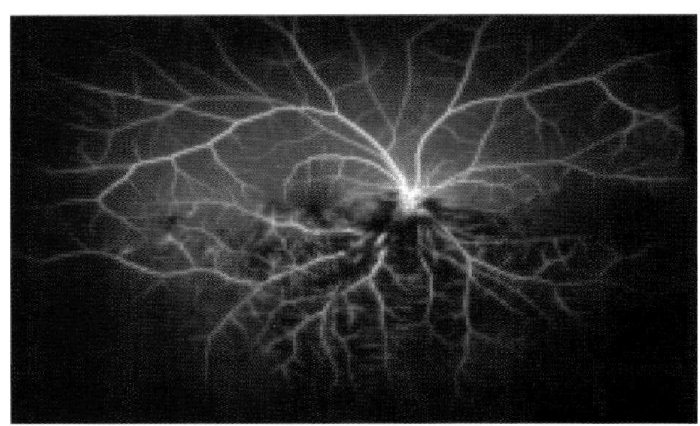

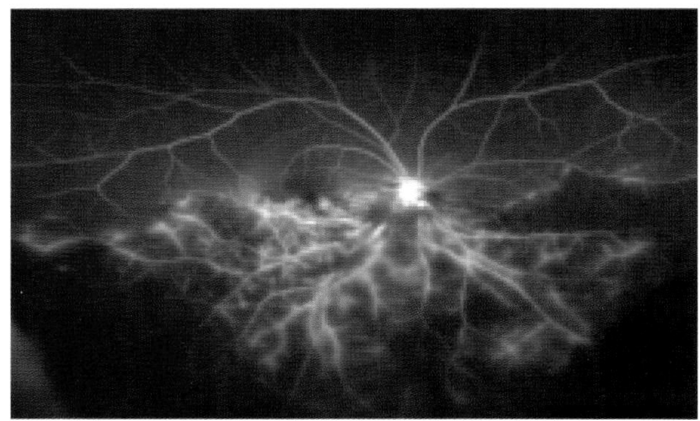

▲ 图 2-48　右眼超广角眼底血管造影

【诊断】

1. 右眼视网膜半侧静脉阻塞（hemi-central retinal vein occlusion，HRVO）。

2. 双眼年龄相关性白内障。

【鉴别诊断】

1. 视网膜静脉周围炎　患者多为健康青壮年，特点是反复发生玻璃体积血。视网膜浅层出血，主要累及周边部，形成血管旁白鞘，广泛周边部无灌注区，可伴新生血管形成。

2. 低灌注视网膜病变　又称静脉淤滞性视网膜病变，由颈内动脉狭窄或阻塞所致，因视网膜长期处于缺血状态，静脉迂曲扩张，视网膜可有少量出血及微动脉瘤形成，眼底血管造影可见臂 - 视网膜循环时间及视网膜循环时间延长。

3. 糖尿病视网膜病变　多累及双眼，以渗出、深层出血、微血管瘤等为特点，眼底血管造影可明确诊断。

4. 高血压性视网膜病变　常累及双眼，对称，视网膜出血较少，多为火焰状出血，并有棉绒斑，位于后极部。

【治疗经过】

予以扩血管、改善微循环等对症治疗，行玻璃体腔注药术后行视网膜激光光凝，门诊随访。

【病例分析及诊疗思路】

视网膜静脉阻塞（retinal vein occlusion，RVO）为仅次于糖尿病视网膜病变的第二位常见的多因素致病的视网膜血管疾病。根据 RVO 阻塞部位可分为视网膜中央静脉阻塞（CRVO）、视网膜分支静脉阻塞（BRVO）及半侧视网膜静脉阻塞（HRVO）。

视网膜半侧静脉阻塞其阻塞点常常位于视盘筛板处，系视网膜上支或下支阻塞，视网膜受累范围常常为 1/2 面积，偶可见 1/3 或 2/3 面积。极少见情况下可见颞下和鼻上呈对角线扇形视网膜受累。沿受累静脉有出血和渗出。黄斑常常受累。临床表现同总干阻塞。晚期可产生新生血管，严重者引起玻璃体积血和新生血管性青光眼。

本病的并发症主要包括黄斑水肿和新生血管，以及其继发的新生血管相关并发症。治疗主要为对症治疗及针对并发症的治疗：发病初期可应用活血化瘀中药，此类药物可扩张血管、抑制血小板聚集，降低毛细血管通透性，改善视网膜微循环。激光治疗可减少毛细血管渗漏从而减轻视网膜水肿，封闭无灌注区以防治新生血管，伴黄斑水肿、囊样水肿时可行局部光凝，合并大量新生血管及无灌注区时可行视网膜激光光凝。玻璃体腔注射皮质激素可用于治疗黄斑水肿，注意高眼压等并发症。

（唐　敏　李友谊　吕红彬）

参考文献

[1] Marcucci R，Sofi F，Grifoni E，et al. Retinal vein occlusions：a review for the internist.Internal & Emergency Medicine，2011，6（4）：307–314.
[2] 李凤鸣 . 中华眼科学 . 2 版 . 北京：人民卫生出版社，2005：412–413.

病例 66　孔源性视网膜脱离

【病例介绍】

◆ 患者 A，女性，60 岁。

主诉：左眼突发无痛性视力下降、视物遮挡 10 天。

现病史：10 天前患者无明显诱因突发左眼无痛性视力下降，伴视物遮挡、眼前黑影飘动，不伴眼红、眼痛、畏光、流泪、头昏、头痛、恶心、呕吐等不适，为求进一步诊治而来我院，以“左眼视网膜脱离”收入院。

既往史：无特殊。

家族史：家族内其他成员无类似疾病。

◆ 患者 B，女性，27 岁。

主诉：右眼突发视力下降伴视物遮挡、视物变形 1^+ 个月。

现病史：1^+ 个月前患者无明显诱因出现右眼突发视力下降伴视物遮挡、视物变形，偶伴眼胀、不伴眼痛、头痛、恶心、呕吐等不适。

既往史：患者自述 3 年前诊断为“结核性胸膜炎”已治愈，2^+ 个月前门诊复查未见明显异常（具体不详）。余否认。

个人史及家族史：无特殊。

◆ 患者 C，女性，55 岁。

主诉：左眼视物下降伴视物变形 1^+ 年。

现病史：患者自述入院前 1^+ 年干活时被树枝杈扫伤左眼后出现左眼视力下降，伴视物变形，偶伴流泪，不伴眼红、眼痛、畏光等不适；院外未予诊断及治疗。今为进一步诊治来院，门诊以“双眼视网膜脱离”收入院。自发病以来，患者精神良好，食欲正常，睡眠正常，大小便正常，体重无减轻。

既往史：既往 4^+ 年发现视右眼视网膜脱离，因家庭经济困难，未予处理；否认高血压、心脏病病史，否认糖尿病、脑血管疾病病史，否认肝炎、结核、疟疾病史，预防接种史不详，否认手术、外伤、输血史，否认药物食物过敏史。

家族史：家族中无类似病例，否认家族遗传病史。

【专科查体】

◆ 患者 A

眼部检查。视力：右眼 4.9，左眼 HM/30cm，双眼矫正无提高。右眼外眼及前后节未见确切异常；左眼外眼未见异常，结膜未见充血水肿，角膜透明，KP（–），前房轴深约 3CT，虹膜纹理清晰，颜色正常，瞳孔形圆居中，直径约 3mm，直接和间接对光反应迟钝，晶状体皮质不均匀灰白色混浊，玻璃体絮状混浊，视网膜 10 点 30 分至 8 点 50 分位置呈青灰色隆起，11 点 30 分至 4 点钟位置见视网膜巨大裂孔，裂孔边缘视网膜翻转卷曲，遮挡视盘及黄斑区。眼压：右眼 18mmHg，左眼 13mmHg。

◆ 患者 B

眼部检查。视力：右眼 3.3，左眼 4.1，均矫正无提高。右眼眼睑无红肿，结膜无充血、水肿，角膜透明，KP（–），前房轴深约 3.5CT，房水清，虹膜纹清色正，瞳孔形圆居中，直径约 3mm，对光反应迟钝，瞳孔药物性散大至 6mm 见晶状体轻度灰白色混浊，玻璃体混浊，眼底见视盘界清色淡，C/D=0.4，视网膜呈豹纹状改变，3 点钟至 11 点钟位置视网膜隆起呈青灰色，以下方为重，4 点钟至 10 点钟位置视网膜僵硬，赤道部见大片格子样变性区，视网膜下大量粗大增生条带，10 点钟位赤道部可见 1PD 大小裂隙样裂孔；左眼眼睑无红肿，结膜无充血、水肿，角膜透明，KP（-），前房轴深约 3.5CT，房水清，虹膜纹清色正，瞳孔形圆居中，直径约 3mm，对光反应灵敏，瞳孔药物性散大至 5mm 见视盘界清色淡，C/D=0.4，视网膜未见明显出血、渗出、脱离征象。眼压：右眼 23mmHg，左眼 21mmHg。

◆ 患者 C

眼部检查。视力：右眼 NLP，左眼 3.6，均矫正无提高。右眼无畸形肿胀，结膜无充血，角膜片状混浊，余角膜透明，角膜中央后方见少许色素性 KP，前房中央深度约 3CT，房水清，虹膜不规则后粘连于晶状体表面，瞳孔欠圆，直径约 2mm，对光反应消失，晶状体白色混浊，眼底窥不进；左眼睑无肿胀，结膜无明显，角膜透明，KP（-），前房中央深度约 3.5CT，房水清，虹膜纹清色正，瞳孔形圆居中，直径约 3mm，对光反应迟钝，晶状体核性混浊，散瞳后见玻璃体絮状混浊明显，眼底见视盘界清色淡，C/D=0.4，全视网膜灰白色隆起，以颞侧及下方网膜为甚，皱褶形成，波及黄斑，最高隆起约 20D，9 点钟位置赤道部视网膜见大小约 1/2PD 裂孔，有盖，裂孔卷边伴玻璃体牵拉明显。33cm 角膜映光法检查示，双眼平视前方，左眼角膜映光点位于瞳孔中心，右眼角膜映光点位于鼻侧瞳孔缘，右眼恒定性外斜约 30° 。眼压：右眼 16mmHg，左眼 18mmHg。

【辅助检查】

◆ 患者 A

超广角眼底成像：左眼视网膜 10 点 30 分至 8 点 50 分位置呈青灰色隆起，11 点 30 分至 4 点钟位置见视网膜巨大裂孔，裂孔边缘视网膜翻转卷曲，遮挡视盘及黄斑区（图 2-49）。

▲ 图 2-49 左眼超广角眼底成像

◆ 患者 B

1. 眼 B 超 右眼玻璃体混浊，右眼视网膜脱离（图 2-50）。

2. 超广角眼底成像 右眼视盘界清色淡，视网膜呈豹纹状改变，3 点钟至 11 点钟位置视网呈青灰色隆起，以下方为重，4 点钟至 10 点钟位置视网膜下大量粗大增生条带，10 点钟位置赤道部可见 1PD 大小裂隙样裂孔（图 2-51）。

3. 黄斑 OCT 右眼视网膜脱离累及黄斑中心凹（图 2-52）。

◆ 患者 C

1. 超广角眼底成像 左眼整个视网膜脱离隆起，颞下方视网膜大片格子样变性区，其内可见变性孔（图 2-53）。

2. 眼 B 超 双眼视网膜脱离。

3. 黄斑 OCT 左眼黄斑水肿、隆起，可见前膜（图 2-54）。

【诊断】

◆ 患者 A

1. 左眼巨大裂孔性视网膜脱离（retinal detachment with giant retinal tear）。

2. 左眼并发性白内障。

◆ 患者 B

1. 右眼孔源性视网膜脱离（rhegmatogenous

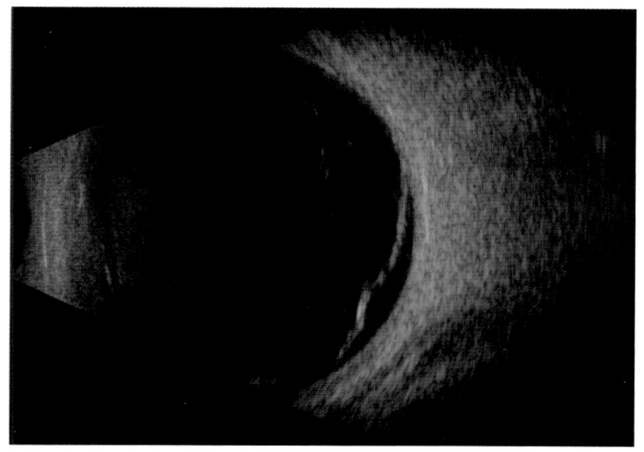
▲ 图 2-50　右眼 B 超

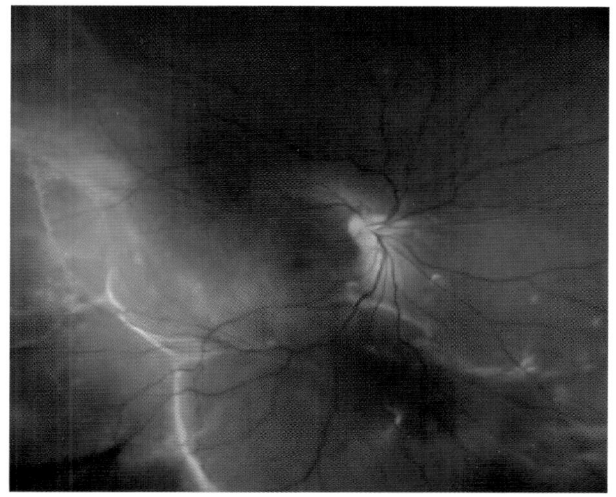
▲ 图 2-51　右眼超广角眼底成像

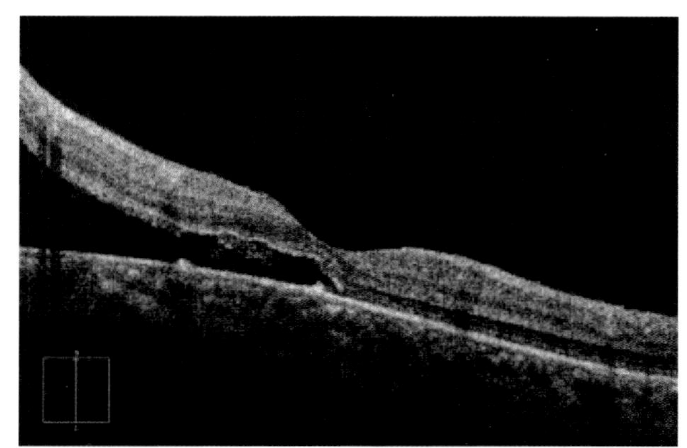
▲ 图 2-52　右眼黄斑 OCT

retinal detachment，RRD）。

2. 右眼 PVR，C3 级。

3. 右眼并发性白内障。

4. 双眼屈光不正。

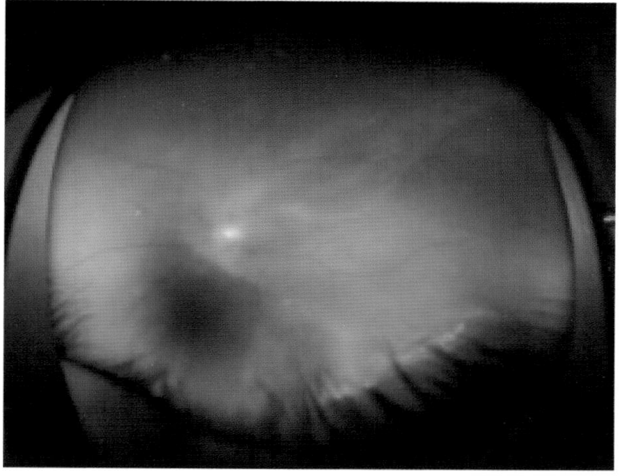
▲ 图 2-53　左眼超广角眼底成像

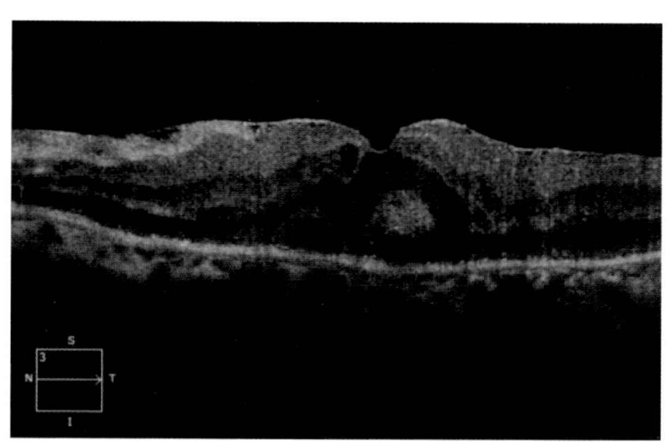

▲ 图 2-54　左眼黄斑 OCT

◆ 患者 C

1. 左眼孔源性视网膜脱离 PVR D1（rhegmatogenous retinal detachment，RRD）。

2. 双眼并发性白内障。

3. 右眼陈旧性视网膜脱离。

4. 右眼眼球萎缩、失明。

5. 右眼恒定性外斜视。

【鉴别诊断】

1. 牵拉性视网膜脱离　增生性糖尿病视网膜病变、早产儿视网膜病变、视网膜血管病变并发玻璃体积血及眼外伤等均可发生玻璃体内及玻璃体视网膜交界面的纤维增生，进而造成牵拉性视网膜脱离。

2. 渗出性视网膜脱离　包括浆液性视网膜脱离和出血性视网膜脱离，均无视网膜裂孔。前者见于原田病、葡萄膜炎、后巩膜炎、恶性高血压和妊娠高血压综合征。后者主要见于湿性 AMD 及眼外伤。

3. 视网膜劈裂症　变性性视网膜劈裂症位于下方周边眼底，呈半球形隆起，由囊样变性融合发展而成。内壁菲薄透明，外壁缘附近可有色素沉着，如果其内外壁均有破裂，成为真性裂孔而发生裂孔性视网膜脱离。先天性视网膜劈裂症多发生于学龄儿童，有家族史，视网膜血管常伴有白鞘，病变位于眼底下方或颞下方，双眼对称，如内壁破裂而成大裂孔，与锯齿缘截离相似，但其前缘不到锯齿缘。

【治疗经过】

◆ 患者 A

入院后完善相关术前检查，除外手术禁忌后于局麻下行左眼玻璃体切除＋视网膜激光光凝＋硅油填充术。术中见左眼玻璃体絮状混浊，视网膜 10 点 30 分至 8 点 50 分位置呈青灰色隆起，累及黄斑区，11 点 30 分至 4 点钟位置见视网膜巨大裂孔，裂孔边缘视网膜翻转。中周部视网膜广泛变性变薄，6 点钟至 7 点钟位置赤道部视网膜见数个大小不等的裂孔。术后 3 天术眼视力 CF/30cm（+5.0D 矫至 4.1），复查黄斑 OCT，黄斑区视网膜贴附良好（图 2-55）。

◆ 患者 B

患者住院后积极完善术前检查及眼科专科检查，局麻下行右眼玻璃体切除＋视网膜切开＋剥膜＋视网膜激光光凝＋硅油填充术，术中见 3 点钟至 11 点钟位置视网膜呈灰白色隆起，4 点钟至 10 点钟位置视网膜下大量粗大增生条带，9 点钟位置赤道部可见 1PD 大小裂孔，术毕视网膜平伏，术后 1 周视力 3.3（+5.00DS=4.1），超广角眼底成像示右眼视网膜平伏、红润，裂孔封闭，激光斑可见（图 2-56），黄斑 OCT 示右眼黄斑区视网膜平伏（图 2-57）。

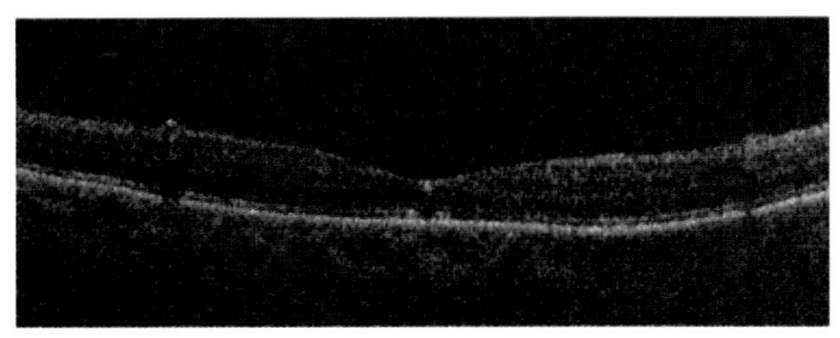

▲ 图 2-55　左眼黄斑 OCT

◆ 患者 C

患者入院后积极完善相关术前检查，并予以局部预防感染、散瞳、控制血压血糖等治疗。局麻下行左眼白内障 Phaco ＋人工晶状体植入＋玻璃体切割＋剥膜＋视网膜激光光凝＋硅油填充术，术后予以预防感染、散瞳治疗，超广角眼底成像示左眼全视网膜平伏，硅油填充在位（图 2-58），黄斑 OCT 示左眼黄斑区平伏，视网膜外层模糊不清（图 2-59），术后视力为 CF/20cm +5.0D=4.1。

【病例分析及诊疗思路】

患者 A 为老年女性，否认外伤史及其他眼病史，健眼视力尚可，突发无痛性视力急剧下降，

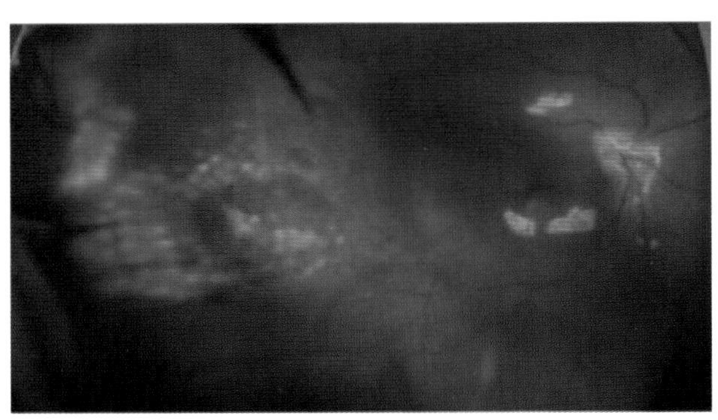

▲ 图 2-56　术后超广角眼底成像

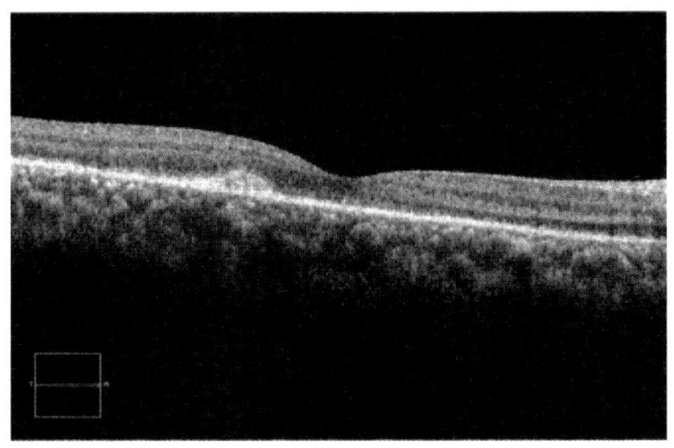

▲ 图 2-57　术后黄斑 OCT

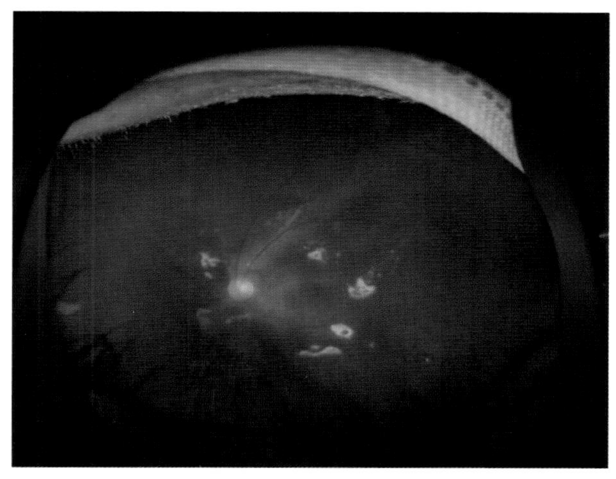

▲ 图 2-58　术后左眼超广角眼底成像

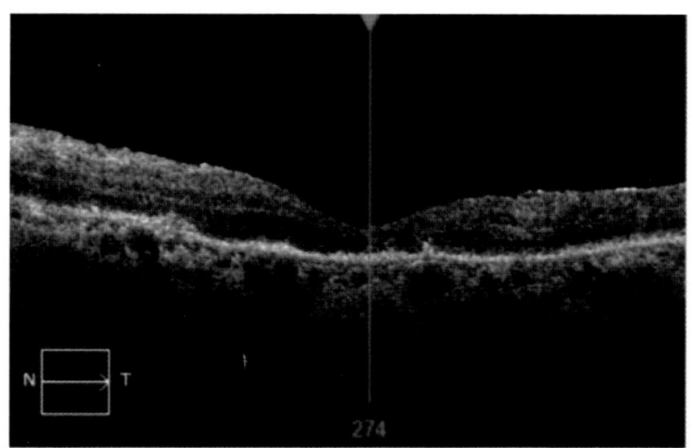

▲ 图 2-59　左眼黄斑 OCT

入院时仅手动视力，结合眼底相关检查明确诊断为巨大裂孔性视网膜脱离，应及时手术封闭裂孔，复位视网膜，以防视网膜脱离范围加重，裂孔加大，视网膜僵硬皱缩，增加手术难度，影响预后。

患者 B 诊断孔源性视网膜脱离明确，临床表现及眼 B 超、超广角眼底成像结果支持诊断。术前眼底镜及三面镜检查见明确视网膜脱离及裂孔，手术指针明确，予以玻璃体切除手术治疗。

患者 C 诊断左眼孔缘性视网膜脱离 PVR-D1 级明确。患者双眼先后发病，右眼已经萎缩失明，左眼眼部查体以及眼 B 超、超广角眼底成像均支持上述诊断。本病临床表现为：①视网膜发生部分脱离时，脱离对侧的视野中出现固定的云雾状阴影；②发生黄斑区脱离时，中心视力急剧下降；③脱离之前通常有先兆症状，眼球运动时出现闪光；④由于玻璃体混浊，视野内常有黑影飘动；⑤若视网膜全脱离，视力减至光感或完全丧失；⑥在视力减退前也常有视物变形，眼球运动时有物象震颤的感觉，由于眼内液更多地通过色素上皮进入脉络膜致使眼压偏低。脱离范围广和时间愈久，眼压愈低，偶也有眼压偏高的病例。当视网膜复位，视网膜下液吸收，眼压可恢复至正常。

视网膜脱离（retinal detachment，RD）指视网膜神经上皮与色素上皮的分离。根据发病原因分为孔源性、牵拉性和渗出性三类。单纯孔源性视网膜脱离在我国发病率较高，是临床常见致盲性眼病。孔源性视网膜脱离（rhegmatogenous retinal detachment，RRD）发生在视网膜裂孔形成的基础上，液化的玻璃体经视网膜裂孔进入神经上皮视网膜下，使视网膜神经上皮与色素上皮的分离引起。裂孔性视网膜脱离发生两大要素：①视网膜裂孔形成；②玻璃体牵拉与液化。裂孔形成因素有视网膜变性萎缩、玻璃体后脱离及牵拉。视网膜变性多位于视网膜周边部，可形成裂孔的最常见变性为格子样变性，还有蜗牛样变性、囊样变性及视网膜劈裂等，变性的视网膜可形成较小的萎缩圆孔，如无玻璃体牵拉可不引起视网膜脱离；玻璃体的液化与后脱离对附着部位视网膜的反复牵拉，易形成马蹄形裂孔，常伴有一个与牵拉玻璃体粘连的翘起。眼球钝挫伤后，由于玻璃体的牵拉易形成锯齿缘离断。伴有玻璃体牵拉的裂孔形成后，液化的玻璃体经裂孔进入视网膜下形成视网膜脱离。

发病初期有眼前漂浮物，闪光感及幕样黑影遮挡（与 RD 区对应），并逐渐变大。RD 累及黄斑时视力明显减退。眼底检查见脱离的视网膜呈灰白色隆起，脱离范围可由局限性脱离至视网膜全脱离。大范围的视网膜脱离区呈波浪状起伏不平。严重者视网膜表面增生，可见固定皱褶。散瞳后间接检眼镜或三面镜仔细检查，大多数裂孔可以找到，必要时可在巩膜压迫下检查，利于寻找赤道之前的远周边裂孔。裂孔最多见于颞上象限，其次为鼻上、颞下象限。裂孔在脱离视网膜灰白色背景下呈猩红色。

治疗原则是手术封闭裂孔。要点是术前术中查清所有裂孔，并进行准确定位。手术方法有巩膜外垫压术，巩膜环扎术，复杂病例选择玻璃体切除手术。裂孔封闭方法可采用激光光凝、电凝和冷凝裂孔周围，产生的炎症反应使裂孔处视网膜神经上皮与色素上皮粘连封闭裂孔。手术的成功依赖于两点：一是术前能找到并定位所有裂孔；二是成功地封闭裂孔。因此，应该在手术前仔细寻找所有裂孔，然后根据病情首选手术量较小且可能一次成功、并发症少、视力预后好、花费少的术式。但对复杂和眼外手术失败的病例，玻璃体手术联合眼内填充可明显提高视网膜复位的成功率。

1. 巩膜外环扎手术　既封闭已发现的裂孔，又顶压周边部没有查到的裂孔或格子状变性区，造成一个新的“锯齿缘”，是一种包括了预防性成分的治疗。它对裂孔在子午线上的定位要求不那么精确，操作相对容易些，再次手术较易修改，复位后可以剪断环扎带。采用环扎手术，需要对每例脱离都用环扎、在裂孔区冷凝并附加外垫压，联合引流，以尽可能使视网膜在手术台上就复位。如果在放液之后，裂孔表现出后部鱼嘴，还需要加上气泡注入。这种手术使复位率提高，但比较费时，术后眼部炎症较明显，并发症较多。裂孔漏水仍是再脱离的主要原因。其他并发症还有眼内出血、玻璃体嵌顿或慢性脉络膜缺血等。

2. 节段性垫压术　对裂孔边缘冷凝固定和在裂孔及脱离区放置垫压物，可联合巩膜外放液。垫压物的大小是由裂孔及脱离范围的大小决定的。术前使用裂隙灯活体显微镜、三面镜查找所有裂孔，以及确定视网膜脱离范围；术中借助于间接双目检眼镜、直接检眼镜查找并处理所有裂孔，是手术成功的关键。根据系列的观察，术后长期视力好，并发症少。但若有忽略的裂孔，或垫压不适当，被垫压的裂孔还在漏水，则网膜复位手术成功率降低，必要时需再次行玻璃体切除手术。近期研究表明，微创巩膜外加压术治疗单纯孔源性视网膜脱离疗效确切，术后复位率较高，而多发裂孔及 C3 级及以上 PVR 是引起手术失败的主要因素。

3. 玻璃体切割术　联合多种操作和辅助手段，如眼内“重水”、硅油填塞等，用于复杂 RRD，已成为当前普遍的选择。作为初期手术治疗 RRD，可以切除裂孔上的牵拉和前、后部玻璃体，预期在手术后能消除 PVR、新裂孔和再脱离的发生。作为首选术式的适应证，可以包括有大量玻璃体积血、大的后部裂孔、巨大裂孔、高度近视的黄斑裂孔、先天性脉络膜缺损的后部裂孔严重 PVR、无晶状体或人工晶状体眼找不到裂孔的视网膜脱离等。对这些病例，只做外垫压很难成功。但这是一种广泛的眼内手术，手术也不再限于裂孔区，预期的好处并不总能达到。

视力预后取决于黄斑是否脱离及脱离的时间长短，黄斑未脱离及脱离时间短（＜1 周）者，视力预后良好。

【护理体会】

入院后，嘱患者尽量减少不必要的活动，多卧床休息，尽量减少眼球和头部的活动。为了使视网膜裂孔处于最低位，卧床体位的选择应充分考虑视网膜裂孔位置，以头低仰卧位应对上方裂孔，以颞侧卧位应对颞侧裂孔，以头高半卧位应对下方裂孔，防止视网膜脱落范围扩大。

接受巩膜外冷凝＋环扎术或巩膜外垫压术的单纯视网膜脱离患者，其应取仰卧位或平卧位，头部可不做其他特殊处理；对于玻璃体切割＋硅油或者气体填充术的复杂性视网膜脱离患者，为了使裂孔尽快封闭，术后需使裂孔处于最高位，通常采取俯卧位，因舒适体位的改变，所以术后应帮助患者采取正确体位，指导患者选择适合自己的俯卧位工具，并协助患者保持该体位，教会患者正确卧位并讲明严格遵守俯卧位的重要性，保持该体位对其预后的有利影响，增强患者战胜疾病的信心；定时协助患者活动四肢，改变身体承重的着力点，教会患者及家属按摩方法，以减轻颈、胸、腰等部位的不适；由于患者须低头，患者在喝水时可以给予吸管，避免患者因抬头引起的不适。

高眼压是玻璃体切割术后常见的并发症，应密切观察眼压情况，患者如出现眼睛胀痛、同侧头疼、伴恶心、呕吐等症状，应及时报告医生并给予相应的降眼压处理。

视网膜脱离复位后有可能再复发，要做好视网膜脱离复发的宣教工作。总之，对于视网膜脱离的患者要做好各方面的护理和全面的健康宣教。

（欧阳科　陈　璐　范秋梅　吕红彬）

参考文献

[1] 陈浩，李自园，李丽，等 . 超广角眼底成像在视网膜脱离诊断中的应用价值 . 临床眼科杂志，2017，25（5）：470.

[2] 刘家琦，李凤鸣 . 实用眼科学 .3 版 . 北京：人民卫生出版社，2010.

[3] 石一宁，惠延年 . 视网膜脱离手术后的视功能恢复 . 中华眼视光学与视觉科学杂志，2012，14（7）：91-96.

[4] Linsenmeier RA，Zhang HF. Retinal oxygen：from animals to humans.Progress in Retinal & Eye Research，2017，58：115-151.

[5] 祝艳妮 .23GTVS 对复杂性孔源性视网膜脱离患者黄斑功能与形态的影响 . 河北医学，2018，24（10）：1643-1646.

[6] 陈安冉 .435 例玻璃体切割术的病因及疗效分析 . 临床眼科杂志，2018，26（4）：305-307.

[7] 陈钰虹 . 孔源性视网膜脱离术后视功能恢复的影响因素 . 眼科新进展，2018，38（4）：396-400.

病例 67　糖尿病视网膜病变（增生期）

【病例介绍】

患者，男性，55 岁。

主诉：双眼渐进性无痛性视物模糊 1^+ 个月。

现病史：患者于 1^+ 个月前无明显诱因出现无痛性视物模糊，呈渐进性，伴眼干、眩光，无视物变形、视物缺损，无眼红、眼痛、眼胀，无畏光、流泪，无分泌物增加，无头晕头痛。10 天前于我院门诊就诊，诊断为“双眼眼底出血”，予以“甲钴胺分散片和血明目片、芪明颗粒”等对症治疗后，症状稍好转。为进一步诊治来院，门诊以“双眼玻璃体积血”收入院。

既往史：20^+ 年前因“摔倒”致左锁骨骨折，行“固定术”后恢复可，未规律复查。自述患有“糖尿病”，病史 2^+ 年，最高空腹血糖达 14mmol/L，予以 30/70 混合重组人胰岛素（早 20U，晚 14U），血糖控制可。“高血压”病史 1 年，平素不规律口服“厄贝沙坦分散片”，血压控制不稳定。1 年前于我科行“双眼白内障超声乳化术＋人工晶状体植入术”。8^+ 个月前，因“双眼糖尿病视网膜病变（增生期）”行“双眼视网膜激光光凝”。余否认。

家族史：患者诉其哥哥患有“糖尿病”“白内障”，否认其余家庭人员患有相同疾病。

【专科查体】

眼部检查。视力：右眼 3.3，小孔矫正至 3.8，左眼 3.8，矫正无提高。右眼眼睑无红肿下垂、内外翻倒睫，眼球各方向运动到位，结膜无充血水肿，角膜透明，前房轴深 5CT，房水清，虹膜纹清色正，瞳孔形圆居中，直径约 5mm（药物性散大），人工晶状体在位居中，后囊膜轻度混浊，玻璃体混浊，眼底隐约见视网膜血管迂曲，后极部视网膜灰白色增生膜存在，余窥不清。左眼眼睑无红肿下垂、内外翻倒睫，眼球各方向运动到位，结膜无充血水肿，角膜透明，前房轴深

5CT，房水清，虹膜纹清色正，瞳孔形圆居中，直径约 5mm（药物性散大），人工晶状体在位居中，后囊膜轻度混浊，玻璃体混浊，眼底见视网膜血管迂曲，散在小片状出血灶，可见微血管瘤，视网膜激光斑可见，后极部视网膜灰白色增生膜。眼压：右眼 12mmHg，左眼 11mmHg。

【辅助检查】

1. 眼 B 超　双眼玻璃体混浊，双眼人工晶状体眼，双眼玻璃体积血。眼轴长度：右眼 23.01mm，左眼 23.82mm（图 2-60）。

2. 超广角眼底成像　双眼屈光介质混浊，右眼尤甚（玻血），右眼眼底隐约见视网膜血管迂曲，后极部视网膜灰白色增生膜存在，余窥不清；左眼眼底见视网膜血管迂曲，散在小片状出血灶，可见微血管瘤，视网膜激光斑可见，后极部视网膜灰白色增生膜存在（图 2-61）。

3. 超广角眼底血管造影　双眼屈光介质混浊，右眼尤甚（玻血），可见视网膜激光光斑及多处片状增生膜，晚期见荧光素渗漏。提示双眼 PDR 伴黄斑水肿（图 2-62）。

4. 黄斑 OCT　右眼黄斑水肿，左眼黄斑前膜、黄斑中心凹厚度降低伴水肿（图 2-63）。

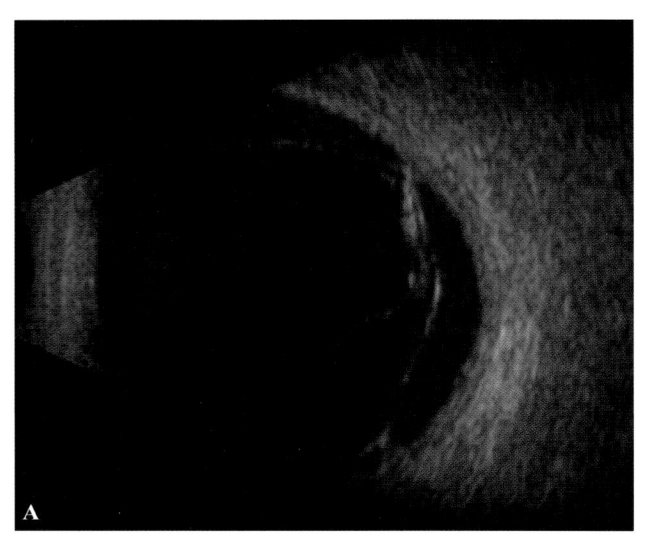

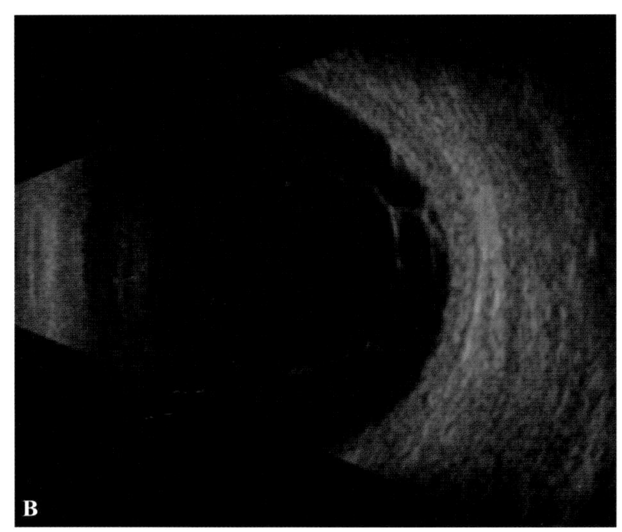

▲ 图 2-60　双眼 B 超

A. 右眼；B. 左眼

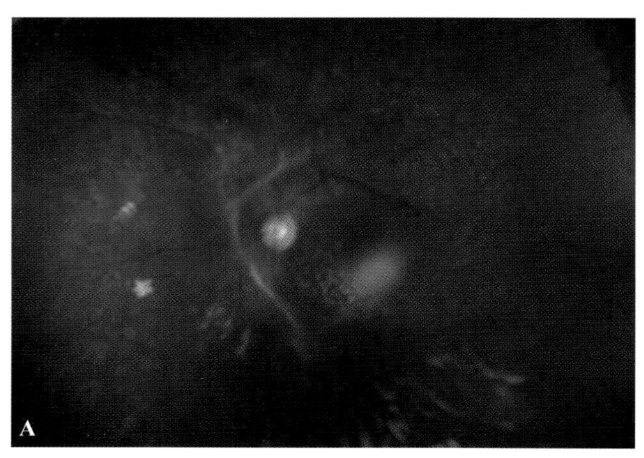

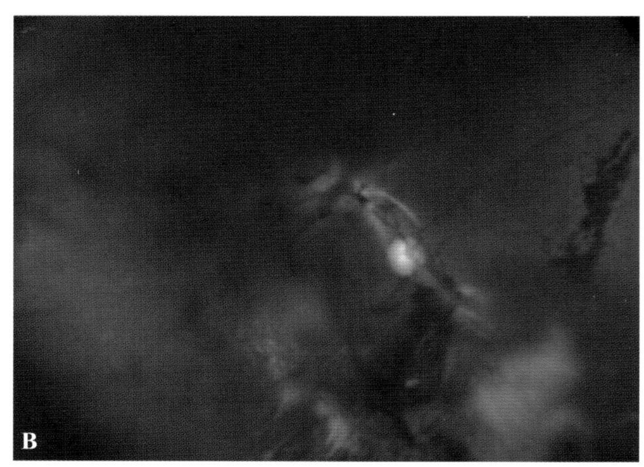

▲ 图 2-61　双眼超广角眼底成像

A. 右眼；B. 左眼

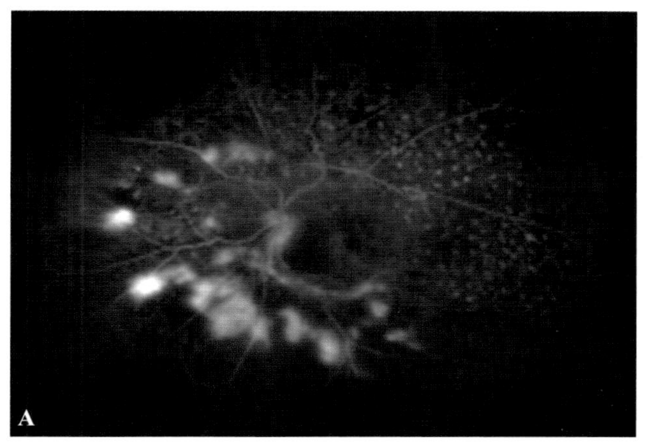

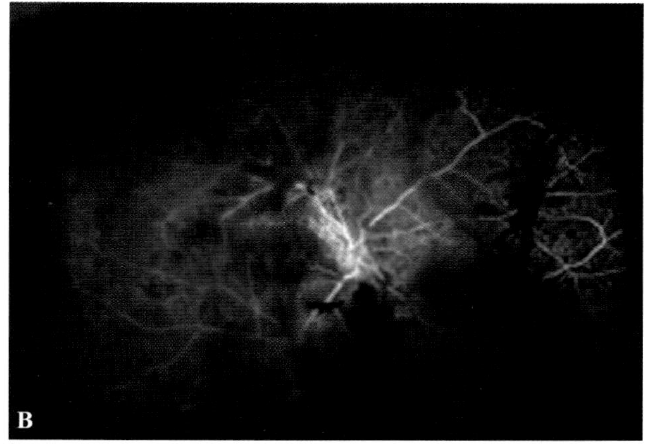

▲ 图 2-62　双眼超广角眼底血管造影

A. 右眼；B. 左眼

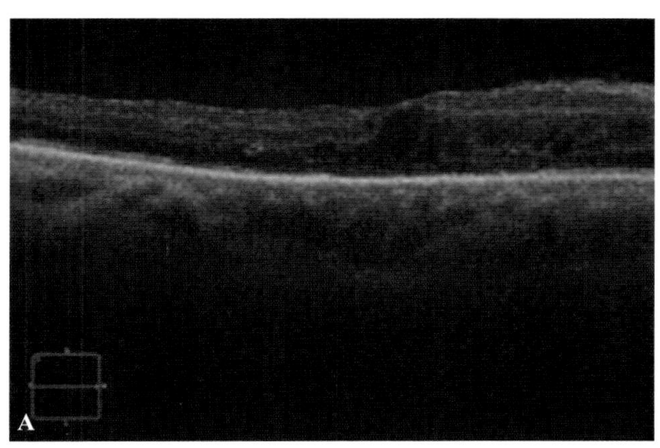

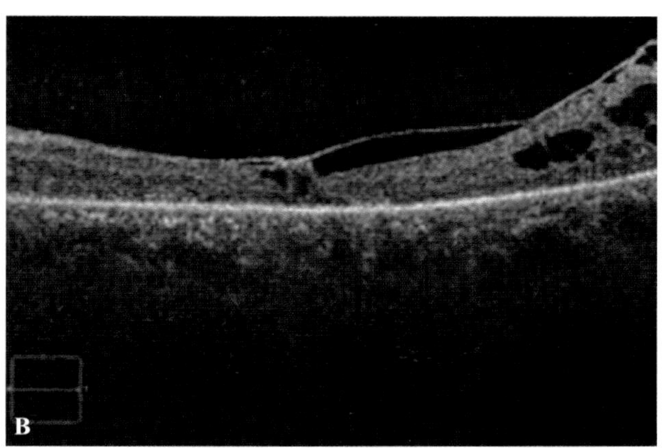

▲ 图 2-63　双眼黄斑 OCT

A. 右眼；B. 左眼

【诊断】

1. 双眼糖尿病视网膜病变（增生期）、左眼黄斑前膜、双眼黄斑水肿、双眼玻璃体积血、双眼牵拉性视网膜脱离（？）。

2. 双眼人工晶状体眼。

3. 2 型糖尿病。

4. 高血压病。

【鉴别诊断】

1. 视网膜中央静脉阻塞　浅层火焰状出血为主，沿静脉分布，后极部多见，静脉高度迂曲扩张，如腊肠状。

2. 增生性玻璃体视网膜病变　可见于非糖尿病患者，因外伤、视网膜血管周围炎眼底出血、长期孔源性视网膜脱离或手术失败后。有明确眼底出血的原因可查，眼底无其糖尿病视网膜病变表现。

【治疗经过】

患者入院后完善术前检查及眼科专科检查后，于 2018 年 7 月 26 日行双眼玻璃体腔注药术（雷珠单抗注射液），并于 2018 年 7 月 30 日行右眼玻璃体切除 + 剥膜 + 视网膜激光光凝 + 消毒空气填充术，术中发现玻璃体重度混浊，可见大量陈旧及新鲜积血，切除玻璃体后眼底见视网膜血管迂曲，后极部视网膜大量灰白色增生膜，颞下方及鼻下方视网膜浅脱离，视网膜牵拉、皱褶，术毕视网膜平伏。术后予以局部及全身抗炎、止血、预防感染治疗，术后 3 天眼 B 超示右眼人工晶状体眼，右眼玻璃体腔部分气体填充，视网膜平伏（图 2-64）；超广角眼底成像示右眼眼底可见气液交界面，视网膜平伏、红润、激光斑可见（图 2-65）；黄斑 OCT 示右眼屈光介质混浊，黄斑区视网膜未见明显牵拉，伴轻度黄斑水肿（图 2-66），病情稳定出院，嘱门诊随访。

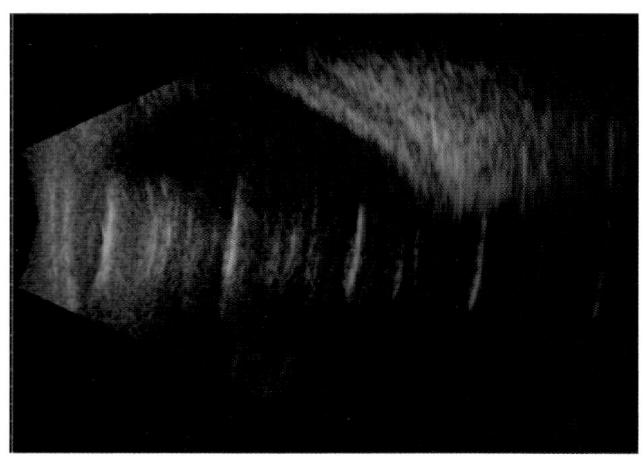

▲ 图 2-64 **术后 3 天右眼 B 超**

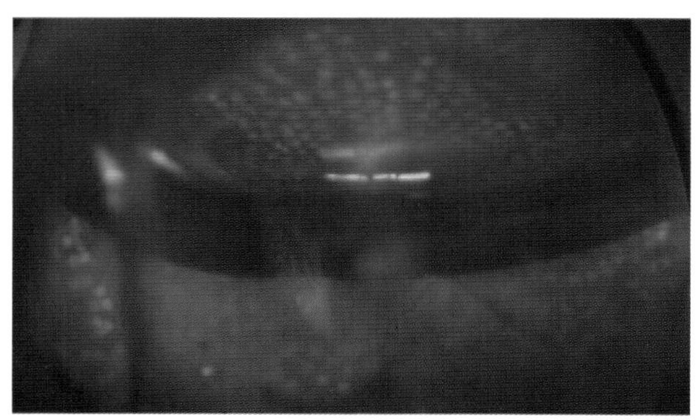

▲ 图 2-65 **术后 3 天右眼超广角眼底成像**

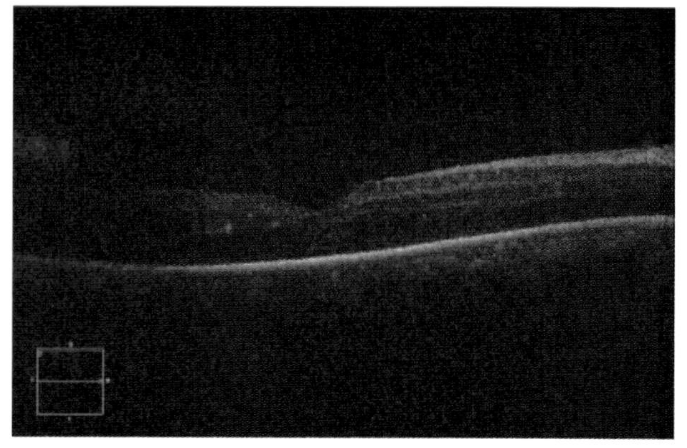

▲ 图 2-66 **术后 3 天右眼黄斑 OCT**

【病例分析及诊疗思路】

该患者诊断双眼糖尿病视网膜病（增生期）明确，有 2 型糖尿病病史，双眼发病，根据患者临床表现及超广角眼底荧光造影可支持诊断，8^+ 个月前于我科门诊行“双眼视网膜激光光凝”治疗，因 1^+ 个月前“玻璃体积血”，病情加重，右眼积血较多，保守治疗效果不佳，入院手术治疗。因左眼病情相对较轻，密切观察，必要时再次入院手术治疗。

增生性糖尿病视网膜病变（proliferative diabetic retinopathy，PDR）是糖尿病患者主要致盲原因，约 25% 的糖尿病患者有不同程度的视网膜病变，其中 5% 为增生期糖尿病视网膜病变。新生血管和纤维组织增生是对广泛视网膜毛细血管闭锁引起缺血的反应，标志着糖尿病视网膜病变从背景期进入增生期。由于新生血管和纤维组织增生沿后玻璃体表面生长，视盘部新生血管沿 cloquet 管长入玻璃体，使得增生期糖尿病视网膜病变的玻璃体后脱离（PVD），发生早，进展缓慢，但不完全。纤维血管膜收缩合并不完全的玻璃体后脱离时，玻璃体和视网膜粘连部发生视网膜牵拉，牵拉径向或平行于视网膜（切线）、或向前伸入玻璃体腔内。新生血管被牵拉可导致玻璃体积血，黄斑部视网膜牵拉可导致黄斑异位、视物变形。牵拉严重可发展为牵拉性视网膜脱离，甚至出现裂孔，形成混合性视网膜脱离（表 2-3 和表 2-4）。

治疗上糖尿病视网膜病变患者应严格控制血糖，定期眼底检查，根据糖尿病视网膜病变（DR）所处阶段采取适当治疗。近期研究表明，在传统降糖治疗的基础上，采用清热化瘀方治疗 NPDR 有较好的疗效，能够提高患者的预后视力，符合辨证施治，为 NPDR 的中医治疗提供了思路。对于重度 NPDR 和 PDR 采取全视网膜光凝术（PRP）治疗，以防止或抑制新生血管形成，促使已形成的新生血管消退，阻止病变继续

表 2-3　AAO 糖尿病视网膜病变分期和国际糖尿病视网膜病变临床分期

病变严重水平	散瞳后眼底镜下所见的发现
无明显糖尿病视网膜病变	无异常
轻度 NPDR	仅有微血管瘤
中度 NPDR	不仅有微血管瘤，但程度轻于 NPDR
重度 NPDR	
AAO 定义	下列各项中任何一项，以及没有增生性视网膜病变表现： ① 在四个象限中每个象限均有严重的视网膜内出血及微血管瘤 ② 在两个或更多象限中有明确的静脉串珠样改变 ③ 在一个或多个象限中有中度 IRMA
国际定义	下列各项中的任何一项，以及没有增生性视网膜病变表现： ① 在四个象限中每个象限均有 20 处以上的视网膜内出血 ② 在两个或更多象限中有明确的静脉串珠样改变 ③ 在一个或多个象限中有显著 IRMA
PDR	具有下列两项中一项或两项： ① 新生血管形成 ② 玻璃体 / 视网膜积血

表 2-4　国际糖尿病性黄斑水肿临床分级

建议的病变严重程度	散瞳后眼底镜下所见
糖尿病性黄斑水肿明确不存在	眼底后极部无明显的视网膜增厚或硬性渗出
糖尿病性黄斑水肿明确存在	眼底后极部可见明显的视网膜增厚或硬性渗出
如有糖尿病性黄斑水肿，可按下列规定进行分类	
建议的病变严重程度	**散瞳后眼底镜下所见**
存在糖尿病性黄斑水肿	① 轻度糖尿病性黄斑水肿：眼底后极部可见一定程度的视网膜增厚或硬性渗出，但距离中心较远 ② 中度糖尿病性黄斑水肿：眼底后极部可见视网膜增厚或硬性渗出，并接近黄斑中央，但尚未累及中心 ③ 重度糖尿病性黄斑水肿：视网膜增厚或硬性渗出累及黄斑中心

恶化。如有黄斑水肿，可行黄斑格栅样光凝。近年玻璃体腔内注射曲安奈德治疗黄斑水肿取得明显疗效，但应与黄斑光凝治疗相结合才能减少复发，稳定疗效。对已发生玻璃体积血长时间不吸收牵拉性视网膜脱离，特别是黄斑受累时，应行玻璃体切割术，术中同时行 PRP。糖尿病视网膜病变的有意义的黄斑水肿。早期的 PDR 应进行激光治疗，严重的 PDR 是玻璃体切除手术的常见适应证。PDR 玻璃体切除手术目的是要清除混浊的玻璃体，切断玻璃体内前后方向牵拉视网膜的纤维索条，分割并尽可能去除视网膜前的纤维血管膜，合并孔源性视网膜脱离时，封闭裂孔，使视网膜复位（表 2-5）。

糖尿病患者需终身眼科门诊随访，对于尚未发生糖尿病视网膜病变的糖尿病患者进行眼科检查（表 2-6）。

表 2-5　糖尿病患者有关视网膜病变的治疗方案推荐

视网膜病变严重程度	存在 CSME	随诊时间（个月）	全视网膜光凝（播散性）	局部和（或）格栅样光凝	玻璃体内抗 VEGF 治疗
正常或轻微的 NPDR	否	12	否	否	否
轻度 NPDR	否 ME CSME	12 4～6 1	否 否 否	否 否 有时	否 否 有时
中度 NPDR	否 ME CSME	12 3～6 1	否 否 否	否 否 有时	否 否 有时
重度 NPDR	否 ME CSME	4 2～4 1	有时 有时 有时	否 否 有时	否 否 有时
非高危 PDR	否 ME CSME	4 2～4 1	有时 有时 有时	否 否 有时	否 否 有时
高危 PDR	否 ME CSME	4 2～4 1	推荐 推荐 推荐	否 有时 有时	替代性 经常 经常

表 2-6　尚未发生糖尿病视网膜病变的糖尿病患者进行眼科检查

糖尿病类型	建议的首次检查的时间	建议的随诊时间 *
1 型	确诊后 5 年	每年
2 型	确诊时	每年
妊娠（1 型或 2 型）	怀孕后及妊娠前 3 个月，尽早检查	无视网膜病变至轻、重度 NPDR：每 3～12 个月重度 NPDR 或更严重：每 1～3 个月

（陈　璐　吕红彬）

参考文献

[1] 郑志 . 糖尿病视网膜病变临床防治：进展、挑战与展望 . 中华眼底病杂志，2012，28（3）：209-214

[2] 付浴东，王萍，江莉，等 . 玻璃体腔注射雷珠单抗，全视网膜激光光凝对增生性糖尿病视网膜病变患眼玻璃体切割手术及治疗效果的影响 . 中华眼底病杂志，2015，31（2）：143-146.

[3] 李恒，刘志刚，米雪 . 玻璃体切除联合曲安奈德玻璃体注射治疗增生期糖尿病视网膜病变 . 国际眼科杂志，2015，15（10）：1769-1771.

[4] 黎晓新 . 学习推广中国糖尿病视网膜病变防治指南，科学规范防治糖尿病视网膜病变 . 中华眼底病杂志，2015，31（2）：117-120.

[5] 李春敏 . 清热化瘀方治疗非增生期糖尿病视网膜病变的临床观察 . 国际眼科杂志，2019，19（1）：148-150.

[6] 赵颖，刘大川 . 对糖尿病视网膜病变患者视网膜血管循环时间的观察 . 国际眼科杂志，2018，18(1)：54-58.

病例 68　视网膜脱离外垫压术后硅胶块暴露

【病例介绍】

患者，男性，61 岁。

主诉：发现右眼硅胶暴露半年。

现病史：患者自述半年前突然发现右眼硅胶暴露，伴流泪、分泌物增多、眼红，不伴眼痛、眼胀、恶心、呕吐等特殊不适，曾试图用手将硅胶条塞回，由于患者右眼视力无光感，未引起患者重视，1 天前，患者于隆昌某医院就诊，诊断为“右眼硅胶暴露”，建议转上级医院进一步诊治，遂于我院就诊，门诊以“右眼硅胶暴露”收治入院。

既往史：患者自述 10 年前因“右眼视网膜脱离”于我院行“右眼巩膜外垫压术”，自觉效果佳。

个人史及家族史：无特殊。

【专科查体】

眼部检查。视力：右眼 NLP，左眼 4.7，矫正无提高。右眼眼睑皮肤松弛，鼻侧结膜下硅胶暴露，表面附着大量白色黏性分泌物（图 2-67），下方角膜边缘内皮下可见少许色素性 KP，余角膜透明，前房轴深约 3CT，房水欠清，虹膜后粘连，瞳孔直径约 1mm，对光反应消失，晶状体灰白色混浊，玻璃体轻度混浊，眼底见视盘边界清楚，C/D 约 0.4，可见大片视网膜萎缩灶，颞侧周边部视网膜可见大片增生膜；左眼眼睑皮肤松弛，结膜未见明显充血、水肿，角膜透明，前房轴深约 3CT，Tyn 征（-），虹膜纹理清楚，瞳孔形圆居中，直径约 3mm，对光反应灵敏，晶状体轻度皮质性混浊，玻璃体轻度混浊，眼底见视盘边界欠清，C/D=0.3，余视网膜未见明显出血及渗出。眼压：右眼 11mmHg，左眼 14mmHg。

【辅助检查】

1. 眼前节照相　右眼鼻侧结膜下硅胶暴露，表面附着大量白色黏性分泌物（图 2-67）。

2. 超广角眼底成像　右眼视盘边界清楚，C/D 约 0.4，可见大片视网膜萎缩灶，颞侧周边部视网膜可见大片增生膜（图 2-68）。

3. 眼 B 超　右眼垫压嵴明显（图 2-69）。

4. 黄斑 OCT　右眼黄斑厚度变薄，椭圆体带模糊不清（图 2-70）。

【诊断】

1. 右眼巩膜外硅胶暴露。

2. 右眼细菌性结膜炎。

3. 右眼并发性白内障。

4. 右眼失明。

5. 左眼年龄相关性白内障。

【鉴别诊断】

1. 巩膜炎　通常有结膜混合充血，巩膜刺激症状较重，巩膜压痛明显，巩膜处可见结节样改变，该患者巩膜处可见暴露硅胶条，故排除。

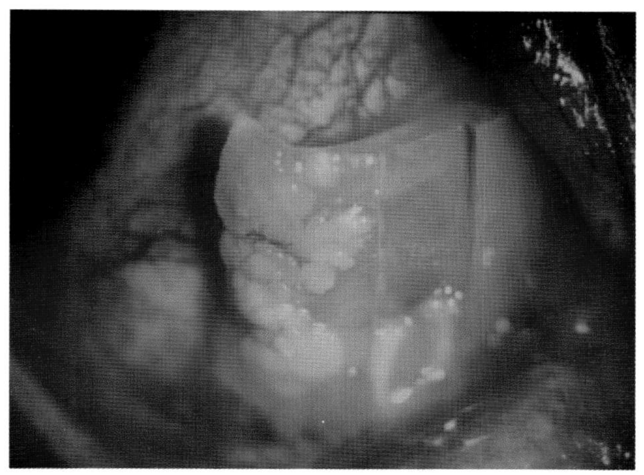

▲ 图 2-67　右眼眼前节照相

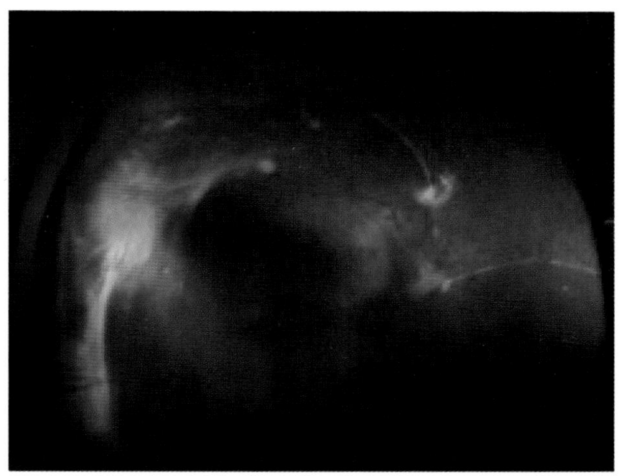

▲ 图 2-68　右眼超广角眼底成像

2. 痛性眼肌麻痹综合征　本病发生在海绵窦、眶上裂的特发性炎症，是一种可以缓解和复发的累及一侧脑神经（Ⅲ、Ⅳ、Ⅵ），而造成眼肌麻痹，并伴有眼眶部疼痛的一组综合征。与本病不符，故排除。

【治疗经过】

局麻下行右眼巩膜外硅胶取出＋局部病灶清除＋结膜囊修补术。

术后术眼视力 NLP，眼压 16mmHg，术后术眼结膜囊分泌物明显减少，眼红较前改善。

【病例分析及诊疗思路】

在植入的一系列巩膜扣带材料中，47% 因暴

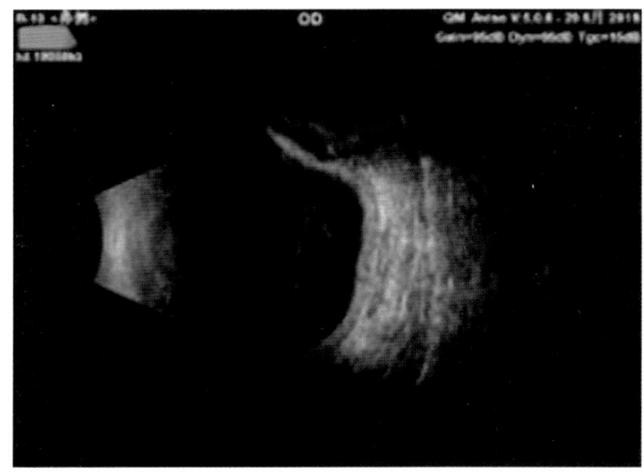

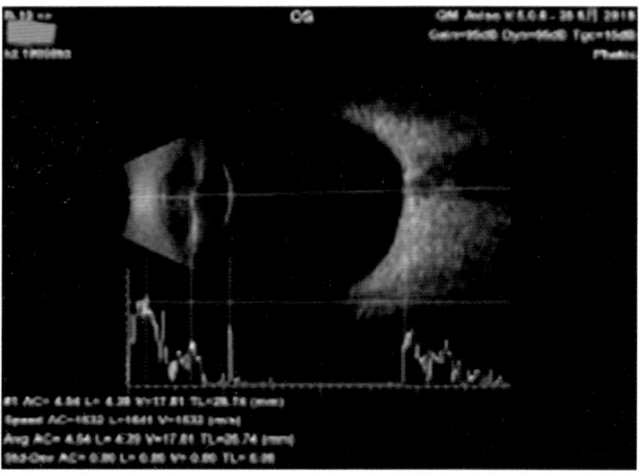

▲ 图 2-69 双眼 B 超

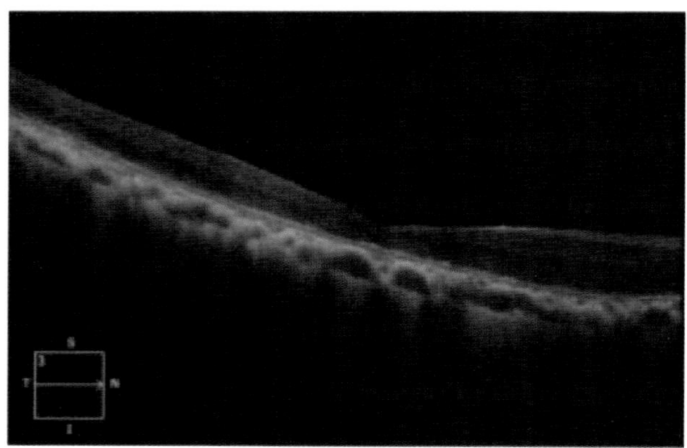

▲ 图 2-70 右眼黄斑 OCT

露而去除，40% 因疼痛而去除，23% 因感染而去除。李志华等认为，巩膜扣带术后硅胶感染的患者，应当予以硅胶带去除，包括环扎带、外加压块、缝线等完全去除，必要时辅助以抗生素局部冲洗结膜囊。巩膜扣带手术后感染虽然少见，但它能导致严重的巩膜坏死或眼内炎，继而严重威胁眼球视力，感染可能加重扣带暴露，而扣带暴露也可能加重感染，两者相互促进；故在行巩膜外手术复位视网膜时可适当采取一些措施来降低感染等并发症的发生：确保硅胶带无锋利的边缘，巩膜缝线线结旋至后方，Tenon 囊和球结膜分层缝合。

（曹 阳 吕红彬）

参考文献

[1] Deokule S，Reginald A，Callear A. Scleral explant removal：the last decade. Eye，2003，17（6）：697–700.

[2] 李志华，张永鹏，彭晓燕 . 巩膜扣带手术后硅胶带感染 7 例 . 中华眼底病杂志，2013，29（2）：162–165.

[3] 胡迪，柯根杰，董凯 . 巩膜扣带术后硅胶暴露或硅胶感染 6 例分析 . 临床眼科杂志，2019，27（3）：266–269.

病例 69 玻璃体积血

【病例介绍】

患者，男性，66 岁。

主诉：左眼视物模糊 8⁺ 天，加重 3⁺ 天。

现病史：8⁺ 天前患者无明显诱因出现左眼视物模糊，无头晕、眼胀不适，不伴视物遮挡、视物变形等不适。遂于外院住院诊治，完善 FFA 诊断为“左眼玻璃体积血、双眼高血压性视网膜病变”。予以包双眼制动休息、止血治疗，具体不详。其后患者自述 3⁺ 天前视物模糊加重，仍无头晕、眼胀不适，不伴视物遮挡、视物变形。今为进一步诊治来我院，门诊以“左眼玻璃体积血、高血压病”收入院。

既往史：高血压病 3⁺ 年，现口服“马来酸依那普利叶酸片”控制血压（具体剂量不详），规律监测血压，自诉控制可。余否认其他既往史。

个人史：饮酒 40⁺ 年，每天约 3 两，未戒，吸烟 20⁺ 年，每天 10～15 支，已戒烟 4⁺ 年。

家族史：否认家族遗传病史。

【专科查体】

眼部检查。视力：右眼 4.9，左眼 HM/30cm，均矫正无提高。右眼眼睑未见明显异常，结膜未见明显充血、水肿，角膜透明，KP（-），前房轴深约 3.5CT，房水清，虹膜纹清色正，瞳孔形圆居中，直径约 2.5mm，对光反应灵敏，晶状体不均匀皮质性混浊，玻璃体混浊，视盘边界清楚，色淡红，C/D=0.3，视网膜平伏，未见出血、渗出及脱离，余窥不清；左眼眼睑未见明显异常，结膜未见明显充血水肿，角膜透明，KP（-），前房轴深约 3.5CT，房水清，虹膜纹清色正，瞳孔形圆居中，直径约 2.5mm，对光反应灵敏，晶状体不均匀皮质性混浊，玻璃体血性混浊，眼底窥不清。眼压：双眼 15mmHg。

【辅助检查】

1. 眼部 B 超　左眼玻璃体积血（图 2-71）。

2. 超广角眼底成像　左眼眼底隐约可见周边部分视网膜，余大部分被玻璃体积血遮蔽，窥不清（图 2-72）。

【诊断】

1. 左眼玻璃体积血（vitreous hemorrhage）。

2. 高血压病。

【鉴别诊断】

1. 玻璃体炎　玻璃体内可见白细胞，存在葡萄膜炎。发病不像玻璃体积血那么突然，无红色血细胞。

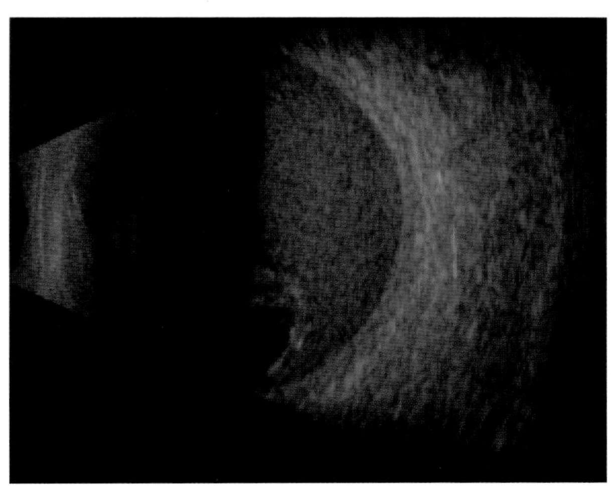

▲ 图 2-71　左眼 B 超

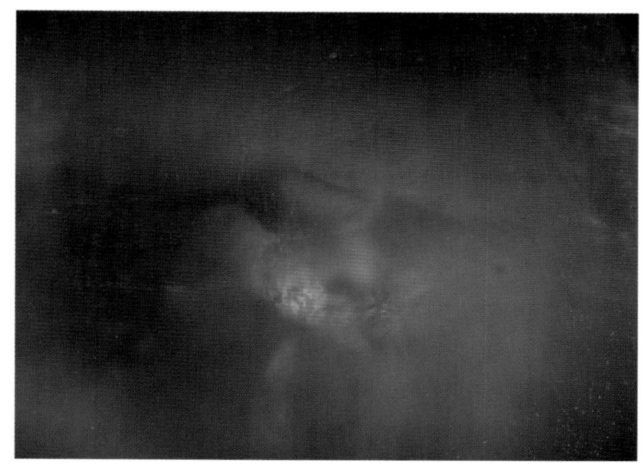

▲ 图 2-72　左眼超广角眼底成像

2. 视网膜脱离　可有类似的症状而不合并玻璃体积血，间接检眼镜下可观察到脱离的视网膜，当视网膜脱离很高时，裂隙灯下即可见到隆起的视网膜。

【治疗经过】

住院期间积极完善术前检查及眼科专科检查，于 2018 年 7 月 23 日在局麻下行左眼玻璃体切除＋视网膜激光光凝＋硅油填充术治疗，切除玻璃体后见视网膜下方脱离，11 点钟位置至 1 点钟位置视网膜近锯齿缘裂隙样撕裂，裂孔周围视网膜浅脱离，4 点钟位置赤道部见一视网膜撕裂孔，血管破裂，视网膜下方积血，术毕视网膜平伏。

术后予以局部及全身抗炎、预防感染、止血、对症治疗后出院。术后第 3 天，术眼视力 3.3 + 8.00D = 4.6（图 2-73）。

【病例分析及诊疗思路】

该患者术前可依据症状和眼底检查进行诊断，出血量大时整个眼底不能窥见，本病例进行超声波检查，排除视网膜脱离和眼内肿瘤，左眼玻璃体积血诊断明确。本病例术中切除玻璃体后见视网膜下方脱离，11 点钟至 1 点钟位置视网膜近锯齿缘裂隙样撕裂，裂孔周围视网膜浅脱离，4 点钟位置赤道部见一视网膜撕裂孔，血管破裂，视

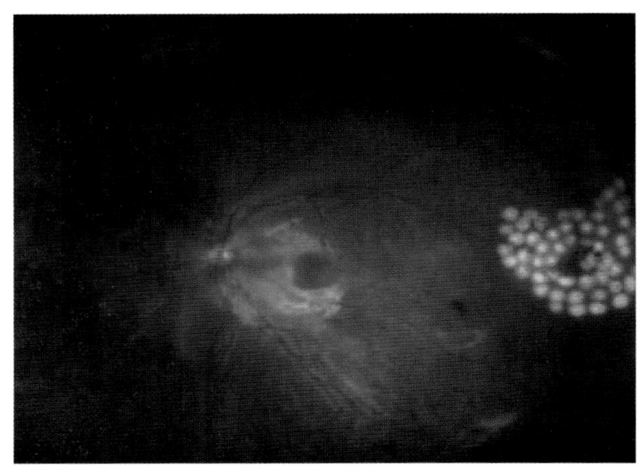

▲ 图 2-73 术后左眼超广角眼底成像

网膜下方积血，可分析该病例为视网膜撕裂过程中牵引视网膜血管破裂，视网膜血管大量出血进而玻璃体积血。

玻璃体积血多因眼内血管性疾患和损伤引起，也可由全身性疾患引起。玻璃体本身无血管，不发生出血。

导致玻璃体积血的常见病因包括：①视网膜裂孔和视网膜脱离。②玻璃体后脱离。③眼外伤。④视网膜血管性疾患伴缺血性改变，如增生性糖尿病视网膜病变，视网膜中央静脉、分支静脉阻塞，视网膜静脉周围炎，镰状细胞病，早产儿视网膜病变（ROP）。⑤视网膜血管瘤。⑥炎性疾患伴可能的缺血性改变，如视网膜血管炎、葡萄膜炎。⑦黄斑部视网膜下出血，常见于老年黄斑变性合并脉络膜新生血管，导致黄斑部视网膜下出血，出血量大时血液从视网膜下进入玻璃体腔，最常见的是脉络膜息肉样变。⑧其他引起周边视网膜产生新生血管疾病，如家族渗出性玻璃体视网膜病变、视网膜劈裂症。⑨视网膜毛细血管扩张症。⑩ Terson 综合征。

玻璃体积血的治疗原则：①玻璃体积血原因不明，且不排除视网膜裂孔或脱离，因玻璃体积血遮挡影响观察眼底者，需密切观察；②一般少量的玻璃体积血不需任何治疗可自行吸收；③高枕位卧床休息，并包扎双眼制动 2～3 日，以减少再次出血的机会，并使血液下沉，利于观察上方周边眼底；④除非必需，停用阿司匹林、非甾体抗炎药及其他抗凝血药；⑤尽可能发现潜在病因并针对性治疗（如视网膜冷凝或光凝封闭视网膜裂孔，眼底光凝治疗增生性视网膜血管疾病，手术治疗视网膜脱离等）；⑥行玻璃体切割术。

既往认为玻璃体积血经药物保守治疗 3～6 个月吸收不明显者可行玻璃体切割术治疗，但长时间的玻璃体积血会导致病情加重。玻璃体切割术是清除玻璃体积血、解除玻璃体牵拉的重要手段。通过睫状体扁平部做 3 个巩膜切口，分别放置玻璃体切割头、眼内照明头及眼内玻璃体置换液体灌注头进行手术。此类手术优点是巩膜切口小，不损害前节，保持眼内平衡，借助全视网膜镜可清楚地进行视网膜或视网膜下增生膜等精细手术。

下列情况可进行玻璃体切割术：①玻璃体积血伴 B 超发现视网膜脱离或裂孔。对于不明原因的玻璃体积血，且不能排除因视网膜裂孔引起的出血，需尽快行玻璃体切割术，同时寻找及封闭视网膜裂孔，防止发生视网膜脱离和增生性玻璃体视网膜病变。②大量及屡次发生的玻璃体积血经 3～6 个月治疗无吸收希望，或者有发展为增生性玻璃体视网膜病变者，需尽早做玻璃体切除。③虹膜新生血管形成。④溶血性或血影细胞性青光眼。疾病是否累及黄斑均影响视力预后，其他影响因素包括疾病进展程度、手术者水平、围术期的对症处理等。

（陈　璐　吕红彬）

参考文献

[1] 李如龙，卢国华，孙新 . 玻璃体积血患者 247 例危险因素分析 . 国际眼科杂志，2009，9（8）：1626-1627.

[2] 赵娟，周历，盛豫 . 非创伤性玻璃体积血的病因分析 . 中国医科大学学报，2011，40（10）：946-948.

[3] 施殿雄 . 实用眼科诊断 . 上海：上海科学技术出版

社，2005：634-636.
[4] 李凤鸣 . 中华眼科学（中册）.2 版 . 北京：人民卫生出版社，2005：2252-2253.
[5] 余建洪，赵刚平，朱敏，等 . 玻璃体切割治疗玻璃体积血的临床疗效观察 . 国际眼科杂志，2011，11（11）：1987-1989.
[6] 肖文星，张跃林 . 玻璃体积血合并视网膜裂孔或脱离的玻璃体切割手术疗效观察 . 国际眼科杂志，2012，12（7）：1343-1345.
[7] Zhang T，Zhang J，Sun X，et al. Early vitrectomy for dense vitreous hemorrhage in adults with non-traumatic and non-diabetic retinopathy. J Int Med Res，2017，45（6）：2065-2071.
[8] 马海智，晏世刚 . 某院 2015 年非外伤玻璃体积血病因及治疗的相关回顾性分析 . 中国医药科学，2016，6（22）：19-21.

病例 70　脉络膜脱离型视网膜脱离

【病例介绍】

患者，男性，63 岁。

主诉：右眼视力下降伴视物遮挡感 10^+ 个月，加重 1 个月。

现病史：患者 10^+ 个月前无明显诱因出现右眼视力下降伴视物遮挡感，伴头昏，不伴畏光、流泪、眼痛、眼胀等不适，曾于当地医院就诊，诊断为“右眼玻璃体混浊”，具体治疗不详，住院治疗后稍好转出院，1 个月前上诉症状加重，患者再次于另一当地医院就诊，诊断为“右眼视网膜脱离可能”，住院治疗后建议转上级医院治疗，遂于我院门诊诊治，予以眼部 B 超检查，诊断为“右眼视网膜脱离”，建议住院手术治疗。今为进一步手术来院，门诊以“右眼视网膜脱离”收入院。

既往史：半年前于当地医院行脂肪瘤切割术（具体不详）。余否认。

个人史及家族史：无特殊。

【专科查体】

眼部检查。视力：右眼 CF/ 眼前，左眼 4.9，均矫正无提高。右眼睑无明显红肿，结膜无明显充血、水肿，角膜透明，KP（-），前房轴深约 3.5CT，房水清，虹膜纹理清色正，虹膜震颤，瞳孔形圆居中，直径约 3mm，对光反应迟钝，药物性散大至 5mm 可见晶状体棕黄色混浊，晶状体震颤，玻璃体重度混浊，可见暗红色积血，余眼底窥不清；左眼睑无明显红肿，结膜无明显充血、水肿，角膜透明，KP（-），前房轴深约 3.5CT，房水清，虹膜纹理色正，瞳孔形圆居中，直径约 3mm，对光反应灵敏，药物性散大至 5mm 见晶状体棕黄色混浊，玻璃体混浊，眼底见视盘边界清楚，C/D=3mm，视网膜未见明显出血、渗出、脱离征象。眼压：右眼 8mg，左眼 14mg。

【辅助检查】

1. 眼 B 超　眼轴长度：右眼 22.91mm，左眼 22.90mm。右眼玻璃体混浊，右眼视网膜伴脉络膜脱离（图 2-74）。

2. UBM　右眼睫状体脱离（图 2-75）。

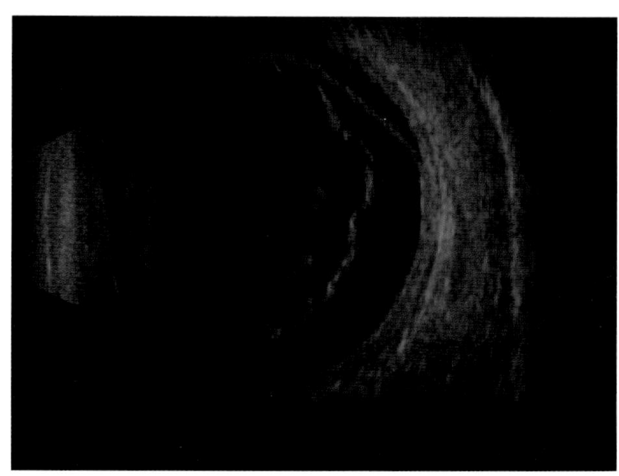

▲ 图 2-74　右眼 B 超

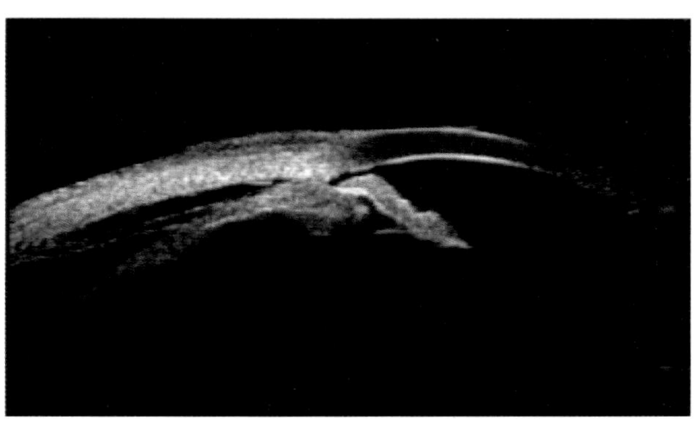

▲ 图 2-75　右眼 UBM

3. 超广角眼底成像　右眼屈光介质混浊，右眼视网膜伴脉络膜脱离（图 2-76）。

4. 黄斑 OCT　右眼屈光介质混浊，黄斑区视网膜窥不清（图 2-77）。

【诊断】

1. 右眼脉络膜脱离型视网膜脱离。

2. 右眼睫状体脱离。

3. 右眼玻璃体积血。

4. 右眼并发性白内障。

5. 右眼晶状体不全脱位。

6. 左眼年龄相关性白内障。

【鉴别诊断】

1. 葡萄膜炎　典型的葡萄膜炎除眼痛、充血、Tyndall 征（+）、瞳孔缩小和灰白色 KP 外，还有玻璃体混浊及眼底改变等。而本病虽有明显葡萄膜炎改变，但很少有灰白色 KP，眼底检查无脉络膜及视网膜炎症表现。如果详细询问病史，一般均告知先有视网膜脱离症状，如闪光感，眼前黑幕遮挡，而后才出现炎症表现。仔细检查眼底，本病均可发现视网膜脱离和脉络膜脱离。

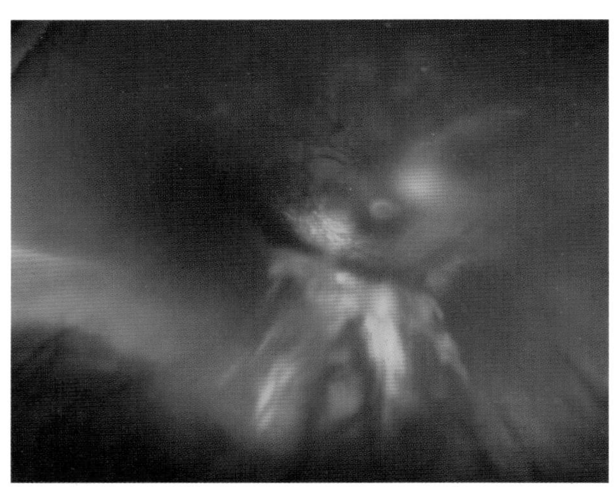

▲ 图 2-76　右眼超广角眼底成像

▲ 图 2-77　右眼黄斑 OCT

2. 特发性葡萄膜渗漏综合征　可以有视网膜脱离和脉络膜脱离，视网膜下液清亮、透明，并随体位变动。玻璃体内可有轻度的细胞浸润，无 PVR 改变，眼压正常。前葡萄膜炎极轻微或无。常为双眼发病，脑脊液压力和蛋白含量可增高。

3. 脉络膜黑色素瘤　一般在后极部或其他象限呈局限性实性隆起，表面可有色素增生，透照检查阳性，可继发渗出性视网膜脱离。无葡萄膜炎反应，无低眼压表现。对糖皮质激素治疗无反应。眼部超声多普勒、眼 CT 检查可明确眼内占位性病变。

【治疗经过】

住院期间积极完善术前检查及眼科专科检查，入院后予以地塞米松磷酸钠 15mg 全身抗炎治疗 6 天后，复查眼 B 超及 UBM 可见双眼玻璃体混浊，右眼视网膜脱离。患者在局麻下行右眼玻璃体切除 + 剥膜 + 视网膜激光光凝 + 硅油填充术，术中见玻璃体重度血性混浊，视网膜表面可见大量暗红色积血，切除玻璃体后眼底见视网膜全脱离，呈窄漏斗状，大量视网膜前膜存在，视网膜皱褶、僵硬，11 点钟位置及 2 点钟位置见大小约 2PD 视网膜裂孔，余各象限见广泛小裂孔，视网膜大片变性区，术毕视网膜平伏。术后予以局部及全身抗炎、预防感染、止血、对症治疗。术后第 1 天，术眼视力为 CF/1m（矫正无效）；第 2 天，术眼视力为 3.3 + 8.00DS = 4.0；第 3 天，术眼视力 3.3 + 8.00DS = 4.4，出院时复查超广角眼底成像及 UBM 示患者眼部病情恢复稳定，嘱其出院后定期随访（图 2-78 和图 2-79）。

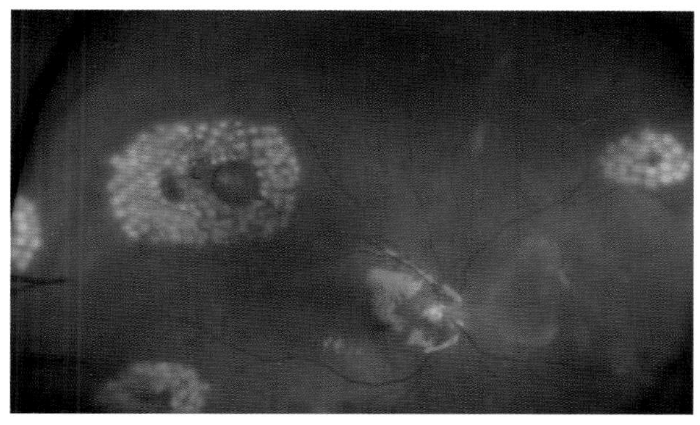

▲ 图 2-78　术后右眼超广角眼底成像

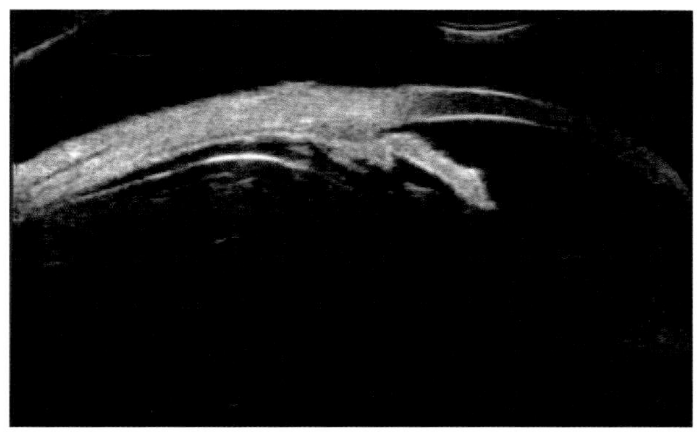

▲ 图 2-79　术后 UBM

【病例分析及诊疗思路】

该患者诊断右眼脉络膜脱离型视网膜脱离明确，临床表现及眼部 B 超、UBM 支持诊断，术中见大量视网膜裂孔，脱离范围累及 4 个象限，呈窄漏斗状，修正诊断为 PVR-D2 级。

孔源性视网膜脱离伴有睫状体、脉络膜脱离，又称脉络膜脱离型视网膜脱离，是一种特殊类型的复杂性视网膜脱离。该病起病急，病情发展迅速，有严重的葡萄膜炎和低眼压，视网膜脱离合并睫状体、脉络膜脱离，如治疗不及时，可迅速发生增生性玻璃体视网膜病变，故预后较差。本病好发于老年人、高度近视和无晶状体眼患者。

视网膜脱离范围一般较大，多在 3 个象限以上，但合并脉络膜脱离时，视网膜脱离多为浅脱离，常呈小的皱褶，裂孔隐藏其中，不易发现。晚期可见到视网膜僵硬、有广泛的固定皱褶等表现。葡萄膜炎是本病的重要特征之一。患者可主诉眼痛。检查时可有眼球触痛，睫状充血，Tyndall 征呈强阳性，瞳孔不易散大，玻璃体混浊、增生膜形成。常误诊为葡萄膜炎而延误手术治疗。本病角膜后壁仅见少许色素性颗粒，非灰色 KP，虹膜后粘连也远没有其他类型的葡萄膜炎容易发生，且发生较晚。眼底亦无脉络膜炎或视网膜炎改变，此点可与其他葡萄膜炎做鉴别。低眼压也是脉络膜脱离型视网膜脱离的主要特征之一。前房加深，虹膜出现同心圆式皱褶，虹膜震颤和晶状体晃动，这是因为睫状体脱离不但使房水分泌减少，玻璃体浓缩，眼压降低，同时还引起 Zinn 小带松弛，晶状体和虹膜后移之故。视网膜脱离 1～2 周或更长时间后可发生睫状体和脉络膜脱离。迅速发生明显的 PVR 是本病的特点之一，表现为玻璃体混浊、浓缩、增生膜形成。视网膜广泛增生性改变，形成大量固定皱褶。

本病发病突然，发展迅速，涉及眼内组织广泛，不仅存在视网膜脱离，同时伴有明显的睫状体、脉络膜脱离，以及严重的葡萄膜炎，短期内即可发展为 PVR，因此本病属于复杂性的视网膜脱离范畴，其治疗亦非常棘手。早期由于脉络膜脱离、低眼压，影响视网膜裂孔的检出、对裂孔的冷冻和巩膜外加压治疗。晚期由于迅速发展的 PVR，更增加了手术的难度，明显地降低了手术成功率。因此，对于本病及时正确诊断、术前药物治疗及掌握手术时机对预后有重要的影响。

一经诊断，及时应用糖皮质激素治疗为进一步手术创造条件，同时为减轻术后 PVR 的增生有极大的预防作用。糖皮质激素作为脉络膜脱离型视网膜脱离手术前后的辅助治疗药物，其控制炎症、改善脉络膜脱离效果明显，为手术的开展创造良好的条件，但其对术后视网膜复位率和视功能改善的作用眼科学者各持己见。关于术前激素使用与否、使用时间和使用方式，眼科界一直存在争议。糖皮质激素可以抑制炎性物质释放，同时亦可以抑制毛细血管和成纤维细胞的增生，延缓 PVR 的进程。对于伴有脉络膜脱离的孔源性视网膜脱离，术前应用糖皮质激素可以提高术后视网膜复位率；口服、球旁和玻璃体注射不同糖皮质激素应用方式，对于玻璃体切割术后视网膜复位率无明显差异，可根据患者全身及局部情况进行选择。其用法可静脉滴注地塞米松磷酸钠 15mg，或者口服泼尼松，30mg 每早顿服；因全身情况激素禁忌者，可用糖皮质激素类滴眼液滴眼，每日 4 次。经 7～10 天脉络膜脱离明显消退，葡萄膜炎减轻，眼压回升，眼底清晰度改善。伴随着脉络膜脱离的减轻或消失，视网膜脱离变得明显，视网膜裂孔可获得充分检查，此时视网膜尚未增生，是进行手术的最佳时机。同时，由于本病伴低眼压、重度葡萄膜炎，瞳孔常不易散大，而且易形成虹膜后粘连，这将会成为手术治疗的障碍。因此，注意散大瞳孔是一个不容忽视的问题。此外，手术时机的选择十分重要，在 PVR 发生之前进行手术，可以提高手术成功率；另外，尽管术前使用糖皮质激素对病情是非常有利的，但治疗的关键是封闭裂孔。单纯延长用药时间并不能延缓 PVR 进程。临床实践证明，糖皮质激素用药 2 周以上手术，其效果反而低于用药 2 周以内者，因此建议在激素治疗的同时及时手术。

（陈　璐　吕红彬）

参考文献

[1] Shin YJ, Nam WH, Park SE, et al. Aqueous humor concentrations of vascular endothelial growth factor and pigment epithelium-derived factor in high myopic patients. Canadian Journal of Ophthalmology, 2012, 18: 2265-2270.

[2] Yong Wei, Ningli Wang, Fenghua Chen, et al. Vitrectomy combined with periocular/intravitreal injection of steroids for rhegmatogenous retinal detachment associated with choroidal detachment. Retina, 2014, 34（1）: 136-141.

[3] 段安丽，王宁利，王景昭 . 脉络膜脱离型视网膜脱离 . 国外医学 · 眼科学分册，2005，29（4）：279-283.

[4] 徐晶，刘早霞 . 脉络膜脱离型视网膜脱离治疗的临床分析 . 中国实用眼科杂志，2009，27（9）：962-965.

[5] 刘凯，赵素强，王钥铭 . 脉络膜脱离型视网膜脱离的玻璃体手术治疗 . 国际眼科杂志，2013，13(5)：1015-1016.

[6] 姜华，程岩，刘早霞 . 激素治疗脉络膜脱离型视网膜脱离的研究现状 . 国际眼科杂志，2019，19(2)：256-259.

[7] 于亚杰，郑鹏飞，刘武 . 玻璃体切割术前应用糖皮质激素治疗脉络膜脱离型视网膜脱离的效果分析 . 眼科，2018，27：215-218.

病例 71　视网膜脱离（巩膜外路手术）

【病例介绍】

患者，男性，20 岁。

主诉：左眼视力下降伴眼前黑影飘动及视物变形 8 天。

现病史：8 天前患者无明显诱因出现左眼视力下降，伴眼前黑影飘动及视物变形，不伴眼胀痛、虹视、畏光、流泪等不适，遂到我院门诊就诊，以“左眼视网膜脱离”收入院。

既往史：6 年前发现双眼近视，目前双眼戴镜 -7.00DS。

家族史：无特殊。

【专科查体】

眼部检查。视力：右眼 4.6 - 7.00DS = 5.0，左眼 4.0，矫正无提高。双眼睑无内外翻，球结膜无充血，角膜透明，前房深约 4CT，房水清，瞳孔形圆居中，直径约 3mm，直接对光反应存在，晶状体透明。右眼视盘边界清楚，颜色正常，C/D 为 0.4，黄斑中心凹反光可见，A/V 约 2 ∶ 3，视网膜平伏，未见出血、渗出；左眼视盘边界清，颜色淡红，C/D 为 0.4，12 点钟至 6 点钟位置视网膜青灰色隆起，波及黄斑，隆起部位视网膜见血管爬行，最高处隆起约 6D，2 点 30 分位置赤道部视网膜见 1/3PD 圆形裂孔，6 点 30 分至 7 点钟位置赤道部视网膜格子样变性区内数个变性孔。眼压：右眼 16mmHg，左眼

16mmHg。

【辅助检查】

1. 超广角眼底成像　左眼视盘界清色淡红，C/D 约 0.4，颞侧及下方视网膜脱离波及黄斑区，下方 6 点 30 分至 7 点钟位置赤道部视网膜格子样变性区内数个变性孔（图 2-80）。

2. 眼 B 超　左眼视网膜脱离；眼轴长度 27.22mm（图 2-81）。

3. 黄斑 OCT　左眼黄斑区视网膜神经上皮层脱离（图 2-82）。

【诊断】

1. 左眼孔源性视网膜脱离（rhegmatogenous retinal detachment，RRD）。

2. 双眼屈光不正。

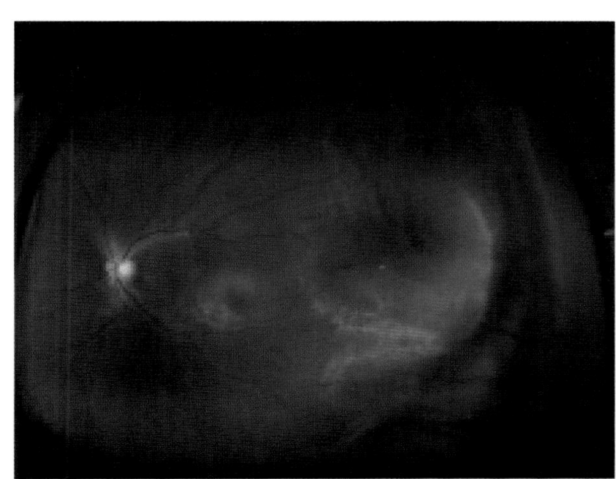

▲ 图 2-80　左眼超广角眼底成像

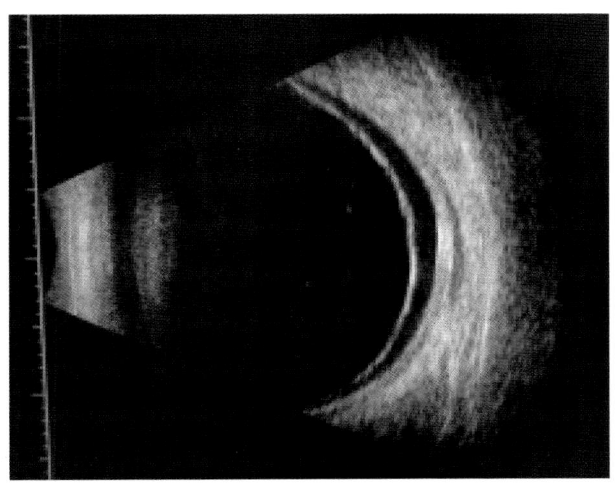

▲ 图 2-81　术前左眼 B 超

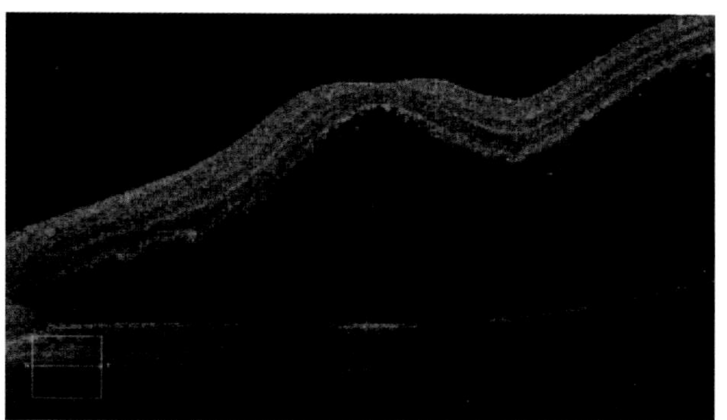

▲ 图 2-82　左眼术前黄斑 OCT

【鉴别诊断】

1. 视网膜劈裂　指视网膜神经上皮层层间分离，有年龄相关性变性（常呈囊肿样隆起，壁薄界清，无明显裂孔）与 X 连锁遗传性（青少年性）两类，可通过黄斑 OCT 鉴别。

2. 中心性浆液性脉络膜视网膜病变　局限性黄斑区视网膜神经上皮层浆液性脱离，不伴裂孔；黄斑 OCT 检查可见典型黄斑区神经上皮层隆起；FFA 晚期可见黄斑区视网膜荧光素渗漏。

3. 脉络膜渗漏　该病起于睫状体平坦部及脉络膜前部脱离，随病情进展至晚期，可合并伴发视网膜脱离，此时常可通过 UBM 及眼 B 超鉴别。

【治疗经过】

患者入院后经三面镜检查确诊，经与患者沟通后选择巩膜外路手术方案，故术前先行左眼下方格变区视网膜激光光凝治疗，下方周边部视网膜激光斑清晰可见（图 2-83），3 天后行左眼巩膜外放液＋巩膜外冷凝＋巩膜外垫压术，术后予以去枕左侧平卧休息。术后超广角眼底成像示左眼巩膜外垫压嵴清晰，颞侧视网膜复位，裂孔封闭良好（图 2-84）；黄斑 OCT 示黄斑区神经上皮层脱离较术前明显减轻（图 2-85）；巩膜外垫压术后 3 天，眼 B 超未见左眼视网膜脱离，球壁处见“巩膜嵴”（图 2-86）。

【病例分析及诊疗思路】

该患者诊断孔源性视网膜脱离明确，有双眼近视病史，单眼发病，临床表现及超广角眼底成

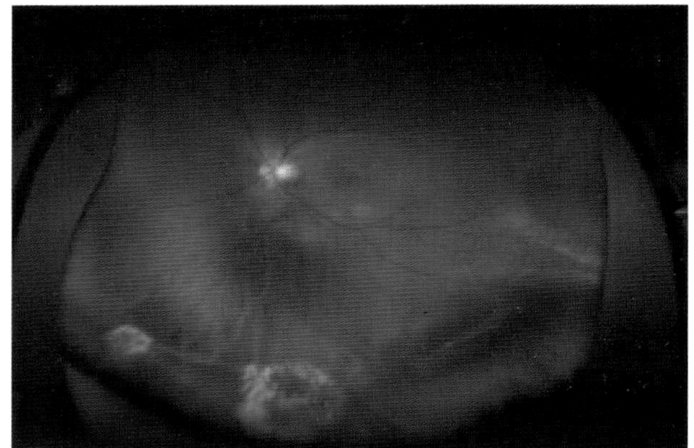

▲ 图 2-83　左眼超广角眼底成像

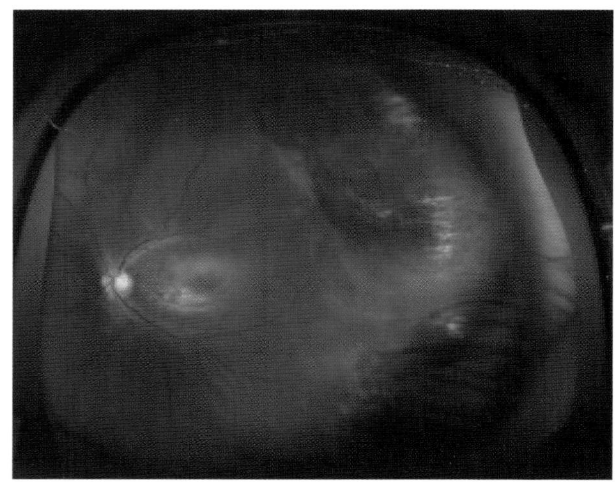

▲ 图 2-84　术后左眼超广角眼底成像

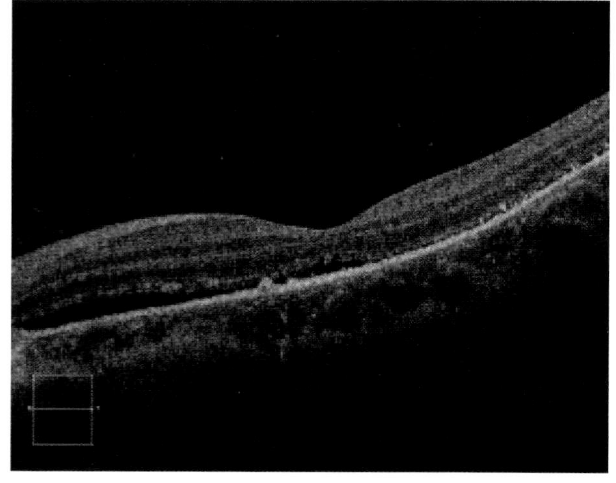

▲ 图 2-85　术后左眼黄斑 OCT

像、眼 B 超及黄斑 OCT 等检查支持诊断，入院后进一步行三面镜检查明确视网膜脱离范围及定位视网膜裂孔，因患者术前黄斑 OCT 已提示黄斑区视网膜明显受累，可选择内外路手术方式，

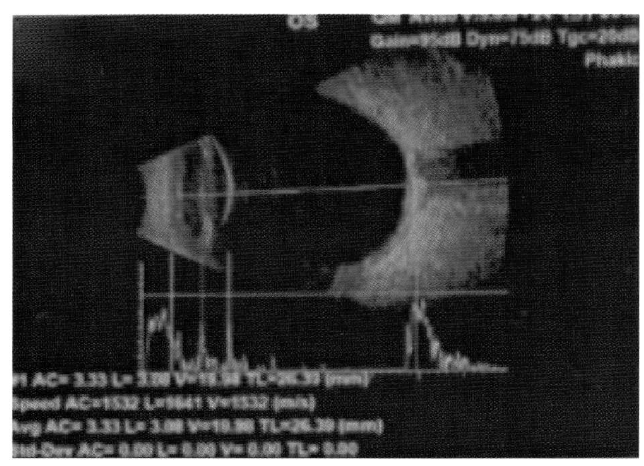

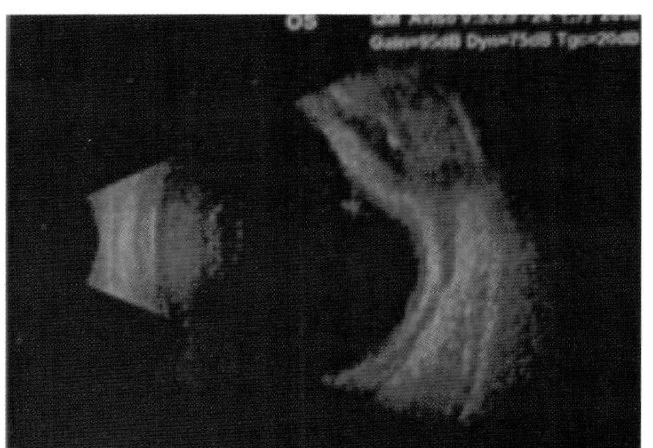

▲ 图 2-86　左眼巩膜外垫压术后 3 天 B 超

在与患者充分沟通后确定外路手术方案，术前及时行视网膜激光光凝封闭格子变性区及格变孔，减少术中手术范围，减轻手术创伤，提高手术效果。

视网膜脱离（retinal detachment，RD）是指视网膜神经上皮和视网膜色素上皮（RPE）层分离，而非是视网膜与脉络膜之间分离，严重威胁患者的视功能，因此早期的发现预防及选择恰当的治疗方法在临床上显得至关重要。在组织结构上视网膜 RPE 层与脉络膜存在紧密粘连，而视网膜神经上皮层与视网膜 RPE 层之间存在着潜在性空隙，故而在病理情况下，视网膜神经上皮层容易与 RPE 层分离，导致视网膜脱离，主要发生在视网膜裂孔形成的基础上，液化的玻璃体经视网膜裂孔进入视网膜神经上皮层下，使视网膜神经上皮与 RPE 分离；手术治疗关系到术后视功能维持和裂孔再次脱离等问题，把握好手术时机、周密设计治疗方案尤为重要。手术成功的关键是准确的裂孔定位，以及裂孔与加压嵴的关系，而不是放液、环扎。

根据临床发现，该病发病男多于女性，30 岁以上多见，左右眼发病率无明显差异，60% 的患者有近视病史（以高度近视为甚），部分病例有外伤史或基础代谢疾病病史。视网膜脱离根据病因主要分为三类：①孔源性视网膜脱离：视网膜裂孔形成和玻璃体牵拉、液化是发生视网膜脱离的主要原因，所以这类型视网膜脱离即称为孔源性视网膜脱离。视网膜变性多位于周边部，最常见为格子样变性，变性区视网膜可形成较小的萎缩圆孔，随着玻璃体对附着部位视网膜的反复牵拉可形成马蹄形裂孔，液化的玻璃体可经裂孔进入视网膜下导致视网膜脱离。②渗出性视网膜脱离：继发于全身基础疾病（如肾炎、肾病综合征、高血压、妊高征等）或交感性眼炎、全葡萄膜炎等，不伴有视网膜裂孔。③牵拉性视网膜脱离：主要继发于早产儿视网膜病变、增生性糖尿病视网膜病变、视网膜血管病变伴发玻璃体积血及眼外伤等疾病，可诱发玻璃体内及玻璃体视网膜交界面的纤维增生膜，在视网膜受牵拉处也可产生牵拉性视网膜裂孔，形成牵拉合并孔源性视网膜脱离。常可查见原发性病变，如糖尿病视网膜病变、视网膜血管炎等。如伴有严重玻璃体混浊，眼 B 超有助于诊断。

（曾　俊　欧阳科）

参考文献

[1] 刘家琦，李凤鸣 . 实用眼科学 .3 版 . 北京：人民卫生出版社，2014：463-464.

[2] 赵堪兴，杨培增 . 眼科学 .8 版 . 北京：人民卫生出版社，2013：227.

[3] 林美英，朱小华，周亮，等 . 孔源性视网膜脱离的治疗进展 . 临床眼科杂志，2016，24（4）：376-379.

[4] 占敏艳，周琼 . 孔源性视网膜脱离外路手术的研究进展 . 南昌大学学报（医学版），2013，53（3）：93-98.

病例 72　黄斑裂孔性视网膜脱离

【病例介绍】

患者，男性，52 岁。

主诉：右眼视力下降 1 周。

现病史：患者自述入院前 1 周前无明显诱因出现右眼视力下降，不伴眼胀痛、恶心呕吐、虹视等不适。曾于当地县医院诊治，诊断为“右眼视网膜脱离，玻璃体混浊”，建议转上级医院。今为进一步诊治来我院，门诊以“右眼视网膜脱离”收入院。自发病以来，患者精神良好，食欲正常，睡眠正常，大小便正常，体重无减轻。

既往史：患者自述 8 年前因“右手外伤”于当地医院行“右手清创缝合手术治疗”（具体不详）；发现高血压病 1 年，口服“硝苯地平缓释片 20mg，每天 2 次”降血压；否认心脏病、糖尿病、脑血管疾病病史，否认肝炎、结核、疟疾病史，预防接种史不详，否认输血史，否认药物、食物过敏史。

家族史：家族中无类似病例，否认家族遗传病史。

【专科查体】

眼部检查。视力：右眼 HM/20cm，矫正无提高，左眼 3.3 - 7.00DS = 4.5。右眼睑无畸形，结膜无充血，角膜透明，KP（-），前房中央深约 3.5CT，房水清，虹膜纹清色正，瞳孔形圆居中，直径约 3mm，对光反应迟钝，晶状体混浊，玻璃体混浊，散瞳后见眼底呈豹纹状改变，视盘界清色淡，C/D 约 0.4，7 点钟至 2 点钟位置视网膜灰白色隆起，隆起最高约 18D，视网膜脱离波及黄斑，黄斑中心凹可见一圆形裂孔，11 点钟位赤道部见 4PD × 1PD 马蹄形裂孔，有盖，玻璃体牵拉明显；左眼睑无畸形，结膜无充血，角膜透明，KP（-），前房中央深度约 3.5CT，房水清，虹膜纹清色正，瞳孔形圆居中，直径约 3mm，对光反应灵敏，晶状体轻度混浊，玻璃体混浊明显，眼底呈豹纹状改变，视盘界清色淡，C/D 约 0.4，视网膜大片萎缩，未见明显出血、渗出。眼压：右眼 14mmHg，左眼 15mmHg。

【辅助检查】

1. 超广角眼底成像　右眼 7 点钟至 2 点钟位置视网膜灰白色隆起，视网膜脱离波及黄斑，黄斑中心凹可见一圆形裂孔，11 点钟位赤道部见 4PD × 1PD 马蹄形裂孔（图 2-87）。

2. 黄斑 OCT　右眼黄斑裂孔，直径约 624μm（图 2-88）。

【诊断】

1. 右眼孔源性视网膜脱离。

2. 右眼黄斑裂孔。

3. 右眼并发性白内障。

4. 双眼高度近视眼底改变。

5. 高血压病。

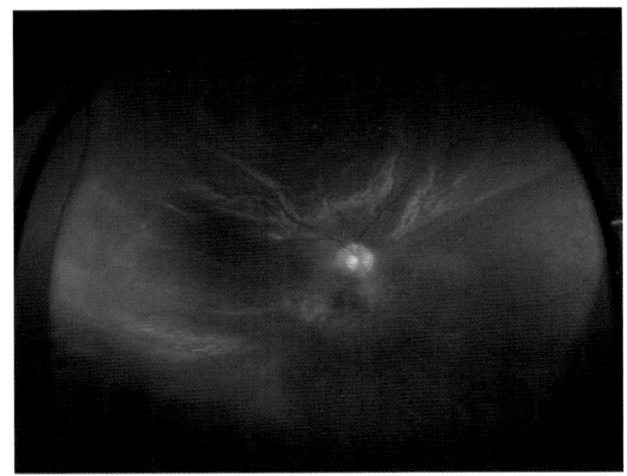

▲ 图 2-87　右眼超广角眼底成像

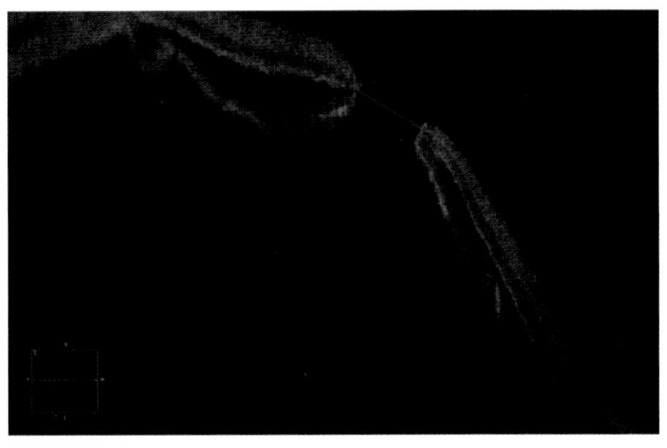

▲ 图 2-88　右眼黄斑 OCT

【鉴别诊断】

1. 视网膜劈裂症　其劈裂的位置位于下方周边眼底，呈半球形隆起，由囊样变性融合发展而成。内壁菲薄透明，外壁缘附近可以色素沉着。视网膜劈裂区为绝对暗点，不活动，无视网膜下液，如果其内、外壁均有破裂，成为真性裂孔而发生裂孔性视网膜脱离。

2. 实体性视网膜脱离　玻璃体高度混浊者，更易误诊。可做超声检查或 CT、MRI 扫描予以鉴别。

3. 泡状视网膜脱离　脱离面光滑，无波浪样皱褶，神经上皮层下积液清澈，能随体位改变而迅速流动，无裂孔，与本病不同。

4. 葡萄膜渗漏　即脉络膜渗漏，常伴有视网膜脱离，半球形隆起，易于随体位改变而移动，无裂孔。眼 B 超显示玻璃体腔球形隆起，其下液性暗区。

5. 中心性浆液性脉络膜视网膜病变（简称“中浆”）“中浆”本身也是黄斑部或其附近的神经上皮层浅脱离，是可以自行消退的自限性疾病。与原发性视网膜脱离不同，视网膜脱离累及黄斑部出现视物变形与小视症，与“中浆”症状相同。应散瞳检查周边部。

【治疗经过】

入院后积极完善相关术前检查，并予以局部抗炎预防感染、散瞳、监控血压、对症等处理后局麻下行右眼玻璃体切除＋内界膜剥离＋视网膜激光光凝＋硅油填充术，术后予以抗炎、预防感染、散瞳、监测眼压、监控血压等治疗，目前患者病情恢复可（图 2-89）。

术后术眼视力 3.8 + 3.00DS = 4.0。

【病例分析及诊疗思路】

黄斑裂孔性视网膜脱离是一种特殊类型的裂孔性视网膜脱离，是黄斑全层裂孔形成后液化的玻璃体经此孔到达视网膜神经上皮层下造成的。

1. 临床表现　①黄斑裂孔形态，裂孔直径一般小于 0.5PD，最小的如针尖，使用 OCT 或在

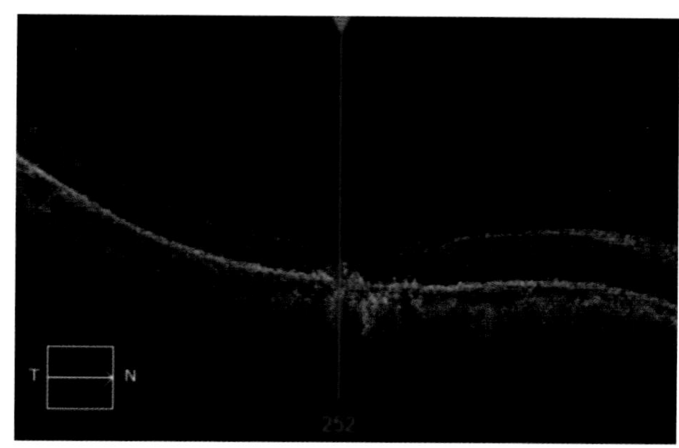

▲ 图 2-89 右眼术后黄斑 OCT

眼底镜下证实其存在。裂孔按性质分为萎缩孔和撕裂孔，萎缩孔常发生在高度近视伴有后巩膜葡萄肿或在黄斑囊样变性基础上，一般为圆形或椭圆形，常无孔盖膜；撕裂孔为外伤或玻璃体后脱离牵拉的结果，裂孔形状不规则，早期可呈裂隙状、新月形或马蹄形。②视网膜脱离的范围，黄斑裂孔所致的视网膜脱离，早期局限于后极部，随着病程的延长，脱离向下方和颞侧发展，以致全脱离。脱离的范围与病程长短、裂孔大小、玻璃体液化的程度及是否存在玻璃体视网膜牵拉等多种因素有关。③玻璃体改变，非外伤性黄斑裂孔视网膜脱离大部分并发不同程度的玻璃体后脱离，有时可见裂孔盖片附着其上，不完全的后脱离常存在玻璃体视网膜牵拉。

2. 检查　若黄斑区视网膜脱离程度不高，黄斑 OCT 可以清楚地显示裂孔及玻璃体的情况，包括玻璃体液化腔隙、玻璃体后皮质与视网膜之间的残余粘连、黄斑区神经上皮层缺失、视网膜神经上皮层与色素上皮层、脉络膜毛细血管层之间出现低反射区、视网膜内表面强反射光带等。

3. 诊断　根据黄斑 OCT 结果及眼底表现，诊断不难。

4. 治疗　黄斑裂孔性视网膜脱离严重影响患者视功能，一旦确诊，应尽早玻璃体切除类手术治疗。研究表明，裂孔形成后，实施手术治疗的早晚对术后视功能恢复有重要意义。

（欧阳科）

参考文献

[1] 樊佳奇 . 高度近视黄斑裂孔性视网膜脱离的研究进展 . 浙江医学，2018，40（10）：1138-1141.

[2] 陈娟 . 微创眼前后段联合手术治疗高度近视所致黄斑裂孔性视网膜脱离的效果分析 . 当代医药论丛，2018，16（10）：52-53.

[3] 王相宁 . 微创玻璃体切割术治疗高度近视性黄斑裂孔视网膜脱离的疗效 . 国际眼科杂志，2018，18（7）：1317-1320.

病例 73　糖尿病视网膜病变

【病例介绍】

患者，女性，63 岁。

主诉：左眼视力下降伴眼前黑影飘动 5^+ 天。

现病史：5^+ 天前患者无明显诱因出现左眼视力下降，伴左眼前黑影飘动、视物遮挡感，不伴双眼视物变形、眼红眼痛、眼胀、恶心呕吐等不适，未曾外院诊治，自觉症状无好转，遂门诊以“左眼玻璃体积血，双眼糖尿病视网膜病变”收入院。

既往史：10^+ 年前在我院诊断为“2 型糖尿病”，长期规律口服“二甲双胍缓释片，每天 2 次，每次 1 片”和“格列齐特片，每天 2 次，每次 1 片”治疗。否认高血压、脑血管病、心脏病病史，预防接种史不详。

个人史、家族史：无特殊。

【专科查体】

眼部检查。视力：右眼 4.6，左眼 HM/40cm，均矫正无提高。右眼睑无内翻倒睫，球结膜无充血水肿，角膜透明，前房中央深度 4CT，房水清，虹膜纹理清楚，颜色正常，瞳孔形圆居中，直径约 3mm，对光反应灵敏，晶状体呈不均匀淡黄色混浊，约Ⅲ级混浊，玻璃体透明，视盘淡红界清，C/D 约 0.3，视网膜大量散在片状出血，黄斑中心凹反光不清；左眼睑无内翻倒睫，球结膜无充血水肿，角膜透明，前房中央深度约 4CT，房水清，虹膜纹理清楚，颜色正常，瞳孔形圆居中，直径约 3mm，对光反应迟钝，晶状体呈不均匀淡黄色混浊，约Ⅲ级混浊，玻璃体血性混浊，隐约可窥见视盘及大血管影。眼压：右眼 13mmHg，左眼 12mmHg。

【辅助检查】

1. 眼部 B 超　左眼玻璃体积血。

2. 超广角眼底成像和眼底血管造影　右眼视网膜片状出血（遮蔽荧光）、大量散在微血管瘤（高荧光点），鼻侧及下方大片无灌注区，无灌注区周边大量视网膜内微血管异常（IRMA），晚期管壁着染；左眼玻璃体片状积血，视网膜片状出血（遮蔽荧光）、大量散在微血管瘤（高荧光点），各象限大片无灌注区，早期可见鼻上方新生血管轮廓，晚期荧光渗漏（图 2-90 至图 2-95）。

3. 黄斑 OCTA　右眼黄斑区扫描范围 3mm×3mm，拱环破坏明显，拱环旁毛细血管信号间隙增大，可见微血管瘤及无灌注区。B-scan 图像显示神经上皮层反射增厚，少量囊样无反射区（图 2-96）。

4. 其他　糖化血红蛋白 A1c 8.9%，未结合蛋白 HbAo 81%，糖化血红蛋白 A1a 1.5%，糖化血红蛋白 A1b 2.8%。

【诊断】

1. 左眼玻璃体积血。

2. 双眼糖尿病视网膜病变（diabetic -，DR）（右眼重度非增生期，左眼增生期）。

3. 双眼代谢性白内障。

4. 2 型糖尿病。

【鉴别诊断】

1. 视网膜静脉阻塞（RVO）　有视网膜静脉迂曲扩张的特点，视网膜中央静脉阻塞（CRVO）常伴有视盘水肿和相对性瞳孔传入障碍；视网膜分支静脉阻塞（BRVO）常发生在动静脉交叉处，眼底荧光血管造影加以鉴别。

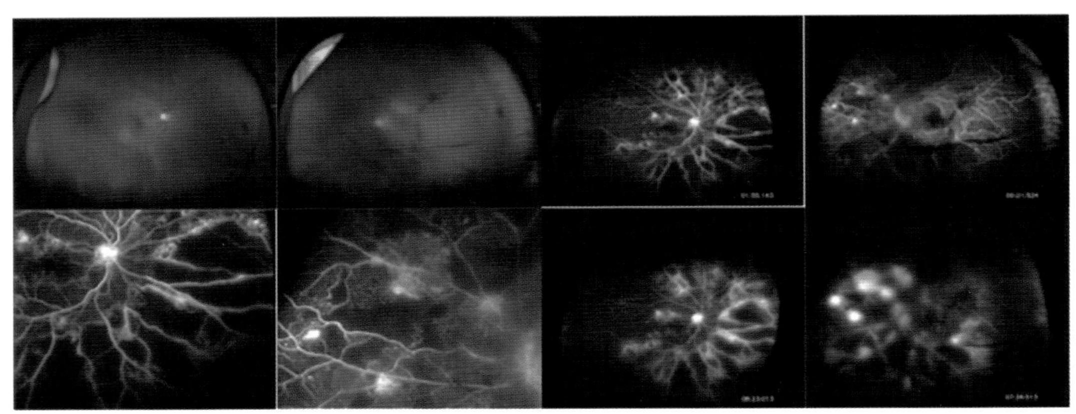

▲ 图 2-90　双眼超广角眼底成像和超广角眼底血管造影

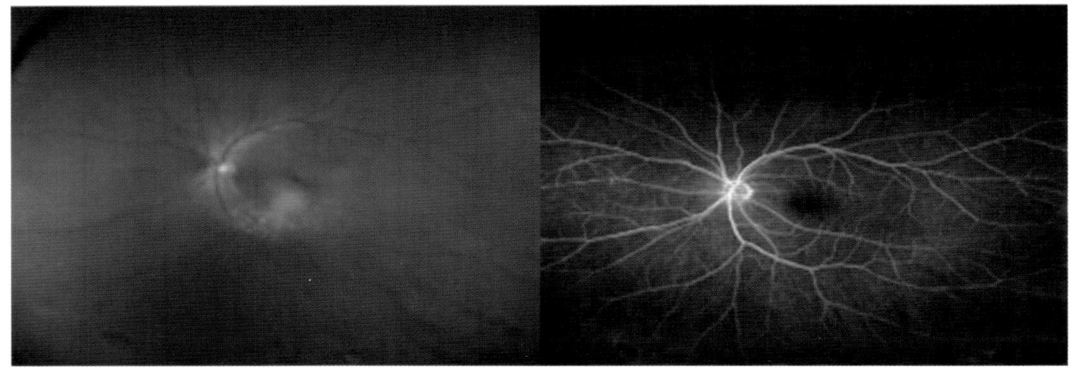

▲ 图 2-91　左眼超广角眼底成像和超广角眼底血管造影（一）

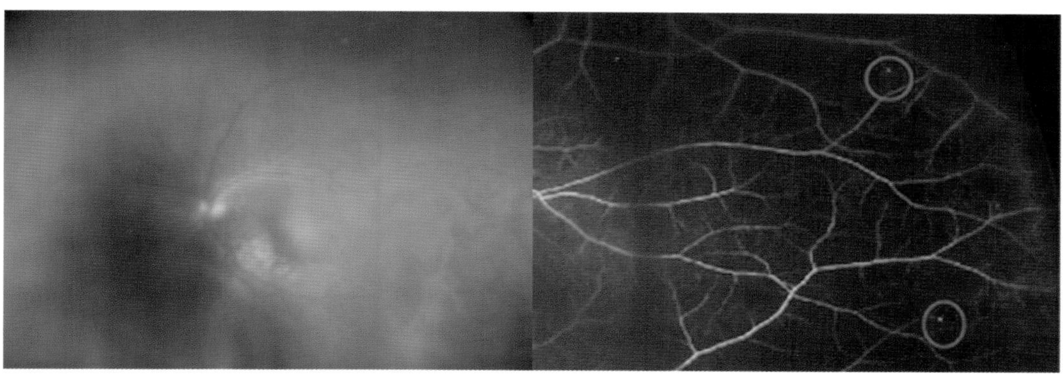

▲ 图 2-92　左眼超广角眼底成像和超广角眼底血管造影（二）

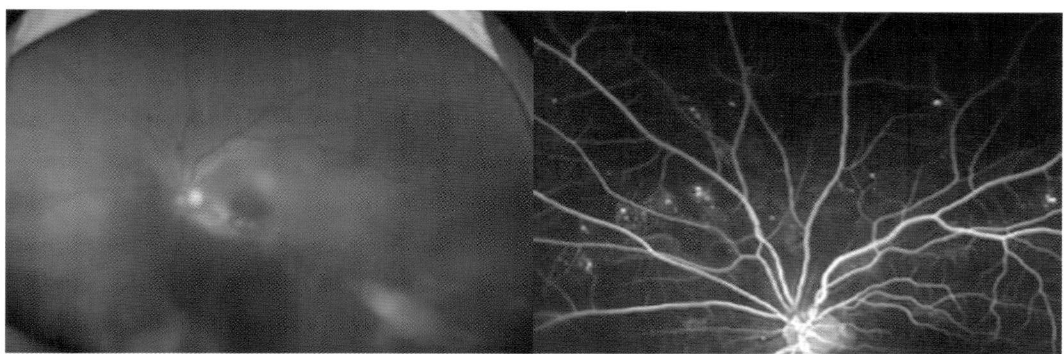

▲ 图 2-93　左眼超广角眼底成像和超广角眼底血管造影（三）

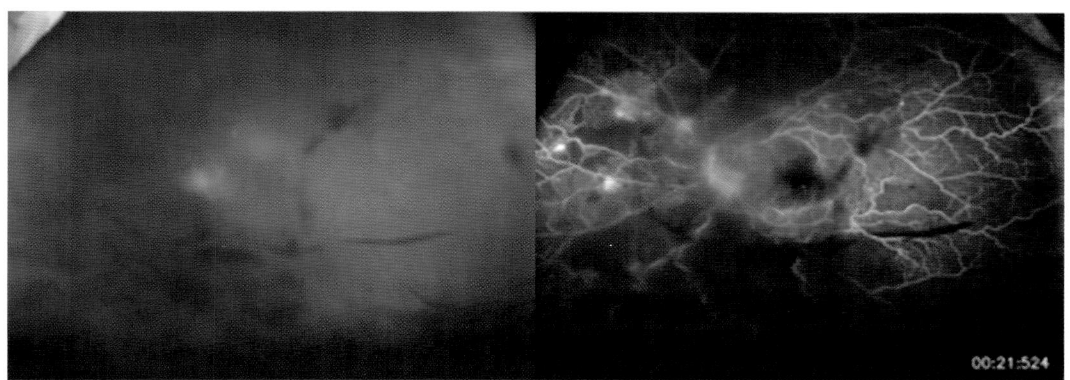

▲ 图 2-94　左眼超广角眼底成像和超广角眼底血管造影（四）

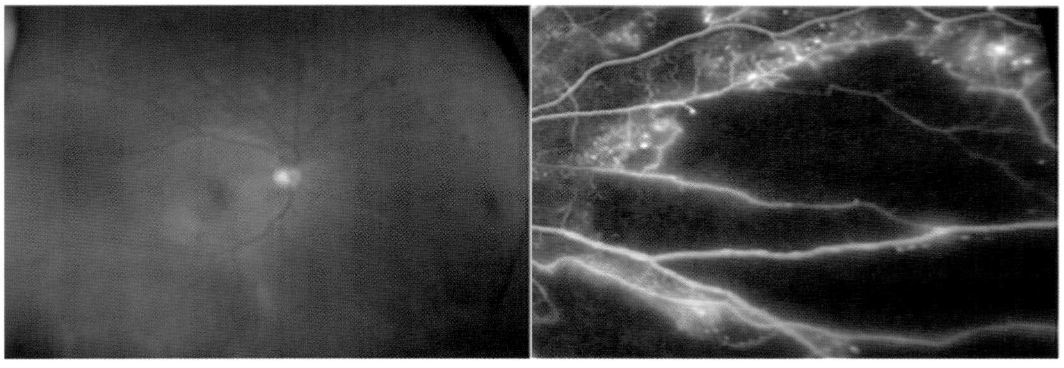

▲ 图 2-95　右眼超广角眼底成像和超广角眼底造影

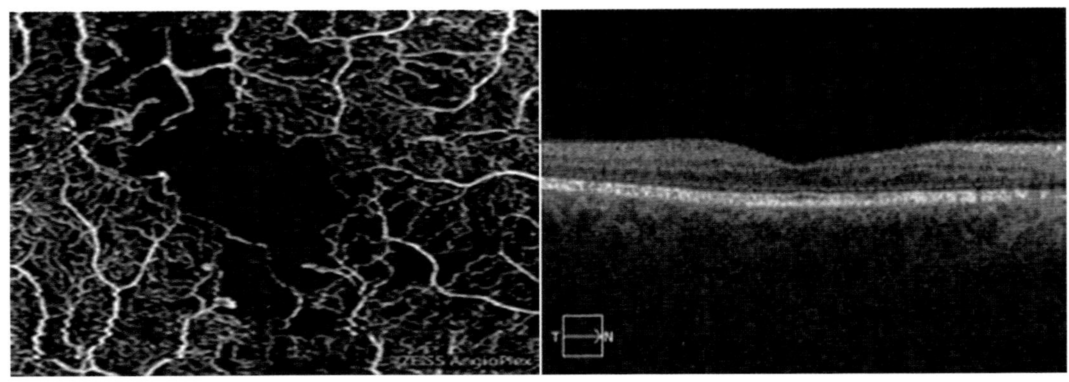

▲ 图 2-96 右眼黄斑 OCTA 及 B-scan 图像

2. 高血压性视网膜病变 持续高血压导致的视网膜小动脉管径变窄、视网膜小动脉和静脉交叉压迹为特征性表现，结合全身血压情况及特征性眼底改变可加以鉴别。

【治疗经过】

患者入院后完善血常规、凝血等全身检查，予以包双眼坐位休息、静脉滴注止血药治疗，局麻下行左眼玻璃体腔注射抗血管内皮生长因子（vascular endothelial growth factor，VEGF）药物，双眼全视网膜激光光凝治疗。

【病例分析及诊疗思路】

糖尿病视网膜病变（diabetic retinopathy，DR）是工作年龄人群第一位的致盲性疾病。随着糖尿病患者病程的延长，DR 的患病率逐年增加，致盲率也逐年升高。2016 年美国眼科协会临床指南根据 DR 眼底改变分为 5 级，分别为无明显视网膜病变、轻度非增生性 DR（nonproliferative diabetic retinopathy，NPDR）、中度 NPDR、重度 NPDR 和增生性 DR（proliferative diabetic retinopathy，PDR）（表 2-7）。

表 2-7 国际糖尿病视网膜病变（DR）临床分级

病变严重程度	散瞳后眼底镜下所见
无明显病变	无异常（图 2-92）
轻度 NPDR	仅有微血管瘤（图 2-93）
中度 NPDR	介于轻度到重度之间（图 2-94）
重度 NPDR	出现以下任何一个改变，但无增生（图 2-95）： ① 4 个象限，每个都有 ≥ 20 个出血点 ② 2 个以上象限有明确的静脉串珠样改变 ③ 1 个以上象限有明显视网膜内微血管异常（IRMA）
PDR	出现任何一种病变：新生血管、玻璃体积血、视网膜前出血（图 2-96）

良好的血糖控制可以帮助阻止糖尿病视网膜病变发生，减缓增生期病变发生进程，特别应注意在糖尿病早期进行良好的血糖控制，对于 DR 的长久预后非常重要。2 型糖尿病应在确诊时开始筛查眼底病变，每年随诊一次。

非增生期 DR 根据视网膜病变的程度以及是否合并黄斑水肿决策是否选行激光治疗。对于未合并黄斑水肿的 DR 不建议行全视网膜激光光凝（panretinal photocoagulation，PRP）治疗，NPDR 如合并有临床意义的糖尿病性黄斑水肿（diabetic macular edema，DME），一般先行黄斑局部光凝联合推迟的 PRP，即 PRP 只在发生重度 NPDR 或 PDR 时再进行。增生早期 DR 如果不合并黄斑水肿可以考虑推迟 PRP，如果合并黄斑水肿的增生早期 DR 可以先进行 PRP，PRP 后如果仍存在黄斑水肿再进行黄斑局部光凝。PRP 的目的是破坏视网膜的无灌注区，降低视网膜的缺血反应。增生晚期存在纤维血管膜（胶质型 PDR）和牵拉性视网膜脱离建议玻璃体切割术治疗。VEGF 是参与 DME 生理过程的一个重要因子，缺氧、高血糖的病理条件可能导致 VEGF 上调，进而引起渗漏、血管增生等病理过程。目前已有大量证据显示抗 VEGF 治疗在 DME 治疗中的疗效。

然而，DR 的发病机制目前仍不完全清楚。我国也缺乏切实可行的 DR 筛查策略，现有的医学和外科治疗 DR 的循证数据还不够。因此，我国的 DR 预防和治疗还有待进一步发展。

（雷颖庆　吕红彬）

参考文献

[1] 中华医学会眼科学分会眼底病学组 . 我国糖尿病视网膜病变临床诊疗指南（2014 年）. 中华眼科杂志，2014，50（11）：851–865.

[2] 中华医学会糖尿病学分会 . 中国 2 型糖尿病防治指南 . 北京：北京大学医学出版社，2014.

[3] 郑志 . 糖尿病视网膜病变临床防治：进展、挑战与展望 . 中华眼底病杂志，2012，28（3）：209–213.

病例 74　眼缺血综合征

【病例介绍】

患者，男性，72 岁。

主诉：左眼突发视力下降 7^+ 天。

现病史：7^+ 天前，患者无明显诱因突发左眼视力下降，不伴眼胀、眼痛，不伴视物遮挡、视物变形，不伴头晕头痛、恶心呕吐等不适，曾就诊于当地医院，诊断为“左眼玻璃体积血可能”，建议转上级医院进一步治疗，遂就诊于我院。

既往史：否认高血压、糖尿病、心血管疾病、脑血管疾病等病史，否认肝炎、结核、手术、外伤、输血等病史。

个人史：吸烟 50^+ 年，平均每天 10 支，余无特殊。

家族史：无特殊。

【专科查体】

眼部检查。视力：右眼 4.7，左眼 CF/10cm。右眼结膜无充血水肿，角膜透明，KP（–），前房轴深约 4CT，房水清，虹膜纹清色正，瞳孔形圆居中，直径约 3mm，对光反应灵敏，晶状体棕黄色混浊，核约Ⅲ级。眼底可见：视盘边界清楚，色淡红，C/D 约 0.3，视网膜平伏，未见出血、渗出及脱离；左眼结膜无充血水肿，角膜透明，KP（–），前房轴深约 4CT，房水清，虹膜纹清色正，瞳孔形圆居中，直径约 3mm，对光反应灵敏，晶状体棕黄色混浊，核约Ⅲ级，玻璃体血性混浊，眼底隐约见视盘及视网膜血管影，视网膜可见散在点状出血及片状出血呈火焰状，视网膜未见脱离及渗出。眼压：右眼 11mmHg，左眼 10mmHg。

【辅助检查】

1. 超广角眼底成像　左眼视网膜动脉变细，静脉扩张，可见散在点状出血及片状出血（图 2–97）。

2. 超广角眼底血管造影　左眼动脉 23s 开始充盈，充盈延迟，动静脉期延长，后期血管壁着染，可见与视网膜出血相对应的遮蔽荧光（图 2–98）。

【诊断】

左眼眼缺血综合征（ocular ischemic syndrome，OIS）。

【鉴别诊断】

1. 非缺血型视网膜中央静脉阻塞　视盘常有水肿，视网膜出血较多，微血管瘤可位于任何部位，FFA 可见静脉管壁着染明显。而眼缺血综合征者视盘常常是正常的，出血较少，微血管多位

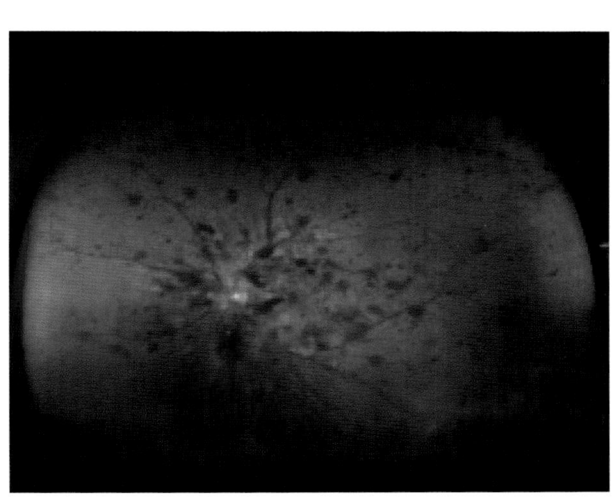

▲ 图 2–97　左眼超广角眼底成像

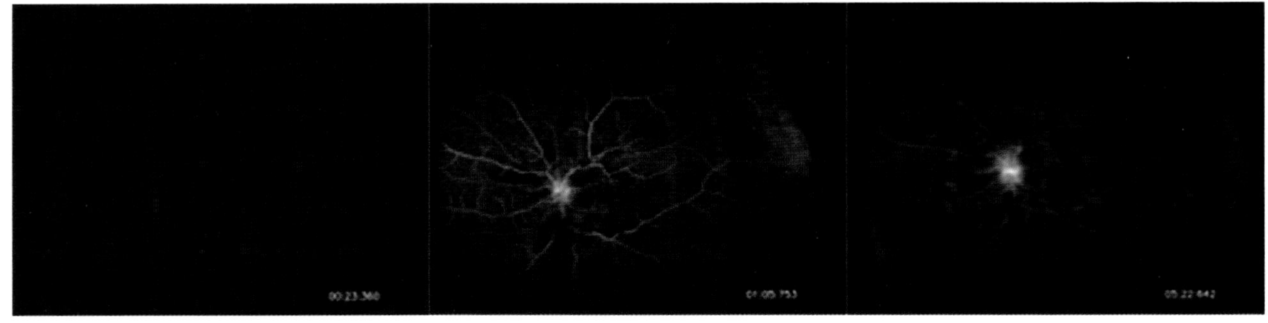

▲ 图 2-98　左眼超广角眼底血管造影

于中周部。动脉壁常有染色可以鉴别。

2. 糖尿病视网膜病变　可表现为视网膜黄白色渗出及视网膜下出血，但糖尿病视网膜病变渗出极少沿视网膜静脉呈对称性分布，视网膜下出血亦极少出现机化。

【治疗经过】

予以活血化瘀、改善微循环等对症治疗，随访时复查超广角眼底血管造影及黄斑 OCT 评估病情。

【病例分析及诊疗思路】

眼缺血综合征是因颈动脉阻塞或狭窄所致脑和眼供血不足而产生一系列脑和眼的症状。多发生在老年人，平均发病年龄为 60—65 岁。临床表现可因颈动脉阻塞的严重程度不同而不尽相同：一过性黑矇，是颈动脉阻塞或狭窄最常见的症状，其特征是突然无痛性单眼视力丧失。

眼底检查可见：①视网膜动脉变细，视网膜静脉代偿性扩张，管径不规则，可表现为静脉串珠样改变；毛细血管扩张形成微血管瘤；②部分患者可见棉绒斑，多位于后极部；视网膜出血可呈点状或圆斑状，多位于中周部或后极部；③视盘早期色正常，晚期因供血不足而致视神经萎缩，视盘颜色苍白；④可伴有黄斑水肿。

眼缺血综合征的超广角眼底血管造影常表现为：①脉络膜充盈延迟，动静脉期延长，血管壁着染；②臂－视网膜循环时间延长，视网膜循环时间延长；③视盘正常或充盈缺损，或呈现高荧光；④伴黄斑水肿时可有点状荧光素渗漏；⑤后极部及赤道部微血管瘤呈现高荧光。

疾病晚期毛细血管闭塞产生无灌注区，诱发新生血管形成而致一系列并发症，包括视盘和视网膜新生血管形成，玻璃体积血，甚至导致虹膜新生血管形成和新生血管性青光眼，预后不良。

（吕红彬　李友谊　唐　敏）

参考文献

[1] 杨琼，魏文斌 . 眼缺血综合征 . 实用防盲技术，2006，1（2）：39–41.

[2] Kim YH，Mi SS，Sang WP. Clinical features of ocular ischemic syndrome and risk factors for neovascular glaucoma. Korean J Ophthalmol，2017，31（4）：43.

[3] 李凤鸣 . 中华眼科学 .2 版 . 北京：人民卫生出版社，2005：430–431.

[4] 李筱荣，陈友信，李志清 . 荧光素眼底血管造影 . 天津：天津科技翻译出版公司，2014.

病例 75　孔源性视网膜脱离（视网膜下膜）

【病例介绍】

患者，男性，52 岁。

主诉：右眼视力下降 2 年，加重 4 个月。

现病史：患者于 2 年前无明显诱因出现右眼视力下降，偶伴眼胀，不伴眼红、流泪、视物变形等特殊不适，患者未予重视。4 个月前，患者自述上述症状进一步加重，但仍未重视，现于我院门诊就诊，门诊以“右眼视网膜脱离”收治入院。

既往史：患者自述30年前左眼无明显诱因视力下降，未重视，余无特殊。

个人史、家族史：无特殊。

【专科查体】

眼部检查。视力：右眼CF/20cm，左眼LP，均矫正无提高。右眼眼睑未见明显红肿，结膜未见明显充血、水肿，鼻侧角膜缘内2mm可见增生物，余角膜透明，前房轴深约3CT，Tyn（-），虹膜纹理清楚，瞳孔形圆居中，直径约3mm，对光反应灵敏，晶状体皮质性混浊，玻璃体重度混浊，可见色素颗粒及漂浮物，眼底见视盘色淡红，C/D=0.4，全视网膜青灰色隆起，可见大量网膜下粗大增生条带，4点钟位置赤道部附近可见撕裂孔，上方鼻侧视网膜因混浊的晶状体皮质遮挡窥不清，左眼眼睑未见明显红肿，结膜未见明显充血、水肿，鼻侧角膜缘内2mm可见增生物，余角膜透明，前房轴深约3CT，Tyn（-），虹膜纹理清楚，瞳孔形圆居中，直径约3mm，对光反应灵敏，晶状体缺如，玻璃体重度混浊，眼底见视盘边界欠清，色苍白，C/D=0.7，全视网膜大量骨样色素沉着，黄斑中心凹反光未见，眼压：右眼13mmHg，左眼14mmHg。

【辅助检查】

1. 超广角眼底成像　右眼视网膜脱离，网膜下大量粗大增生条带，左眼全视网膜呈“椒盐状”改变（图2-99）。

2. 眼B超　右眼视网膜脱离，左眼晶状体脱位（图2-100）。

3. 黄斑OCT　右眼视网膜脱离，视网膜下增生条带（图2-101）。

【诊断】

1. 右眼孔源性视网膜脱离PVR D1（rhegmato-

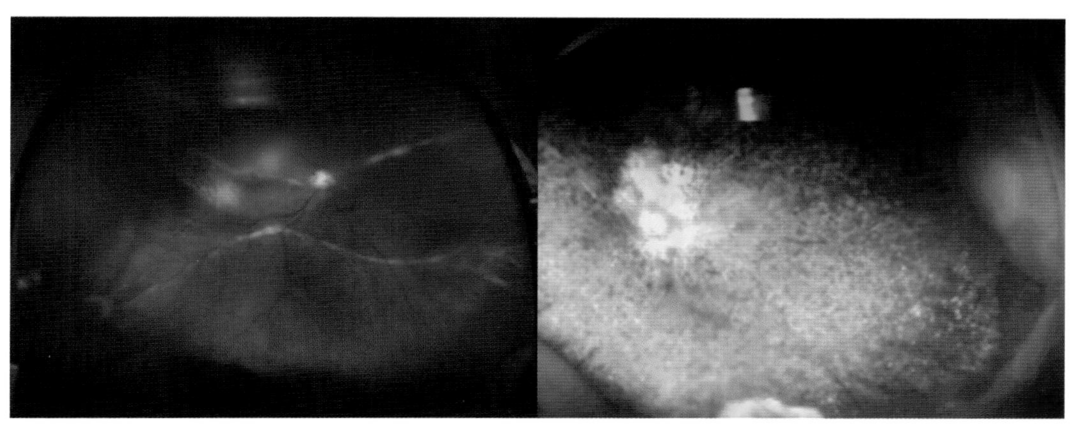

▲ 图2-99　右眼超广角眼底成像

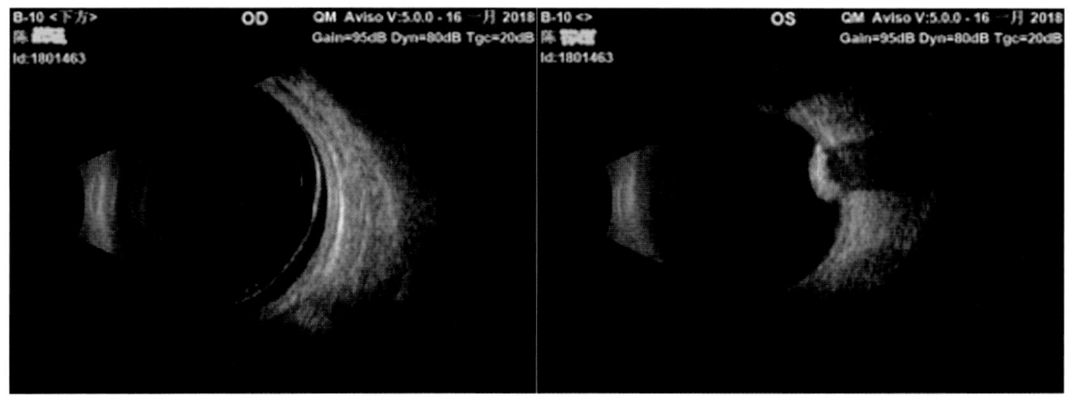

▲ 图2-100　右眼B超

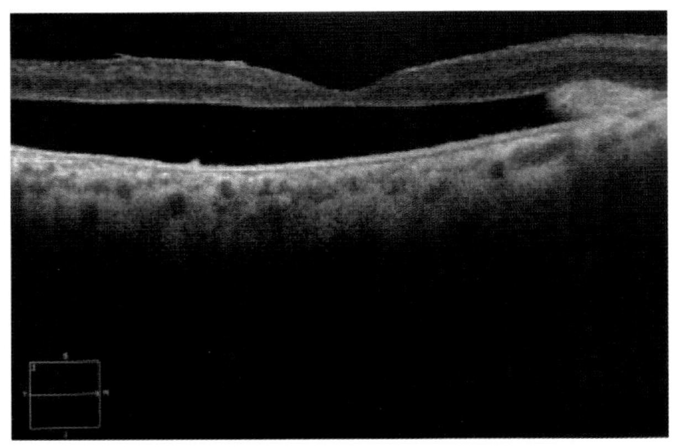

▲ 图 2-101 右眼黄斑 OCT

genous retinal detachment，RRD）。

2. 右眼视网膜下膜。

3. 右眼并发性白内障。

4. 左眼晶状体后脱位。

5. 左眼视网膜色素变性。

6. 左眼视神经萎缩。

7. 双眼翼状胬肉。

【鉴别诊断】

1. 中心性浆液性脉络膜视网膜病变（中浆） 该病虽然也有视网膜神经上皮与色素上皮脱离，但病变局限于黄斑区，无裂孔形成，FFA 及 OCT 检查可鉴别。

2. 大泡性视网膜脱离 本病常在中浆给予大量糖皮质激素后发生，早期眼底后极部可见多个泡状隆起，无视网膜裂孔形成，FFA 检查可见多个荧光素渗漏点。

3. 视网膜劈裂 是指视网膜神经上皮层间分离，多发生在神经纤维层或外丛状层，由于劈裂发生在神经纤维层，所以内层薄如纱膜，FFA 可见视网膜循环时间延长，OCT 检查可见视网膜神经上皮层间分离。

【治疗经过】

局麻下行右眼白内障 Phaco + 人工晶状体植入 + 玻璃体切除 + 剥膜 + 视网膜激光光凝 + 硅油填充术。

术中见术眼晶状体皮质楔形混浊，玻璃体重度混浊，可见色素颗粒漂浮及絮状漂浮物，眼底见全视网膜灰白色隆起皱褶，2 点钟位置、4 点钟位置、7 点钟位置、11 点钟位置可见放射状视网膜下增生条带，后极部及周边部可见视网膜前膜，4 点钟位置赤道部可见 2 个分别为 2PD、1PD 大小撕裂孔，各象限视网膜周边部大量变性、萎缩；视网膜僵硬。

术后情况：术眼视力 0.04，非接触式眼压 13mmHg。超广角眼底成像示全视网膜平伏，激光斑清晰可见，硅油填充在位（图 2-102）。黄斑 OCT 示黄斑区视网膜完全平伏，椭圆体带模糊不清，厚度变薄（图 2-103）。

【病例分析及诊疗思路】

孔源性视网膜脱离是以视网膜裂孔形成为特征，是视网膜和玻璃体发生变性并相互作用的病

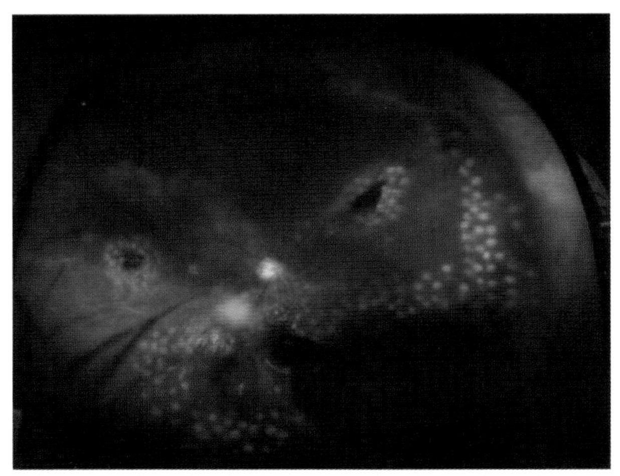

▲ 图 2-102 右眼超广角眼底成像

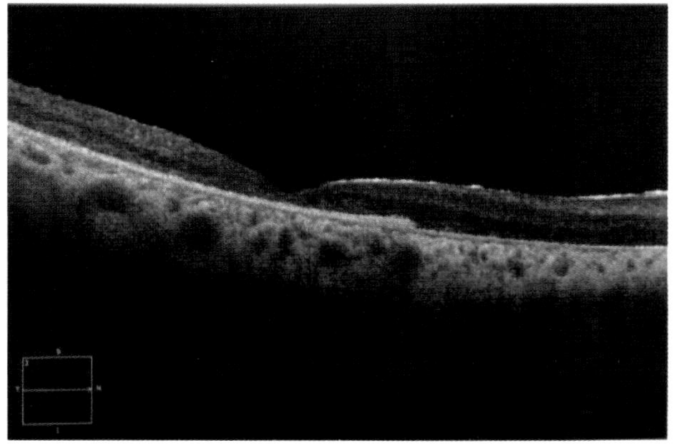

▲ 图 2-103 右眼黄斑 OCT

理过程，视网膜脱离发生后，感光细胞的营养受到损害，如不及时复位，视网膜感光细胞将发生凋亡及变性，色素细胞和纤维细胞异常和异位增生，造成视功能不可逆损害。

增生性玻璃体视网膜病变（proliferative vitreo-retinopathy，PVR）是 RRD 的并发症，它以视网膜上下两面形成细胞结构的膜为特点，膜的收缩造成视网膜的固定皱褶。同时是导致孔源性视网膜脱离收缩失败的主要原因，故合并增生膜或增生条带的孔源性视网膜脱离，手术需彻底解除膜的牵引。

该患者术前检查可见视网膜下大量粗大增生条带，常规巩膜外垫压或环扎手术，无法彻底解除增生条带的牵拉，故选择玻璃体切割手术，清除病变玻璃体，剥离视网膜下增生条带，术后患者视网膜平复。

（曹　阳　吕红彬）

参考文献

[1] 邹红，黎蕾 . 变性性视网膜劈裂 . 国外医学 · 眼科学分册，2004，28（6）：404-407.

[2] 林美英，朱小华，周亮，等 . 孔源性视网膜脱离的治疗进展 . 临床眼科杂志，2016，24（4）：376-379.

[3] 黎晓新，王景昭 . 玻璃体视网膜手术学 . 北京：人民卫生出版社，2014：235.

病例 76　先天性虹膜 - 脉络膜缺损

【病例介绍】

患者，男性，16 岁。

主诉：发现双眼视力差 16 年，加重 3 个月。

现病史：16 年前患儿家长发现患儿双眼视力低下，9 年前于我院门诊就诊（具体诊疗不详），3 个月前，自觉视力进一步下降，再次于我院门诊就诊，诊断为“双眼先天性脉络膜缺损”。

既往史：无特殊。

个人史、家族史：无特殊。

【专科查体】

眼部检查。视力：右眼 3.4 - 8.00DS = 3.6，左眼 3.4 - 13.00DS/ - 2.00DC × 15 = 3.8。双眼眼睑未见明显肿胀，右眼结膜未见明显充血，鼻侧角膜及结膜表面可见大小约 7mm × 8mm 不规则新生物，质软，前房轴深约 3CT，Tyn 征（-），虹膜纹理清楚，下方虹膜缺失，瞳孔不圆，向下方移位，晶状体透明，玻璃体混浊，眼底未见明显视盘样结构，后极部可见大片脉络膜缺损灶，暴露瓷白色巩膜，边界清。左眼结膜未见明显充血，角膜透明，前房轴深约 3CT，Tyn 征（-），虹膜纹理清楚，下方虹膜缺失，瞳孔形不圆，向下方移位，晶状体透明，玻璃体混浊，眼底见视盘边界清，后极部可见大片脉络膜缺损灶，暴露瓷白色巩膜，边界清。眼压：右眼 16mmHg，左眼 15mmHg。

【辅助检查】

1. 眼前节照相　右眼鼻侧角膜及结膜表面可见大小约 7mm × 8mm 不规则新生物，下方虹膜缺失，瞳孔形不圆，向下方移位；左眼下方虹膜缺失，瞳孔不圆，向下方移位（图 2-104）。

2. 超广角眼底成像　双眼眼底未见明显视盘样结构，后极部可见大片脉络膜缺损灶，暴露瓷白色巩膜，边界清（图 2-105）。

3. 黄斑 OCT　右眼黄斑区未见明显脉络膜结构，黄斑与巩膜间分离；左眼黄斑区未见明显脉络膜结构，视网膜变薄，各层结构不清（图 2-106）。

【诊断】

1. 双眼先天性虹膜 - 脉络膜缺损（congenital coloboma of iris and choroid）。

2. 右眼角膜皮样瘤。

【鉴别诊断】

1. 陈旧性脉络膜视网膜炎　本病常有炎症病史，炎症后有色素沉着或者玻璃体混浊等，可鉴别。

2. 外伤后视网膜脉络膜萎缩斑　常有外伤病史，而先天性脉络膜缺损通常自幼视力差。

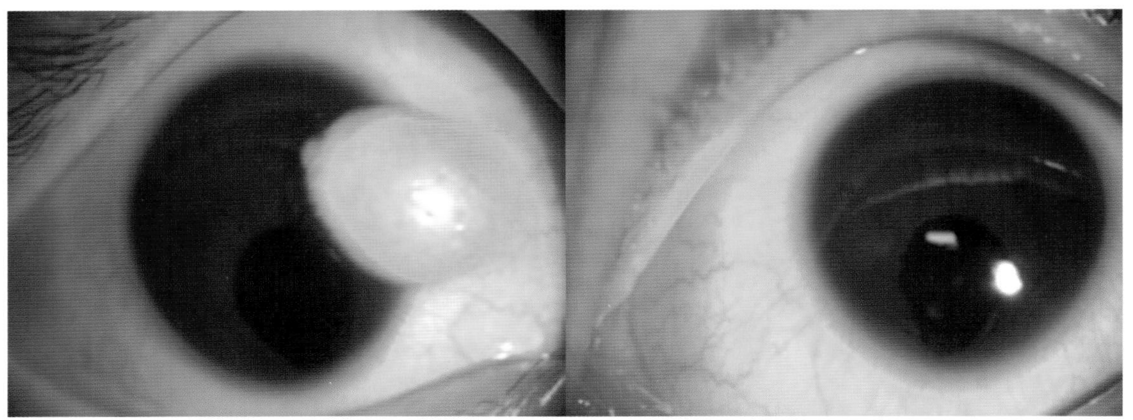

▲ 图 2-104 双眼眼前节照相

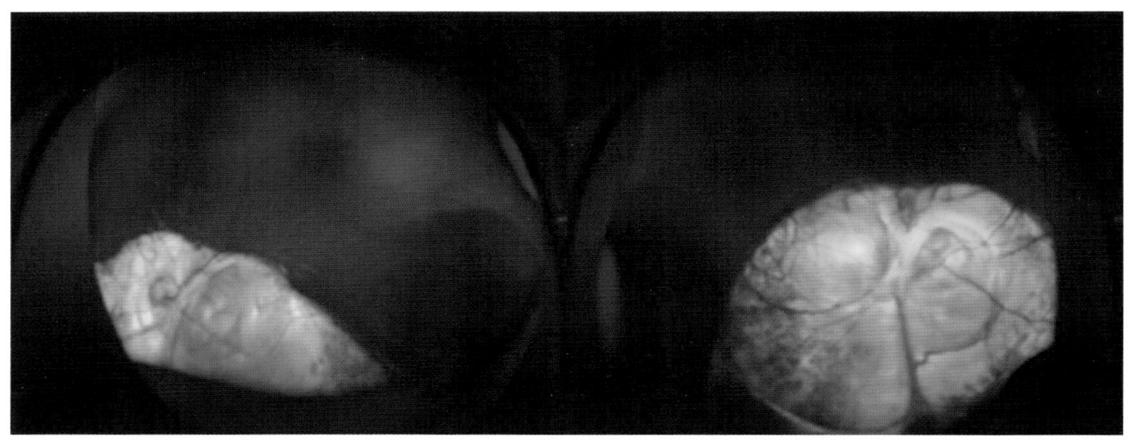

▲ 图 2-105 双眼超广角眼底成像

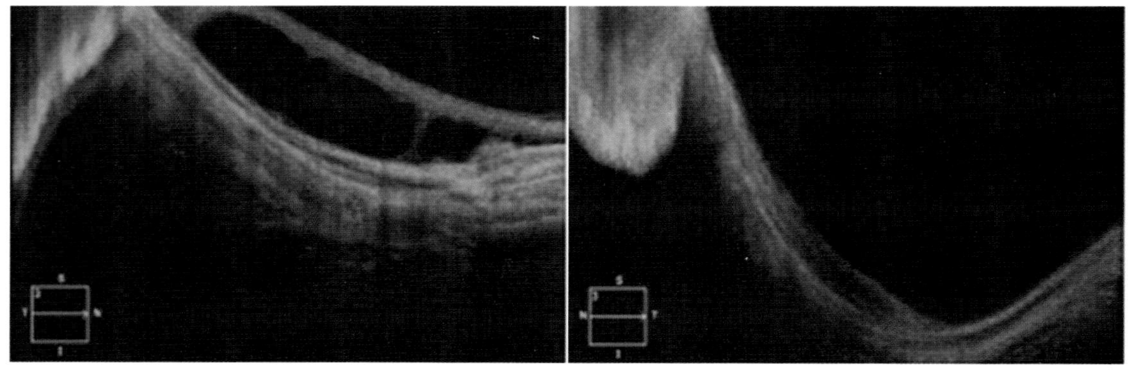

▲ 图 2-106 双眼黄斑 OCT

3. 高度近视后巩膜葡萄肿 两者在 B 超声像图上常混淆，先天性虹膜脉络膜缺损声像图上自视盘上缘或下缘向下的球壁局限性膨隆，边缘陡峭与正常球壁分界清楚。高度近视后巩膜葡萄肿也表现为眼球后部球壁膨突，但多发生于视盘或者黄斑附近，表现为锥形、楔形或矩形，声像图表现为后方球壁向后一致性膨突，膨突球壁呈渐进性移行。

【治疗经过】

门诊观察，未进行手术治疗。

【病例分析及诊疗思路】

从胚胎发育来说，视神经来自外胚层，而脉络膜来自中胚层，胚胎达11mm时，出现一层玻璃膜将其与视胚外层分开，胚胎17mm时，胚裂应完全闭合。脉络膜缺损是视杯外胚叶发育异常导致胚裂正常闭合障碍所致。胚裂闭合过程发生中断或延迟闭合，即发生组织缺损。先天性虹膜脉络膜缺损常伴有其他先天异常，如小眼球、小角膜、视神经及晶状体缺损等而使视力减退。由于脉络膜发育异常，患者容易发生孔源性视网膜脱离，常因缺损区发育异常的视网膜裂孔引起，因为脉络膜缺损区视网膜极薄，色素上皮缺如，故缺损区视网膜裂孔难以发现。目前先天性虹膜脉络膜缺损并发视网膜脱离多采用玻璃体切除手术治疗，手术中复位视网膜成功率高，可在脉络膜缺损边缘正常的视网膜上行激光光凝治疗，促使视网膜和脉络膜粘连从而封闭裂孔，使正常视网膜与发育不良的视网膜分隔开。也有研究报道采用玻璃体切除联合黄斑转位手术治疗先天性脉络膜缺损继发的视网膜脱离，能明显提高患者术后视力。

（曹　阳　吕红彬）

参考文献

[1] Jesberg DO, SCHepens CL. Retinal detachment associated with coloboma of the choroid. Arch Ophthalmol, 1961, 65: 163-173.

[2] 滕玉芳，王艺，吴潇丽，等．双眼先天性虹膜脉络膜缺损1例并文献复习．泰山医学院学报，2018，39（8）：915-916.

[3] 黄潇，杨茜，黄欣．玻璃体切除联合黄斑转位手术治疗先天性脉络膜缺损继发的视网膜脱离．中国眼耳鼻喉科杂志，2019，19（2）：78-81.

病例 77　Valsalva 视网膜病变

【病例介绍】

患者，男性，59岁。

主诉：左眼突发视物遮挡感40⁺天，加重1周。

现病史：40⁺天前患者上厕所下蹲时突发视物遮挡，中心视物遮挡，周边视野视物稍模糊，不伴眼红、眼痛、闪光感等特殊不适。于我科门诊就诊，诊断为“左眼玻璃体积血”，予以“甲钴胺分散片、胞磷胆碱钠片、复方血栓通软胶囊”等药物治疗，其后症状稍好转，1周前视物遮挡感加重。今为进一步诊治来院，门诊以“左眼玻璃体积血”收入院。

既往史：发现高血压10⁺年，长期口服“卡托普利、苯磺酸氨氯地平片、复方丹参片、阿司匹林肠溶片”等药物，平时规律监测血压，自述血压控制良好。

个人史、家族史：无特殊。

【专科查体】

眼部检查。视力：右眼4.9，左眼CF/50cm，均矫正无提高。右眼结膜无充血，巩膜无黄染，角膜透明，KP（-），前房深约3CT，虹膜纹理清，瞳孔形圆，直径约4mm，对光反应灵敏，晶状体轻度混浊，玻璃体轻度混浊，眼底见视盘边界清，色淡红，C/D约0.3，视网膜红润平伏；左眼结膜无充血，巩膜无黄染，角膜透明，KP（-），前房深约3CT，虹膜纹理清，瞳孔直径约3mm，直接对光反应稍迟缓，晶状体棕黄色混浊，玻璃体血性混浊，小瞳下眼底可见部分视盘及上方视网膜血管，余眼底被视网膜前出血遮挡。眼压：右眼18mmHg，左眼15mmHg。

【辅助检查】

1. 超广角眼底成像　右眼未见明显出血及渗出，左眼玻璃体积血，后极部可见大量视网膜前出血遮蔽，视盘鼻下方可见新鲜积血液平面（图2-107）。

2. 眼B超　右眼玻璃体轻度混浊，左眼玻璃体积血（图2-108）。

3. 黄斑OCT　右眼黄斑各层次结果清晰；左

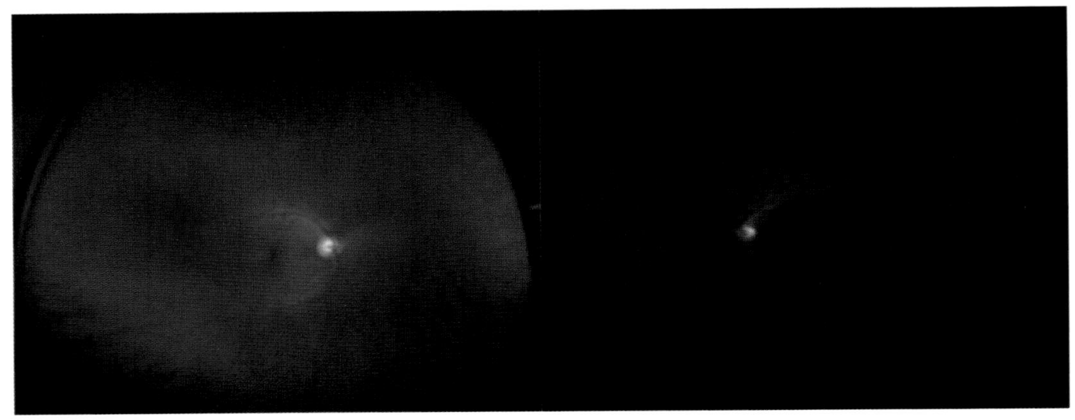

▲ 图 2-107 双眼超广角眼底成像

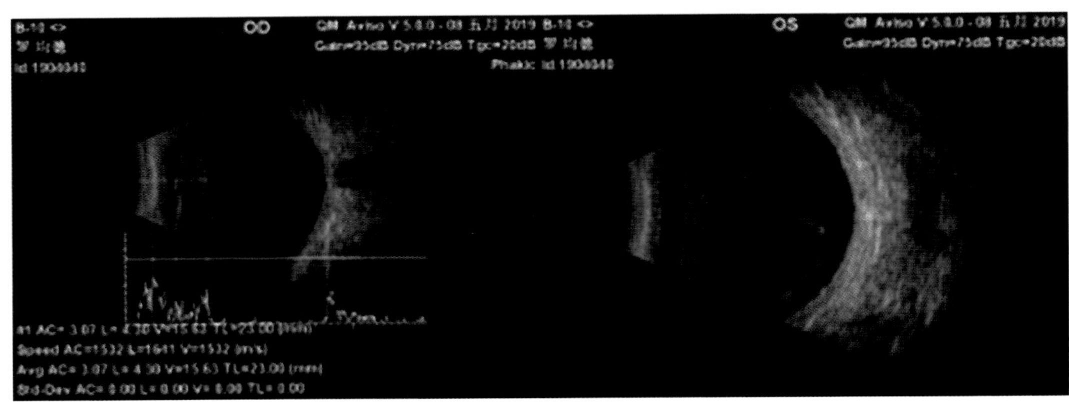

▲ 图 2-108 双眼 B 超

眼黄斑前可见大量积血，积血表面可见两条反射光带：视网膜内界膜及玻璃体后界膜，余黄斑结构不清（图 2-109）。

【诊断】

1. 左眼玻璃体积血。

2. 左眼 Valsalva 视网膜病变。

3. 左眼视网膜裂孔。

4. 高血压病。

【鉴别诊断】

1. *玻璃体后皮质下出血* ①外观上，检眼镜下早期内界膜下出血由于内界膜反光可见到出血灶表面的白色反光及细纹；玻璃体后皮质下出血多不可见。此外，大的内界膜下出血的边界更规则，呈穹隆样外观。②内界膜下出血不会随时间及头位改变而变化位置，而玻璃体下出血因重力原因则会缓慢下降。③ OCT 可以区别内界膜下和玻璃体后皮质下出血。

2. *糖尿病视网膜病变* 本病可见视网膜微血管瘤和渗出，出血可位于视网膜各层，浅层者呈火焰状，深层者呈圆点状或斑片状。糖尿病患者有糖尿病病史，常为双眼发病，病变广泛，且合并有糖尿病全身体征。

【治疗经过】

入院后完善相关检查，予以局麻下行左眼玻璃体切除＋视网膜激光光凝＋消毒空气填充术。术中见术眼晶状体不均匀混浊，玻璃体血性混浊，清除积血后见 2 点钟位周边部视网膜裂孔形成，大小约 1/3PD，未见视网膜脱离，术毕玻璃体积血已清除，裂孔激光封闭，玻璃体腔内气体填充，指测眼压正常。

出院时，左眼视力 4.5，小孔 1m 矫正至 4.8，左眼眼压 17mmHg。超广角眼底成像示左眼视网

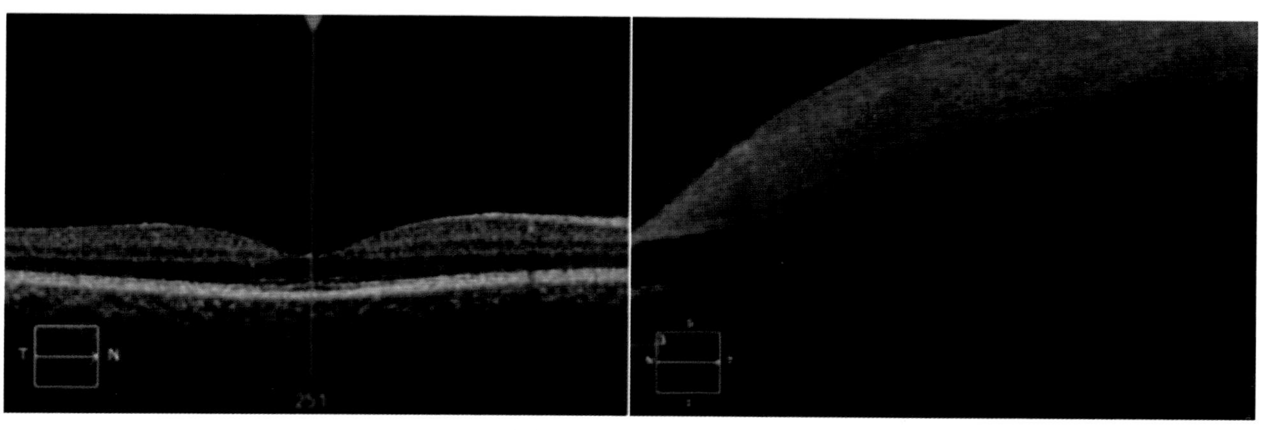

▲ 图 2-109　双眼黄斑 OCT

膜平伏，未见明显出血、渗出及脱离，上方可见部分残余消毒空气（图 2-110）。黄斑 OCT 示黄斑各层次结构清晰（图 2-111）。

【病例分析及诊疗思路】

Valsalva 视网膜病变拥有典型的 Valsalva 动作，如咳嗽、用力擤鼻、举重、分娩、用力吹奏乐器、大便用力等原因，致胸腔或腹腔突然压力增高，从而导致眼内静脉压突然增高，使视网膜毛细血管破裂，出血可发生在视网膜下、视网膜内、视网膜前的任何层次，以视网膜前多见，视网膜前出血位于视网膜内界膜下或内界膜与玻璃体后皮质之间的潜在性腔隙。当出血发生于黄斑前会使患者突然出现明显的视力下降。可发生于完全健康的眼球或伴有视网膜血管病变的眼球，多单眼发病，也可有双眼发病。

Valsalva 视网膜病变的治疗，可根据出血量的多少、病程长短不同、出血部位不同，采取激光、药物保守治疗及玻璃体手术治疗，本病多为自限性疾病。当 Valsalva 视网膜病变出血量较大，出血病程达两周时，应优先考虑行玻璃体手术治疗。Nd:YAG 激光膜切开术只适用于新鲜的出血，血液凝固后无效。根据情况剥除内界膜，彻底清除积血，防止因保守治疗后期形成黄斑前膜血管而导致视网膜裂孔、出血、牵拉视网膜和玻璃体积血，从而对视网膜脱离、裂孔及玻璃体积血的发生起到有效预防作用，以改善视功能，恢复视力，提高患者生活质量。

该患者病程较长，术前检查可见玻璃体内大量血液沉积，常规药物保守治疗无法彻底清除积血，故选择玻璃体切割手术，清除病变玻璃体，激光封闭视网膜裂孔，提高患者视力。

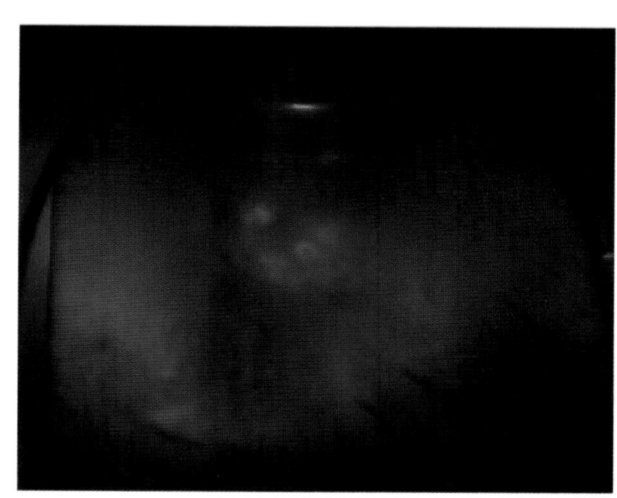

▲ 图 2-110　左眼超广角眼底成像

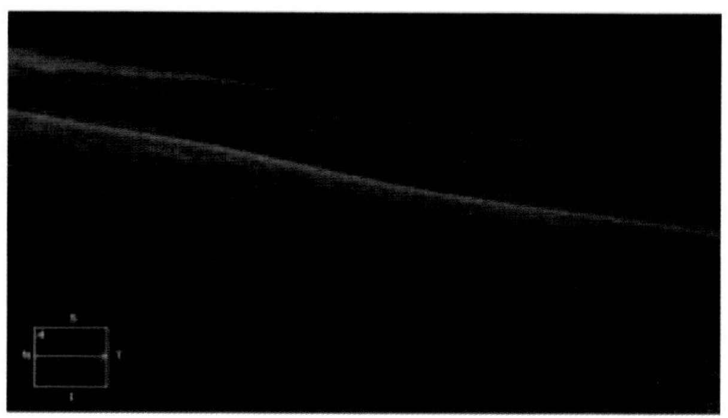

▲ 图 2-111　左眼黄斑 OCT

（曹　阳　吕红彬）

参考文献

[1] 晁炜静，路小楠，尹黎，等 . Nd ：YAG 激光内界膜切开治疗 Valsalva 视网膜病变的疗效 . 武警医学，2016，27（7）：669-671.

[2] 刘聪慧，刘惠莉，刘爱琴，等 .Valsalva 视网膜病变的手术治疗 . 西南国防医药，2015，25（12）：1350-1352.

[3] 何希薇，郑金华 .Valsalva 视网膜病变 1 例 . 中国社区医师，2019，35（11）：33.

病例 78 中心性浆液性脉络膜视网膜病变

【病例介绍】

◆ 患者 A，女性，40 岁。

主诉：发现左眼视物变暗、变小、视物变形 5^+ 个月。

现病史：5^+ 个月前患者无明显诱因出现左眼视物变暗、变小、视物变形，伴左眼视力下降，不伴双眼眼前遮挡感、眼红眼痛、眼胀、恶心呕吐等不适，未曾外院诊治，自觉症状无好转，门诊以“左眼中心性浆液性脉络膜视网膜病变”收入院。

既往史：患者否认高血压、糖尿病病史，否认脑血管病、心脏病病史，否认肝炎、结核、疟疾病史，预防接种史不详。

个人史、家族史：无特殊。

◆ 患者 B，男性，40 岁。

主诉：左眼视物模糊伴视物变暗、变小 3^+ 个月。

现病史：3^+ 个月前患者无明显诱因出现左眼视物模糊，伴左眼视物变暗、变小、视力下降、视物变形，不伴双眼眼前遮挡感、眼红眼痛、眼胀、恶心呕吐等不适，未曾外院诊治，自觉症状无好转，门诊以“左眼中心性浆液性脉络膜视网膜病变”收入院。

既往史：1^+ 年前曾于我院诊断为焦虑性神经症，未正规治疗；3^+ 个月前患者于我院诊断为“过敏性鼻炎”，现长期使用布地奈德喷雾，每日喷 3～4 次。否认高血压、糖尿病病史，否认脑血管病、心脏病病史，否认手术史、外伤史，预防接种史不详。

个人史、家族史：无特殊。

【专科查体】

◆ 患者 A

眼部检查。视力：右眼 5.0，左眼 4.4，均矫正无提高。右眼睑无内翻倒睫，球结膜无充血水肿，角膜透明，前方中央深度 4CT，房水清，虹膜纹理清楚，颜色正常，瞳孔形圆居中，直径约 3mm，对光反应灵敏，晶状体透明，玻璃体透明，视盘淡红界清，C/D 约 0.3，视网膜未见明显出血、渗出。左眼睑无内翻倒睫，球结膜无充血水肿，角膜透明，前房中央深度约 4CT，房水清，虹膜纹理清楚，颜色正常，瞳孔形圆居中，直径约 3mm，对光反应灵敏，晶状体透明，玻璃体透明，视盘淡红界清，近视弧可见，C/D 约 0.4，黄斑区可见约 1PD 大小盘状浆液性视网膜浅脱离，周围有反光晕，中心凹反射消失，豹纹状眼底改变，余视网膜未见明显出血。眼压：右眼 15mmHg，左眼 12mmHg。

◆ 患者 B

眼部检查。视力：右眼 5.0，左眼 4.5，均矫正无提高。右眼睑无内翻倒睫，球结膜无充血水肿，角膜透明，前房中央深度 4CT，房水清，虹膜纹理清楚，颜色正常，瞳孔形圆居中，直径约 3mm，对光反应灵敏，晶状体透明，玻璃体透明，视盘淡红界清，C/D 约 0.3，视网膜未见明显出血、渗出；左眼睑无内翻倒睫，球结膜无充血水肿，角膜透明，前方中央深度 4CT，房水清，虹膜纹理清楚颜色正常，瞳孔形圆居中，晶状体透明，玻璃体透明，视盘淡红界清，近视弧可见，C/D 约 0.4，黄斑区可见约 2PD 大小的盘状视网膜浅脱离，周围有反光晕，中心凹反射消失，余视网膜未见明显出血。眼压：右眼

13mmHg，左眼 15mmHg。

【辅助检查】

◆ 患者 A

1. 超广角眼底成像及 FFA　右眼无明显异常；左眼可见静脉一个高荧光渗漏点，随时间推移，渗漏点呈墨渍样向四周扩散（图 2-112）。

2. 黄斑 OCT　右眼黄斑区正常；左眼黄斑区神经上皮层脱离，其下可见液性暗区（图 2-113）。

3. 黄斑 OCTA　左眼黄斑区扫描范围 6mm×6mm，显示脉络膜毛细血管层异常血流信号。高血流信号外环绕低血流信号，低血流信号外边缘对应神经上皮层脱离边缘头（图 2-114）。

◆ 患者 B

1. 超广角眼底成像及 FFA　右眼无异常；左眼在静脉期可见一个高荧光渗漏点，随时间推移，渗漏点呈墨渍样向四周扩散（图 2-115）。

2. 黄斑 OCT　左眼黄斑区神经上皮层脱离，其下可见液性暗区（图 2-116）。

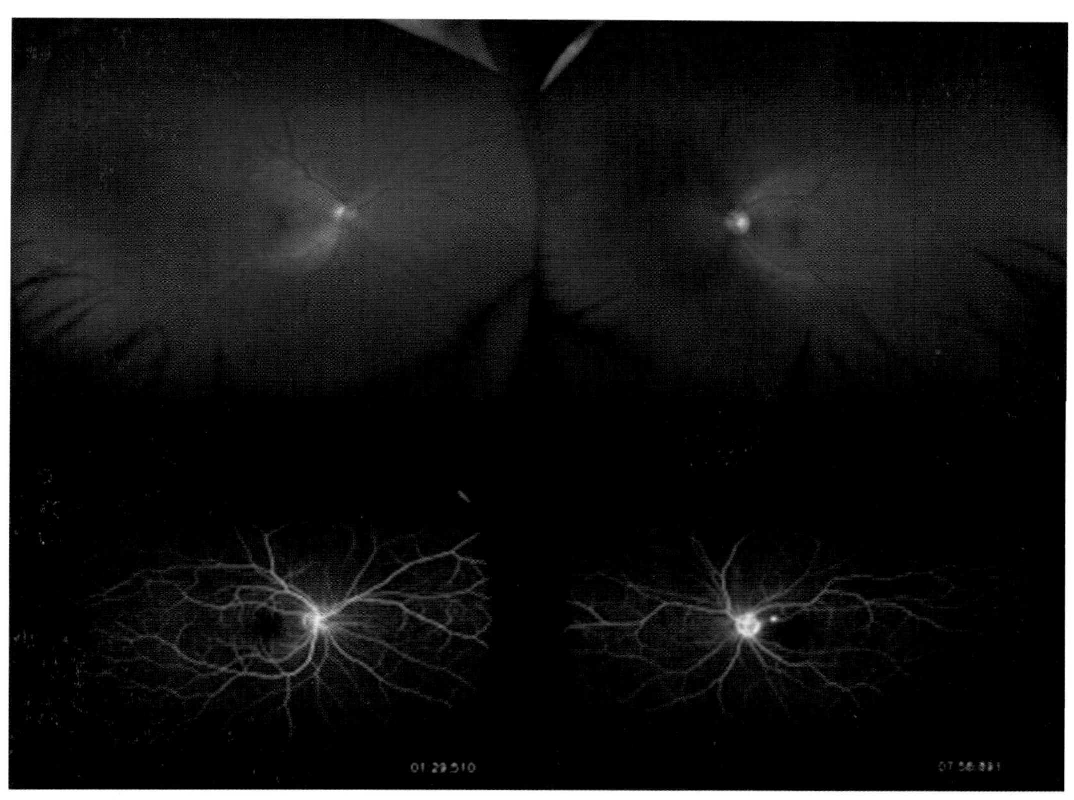

▲ 图 2-112　双眼超广角眼底成像及 FFA

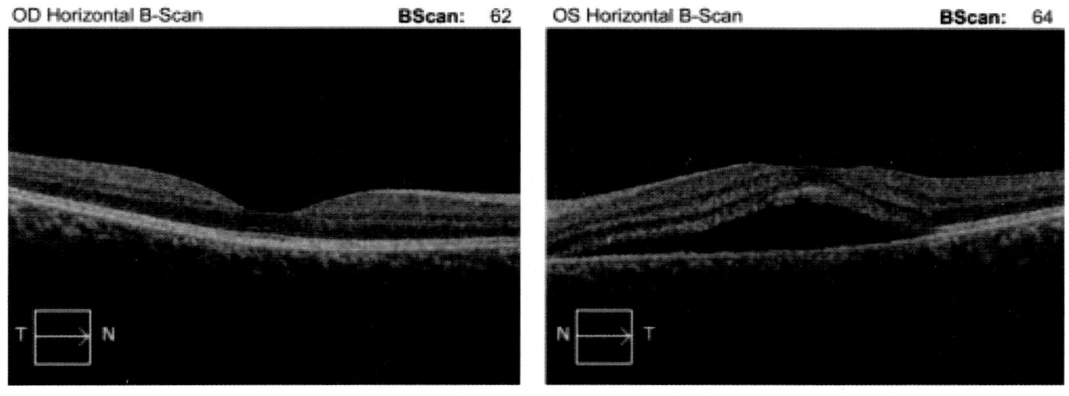

▲ 图 2-113　双眼黄斑 OCT

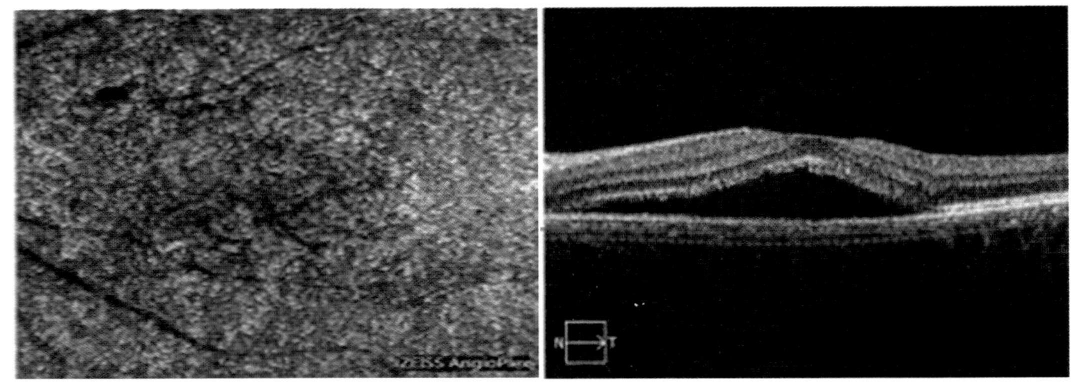

▲ 图 2-114 左眼黄斑 **OCTA** 脉络膜毛细血管层

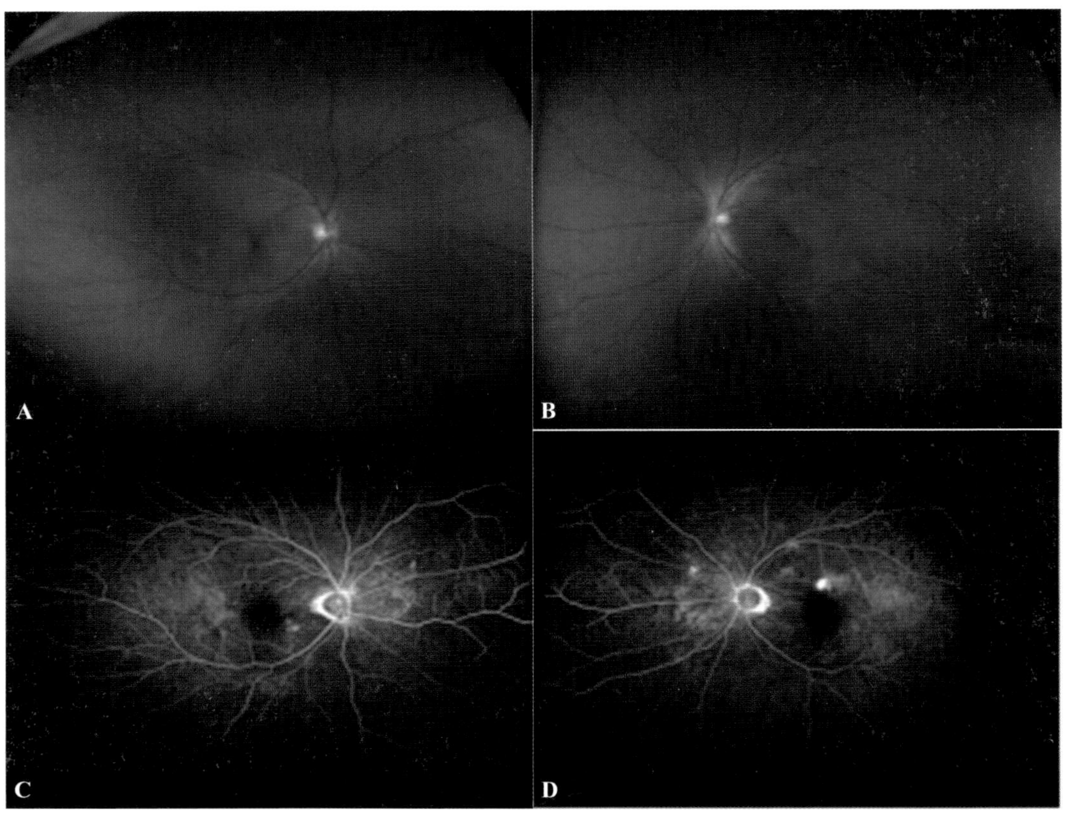

▲ 图 2-115 双眼超广角眼底成像及 **FFA**

A 和 C. 右眼；B 和 D. 左眼

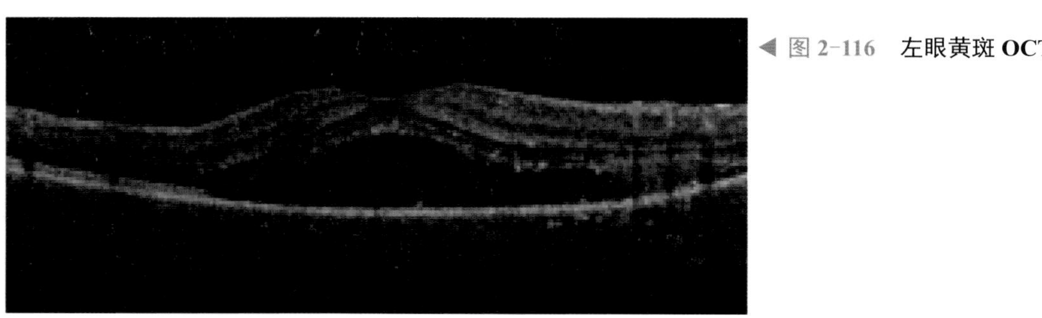

◀ 图 2-116 左眼黄斑 **OCT**

3. 黄斑 OCTA 黄斑区扫描范围 6mm × 6mm，显示脉络膜毛细血管层异常血流信号。高血流信号外环绕低血流信号，低血流信号外边缘对应神经上皮层脱离边缘（图 2-117）。

【诊断】

◆ 患者 A

左眼中心性浆液性脉络膜视网膜病变。

◆ 患者 B

1. 左眼中心性浆液性脉络膜视网膜病变。
2. 焦虑性神经症。
3. 过敏性鼻炎。

【鉴别诊断】

◆ 患者 A

中心性渗出性脉络膜视网膜炎：视力通常低于 0.2，单眼发病，黄斑区有炎性病灶，眼底血管荧光造影检查可见视网膜下新生血管及出血。中心性浆液性脉络膜视网膜病变视力常大于 0.25，双眼发病，FFA 检查视网膜下不会出现出血，可加以鉴别。

◆ 患者 B

周边部葡萄膜炎：其病理炎性产物向后侵及黄斑部引起水肿，可有相似的症状；但眼前节可有轻度葡萄膜炎的体征，前部玻璃体尘埃状混浊，角膜后壁可见沉着物，而中心性浆液性脉络膜视网膜病变眼前节无任何炎症性改变，可加以鉴别。

【治疗经过】

◆ 患者 A

患者完善相关全身检查，予以左眼底激光治疗。采用 IQ 577nm 激光器进行微脉冲治疗。先将激光调成连续波模式，在视盘鼻下方外视网膜行阈能量测定，光斑直径 200μm，曝光时间 200ms，设定视网膜刚刚可见淡黄色光斑时的能量为阈值能量；转换成微脉冲模式，光斑直径 200μm，曝光时间 200ms，负载系数 5%，600% 的阈能量，根据 FFA 显示的渗漏点及其周围约 50μm 范围内，对视网膜进行零间距覆盖性光凝。治疗后告知患者治疗后 1 周、1 个月、3 个月分别随访观察，检测患者视网膜下液的吸收情况，黄斑部水肿变化情况以及眼底血管荧光造影的渗漏情况，并严密观察患者病情变化。

治疗后患者自觉左视物变暗、变小、视物变形、视力下降等症状明显减轻，4 周后视力提高至 4.9，眼底检查黄斑水肿消失，中心凹反光可见。黄斑 OCT 检查左眼视网膜平伏，未见神经上皮脱离（图 2-118）。

◆ 患者 B

患者完善相关全身检查，予以表麻下行左眼光动力疗法（photodynamic therapy，PDT），维替泊芬为光敏剂，药物剂量为 6mg/m^2，注射 15min 后开始激光治疗，使用 Rosen62A（诺森 62A）波长 689nm 激光进行照射治疗，激光强度 600mW/

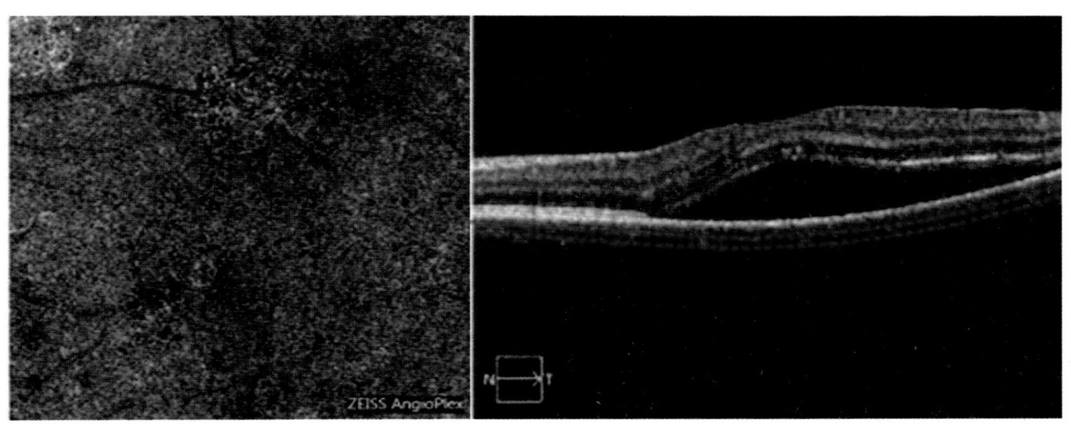

▲ 图 2-117 左眼黄斑 OCTA 脉络膜毛细血管层

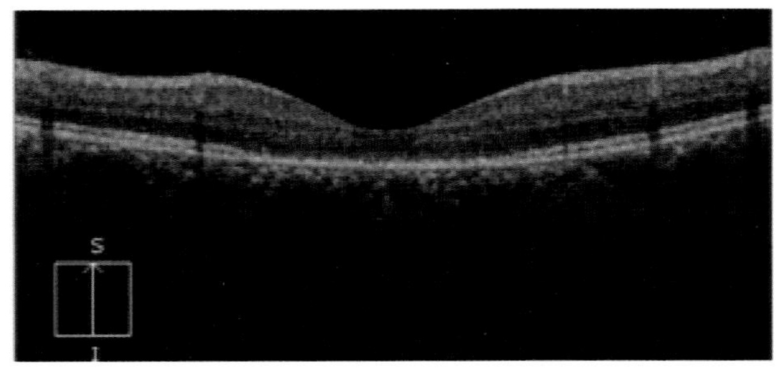

▲ 图 2-118　左眼黄斑 OCT

cm^2，激光剂量 50J/cm^2，覆盖渗漏点，光斑直径比病灶最大线性距离大 1000μm，持续照射 83 秒。治疗后注意事项：完成 PDT 治疗后常规避光 48 小时，告知患者治疗后 1 周、1 个月、3 个月分别随访观察，检测患者视网膜下液的吸收情况，黄斑部水肿变化情况及眼底血管荧光造影的渗漏情况，并严密观察患者病情变化。

治疗 8 周后患者自觉左眼视物模糊、视物变暗、变小、视力下降、视物变形等症状明显减轻，视力提高至 4.9，眼底检查黄斑水肿消失，中心凹反光可见，黄斑 OCT 示左眼视网膜平伏，未见神经上皮脱离（图 2-119）。

【病例分析及诊疗思路】

中心性浆液性脉络膜视网膜病变（central serou-schorioretinopathy，CSC）是由于脉络膜血管尤其是脉络膜毛细血管通透性增强，视网膜色素上皮细胞（retinalpigment epithelium，RPE）受损，从而导致局限性视网膜上皮脱离，浆液性视网膜脱离是其特征。主要为中壮年男性好发，男女比例约为 8 ∶ 1。至今尚未完全明确 CSC 的发病机制，研究发现相关的危险因素有类固醇激素、高血压、压力、A 型行为、幽门螺杆菌感染、妊娠、睡眠障碍、自身免疫疾病、精神类药物使用等。

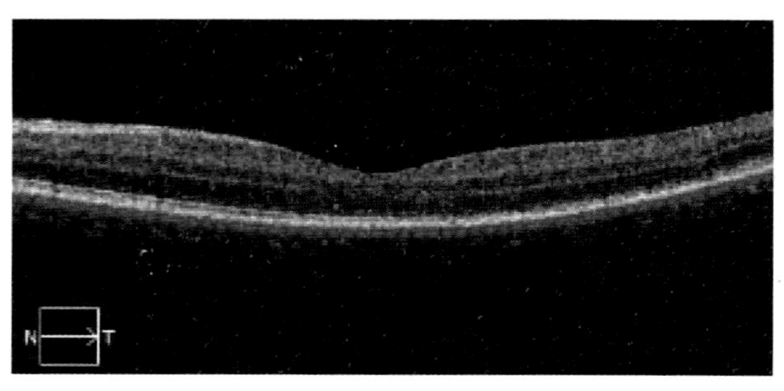

▲ 图 2-119　左眼黄斑 OCT

荧光素眼底血管造影可见 RPE 层屏障破坏，吲哚菁绿血管造影显示脉络膜血管扩张，通透性增强，黄斑 OCT 检查发现其脉络膜增厚；OCTA 能无创、快捷地详细观察脉络膜层的变化。

大多数 CSC 为自限性疾病，多预后良好，能在几个月内可自发消退，视力恢复好，但在临床工作中仍有少数患者表现为顽固性、复发性或双侧 CSC 等出现严重视力下降，则需积极早期干预。对于随访过程中患眼视力持续下降的患者，以及由于职业要求或其他原因需要快速恢复者，则应该选择早期积极干预。

目前对 CSC 的临床治疗手段包括药物治疗、高压氧治疗、激光治疗、PDT 等。药物及高压氧治疗效果均不十分理想，现普遍认为激光光凝治疗是目前最有效、安全的治疗方法。激光光凝治疗是通过激光凝固 RPE 渗漏点，封闭 RPE 缺损，提高受损 RPE 的愈合反应，激发健康 RPE 细胞参与到组织修复，或者直接激活渗漏灶周围 RPE 细胞的泵功能，从而促进视网膜下液的吸收。第一例患者使用激光治疗，治疗后患者自觉左视物变暗、变小、视物变形、视力下降等症状明显减轻，4 周后视力提高，眼底检查黄斑水肿消失，中心凹反光可见，OCT 检查左眼视网膜平伏，未见神经上皮脱离。但是光凝治疗可能会带来一些并发症，长期观察发现，激光治疗不能提高患者远期疗效或降低复发率，因为 CSC 发病是由脉络膜毛细血管扩张和渗漏导致，激光光凝不能解决脉络膜的毛细血管扩张和渗漏。

目前认为 PDT 也是治疗急性和慢性 CSC 有效又安全的方法，可被用作 CSC 的一线治疗。PDT 发挥治疗作用的主要机制包括：①光毒性作用对组织细胞的直接杀伤；②对微血管的急性损伤，局部缺血后继发细胞死亡；③激活局部免疫系统，产生大量补体、细胞因子参与反应，通过PDT疗法封闭CSC渗漏部位的脉络膜毛细血管，使此处脉络膜血流量减少，阻断视网膜下液体的来源。第2例患者使用PDT治疗，治疗后患者自觉左眼视物模糊、视物变暗、变小、视力下降、视物变形等症状明显减轻，8周后视力提高至0.8，眼底检查黄斑水肿消失，中心凹反光可见，FFA检查左眼无荧光素渗漏，OCT检查左眼视网膜平伏，未见神经上皮脱离。

但临床中PDT治疗CSC关于剂量的选择也存在着争议，临床发现采用标准剂量的维替泊芬加标准强度光治疗可导致RPE萎缩、脉络膜缺血和炎性反应，甚至继发性脉络膜新生血管（choroidal neo vascularisation，CNV）形成。有研究发现，采用半剂量维替泊芬治疗剂量或减少激光强度治疗CSC更安全。另有报道指出在ICG的指导下利用光动力治疗慢性中浆病效果较为显著，特别是对弥散性RPE失代偿的病例，但大量的循证医学证据仍需要被发掘，CSC发病机制的不断清晰可能给其治疗提供更广阔的思路。

（雷颖庆　周　琦）

参考文献

[1] Liu B，Deng T，Zhang J. Risk factors for central serous chorioretinopathy：A systematic review and meta-analysis. Retina，2016，36（1）：9-19.

[2] 邵玲，刘瑜玲，杜敏．中心性浆液性脉络膜视网膜病变光学相干断层扫描血流成像（OCTA）的图像特征．眼科新进展，2019，39（6）：71-574

[3] 林慧敏，张静琳．中心性浆液性脉络膜视网膜病变的发病机制及诊疗进展（2019年）．国际眼科纵览，2019，43（3）：166-169

病例79　脉络膜转移癌

【病例介绍】

患者，男性，52岁。

主诉：左眼视力下降伴视物遮挡1周。

现病史：1周前患者无明显诱因出现左眼视力下降伴视物遮挡，自诉为颞下方遮挡，遮挡范围逐渐扩大，伴眼胀及左侧眼眶胀痛感，不伴视物变形、变色等不适，为求诊治遂入我院。

既往史及家族史：无特殊。

【专科查体】

眼部检查。视力：右眼0.6 + 1.00DS/ + 1.00DC = 5.0，左眼0.04 + 5.00DS/ + 1.00DC = 4.6。右眼外眼及前后节未见确切异常；左眼上下睑无红肿、内翻倒睫，结膜无充血水肿，巩膜无黄染，角膜透明，KP（-），前房轴深约3CT，房水清，虹膜纹理清楚，颜色正常，瞳孔形圆居中，直径约3mm，直接对光反应灵敏，间接对光反应存在，晶状体不均匀混浊，玻璃体絮状混浊，眼底见视盘界清，颜色淡红，C/D约0.4，视盘上方见灰白色圆形隆起，大小约6PD，隆起度约3PD，周边视网膜局限性浅灰白色隆起，黄斑区灰白色隆起，中心凹反光未见。眼压：右眼20mmHg，左眼21mmHg。

【辅助检查】

1. 超广角眼底成像　左眼视盘上方见灰白色圆形隆起，大小约6PD，隆起度约3PD，周边视网膜局限性浅灰白色隆起，黄斑区灰白色隆起（图2-120）。

2. 黄斑OCT　左眼黄斑区视网膜脱离，其下可见液性暗区（图2-121）。

3. 黄斑OCTA　左眼视盘上方病灶处视网膜隆起，未见异常血流信号（图2-122）。

4. 眼B超　左眼视网膜下扁平样占位，病灶两侧视网膜局限性浅脱离（图2-123）。

5. 眼眶增强MRI　左眼眼环内侧横断位5点钟至8点钟位置有两处梭形增厚伴部分强化（图2-124）。

6. 胸部CT　双肺多发结节，右肺多发、左侧斜裂区单发小空洞形成，考虑肿瘤，不除外炎性疾病（图2-125）。

7. 肠镜检查　距肛门约45cm降结肠处，可

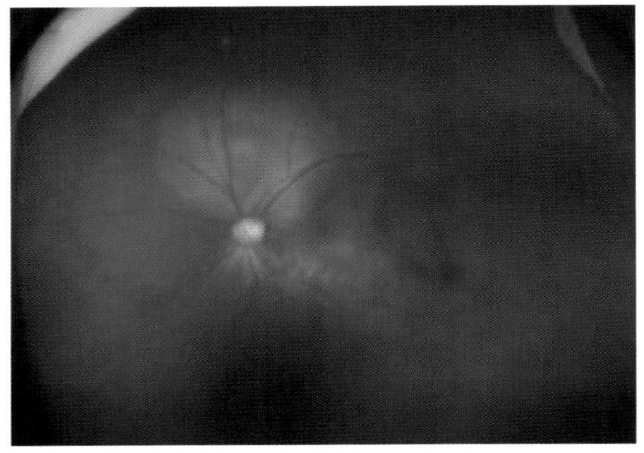

▲ 图 2-120 左眼超广角眼底成像

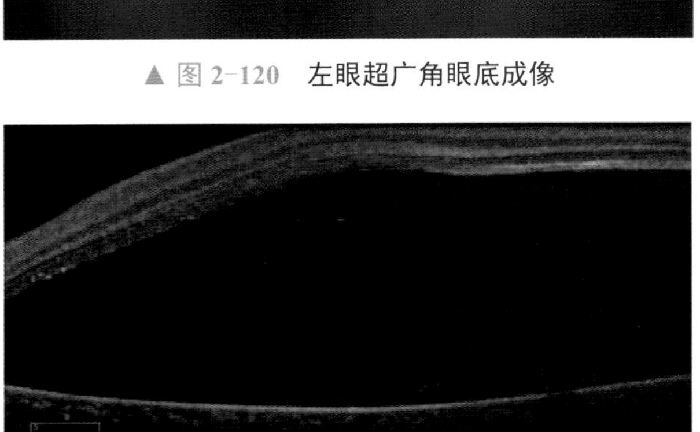

▲ 图 2-121 左眼黄斑 OCT

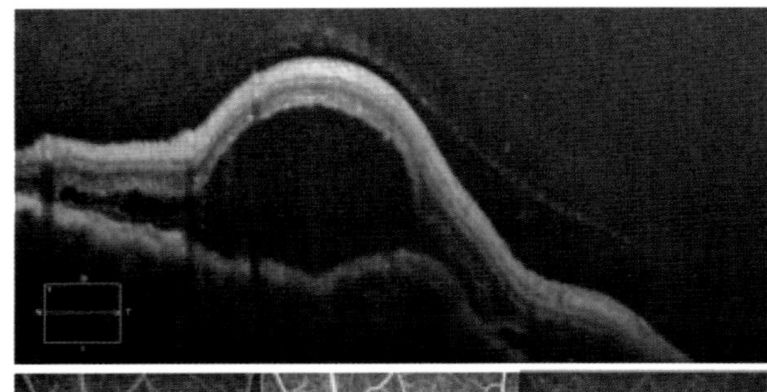

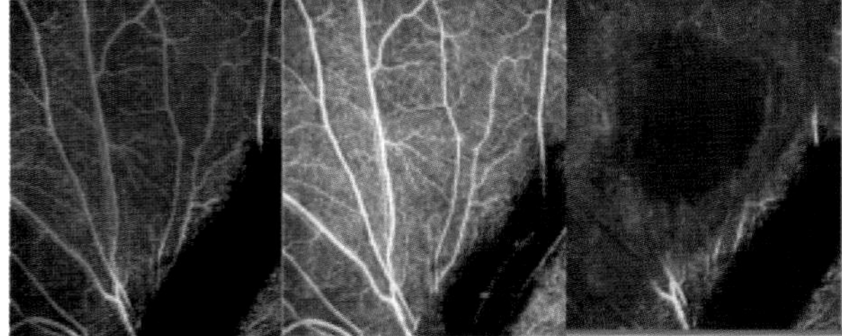

▲ 图 2-122 左眼视盘上方病灶 OCTA

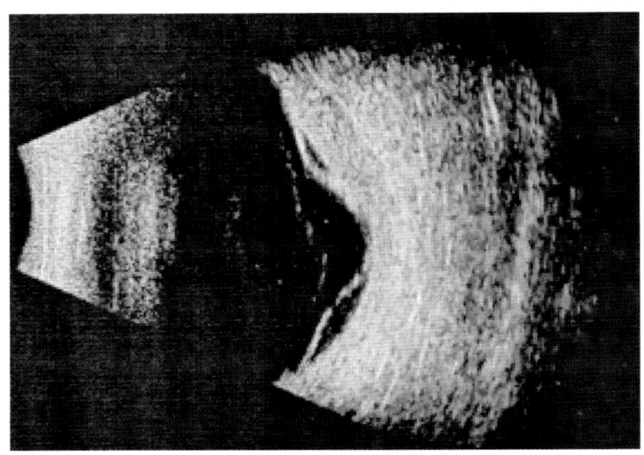

▲ 图 2-123 左眼 B 超

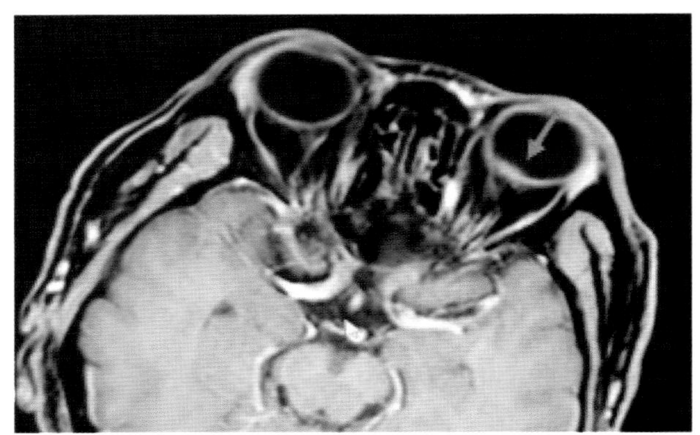

▲ 图 2-124 眼眶增强 MRI

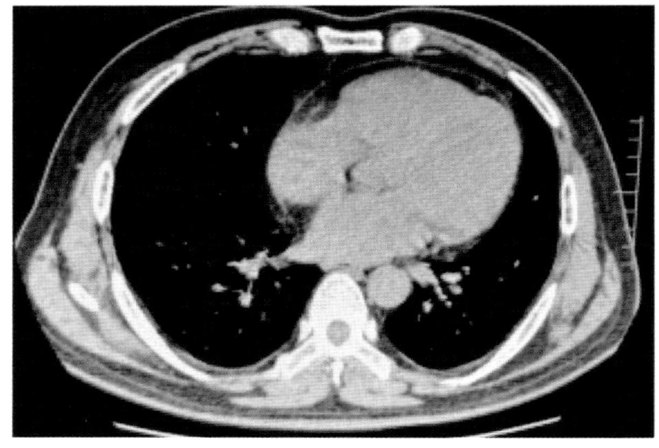

▲ 图 2-125 胸部 CT

见一新生物，表面充血水肿，中央凹陷覆白苔，大小约大半圈，质脆，触之易出血，肠腔狭窄，内镜不能通过（图 2-126）。

8. 肠道钡餐 降结肠中段局限性肠管狭窄，降结肠中段肿瘤可能性大（图 2-127）。

9. 肠道新生物活检 组织呈中至高分化腺癌样改变（图 2-128）。

10. 肿瘤标志物 CA199（肿瘤相关抗原）> 1200U/ml。

11. PET-CT 降结肠癌伴盆腹腔转移、双肺

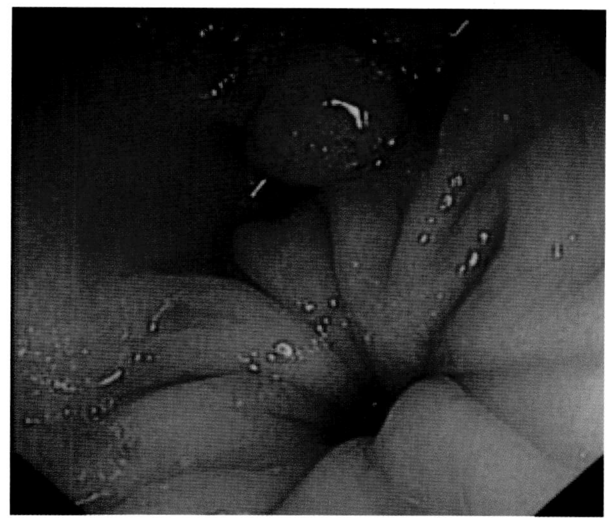

▲ 图 2-126　肠镜检查

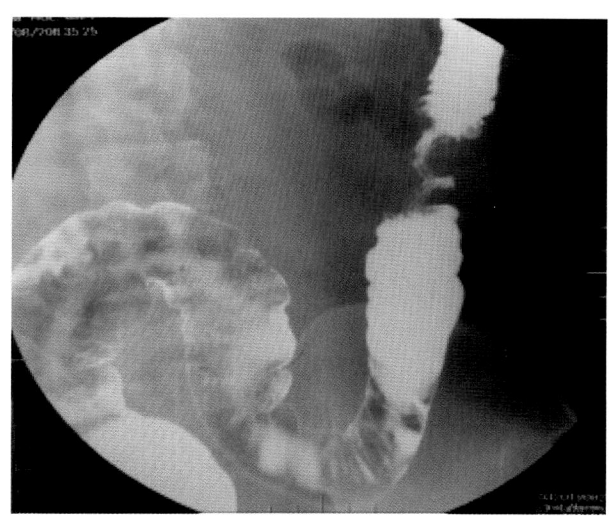

▲ 图 2-127　肠道钡餐检查

转移、L_1 锥体骨转移。

【诊断】

1. 左眼脉络膜转移癌。

2. 左眼视网膜脱离。

3. 降结肠恶性肿瘤。

4. 双眼老年性白内障。

5. 双眼屈光不正。

【鉴别诊断】

1. *脉络膜黑色素瘤*　多呈球形隆起，穿破玻璃膜呈蕈状生长，边界清楚与转移癌不同。

2. *脉络膜结核瘤*　为慢性肉芽肿性增长组织，有渗出或在病灶边缘部有出血、玻璃体混浊。皮肤结核菌素试验（+）。

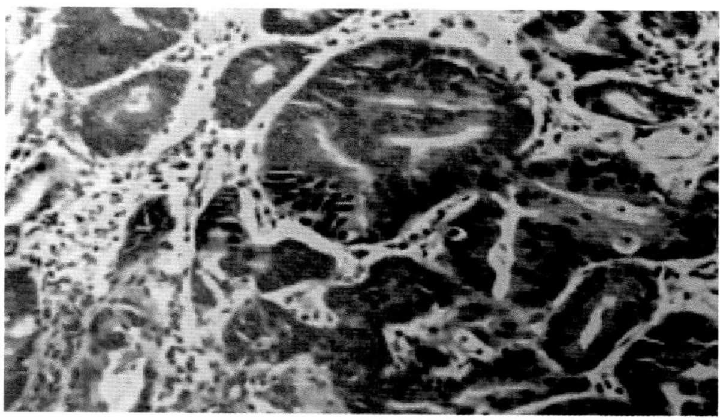

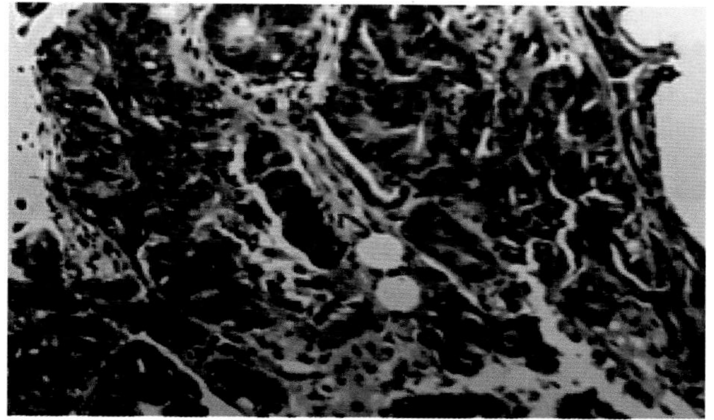

▲ 图 2-128　病理活检

3. *原发性视网膜脱离*　多在眼下方，常有裂孔，超声检查无实质性占位病变。

【治疗经过】

转胃肠外科进一步治疗，因患者腺癌已转移，无法行手术治疗，故行新辅助化疗（洛铂＋亚叶酸钙＋氟尿嘧啶），化疗后患者自觉眼部症状无明显好转。

【病例分析及诊疗思路】

本例患者为中老年男性，病程短，单眼发病，视力突然下降，结合眼 B 超、黄斑 OCT、肠镜检查、钡餐检查、PET-CT 考虑诊断为降结肠腺癌伴脉络膜转移。

脉络膜转移癌由全身其他器官的晚期恶性肿瘤转移而来。目前，脉络膜已被公认是眼内转移癌的首要发病部位。在引起脉络膜转移的原发性肿瘤中，国外以乳腺癌最为常见（60%～70%），肺癌次之（10%～15%），消化道肿瘤位居第三（7%）；国内报道则以肺癌居首位（约 46%），其次为乳腺癌（约 17%），再次为消化道肿瘤（10%），颅内转移癌比眼转移高，这是由于眼动脉自颈内动脉分支时几乎为直角，癌细胞容易滑过眼动脉分支处而转移于脑和脑膜。左眼发病率比右眼高，这是由于左颈动脉直接从主动脉弓分支，而右侧颈总动脉是由无名动脉分支而来，因而癌细胞到达左眼比右眼更为直接。葡萄膜转移癌大多数发生在后极部脉络膜，侵犯虹膜和睫状体者极为罕见，其比例为 9 ∶ 1，这与眼血管分布有关，癌细胞经血流入眼时进入 20 条的睫状后短动脉的机会自然比进入 2 条睫状后长动脉及 5 条的睫状前动脉的机会要多，且黄斑部的睫状后短动脉不但多，而且管腔较大，故为转移癌的好发部位。早期患者有闪光感或视力下降，出现中心暗点并逐渐增大，病变位于黄斑部往往视力突然下降。转移癌主要沿脉络膜平面发展，玻璃膜在相当时间内不被穿破，故肿瘤在眼底隆起不高，而扁平型的隆起范围较广，边缘无明显分界。晚期可导致广泛视网膜脱离。当发现实性视网膜脱离时应考虑到脉络膜转移癌的可能，要详细询问病史并做全面检查身体查找原发性癌瘤。眼底荧光素血管造影、超声波检查，以及血清的癌胚抗原（CEA）的检测都有助于诊断。

癌细胞由血液转移多为全身癌症的晚期，往往已有颅内及其他处的转移，故摘除眼球无治疗意义，该患者全身转移，故行全身化疗治疗。

（向小红　吕红彬）

参考文献

[1] 刘家琦，李凤鸣 . 实用眼科学 .3 版 . 北京：人民卫生出版社，2010.

[2] 赵堪兴，杨培增 . 眼科学 .8 版 . 北京：人民卫生出版社，2013.

病例 80　视网膜色素变性

【病例介绍】

患者，男性，30 岁。

主诉：双眼视力下降伴夜盲 10^+ 年。

现病史：患者于 10^+ 年前无诱因发现双眼视力下降，伴夜盲，不伴视物遮挡、视物变形等不适，因家庭原因未予诊治。2 年前患者双眼视力进一步下降，现为进一步治疗至我院门诊就诊。

既往史：无特殊。

家族史：家族中无类似病例，无家族遗传史，无近亲结婚史。

【专科查体】

眼部检查。视力：右眼 4.0 矫正无提高，左眼 4.0。右眼眼睑无内翻倒睫，结膜无充血水肿，角膜透明，KP（-），前房深约 4CT，房水清，虹膜纹清色正，瞳孔形圆居中，直径约 3mm，对光反应灵敏，晶状体透明，眼底见骨细胞样色素沉着；左眼眼睑无内翻倒睫，结膜无充血水肿，角膜透明，KP（-），前房深约 4CT，房水清，虹膜纹清色正，瞳孔形圆居中，直径约 3mm，对光反应灵敏，晶状体透明，眼底见骨细胞样色素沉着。眼压：右眼 17mmHg，左眼 16mmHg。

【辅助检查】

1. 超广角眼底成像　双眼视盘边界清楚，颜色蜡黄，视网膜血管变细，周边部视网膜“骨细胞样”色素沉着（图 2-129）。

2. 超广角荧光素眼底血管造影　双眼眼底斑驳状荧光改变，血管变细（图 2-130）。

3. 视野　双眼管窥状视野缺损（图 2-131）。

4. 黄斑 OCT　提示双眼黄斑区视网膜明显变薄，外层视网膜消失，椭圆体带不可见（图 2-132）。

【诊断】

双眼视网膜色素变性（retinal pigmentosa，RP）。

【鉴别诊断】

1. 锥杆细胞营养不良　此病主要损害视锥细胞，也伴有不同程度的视杆细胞损害。病变主要累及黄斑区，晚期也可发生周边部的视网膜色素

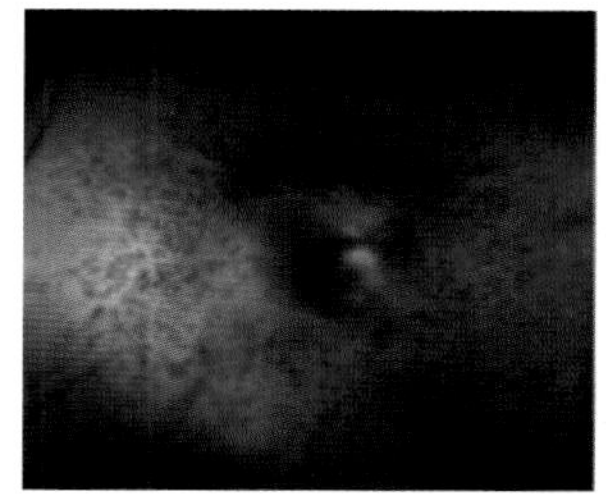
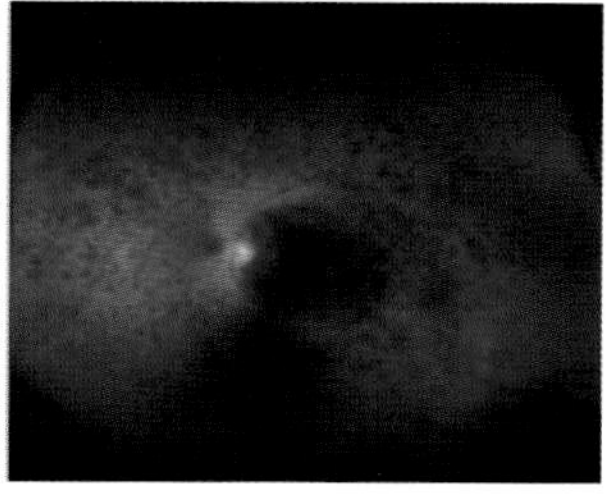

▲ 图 2-129 双眼超广角眼底成像

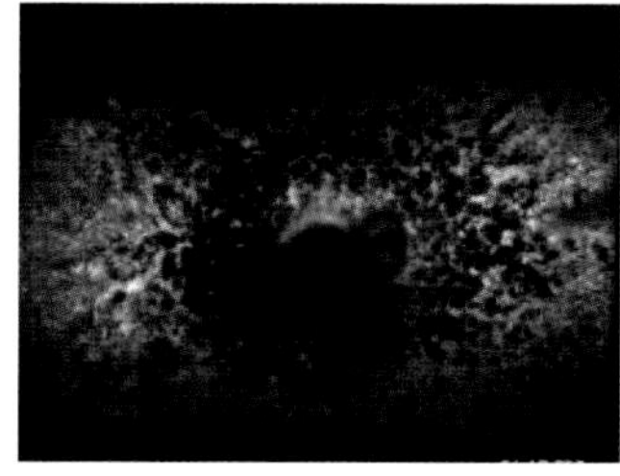
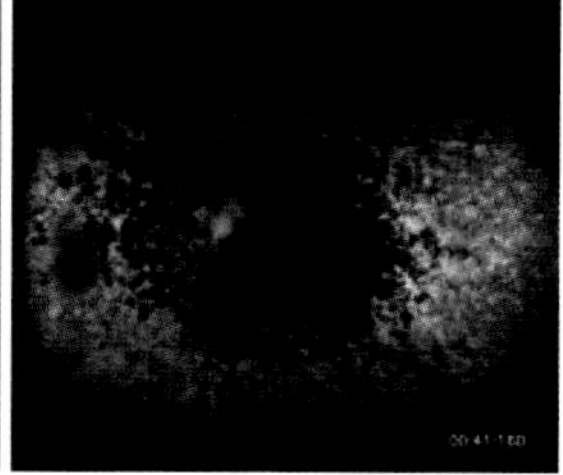

▲ 图 2-130 双眼超广角眼底血管造影

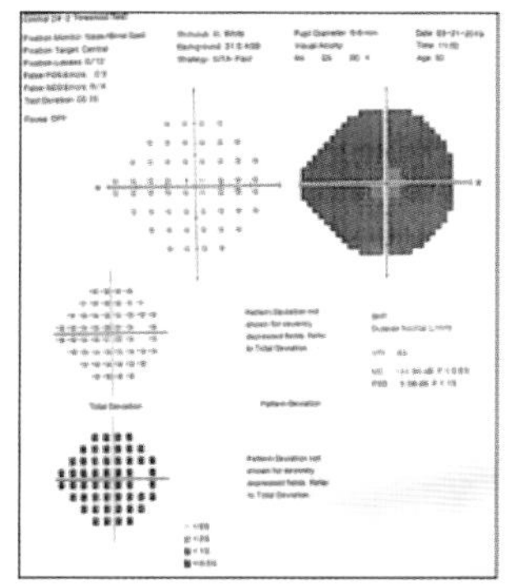
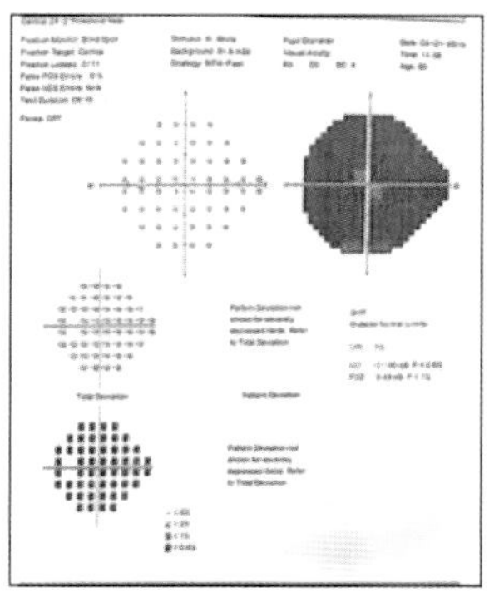

▲ 图 2-131 双眼视野检查

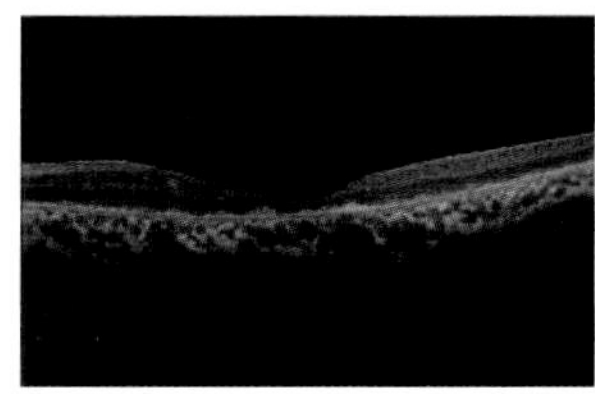
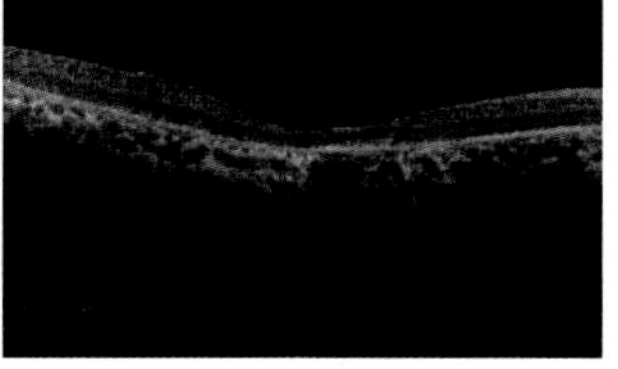

▲ 图 2-132 双眼黄斑 OCT

变性。视锥细胞损害发生较早，因此主要症状为视力减退和色觉异常。ERG 表现为明视反应损害比暗视反应严重，疾病晚期明暗视反应均严重降低，此时其表现与视网膜色素变性很难区别。

2. Leber 先天黑矇（Leber congenital amaurosis，LCA） 发病早，视功能损害严重，大多数患者属于盲童。通常家长在孩子出生后 1 岁内就能观察到视力异常。同时患儿还伴有眼球震颤、瞳孔反射迟钝或近乎消失、畏光，ERG 呈熄灭型。RP 患者发病通常比 LCA 晚，视功能损害不如 LCA 严重。

3. 无脉络膜症（choroideremia，CHM） 需要与 X 连锁 RP 相鉴别。CHM 也为 X 连锁隐性遗传，早期眼底赤道部可出现点片状的脉络膜萎缩及对应区域的色素脱失；病变逐渐从周边向后极部发展，脉络膜毛细血管层和 RPE 层萎缩范围扩大，可见暴露的脉络膜大血管；晚期 RPE 层完全被破坏，脉络膜血管萎缩并消失，露出巩膜白色反光。ERG 早期可完全正常；大多数 20—30 岁患者明视反应中度至重度下降，暗视反应严重下降或记录不到；最终呈熄灭型。部分患者难以与 RP 鉴别，CHM 基因突变检测有鉴别诊断价值。

【治疗经过】

遗传咨询，绘制家系图，进一步抽外周血进行基因检测。检测结果是 *PRPH2* 基因（NM_000322.4）外显子 3 边界处的杂合剪接位点突变（c.582-2A ＞ T）（图 2-133）。

【病例分析及诊疗思路】

视网膜色素变性（retinitis pigmentosa，RP）是一组以进行性视网膜光感受器细胞凋亡和色素上皮变性为主要特征的遗传性视网膜变性疾病，具有遗传异质性。RP 世界范围内患病率为 1/7000～1/3000，在我国约为 1/3784。RP 的遗传方式主要包括常染色体显性遗传（15%～25%）、常染色体隐性遗传（5%～20%）及 X 染色体连锁遗传（10%～15%），此外还有 40%～50% 为散发。双基因遗传 RP 及线粒体遗传 RP 十分罕见。目前已经确定 81 个与 RP 相关的基因位点，其中常染色体显性遗传相关 26 个，常染色体隐性遗传相关 52 个，X 染色体连锁遗传相关 3 个，这

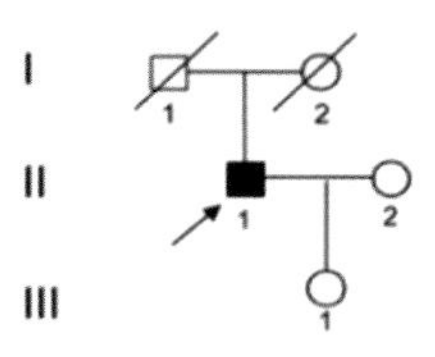

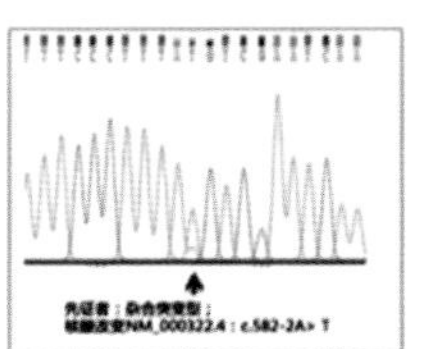
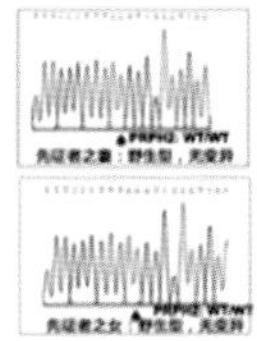

▲ 图 2-133 家系图及基因检测结果

些基因在许多截然不同的生物学通路中起作用，目前报道的基因可解释 60% 患者的致病原因，仍有约 40% 患者的致病基因尚不明确。

患者的眼底表现与疾病所处的阶段相关：疾病早期患者眼底在常规检查下可表现正常或接近正常，但部分患者在中周部眼底照相下可以观察到早期毯层样视网膜变性。随着病情的进展，部分患者会出现典型的眼底改变，表现为视网膜骨细胞样色素沉积合并中周部视网膜萎缩，视盘蜡黄，视网膜血管变细等；部分患者会出现毯层样视网膜变性或脱色素改变，见于中周部视网膜或广泛变性。其他常见的并发症还包括黄斑囊样变性、后囊下白内障、玻璃体尘样颗粒、视盘玻璃膜疣等并发症；少见的并发症有外层渗出性视网膜病变。

黄斑 OCT 常表现为椭圆体带消失、RPE 层变薄，但中心凹下的椭圆体带通常能保留到疾病晚期；ERG 可表现为不同程度的视杆、视锥细胞反应下降，其中以视杆细胞反应下降为主，疾病晚期可表现为熄灭型。视野可表现为不同程度的视野缺损，晚期通常为管状视野。自发荧光在 RPE 萎缩区表现为明显低荧光，在 RPE 病变尚有代偿功能时呈现高荧光。

诊断标准：有典型眼底改变者即可直接诊断；对于眼底改变不典型者，需要 ERG 检查确诊。参考诊断指标如下。①患者在出现视力下降之前首先表现夜间或暗处视力差。②视野，周边视野缺损；③ ERG，国际标准 ERG 5 项为暗视反应显著降低，较明视反应严重。晚期患者波形记录不到。④眼底，视网膜中周部变性为主，骨细胞样色素或椒盐样色素或灰白色素或不规则色素团块，毯层样视网膜变性。

本病例中，根据患者的典型病史、眼底改变、视野检查及基因检测结果，所以诊断为 RP。

RP 是难治性疾病，目前主要的治疗方法包括：干细胞治疗、基因治疗、人工视网膜、视网膜移植、神经保护治疗和营养疗法。干细胞治疗和基因治疗是通过选择性地促进细胞生成或抑制细胞凋亡，保护补充或修复 RPE 细胞和光感受器细胞而达到治疗目的。已有较多的临床试验和实验研究报道干细胞治疗和基因治疗的有效性和安全性，但缺少大样本研究，给药途径和时间、载体选择、不良反应的应对措施与预防方法等问题还需进一步完善。神经保护和营养疗法作为传统疗法，越来越多的具有营养和保护视神经作用的物质被发现并应用于 RP 的治疗。视网膜移植虽然已经取得了很大的进展，但治疗价格昂贵，推广应用困难，同时移植物的来源和保存技术也需要进一步研究。

（周　琦　吕红彬）

参考文献

[1] 欧晨，王英，徐剑，等. 视网膜色素变性治疗研究进展. 国际眼科杂志，2018，18（9）：1608–1611.

[2] Daiger SP, Sullivan LS, Bowne SJ. Genes and mutations causing retinitis pigmentosa. Clin Genet, 2013, 84（2）: 132–141.

[3] Hartong DT, Berson EL, Dryja TP. Retinitis pigmentosa. Lancet, 2006, 368（9549）: 1795–1809.

[4] Ghazi NG, Abboud EB, Nowilaty SR, et al. Treatment of retinitis pigmentosa due to MERTK mutations by ocular subretinal injection of adeno-associated virus gene vector: results of a phase I trial. Hum Genet, 2016, 135（3）: 327–343.

[5] Petrs-Silva H, Yasumura D, Matthes MT, et al. Suppression of rds expression by siRNA and gene replacement strategies for gene therapy using rAAV vector. Adv Exp Med Biol, 2012, 723: 215–223.

[6] Qi Zhou, Jingliang Cheng, Weichan Yang, et al. Identification of a Novel Heterozygous Missense Mutation in the CACNA1F Gene in a Chinese Family with Retinitis Pigmentosa by Next Generation Sequencing. Journal of Biomedicine and Biotechnology, 2015, 2015（2014）: Article ID 907827.

病例 81　回旋状脉络膜萎缩

【病例介绍】

患者，女性，15 岁。

主诉：双眼夜盲伴视力下降 10^{+} 年。

现病史：患者于 10^{+} 年前出现夜盲，伴双眼渐进性视力下降，不伴视物遮挡、视物变形等不适，于当地医院诊断为“双眼屈光不正”，配镜矫正无提高，现为进一步治疗至我院门诊就诊。

既往史：无特殊。

家族史：父母近亲结婚，妹妹有类似眼部症状。

【专科查体】

眼部检查。视力：右眼 4.0－12.DS/－1.00DC×5=4.3，左眼 4.2－12.50DS/－0.50DC×75=4.5。右眼眼睑无内翻倒睫，结膜无充血水肿，角膜透明，KP（－），前房深约 4CT，房水清，虹膜纹清色正，瞳孔形圆居中，直径约 3mm，对光反应灵敏，晶状体透明，眼底见脉络膜视网膜萎缩斑；左眼眼睑无内翻倒睫，结膜无明显充血水肿，角膜透明，KP（－），前房深约 4CT，房水清，虹膜纹清色正，瞳孔形圆居中，直径约 3mm，对光反应灵敏，晶状体透明，眼底见脉络膜视网膜萎缩斑。眼压：右眼 16mmHg，左眼 16mmHg。

【辅助检查】

1. 超广角眼底成像　视网膜血管变细，视网膜散在色素沉着，后极部视网膜和脉络膜萎缩，周边部花瓣状（图 2-134）。

2. 超广角荧光素眼底血管造影　黄斑低荧光，RPE 和脉络膜毛细血管萎缩，可见大的脉络膜血管，萎缩的周边视网膜呈扁平状、花瓣状，不规则的色素沉积（图 2-135）。

3. 黄斑 OCT　视网膜神经纤维层变薄，外层视网膜明显变薄，椭圆体带未见，黄斑区视网膜水肿，可见低反射暗区，脉络膜明显变薄（图

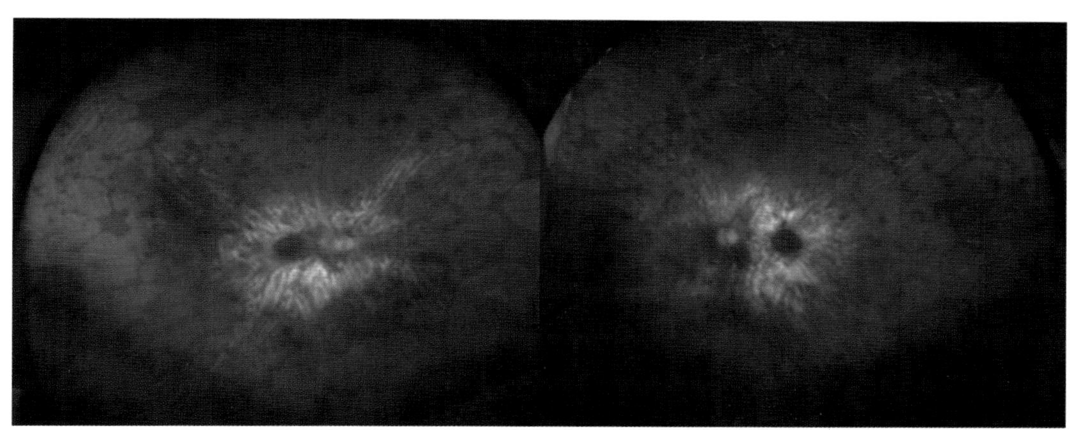

▲ 图 2-134　双眼超广角眼底成像

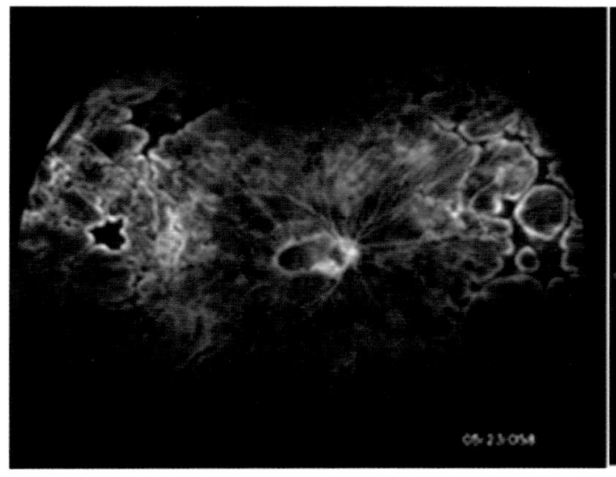

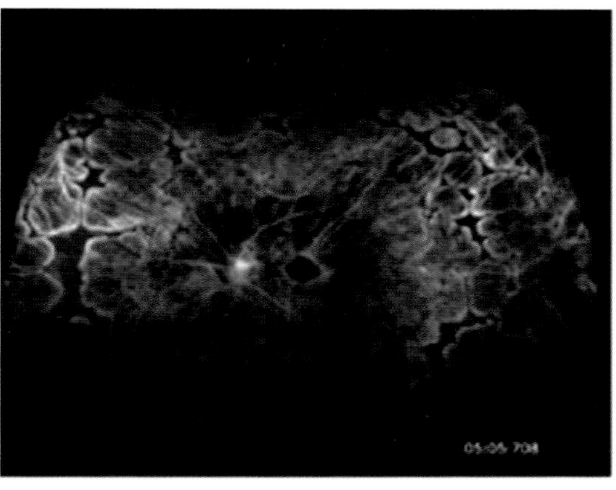

▲ 图 2-135　双眼超广角眼底血管造影

2-136）。

4. 闪光 ERG　暗视杆反应 b 波振幅明显降低，并且暗视混合的杆-锥反应振幅明显减低（图 2-137）。

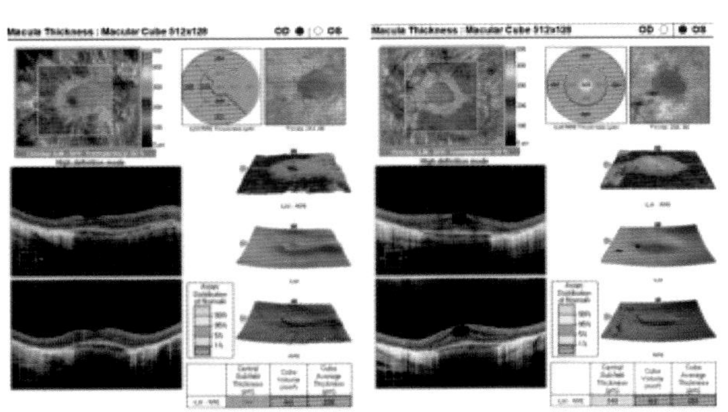

▲ 图 2-136　双眼黄斑 OCT

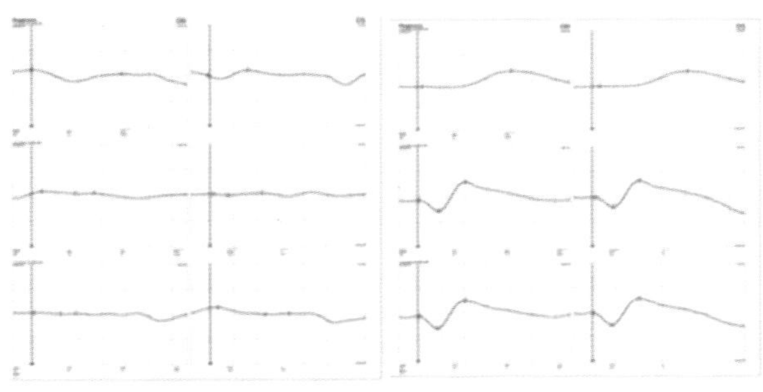

▲ 图 2-137　双眼闪光 ERG

【诊断】

双眼回旋状脉络膜视网膜萎缩（gyrate atrophy，GA）。

【鉴别诊断】

1. Leber 先天黑矇（Leber congenital amaurosis，LCA）　发病早，视功能损害严重，大多数患者属于盲童。通常家长在孩子出生后 1 岁内就能观察到视力异常。同时患儿还伴有眼球震颤、瞳孔反射迟钝或近乎消失、畏光，ERG 呈熄灭型。

2. 无脉络膜症（choroideremia，CHM）　为 X 连锁隐性遗传，早期眼底赤道部可出现点片状的脉络膜萎缩及对应区域的色素脱失；病变逐渐从周边向后极部发展，脉络膜毛细血管层和 RPE 层萎缩范围扩大，可见暴露的脉络膜大血管；晚期 RPE 层完全被破坏，脉络膜血管萎缩并消失，露出巩膜白色反光。ERG 早期可完全正常；大多数 20—30 岁患者明视反应中至重度下降，暗视反应严重下降或记录不到；最终呈熄灭型。

【治疗经过】

进行遗传咨询，绘制家系图，抽血行基因检测，检测结果显示先证者 *OAT* 基因（NM_000274.3）的纯合错义突变 NM_000274.3：c.G248A：p.S83N（图 2-138）。

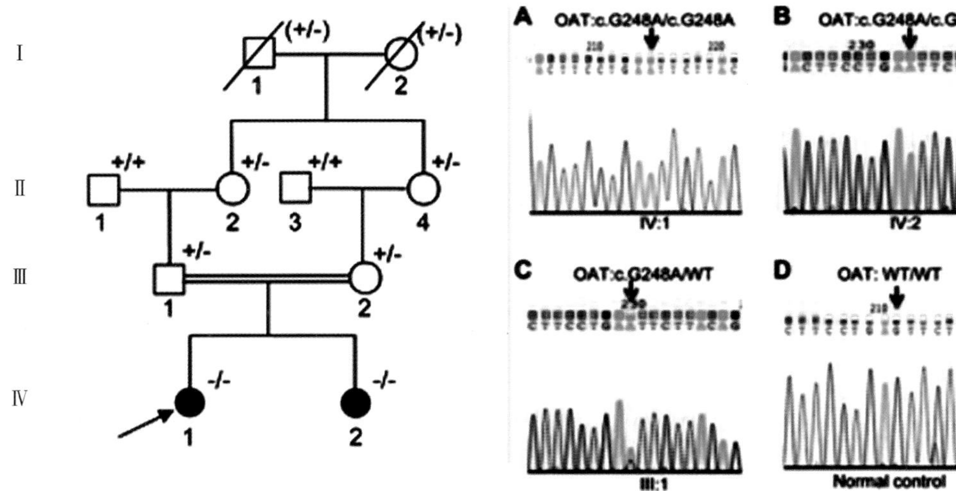

▲ 图 2-138　家系图及基因检测结果

A、B 为先证者及其妹妹携带的纯合突变（OAT:c.G248A:p.S83N），C 为先证者的父亲携带 c.G248A 杂合突变（OAT:c.G248A），D 为家系中正常对照

【病例分析及诊疗思路】

回旋状脉络膜视网膜萎缩（gyrate atrophy，GA）是一种常染色体隐性遗传眼病，其特点是进行性代谢性视网膜脉络膜变性，由鸟氨酸转氨酶（ornithine aminotransferase，OAT）缺乏引起，具有特征性眼底回旋状病变和高鸟氨酸血症。首发症状为夜盲，以进行性视力损害为特征。大部分 GA 患者 10 岁左右出现夜盲、高度近视和散光，之后视力逐渐下降、视野向心性缩小，通常在 30—50 岁致盲。中心视力可能因囊样黄斑水肿、视网膜前膜或晚期黄斑萎缩而受累，多数患者双眼视力下降程度一致，每位患者视力的损害程度不尽相同，取决于高鸟氨酸血症的严重程度及不同的 OAT 基因突变方式，眼底早期萎缩灶为铺路石样 RPE 和脉络膜毛细血管萎缩，萎缩病变呈环状向周边和后极部扩展，GA 可累及全身多种组织器官，可出现脑电图异常、脑白质变性病灶、早发性脑萎缩及智力低下和认知损害；轻度无症状的感觉运动末梢神经病变；轻度到中度骨骼肌病等。

本病例中，根据患者的典型病史、眼底改变及基因检测结果，所以诊断双眼回旋状脉络膜视网膜萎缩。

治疗：在回旋状脉络膜视网膜萎缩的治疗中，任何治疗均不能恢复已发生病变区的视功能，但可阻止或延缓病变进展。如果能够在眼部明显病变出现前确立诊断并治疗，尤其是婴儿和儿童，将很可能有利于患者预后。目前临床 GA 的治疗旨在纠正代谢异常，治疗策略主要是饮食营养干预，其中就纠正高鸟氨酸血症而言，可以补充维生素 B_6，以及通过限制饮食中的精氨酸含量将体内鸟氨酸水平控制到正常或接近正常；对于 GA 伴发的黄斑囊样水肿，玻璃体腔注射曲安奈德有效，但易复发；对于伴发肌肉病变的儿童或成年患者，长期补充肌酸可明显改善病情。未来有望通过酶置换、基因疗法及干细胞疗法治愈本病。

（吕红彬　周　琦）

参考文献

[1] MacDonaid IM，Russell L，Chan CC. Choroideremia：new findings from ocular pathology and review of recent literature. Surv Ophthalmol，2009，54（3）：401-407.

[2] Coussa RG，Traboulsi EI. Choroideremia：a review of general findings and pathogenesis. Ophthalmic Genet，2012，33（2）：57-65.

[3] Sergouniotis PI，Davidson AE，Lenassi E，et al. Retinal structure function and molecular pathologic features in gyrate atrophy. Ophthalmology，2012，119：596-605.

[4] Gaby AR. Nutritional therapies for ocular disorders：Part Three. Ahem Med Rev，2008，13（3）：191-204.

[5] Huang J，Fu J，Fu S，et al. Diagnostic value of a combination of next-generation sequencing，chorioretinal imaging and metabolic analysis：lessons from a consanguineous Chinese family with gyrate atrophy of the choroid and retina stemming from a novel OAT variant. British Journal of Ophthalmology，2019，103（3）：428-435.

病例 82　视网膜母细胞瘤

【病例介绍】

患者，女性，20 个月。

主诉：发现右眼眼球混浊 16 个月，眼球突出眼眶 1 个月，左眼失明 20 天。

现病史：16 个月前家人偶然发现患儿右眼混浊，伴夜间泛白光，无眼球突出、眼球运动障碍、分泌物等，于当地医院就诊，诊断为“右眼视网膜母细胞瘤”，患儿家属因自己原因未予以治疗，后患儿病情进一步发展，13 个月前患儿外眼照相可见右眼眼球明显变小，角膜混浊并透见绿光（图 2-139），仍未予以重视，2 个月前发现患儿眼球稍突出，无明显分泌物，1 个月前眼球突出眼眶，并进行性增大，伴黄色分泌物、呕吐、夜间惊厥，仍未就医，20^{+} 天前发现右眼无

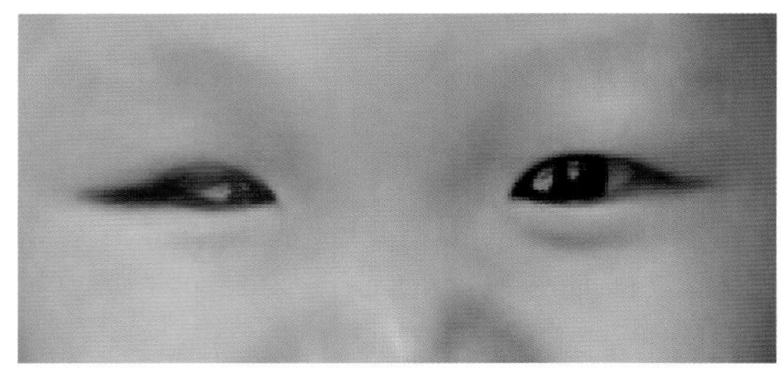

▲ 图 2-139 患儿外眼照相

光感，视物不见，遂于我院就诊，以“右眼视网膜母细胞瘤，左眼失明”入院，入院时患儿精神差、食欲欠佳、嗜睡伴夜间惊厥。

既往史：足月顺产，余否认。

家族史：无家族遗传史。

【专科查体】

眼部检查。视力：双眼 NLP，患儿哭闹无法配合检查。床旁查体：右眼眼睑高度肿胀，眼球突出于睑裂，角结膜完全暴露，结膜高度充血水肿（++），全角膜黄白色混浊干结，变薄结痂，余眼内结构无法窥及（图 2-140）；左眼眼睑无内外翻倒睫，结膜无充血水肿，角膜透明，前房不浅，虹膜纹理欠清，瞳孔散大约 4mm，对光反应消失，晶状体轻度混浊，余眼内结构窥不清。

【辅助检查】

1. 眼眶 CT 2016 年 10 月 9 日于外院行眼眶 CT，可见右眼球内大片高密度影，球内占位性病变。

2. 眼 B 超检查 2016 年 10 月 10 日外院眼 B 超检查，示右眼玻璃体内实质性病变，其内可见钙化，血供与视网膜中央动脉相延续，提示视网膜母细胞瘤可能。

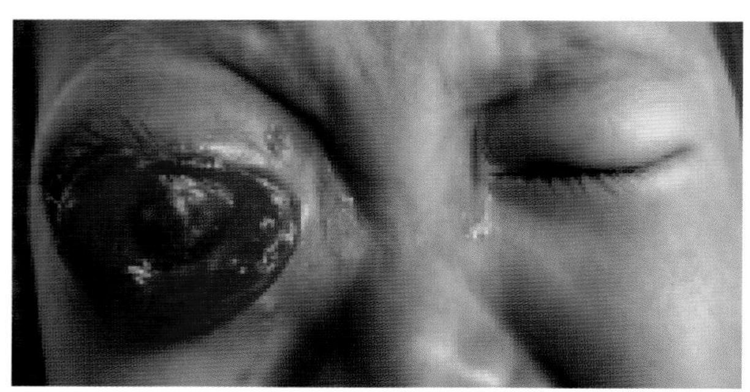

▲ 图 2-140 患儿外眼照相

【诊断】

1. 右眼视网膜母细胞瘤（retinoblastoma，RB）。

2. 双眼失明。

【鉴别诊断】

1. 转移性眼内炎 又称内源性眼内炎，多由细菌或真菌通过血液循环播散进入眼内引起。转移性眼内炎发展到一定阶段后，可因玻璃体脓肿的存在而在瞳孔中呈现黄色反光，足以混淆视网膜母细胞瘤的诊断。

2. Coats 病 主要是视网膜外层出血合并渗出性改变。虽有局限性增生，甚至形成隆起或导致视网膜脱离，但病程缓慢，病变范围较为广泛，灰白色渗出物分布在视网膜血管之后。除渗出物外，还可见出血斑和光亮小点（胆固醇结晶体）沉着。血管尤其静脉显示扩张、扭转、迂曲，并有微血管瘤。病变常为进行性，新旧渗出物可交替出现，出血如果进入玻璃体，可形成增生性玻璃体视网膜病变。本病患者多为男性患儿，单眼受累。超声波检查常无实质改变。

【治疗经过】

与患儿家属沟通，拟予以化疗联合手术治疗，但是该患儿家属最终放弃治疗。

【病例分析及诊疗思路】

患儿诊断右眼视网膜母细胞瘤，病史、体征、影像学检查可明确诊断，患儿病情发现虽早，但由于未及时进行治疗，病情进行性发展，导致肿瘤突出眼眶，双眼失明，不仅失去保留眼球的治疗机会，甚至还危及生命。

RB 是一种来源于光感受器前体细胞的恶性肿瘤。约 95% 病例发生在 5 岁以前，具有家族遗传倾向，可单眼、双眼先后或同时患病，是婴幼儿最常见的眼内恶性肿瘤，占儿童恶性肿瘤的 2%～4%，在婴幼儿中的发病率为 1/20 000～1/15 000，多由患儿父母无意间发现患儿眼部异常就诊，早期以瞳孔泛白最为常见，位于黄斑中心凹或附近的肿瘤可出现斜视，当病情进行性发展时，可出现眼球突出、牛眼征、复视、青光眼、头痛等体征。其基因分子机制被认为主要是常染色体 13q14（RB1 基因）缺失，近来的研究显示 *MYCN* 基因扩增及染色体突变性断裂重组也与 RB 的发生有关。

患儿一旦怀疑 RB，需要尽快充分散瞳，全麻下行眼底检查，同时行 B 超和 CT 等影像学检查。眼内视网膜母细胞瘤国际分期（international classification of retinoblastoma，ICRB）为：① A 期（风险非常低），小的独立的远离关键结构的肿瘤（直径≤ 3mm，局限于视网膜内，距黄斑＞ 3mm，距视盘＞ 1.5mm，无玻璃体、视网膜下播散）；② B 期（低风险），独立的任意大小部位局限于视网膜内的肿瘤（非 A 期以外的）；③ C 期（中度风险），独立的任意大小部位的肿瘤，只要有局限播散的（任意播散必须局限＞ 3mm，任意大小部位的视网膜肿瘤可出现达到 1/4 的网膜下液）；④ D 期（高风险），肿瘤位于眼内，广泛玻璃体、视网膜下种植和（或）大块、非独立内生或外生肿瘤（播散比 C 期更广泛，可有细小或油脂样玻璃体播散或者无血管团块的网膜下种植）；⑤ E 期（非常高风险），眼球解剖、功能破坏（具有新生血管性青光眼、大量眼内出血、无菌性眶蜂窝织炎、肿瘤在玻璃体前、肿瘤接触晶状体、弥漫、眼球痨）。根据肿瘤的分期、患者年龄、肿瘤局部情况等综合分析，可选多种治疗方案，主要包括动脉注射化疗、眼周注射化疗、玻璃体内注射化疗、局部治疗（温热治疗、冷冻治疗、激光光凝治疗）、靶向治疗等，除此之外，传统的眼球摘除治疗发挥着不可忽视的作用。

总之，早期检测、早诊断早治疗是 RB 获得更高肿瘤控制率和保眼率的重要措施。

（郭　露　吕红彬）

参考文献

[1] Ortiz MV，Dunkel IJ.Retinoblastoma. J Child Neurol，2016，31（2）：227-236.

[2] 赵堪兴，杨培增 . 眼科学 .8 版 . 北京：人民卫生出版社，2013.

[3] 罗彩怡，罗婷，向正中 . 视网膜母细胞瘤诊疗进展 . 华西医学，2017，32（9）：1459-1463.

病例 83　眼弓蛔虫病

【病例介绍】

患者，男性，11 岁。

主诉：体检发现左眼视力下降 5⁺ 个月。

现病史：患儿于 5⁺ 个月前体检发现左眼视力下降，不伴视物遮挡、视物变形，不伴眼红、眼痛、畏光、流泪等不适，现为进一步治疗至我院门诊就诊。

既往史：患儿自诉从小爱吃小龙虾，喝生水，否认动物、疫水、疫区接触史。

家族史：无特殊。

【专科查体】

眼部检查。视力：右眼 4.5 - 1.25DS = 4.9，左眼 CF/30cm，矫正无提高。右眼眼睑无内翻倒睫，结膜无充血水肿，角膜透明，KP（-），前房深约 4CT，房水清，虹膜纹清色正，瞳孔形圆居中，直径约 3mm，对光反应灵敏，晶状体透明，玻璃体腔透明，眼底见视盘边界清楚，颜色正常，C/D=0.3，小瞳下未见明显异常；左眼眼睑无内翻倒睫，结膜无明显充血水肿，角膜透明，KP(-)，前房深约 4CT，房水清，虹膜纹清色正，瞳孔形圆居中，直径约 3mm，对光反应灵敏，晶状体透明，玻璃体腔透明，下方视网膜可见粗大白色增生条带牵拉视盘以及黄斑。眼压：右眼 16mmHg，左眼 16mmHg。

【辅助检查】

1. 超广角眼底成像　下方视网膜可见粗大白色增生条带牵拉视盘及黄斑（图 2-141）。

2. 超广角荧光素眼底血管造影　双眼下方视网膜血管荧光素渗漏，周边可见无灌注区，左眼视网膜增生条带牵拉视盘及黄斑双眼可见荧光渗漏（图 2-142）。

3. 眼 B 超　左眼见条状强回声与视盘相连（图 2-143）。

4. 黄斑 OCTA　左眼可见增生条带牵拉视盘及黄斑，黄斑区视网膜水肿隆起（图 2-144）。

【诊断】

1. 双眼弓蛔虫病（ocular toxocariasis）。

2. 右眼屈光不正。

【鉴别诊断】

1. 家族性渗出性玻璃体视网膜病变（familial exudative vitreoretinopathy，FEVR）　一种家族遗传性视网膜病变，典型眼底表现为视网膜血管分支增多、血管走行僵直，周边视网膜无血管区。周边无血管区与有血管区交界处有新生血管生长，纤维血管组织收缩可牵拉视网膜形成视网膜皱褶，更严重时视网膜内或视网膜下有脂质渗出，可发生视网膜脱离。分为 5 期。

2. 永存原始玻璃体增生症（persistent hyperplastic primary vitreous，PHPV）　是原始玻璃体未退化并在晶状体后方增生的结果，多单眼发病，无家族史，患眼常较对侧眼小，前部型患者还可见被拉长的睫状突。

【治疗经过】

完善血常规、TORCH、TB-IGRA、自身抗体谱、类风湿因子等检查，结果均为阴性，血清及房水检测，弓蛔虫 Glodmann-Witmer 系数 1049.02（正常值 0～2），结合眼部表现，考虑为双眼弓蛔虫病，予以阿苯达唑口服，建议左眼行手术治疗，患者家属拒绝，自动出院，门诊随访。

【病例分析及诊疗思路】

本病例中，根据患者的典型眼底改变及房水检查结果，所以诊断为眼弓蛔虫病。但患者家属拒绝行左眼手术治疗，予以阿苯达唑口服后门诊

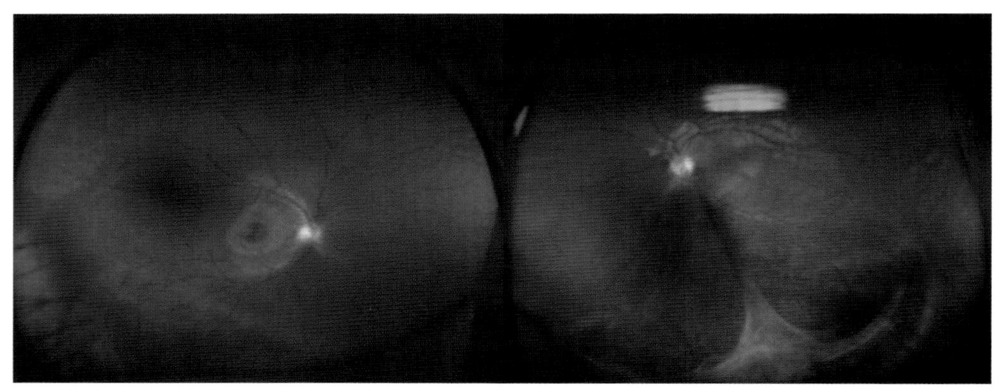

▲ 图 2-141　双眼超广角眼底成像

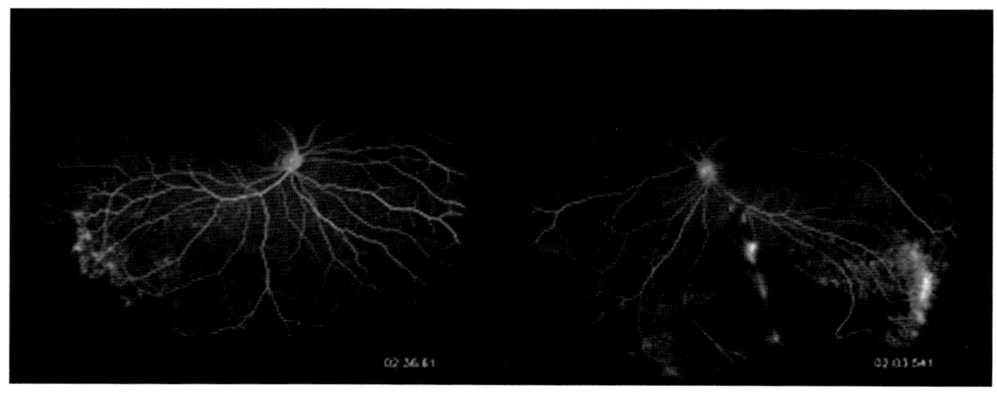

▲ 图 2-142　双眼超广角荧光素眼底血管造影

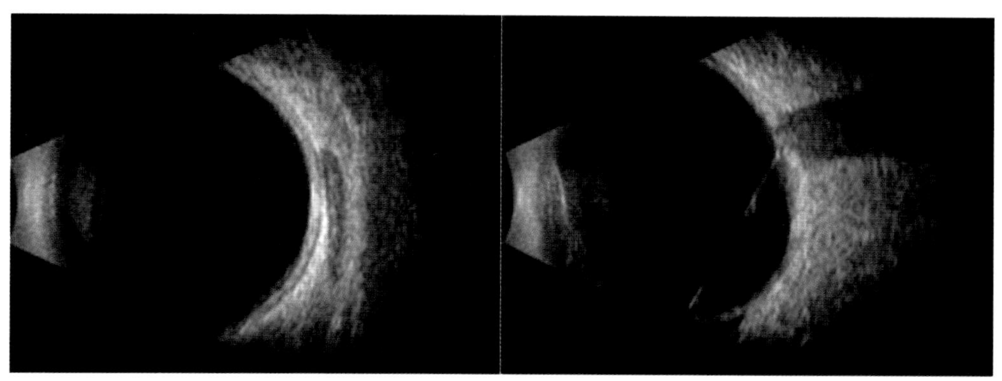

▲ 图 2-143 双眼 B 超

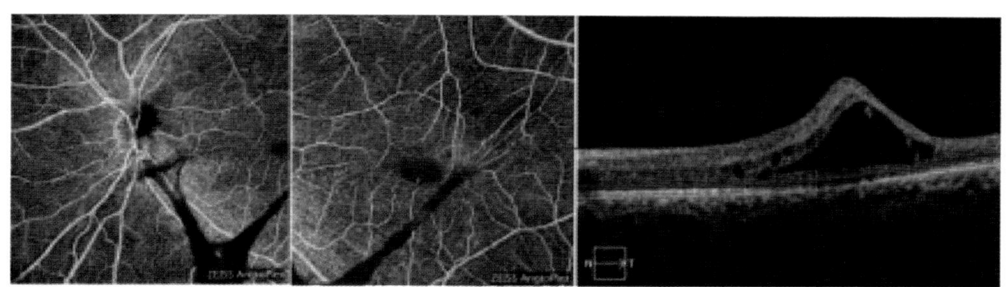

▲ 图 2-144 左眼黄斑 OCTA

随访观察。

眼弓蛔虫病主要与线虫纲弓蛔属中的犬弓蛔虫和猫弓蛔虫相关。人类是犬弓蛔虫的中间宿主。感染期虫卵进入人体小肠后发育为 2 期蛔蚴，随血液系统移行至管径小于其直径的血管，穿过管壁进入相应的组织和器官。蛔蚴对人体脑组织的亲和力大于其他组织，进入眼内主要经脉络膜、视网膜中央动脉、睫状血管和视神经。世界范围内眼弓蛔虫病在葡萄膜炎患者中占 1%，儿童葡萄膜炎患者中占 9.4%，不同国家之间差异较大，差异可能与城镇面积扩大、宠物驱虫治疗推广、饮食习惯差异等因素有关。

眼弓蛔虫病多为单眼发病，可能是单个蛔蚴移行至眼内而引起。临床表现各异，轻者无症状，重者失明。主要取决于蛔蚴的摄入量、摄入频率，以及移行的部位、机体免疫应答强度。眼弓蛔虫病主要分为 4 型：①周边肉芽肿型，病变位于赤道至锯齿缘，占 50%～64%。周边视网膜可见致密肉芽肿或睫状体平坦部呈雪堤样改变。常见体征为角膜后沉着物、虹膜后粘连、斜视、中重度玻璃体炎、玻璃体条索、视网膜皱襞、牵拉性视网膜脱离、视网膜前膜等。②后极部肉芽肿型，病变位于后极部至赤道部，占 25%～36%。肉芽肿多隆起于视网膜色素上皮层上，黄斑区肉芽肿可严重影响视力。常见体征为中重度玻璃体炎、牵拉性视网膜脱离、视网膜前膜。③慢性眼内炎型，占 5%～25%。平均发病年龄 2 岁，易与视网膜母细胞瘤混淆。常见体征为前房反应、重度玻璃体炎、并发性白内障、玻璃体黄斑牵拉、黄斑前膜等。④混合型，约占 5%，并后极部和周边部肉芽肿，以玻璃体炎症为主，前房反应少见。辅助检查中超广角眼底照相或者超声生物显微镜（UBM）有助于发现周边病灶，眼部 B 型超声在发现屈光间质混浊、周边视网膜病变、视网膜浅脱离等方面比眼底照相更有优势，FFA 可用于鉴别诊断。前房穿刺和玻璃体手术取得眼内液，行 ELISA 检测，Glodmann-Witmer 系数（眼内液抗体效价 / 血清抗体效价）大于 3 为阳性，对眼弓蛔虫病的诊断甚为重要。

治疗眼弓蛔虫病以减轻眼内炎症反应，防止增生膜形成为主。糖皮质激素主要用于减轻炎症反应，可单独或联合驱虫药使用。眼弓蛔虫病患者是否服用驱虫药尚有争议。有研究认为驱虫药导致蛔蚴死亡，虫体溶解后激发的超敏反应会加重炎症损伤。眼弓蛔虫病患者手术指征为持续的玻璃体混浊、牵拉性视网膜脱离、视网膜前膜、玻璃体积血。激光光凝和冷冻疗法有一定的疗效。

（周　琦　吕红彬　雷颖庆）

参考文献

[1] Ma G，Holland CV，Wang T，et al. Human toxocariasis. Lancet Infect Dis，2018，18（1）：e14–e24.

[2] Tian JX，O'Hagan S. Toxocara polymerase chain reaction on ocular fluids in bilateral granulomatous chorioretinitis. Int Med Case Rep J，2015，18（8）：107–110.

[3] Jacquier P，Gottstien B，Stingelin Y，et al. Immunodiagnosis of toxocarosis in humans：evaluation of a new enzyme–linked immunosorbent assay kit. J Clin Microbiol，1991，29（9）：1831–1835.

[4] 刘亚鲁，张琦，赵培泉 . 眼弓蛔虫病 . 中华眼底病杂志，2014，30（1）：112–114.

[5] Cortez RT，Ramirez G，Collet L，et al. Ocular parasitic diseases：a review on toxocariasis and diffuse unilateral subacute neuroretinitis.J Pediatr Ophthalmol Strabismus，2011，48（4）：204–212.

[6] Cortez RT，Ramirez G，Collet L，et al. Ocular parasitic diseases：A review on toxocariasis and diffuse unilateral subacute neuroretinitis. Journal of Pediatric Ophthalmology & Strabismus，2010，48（4）：204–212.

二、黄斑疾病

病例 84　高度近视黄斑裂孔

【病例介绍】

◆ 患者 A，女性，60 岁。

主诉：左眼视力下降伴视物变形 2 个月。

现病史：入院前 2 个月，患者无明显诱因出现左眼视力下降伴视物变形，不伴眼胀、眼痛、眼前闪光感等不适，未予以治疗，现为求进一步诊治入院。

既往史："双眼屈光不正" 30^+ 年，自戴镜"−15.0DS"。

家族史：无特殊。

◆ 患者 B，女性，55 岁。

主诉：右眼视物遮挡感，视力下降 1^+ 年。

现病史：患者 1^+ 年无明显诱因出现右眼视物遮挡感、视力下降，不伴眼红、眼痛、眼胀，不伴视物变形、重影等不适。

既往史：双眼自幼高度近视，否认糖尿病史、高血压史、外伤史。

个人史、家族史：无特殊。

【专科查体】

◆ 患者 A

眼部检查。视力：右眼 3.6 − 15.0DS = 4.9，左眼 HM/ 眼前，双眼矫正无效。双眼结膜无充血，角膜透明，前房轴深正常，Tyn 征（−），虹膜纹理清楚，颜色正常，瞳孔直径约 3mm，形圆居中，直接对光反应灵敏，晶状体轻度混浊，双眼底呈豹纹状，视盘颜色稍淡，C/D 约 0.3，左眼黄斑区见一个 1/4PD 裂孔。眼压：右眼 18mmHg，左眼 16mmHg。

◆ 患者 B

眼部检查。视力：右眼 3.2 矫正无提高，左眼 3.6 − 8.00DS/ − 1.0DC × 100 = 5.0，双眼眼睑无异常，结膜无充血水肿，巩膜无黄染，角膜透明，KP（−），房水清，前房轴深约 3.5CT，虹膜纹清色正，瞳孔形圆居中，对光反应稍迟钝，直径约3mm，晶状体核呈淡黄色混浊，玻璃体混浊，眼底视盘边界较清，周边网膜豹纹状眼底改变，右眼黄斑区可见一裂孔，左眼黄斑中心凹反光（-）。眼压：双眼16mmHg。

【辅助检查】

◆ 患者A

1. 超广角眼底成像　左眼底呈豹纹状，近视弧形斑可见，黄斑区见一个1/4PD大小裂孔（图2-145）。

2. 黄斑OCT　左眼黄斑区全层裂孔，大小为385μm，神经上皮层脱离（图2-146）。

◆ 患者B

1. 超广角眼底成像　右眼黄斑区可见一暗红色、圆形黄斑裂孔（图2-147）。

2. 荧光素眼底血管造影　右眼黄斑裂孔处透见荧光（图2-148）。

3. 黄斑OCT　右眼黄斑区可见大小约1377μm黄斑裂孔，RPE尚连续（图2-149）。

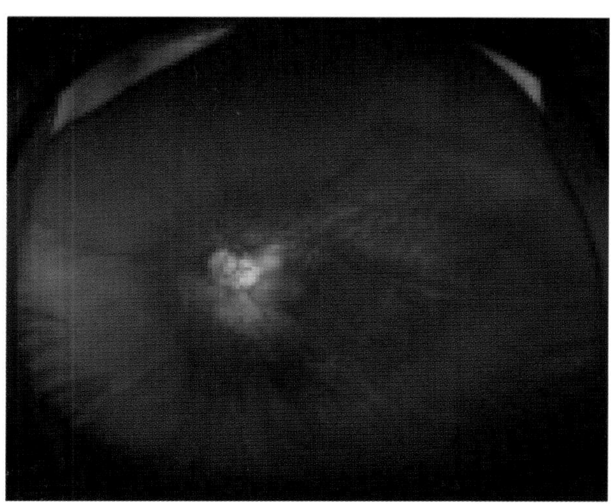

▲ 图2-145　左眼超广角眼底成像

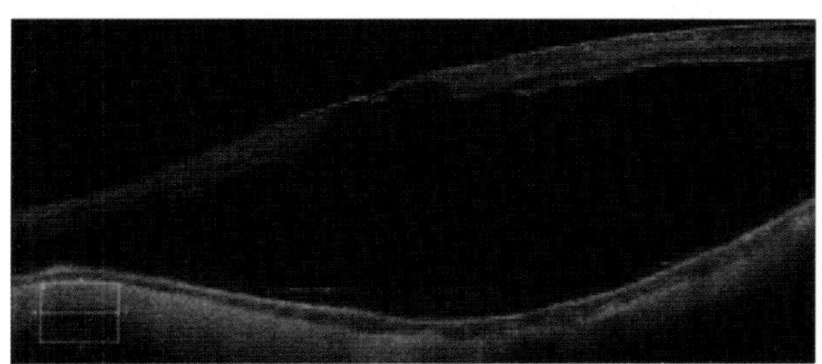

▲ 图2-146　左眼黄斑OCT

4. 眼B超　双眼玻璃体混浊，双眼后巩膜葡萄肿（图2-150）。

【诊断】

◆ 患者A

1. 左眼黄斑裂孔性视网膜脱离。

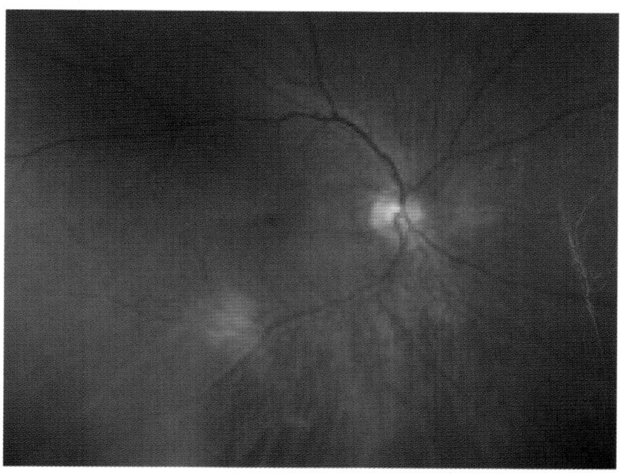

▲ 图2-147　右眼超广角眼底成像

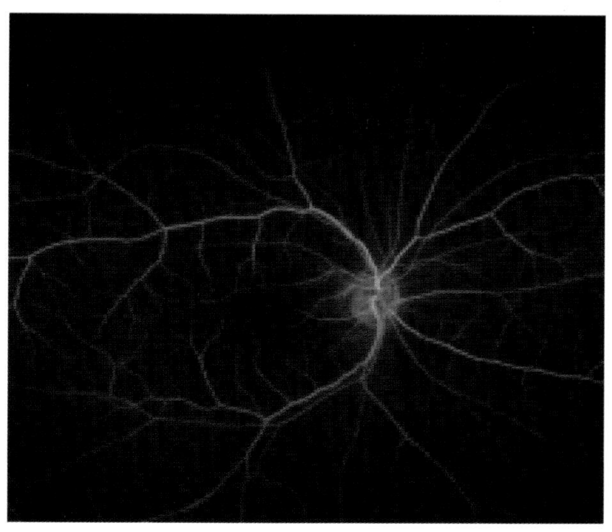

▲ 图2-148　右眼荧光素眼底血管造影

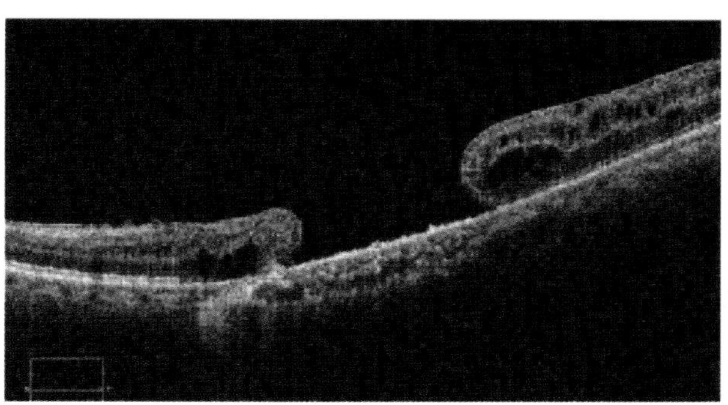

▲ 图2-149　右眼黄斑OCT

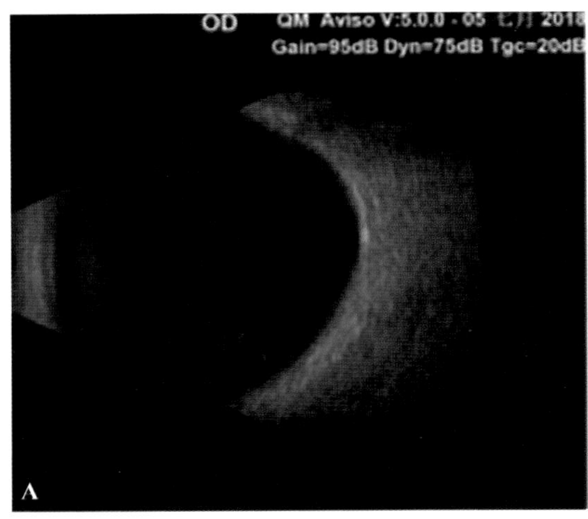

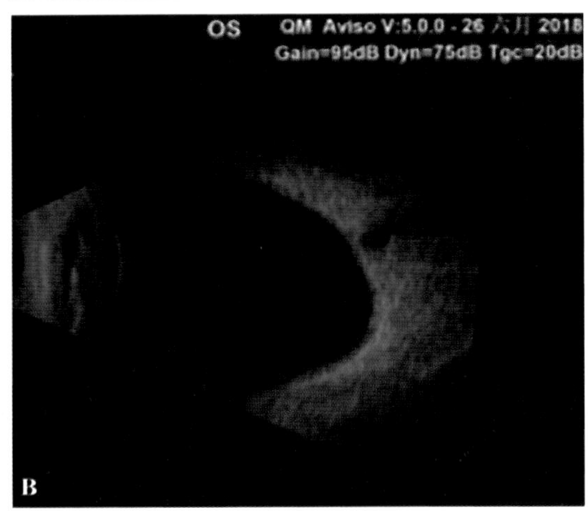

▲ 图 2-150 双眼 B 超

A. 右眼；B. 左眼

2. 双眼屈光不正。

◆ 患者 B

1. 右眼黄斑裂孔（macular hole，MH）。

2. 双眼并发性白内障。

3. 双眼高度近视眼底病变。

4. 双眼后巩膜葡萄肿。

5. 双眼高度近视。

【治疗经过】

◆ 患者 A

局麻下行左眼玻璃体切除＋内界膜剥离＋内界膜覆盖＋消毒空气填充术。术后 4 天复查，患者左眼视力 3.3，左眼超广角眼底成像示玻璃体腔内部分气体未吸收（图 2-151），左眼黄斑 OCT 示视网膜神经上皮层平复，裂孔完全愈合（图 2-152）。

◆ 患者 B

入院后完善相关术前检查及准备，予以右眼玻璃体切割＋内界膜剥除＋内界膜填塞＋消毒空气填充术治疗。术后嘱患者严格俯卧位休息。

【鉴别诊断】

1. 黄斑部视网膜前膜　黄斑区可见锡箔纸样反光，视网膜血管扭曲，晚期可伴有固定皱褶及假性裂孔形成。

2. 黄斑囊样水肿　黄斑区外从状层、Henle 纤维层可见散在小囊肿，囊肿破裂后可形成黄斑裂孔。继发于视网膜血管病、炎症、内眼术后等，典型眼底可表现为囊样水肿，反光增强，FFA 见静脉期黄斑区毛细血管渗漏，造影晚期荧光素在囊腔内积存，呈现花瓣样强荧光。OCT 可见黄斑区神经上皮层水肿增厚，层间见低反射暗区。

3. 黄斑劈裂　神经上皮层间分离，形成 1 个或多个似囊样巨大腔隙，OCT 在神经上皮层层间可见桥样连接。

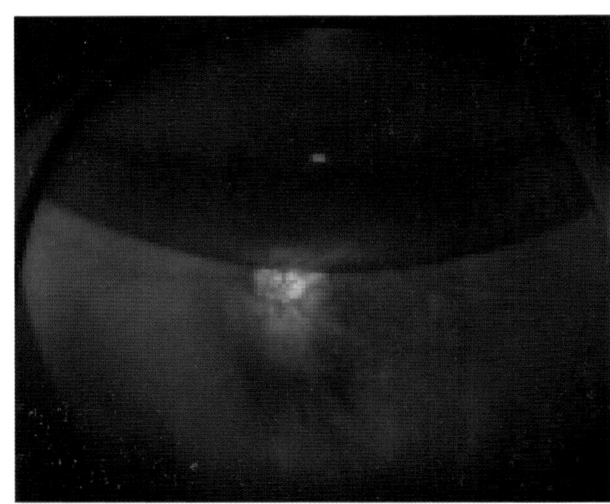

▲ 图 2-151 患者术后 4 天左眼超广角眼底成像

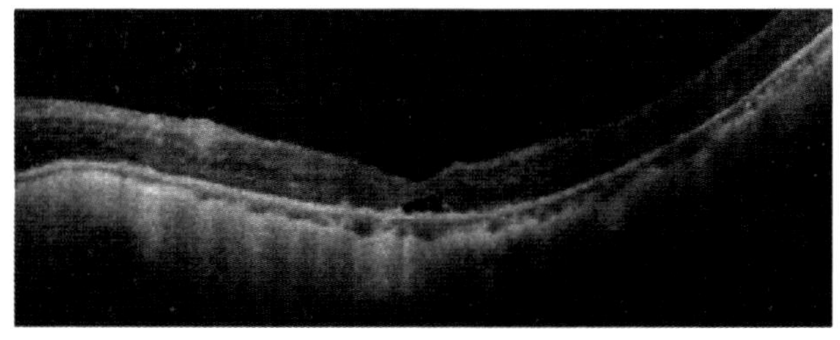

▲ 图 2-152 患者术后 4 天左眼黄斑 OCT

【病例分析及诊疗思路】

患者A诊断“左眼黄斑裂孔性视网膜脱离、双眼屈光不正”明确，治疗上采取玻璃体切除＋内界膜剥离＋内界膜覆盖＋消毒空气填充术。术后俯卧位休息，术后4天后复查，患者左眼视力提高，裂孔完全愈合，视网膜脱离平复。

MH是指黄斑部视网膜内界膜至光感受器细胞层发生的组织缺损。通常根据病因将MH分为特发性、外伤性、高度近视、继发性MH等类型。Gass认为黄斑中心凹前玻璃体切线方向牵拉是特发性MH形成的主要原因，这一特发性MH发病机制的理论奠定了后来各种手术方式治疗MH的基础。玻璃体切割、内界膜和前膜剥除、眼内填充和手术后俯卧位成为MH手术的常规标准方式。

由于高度近视进行性眼轴延长以及后巩膜葡萄肿的形成，视网膜表面前后、切线方向的牵拉力，外层视网膜、视网膜血管、内界膜的刚性大使得后极部视网膜发生劈裂、MH形成及视网膜脱离。高度近视MH有4种存在形式，包括高度近视MH、MH合并黄斑劈裂、MH合并黄斑劈裂伴视网膜脱离和MH伴视网膜脱离。高度近视MH伴视网膜脱离由于RPE和脉络膜萎缩、后巩膜葡萄肿等因素导致其视网膜难以复位，治疗上以玻璃体切割手术、ILM剥除、气体或硅油填充最为常用。最终视网膜复位率在40%～90%。由于视网膜内在改变、眼轴延长、RPE萎缩等因素，此类型MH的手术解剖成功率较低，需要反复手术或合并巩膜外手术。

难治性黄斑裂孔手术进展，包括内界膜翻瓣手术、自体内界膜移植手术、MH内RPE激光光凝、增加内界膜撕除范围、弓形视网膜切开松解手术、自体晶状体囊膜移植手术以及间充质干细胞移植等。内界膜翻瓣手术具体方法为环形撕除内界膜时，内界膜不完全从视网膜上撕下，保留内界膜与MH边缘相连，用眼内剪或玻璃体切割头修剪边缘，直至MH边缘残留。采用笛针使残存ILM直立，翻转后盖在MH内或表面，适用于大直径MH、高度近视MH等的首次手术，是目前大多数手术者比较常用的手术方法。自体内界膜移植手术指采用染色剂染色后，找到内界膜撕除边缘，撕下一块与MH直径相仿的游离内界膜瓣放置在MH内，低分子量黏弹剂覆盖后行气液交换。对于首次手术后MH没有闭合且内界膜已被撕除的患者，内界膜翻瓣手术已不能实施时可考虑采用该方法。MH内RPE激光光凝指手术前或手术中用激光在MH中央光凝，刺激RPE细胞增生，促进MH闭合。增加内界膜撕除范围指超过2～5个视盘直径达到血管弓范围。弓形视网膜切开松解手术旨在MH颞侧做500～700μm的弓形视网膜切开，切开方向与MH水平线垂直，达到MH边缘松解的目的，该方法对视网膜造成创伤且有部分患者出现视野缺损，没有得到推广。自体晶状体囊膜移植手术，若联合白内障手术者采用前囊膜移植，若为人工晶状体眼则从后囊膜上取一块来移植。手术难度较大，比较耗时，适用于二次手术治疗难治性MH的患者。间充质干细胞移植治疗大直径MH可促使MH闭合，但存在手术后炎症反应稍重，以及干细胞向成纤维细胞分化形成增生膜的风险。

上述手术方法各有特点，且均可提高难治性MH的闭合率，不同程度的提高视力。难治性MH是临床中处理比较棘手的疾病，其手术后MH闭合率低，视功能改善差。不同类型难治性MH的治疗时机和治疗方法也缺乏初步共识。如何提高难治性MH手术后MH闭合率和改善视功能是未来研究的方向。生物黏合剂、生物材料MH内填充、干细胞移植、组织工程视网膜移植等都可能是未来的治疗手段。

（周　琦　郭　露　吕红彬）

参考文献

[1] Gass JD. Müller cell cone, an overlooked part of the anatomy of the fovea centralis: hypotheses concerning

its hole in the pathogenesis of macular hole and foveomacular retinoschisis. Arch Ophthalmol, 1999, 117（6）: 821–823.
[2] 刘巨平，李筱荣. 难治性黄斑裂孔手术治疗现状与进展. 中华眼底病杂志，2016，32（5）：553–556.
[3] Steel DHW, Lotery AJ. Idiopathic vitreomacular traction and macular hole: a comprehensive review of pathophysiology, diagnosis, and treatment. Eye（Lond）, 2013, 27（1）: S1–S21.

病例 85 黄斑裂孔

【病例介绍】

◆ 患者 A，女性，60 岁。

主诉：右眼视力下降伴中心暗点 5 个月。

现病史：患者自述于 5 个月前无明显诱因突发出现右眼视力下降伴中心暗点，否认视物变形，不伴眼红、胀痛、虹视、畏光不适。

既往史：发现糖尿病半年；2 个月前门诊行“激光虹膜周切治疗”。

家族史：无特殊。

◆ 患者 B，男性，64 岁。

主诉：右眼视力下降伴视物变形 2^+ 个月。

现病史：2^+ 个月前患者无明显诱因出现右眼视力下降，伴视物变形、眼胀、分泌物，不伴视物遮挡感、闪光感、异物感、眼痛等不适。患者未予重视，20 天前患者右眼异物感加重，遂于当地某医院诊治，诊断“右眼黄斑裂孔，左眼白内障”，未行治疗，建议转入我院行手术治疗。患者遂于我院门诊就诊，门诊以“右眼黄斑裂孔”收入院。

既往史：患糖尿病 4^+ 年，平时服用二甲双胍缓释片、格列齐特片，自述监测血糖控制可，高血压 6^+ 个月，平时服用氨氯地平片、丹参片，监测血压控制可，维持 130～140/70～80mmHg。余否认。

家族史：否认家族遗传病史。

【专科查体】

◆ 患者 A

眼部检查。视力：右眼 4.0，左眼 4.8，均矫正无提高。双眼睑无内外翻、倒睫及上睑下垂，结膜无充血，角膜透明，前房中央深 2.5CT，Tyn 征（–），虹膜膨隆，颞上方周边虹膜见激光切孔，瞳孔形圆居中，直径约 3mm，直接对光反应迟钝，晶状体皮质性混浊，右眼玻璃体混浊，视盘边界清楚，颜色正常，C/D=0.5，黄斑区见大小约 1/3PD 圆形裂孔，余视网膜未见明显出血、渗出及脱离；左眼视盘边界清，颜色淡红，C/D=0.4，A/V 约 2 ∶ 3，黄斑中心凹反光可见，视网膜平伏，色泽红润，未见出血渗出。眼压：右眼 20mmHg，左眼 19mmHg。

◆ 患者 B

眼部检查。视力：右眼 4.0，左眼 4.6，双眼矫正无提高。右眼眼睑无红肿，结膜无充血水肿，角膜透明，KP（–），前房轴深约 3.5CT，房水清，瞳孔药物性散大至 5mm，晶状体棕黄色混浊，玻璃体轻度混浊，视盘边界清，C/D 约 0.3，黄斑区可见约 1/4PD 大小圆形裂孔，视网膜呈豹纹状改变，余未见明显渗出、出血及脱离。左眼眼睑无红肿，结膜无充血水肿，角膜透明，KP（–），前房轴深约 3.5CT，房水清，瞳孔药物性散大至 5mm 可见，晶状体棕黄色混浊，玻璃体轻度混浊，眼底见视盘边界清，C/D 约 0.3，视网膜呈豹纹状改变，余未见明显渗出、出血及脱离。眼压：右眼 14mmHg，左眼 15mmHg。

【辅助检查】

◆ 患者 A

1. 超广角眼底成像 右眼黄斑中心见 1/4PD 大小圆形裂孔，视网膜未见脱离；左眼未见明显异常（图 2–153）。

2. 黄斑 OCT 右眼黄斑裂孔，直径约 237μm，黄斑囊样水肿（图 2–154）。

◆ 患者 B

1. 眼 B 超 双眼玻璃体混浊。

2. 超广角眼底成像 右眼屈光介质混浊，视盘边界清，C/D 约 0.3，视网膜呈豹纹状改变，

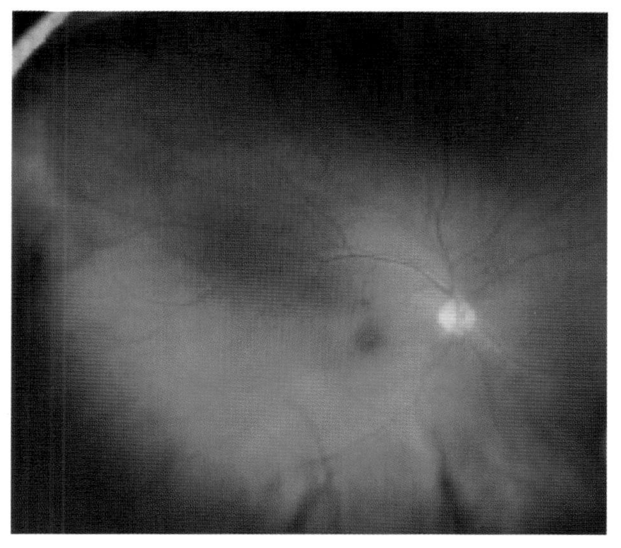

▲ 图 2-153　右眼超广角眼底成像

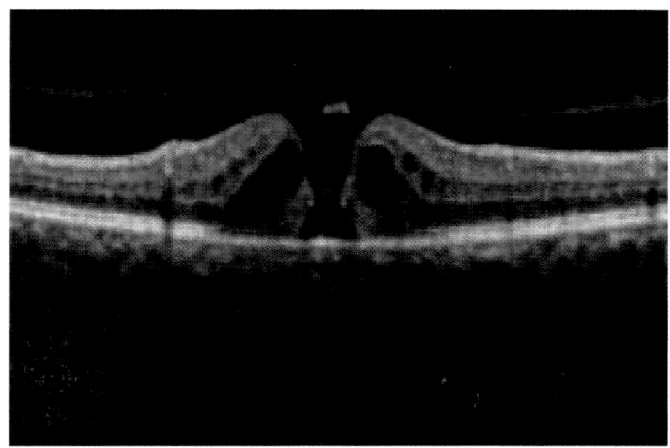

▲ 图 2-154　右眼黄斑 OCT

黄斑区可见约 1/4PD 大小圆形裂孔（图 2-155）。

3. 超广角眼底造影　右眼屈光介质混浊，视盘边界清，黄斑区可见约 1/4PD 大小圆形裂孔，视网膜呈豹纹状改变，余未见明显微动脉瘤、渗出、出血及脱离，晚期未见明显荧光渗漏（图 2-156）。

4. 黄斑 OCT　右眼黄斑中心凹区全层视网膜裂孔，裂孔直径约 390μm（图 2-157）。

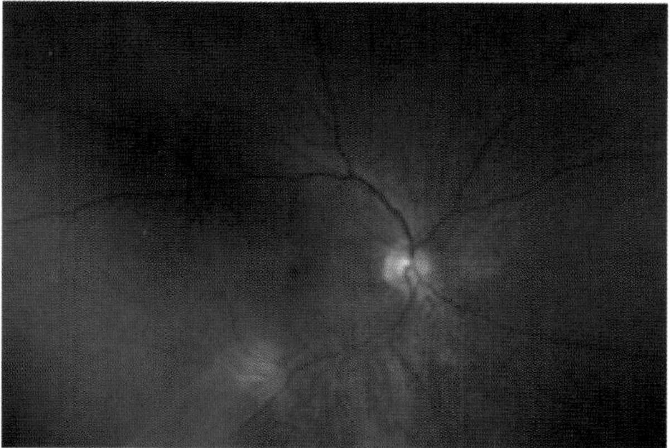

▲ 图 2-155　右眼超广角眼底成像

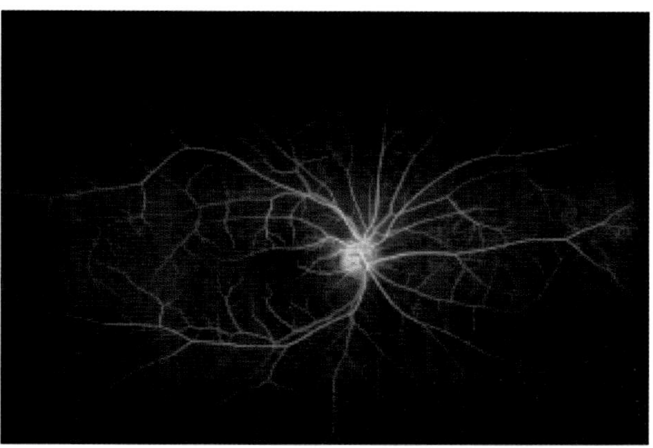

▲ 图 2-156　右眼超广角眼底血管造影

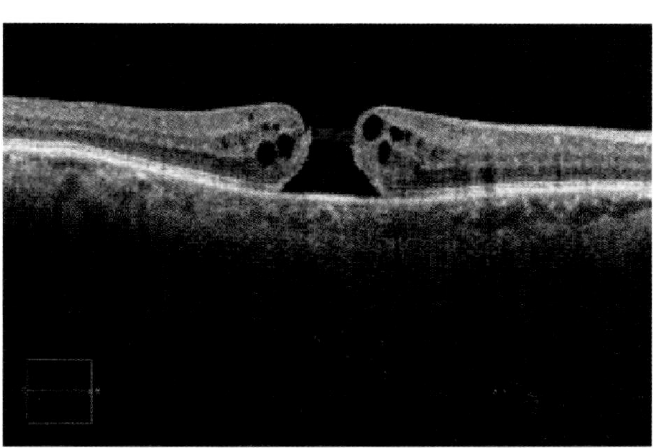

▲ 图 2-157　右眼黄斑 OCT

【诊断】

◆ 患者 A

1. 右眼黄斑裂孔（macular hole，MH）。
2. 双眼代谢性白内障。
3. 2 型糖尿病。

◆ 患者 B

1. 右眼黄斑裂孔（macular hole，MH）。
2. 双眼代谢性白内障。
3. 双眼糖尿病视网膜病变（0 期）。
4. 双眼屈光不正。
5. 2 型糖尿病。
6. 高血压病。

【治疗经过】

◆ 患者 A

患者入院后予以局部抗生素眼液预防感染、散瞳治疗，局麻下行右眼玻璃体切除＋内界膜剥离＋消毒空气填充术，术后予以俯卧位休息，术后第 3 天右眼视力 4.1（小孔 0.2），复查眼底照相见部分气体吸收，后极部及下方视网膜平伏，上方可见气液平面（图 2-158），术后眼 B 超示右眼玻璃体腔呈气体填充状态，未见玻璃体积血、视网膜脱离（图 2-159）；术后黄斑 OCT 示黄斑裂孔较术前明显修复（图 2-160）。

◆ 患者 B

患者于我院完善术前检查及眼科专科检查后，行右眼玻璃体切除＋视网膜激光光凝＋内界膜剥离＋内界膜覆盖＋消毒空气填充术治疗，术中见视网膜呈豹纹状改变，黄斑区可见约 1/4PD 大小圆形裂孔，2 点钟位置赤道部可见变性区，其内见一小裂孔，术后第 3 天右眼超广角眼底成像示右眼视网膜呈豹纹状改变，黄斑区未见明显裂孔，上方仍可见残留的消毒空气，术后第 3 天右眼黄斑 OCT 示右眼黄斑区裂孔封闭（图 2-161 和图 2-162）。术后第 1 天，术眼视力 HM/30cm；第 2 天，术眼视力 HM/50cm；第 3 天，术眼视力 3.6+ 小孔→4.5。

【鉴别诊断】

1. *黄斑前膜玻璃纸样黄斑病变与黄斑皱褶* 较常见，通常为特发性，黄斑视网膜表面仅有一层透明薄膜，患眼视力正常或仅有轻微视物变形。眼底检查黄斑区呈不规则反光或强光泽，似覆盖一层玻璃纸。

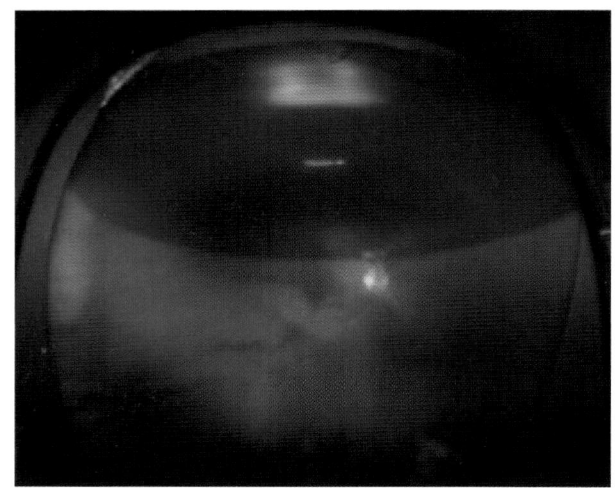

▲ 图 2-158 术后 3 天右眼超广角眼底成像

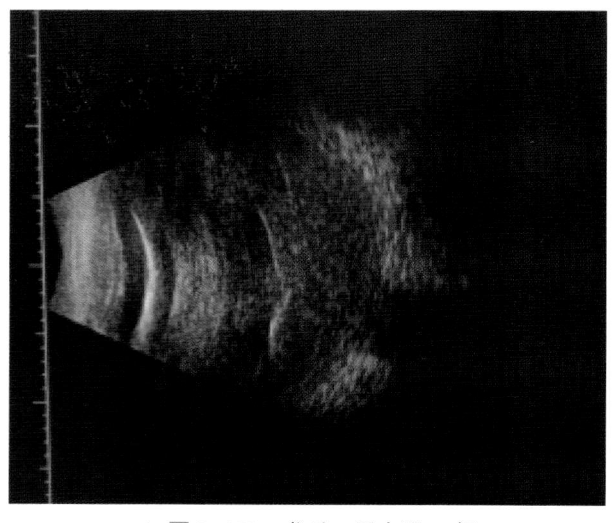

▲ 图 2-159 术后 3 天右眼 B 超

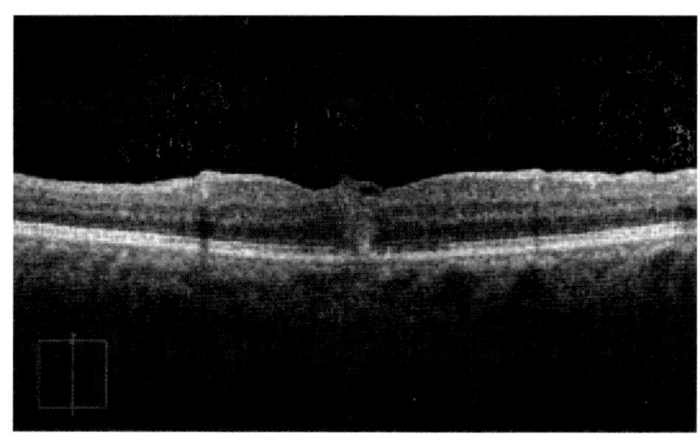

▲ 图 2-160 术后 3 天右眼黄斑 OCT

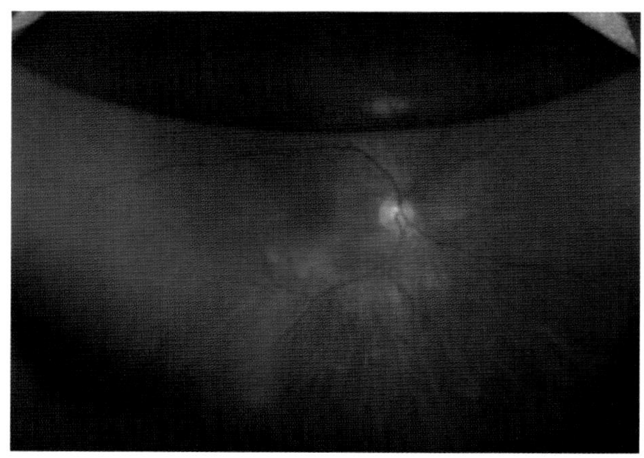

▲ 图 2-161 术后 3 天右眼超广角眼底成像

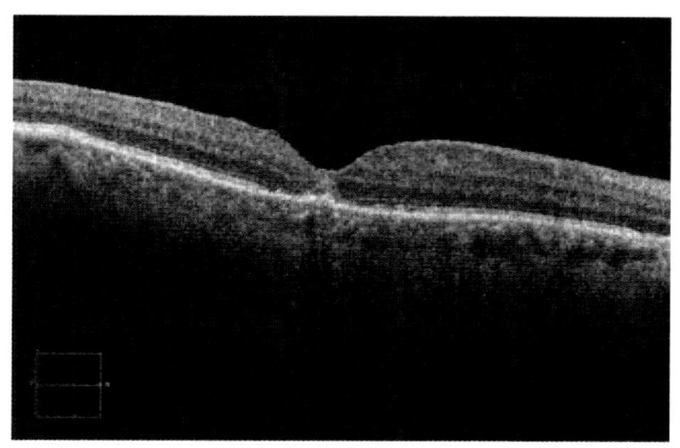

▲ 图 2-162　术后 3 天右眼黄斑 OCT

2. 糖尿病视网膜病变　在糖尿病视网膜病变中，纤维血管组织可在视网膜前增生，牵拉网膜血管或引起黄斑部脱离，也可引起黄斑水肿。但糖尿病视网膜病变患者有明确的糖尿病病史，眼底特征性改变，容易鉴别。

3. 黄斑囊样水肿　此病非独立疾病，往往继发于视网膜神经上皮层层间分离，有年龄相关性变性（常呈囊肿样隆起，壁薄界清，无明显裂孔）与 X 连锁遗传性（青少年性）两类，可通过黄斑 OCT 鉴别。

4. 中心性浆液性脉络膜视网膜病变　多见于青壮年男性，黄斑部有浆液性盘状视网膜神经上皮脱离和（或）浆液性视网膜色素上皮（RPE）脱离，有自限性并有复发倾向。荧光造影有 RPE 渗漏点和（或）浆液性 RPE 脱离。

5. 脉络膜渗漏　该病起于睫状体平坦部及脉络膜前部脱离，随病情进展至晚期，可合并伴发视网膜脱离，此时常可通过 UBM 及眼 B 超鉴别。

【病例分析及诊疗思路】

患者 A 诊断黄斑裂孔明确，单眼发病，临床表现提示患眼眼前中心性暗点，查体眼底黄斑区视网膜见大小约 1/3PD 裂孔，黄斑 OCT 提示黄斑全层裂孔，结合患者病史、体征及辅助检查，故诊断黄斑裂孔明确。

患者 B 诊断黄斑裂孔明确，临床表现、眼底照相及黄斑 OCT 支持诊断，术前视力 4.0，且裂孔直径约 390μm，接近大直径黄斑裂孔（裂孔直径＞ 400μm 为大直径黄斑裂孔）。有手术指征，予以玻璃体切除及内界膜剥离＋内界膜覆盖治疗。

黄斑裂孔是指黄斑部视网膜内界膜至感光细胞层发生的组织缺损，即黄斑中心凹区全层视网膜裂孔，严重损害患者的中心视力。根据病因可分为：外伤性黄斑裂孔、特发性黄斑裂孔、高度近视性黄斑裂孔、继发性黄斑裂孔，其中以特发性黄斑裂孔最为常见。一般认为，特发性黄斑裂孔可能与以下因素有关：囊样视网膜变性、全身血管疾病、视网膜色素上皮异常、内分泌改变、全身雌激素治疗以及玻璃体牵拉等。有关黄斑裂孔的发病机制尚不完全清楚。黄斑裂孔严重损害患者的中心视力。研究认为，OCT 可直接对黄斑裂孔的基底直径、最窄直径和裂孔边缘高度进行测定，以辅助评价患者黄斑裂孔的闭合情况和术后视力恢复情况。黄斑全层裂孔根据 OCT 测量的裂孔最窄处直径分为小、中、大三种孔径黄斑裂孔。裂孔直径＜ 250μm，为小直径黄斑裂孔；250μm ＜裂孔直径≤ 400μm，为中直径黄斑裂孔；裂孔直径＞ 400μm 为大直径黄斑裂孔。

该病起病隐匿，常在另一只眼被遮盖时才被发现，患者常主诉视物模糊、中心暗点、视物变形。视力一般为 3.3～4.7，平均 4.0。起病初期，黄斑中心凹前玻璃体皮质自发收缩，引起视网膜表面切线方向牵引导致中央小凹脱离，眼底中心凹反光消失，中心凹区视网膜色素上皮表面出现黄色小点，中心凹前玻璃体皮质进一步收缩，黄斑中心凹脱离，RPE 表面出现黄色环，荧光素眼底血管造影可显示黄斑中心凹轻微的高荧光。起病数日至数月后，玻璃体切线方向进一步牵拉，在中央小凹边缘形成黄斑裂孔，逐渐扩大，由新月形发展至马蹄形，最后形成圆形裂孔，常伴有盖膜。少数情况下，黄斑孔于中心凹中央开始形成，逐渐扩大后变为无盖孔。最近研究发现，在特发性黄斑裂孔形成过程中并没有视网膜中心凹组织丧失，所谓的“裂孔前盖膜”是浓缩的玻璃体后皮质。黄斑裂孔周围可见视网膜下液边缘，裂孔处有黄色玻璃膜疣状沉着物，视力下降至4.0～4.8。荧光素眼底血管造影可呈中度高荧光。以上病变经2～6个月后，由于视网膜组织收缩，黄斑裂孔扩大至400～500μm伴或不伴有盖膜，可见黄色玻璃膜疣状沉着物与视网膜下液边缘，中央小凹周围囊样改变，视力下降至3.3～4.7。后玻璃体与黄斑的分离，早期表现为黄斑孔盖膜前移位，晚期表现为玻璃体与黄斑、视神经乳头的完全分离。

我们目前常规使用玻璃体切割手术（PPV）治疗MH。治疗性玻璃体切割术目的在于促使黄斑裂孔闭合及裂孔周围视网膜浅脱离复位。手术适应证为：①明确诊断为特发性黄斑裂孔，视力明显下降（3.3～4.6）、有明显的视物变形者；②黄斑裂孔形成时间在1年以内，愿意接受手术者。PPV联合内界膜剥除、眼内填充气体、术后采取俯卧位姿势成为MH手术的常用方式，黄斑裂孔闭合率明显提高。黄斑孔手术中使用内界膜剥除技术越来越多地被术者接受，其理论依据是50%～73%的特发性黄斑孔合并有不同程度的黄斑前膜或视网膜内界膜增厚，并且成为色素细胞和纤维细胞增生的支架，剥除内界膜一方面去除了其上附着的可收缩的细胞膜组织，松解黄斑孔周围切线方向的牵拉力；另一方面清除了纤维细胞增生的支架，预防黄斑前膜的产生。ILM内表面肌成纤维细胞牵拉是特发性黄斑裂孔进展的主要原因，因此得出结论，玻璃体切除联合内界膜剥离即可获得较高的手术成功率，近年来相关的报道也不断证实此观点。

由于内界膜过于纤细、透明，剥除内界膜的操作有一定难度及风险。在黄斑孔颞侧距离孔缘约1PD处选择开始点，使用内界膜镊以黄斑孔为中心环形剥除内界膜，直径不小于1.5PD，内界膜剥除后剥除区视网膜呈灰白色。近期研究表明，用23G玻璃体切割术治疗特发性黄斑裂孔具有较高的裂孔成功闭合率，患者的视力也得到明显恢复。虽然目前在常规的玻璃体切割联合非翻瓣内界膜（ILM）剥除术，MH术后闭合率已经达到80%～100%。然而，大直径黄斑裂孔（裂孔直径＞400μm）的手术闭合率仍然较低，约56.0%，且二次手术后裂孔的闭合率要比Ⅰ期MH闭合率低，研究发现，黄斑裂孔最窄处直径越大，手术成功率越低，术后视力预后越差。而裂孔最窄处直径与裂孔基底部直径的比值与预后关系仍有待研究。为此国内外学者们提出了多种改良的手术方法，各种手术方式各有其优缺点。而带蒂非翻瓣内界膜转位术是其中一项改良的MH手术方式。Michalewska等首次报道了ILM翻瓣术与传统手术相比可提高直径＞400μm的大直径黄斑裂孔术后闭合率，同时改善患者视力。该方法目前常用于治疗大直径黄斑裂孔，但此法在气－液交换过程中，翻转的内界膜瓣容易游离被吸走。此外还有学者提出视网膜弓形切开松解手术治疗大直径黄斑裂孔，但该方法可对视网膜造成损伤，且手术后有一部分患者出现了视野缺损，因此该方法虽然被报道能治疗大直径黄斑裂孔，但并未得到推广。另外国外还报道采用周边内界膜移植手术治疗黄斑裂孔，此法比较适合内界膜已经撕除的复发黄斑裂孔或黄斑裂孔未闭患者。此外，还可应用视网膜下液及采用晶状体后囊膜移植联合自体血清治疗复发性黄斑裂孔。以上方法各有其优缺点，而对大直径MH患者采用了一种新的带蒂的、非翻瓣的内界膜转位手术，即采用25G玻璃体切割术，在黄斑裂孔的周围剥离出一带蒂的内界膜，经过旋转而非翻转的方式将内界膜覆盖到黄斑裂孔上。通过分析患者内界膜转位术前、术后微视野检查发现：患者术后固视稳定性、黄斑中心8°、2°平均视网膜光敏感度均较手术前有明显提高，证明内界膜转位手术不仅使大直径黄斑裂孔在解剖上达到很好的修复，同时也在一定程度上改善了黄斑区视功能。

关于界膜转位术后自体血的应用，目前尚有一定争议。有的研究者报道通过自体血覆盖翻转的内界膜瓣，可降低气－液交换时内界膜被吸走概率，其黄斑裂孔内界膜翻瓣手术成功率可达96%。他们认为最后通过滴入 1～2 滴自体静脉血于内界膜瓣上，新鲜的血液覆盖于内界膜瓣上后可迅速凝结，通过凝结的自体血凝块起到固定内界膜的作用。相比于内界膜翻瓣手术，自体血覆盖于旋转移位的内界膜瓣上更为牢固，内界膜瓣不易游走，相应地提高了手术成功率。在内界膜转位术中自体血覆盖起到固定内界膜瓣的作用，在玻璃体腔膨胀气体吸收后，所有病例黄斑裂孔闭合，其上的自体血也完全吸收。而有的研究者临床试验发现黄斑裂孔手术中加入自体血对于裂孔的解剖复位和功能愈合并无作用。

近年来，椭圆体区缺损程度被视为黄斑裂孔治疗预后的一个重要指标，椭圆体区的高反射信号的缺损程度反映了视网膜光感受器细胞的内外节的损伤或者丢失情况。术前黄斑中心椭圆体区缺损直径越小，术后视力预后较好，反之则较差。IMH 术后 6 个月的随访观察发现，随着裂孔的逐渐修复，椭圆体区缺损直径也逐渐减小，BCVA 也逐渐提高。IMH 术后椭圆体区缺损直径的减小可能与手术解除了黄斑区切线方向的牵引力有关。原先被牵引的光感受器细胞，随着裂孔的修复缓慢地向黄斑中心回位。随着眼科检查技术的发展，OCT 的层析影像功能也用于 IMH 的研究。EDI 功能可以检测脉络膜的厚度，研究发现，IMH 患者脉络膜厚度与正常对照组的脉络膜厚度不同。由于脉络膜的厚度在一定程度上反映了脉络膜的功能，推测脉络膜的功能改变可能与 IMH 的发生发展有一定联系。

（曾 俊 陈 璐）

参考文献

[1] 刘家琦，李凤鸣 . 实用眼科学 .3 版 . 北京：人民卫生出版社，2014：464–449.

[2] 赵堪兴，杨培增 . 眼科学 .8 版 . 北京：人民卫生出版社，2013：224.

[3] 孙会兰，谢立科，郝晓风，等 . 特发性黄斑裂孔的临床研究进展 . 国际眼科杂志，2017，17（2）：259–262.

[4] Michalewska Z，Michalewski J，Adelman RA，et al. Inverted internal limiting membrane flap technique for large macular holes. Ophthalmology，2010，117(10)：2018–2025.

[5] 吴鹏，黄旭东 . 特发性黄斑裂孔研究进展 . 国际眼科杂志，2014，14：259–262.

[6] 贺李娴，刘二华 . 脉络膜厚度与特发性黄斑裂孔发病关系的研究进展 . 国际眼科杂志，2016，16：1291–1294.

[7] 刘巨平，李筱荣 . 难治性黄斑裂孔手术治疗现状与进展 . 中华眼底病杂志，2016，32（5）：553–556.

[8] Shin MK，Park KH，Park SW，et al. Perfluoro–n–octane–assisted single–layered inverted internal limiting membrane flap technique for macular hole surgery. Retina，2014，34：1905–1910.

[9] Kuriyama S，Hayashi H，Jingami Y，et al. Efficacy of inverted internal limiting membrane flap technique for the treatment of macular hole in high myopia. Am J Ophthalmol，2013，156：125–131.

[10] 刘华，孙佳，赵霞，等 . 特发性黄斑裂孔患者玻璃体术后黄斑结构和中央凹视网膜厚度变化 . 国际眼科杂志，2019，19（2）：313–315.

[11] 刘瑞，盛敏杰 .OCT 形态学参数在预测特发性黄斑裂孔手术预后中的价值 . 国际眼科杂志，2017，17（8）：1473–1476.

病例 86 黄斑前膜

【病例介绍】

患者，女性，65 岁。

主诉：双眼干涩、视物模糊 1^+ 年，左眼视物变形 5 个月。

现病史：1^+ 年患者前无明显诱因出现双眼干涩，伴视物模糊，左眼视物变形 5 个月，不伴眼红、眼痛、眼胀，不伴视物遮挡、重影等不适。

既往史：否认糖尿病史、高血压史和外伤手术史。

个人史、家族史：无特殊。

【专科查体】

眼部检查。视力：右眼 4.8，左眼 4.3，双眼视力矫正不提高。双眼晶状体呈不均匀灰白色皮质混浊，玻璃体轻度混浊，眼底视盘边界清，色淡红，视网膜未见明显出血、渗出，右眼黄斑中心凹反光（+），左眼黄斑区可见锡箔纸样反光，视网膜褶皱，可见血管扭曲。眼压：右眼 14mmHg，左眼 15mmHg。

【辅助检查】

1. 超广角眼底成像　左眼黄斑区视网膜褶皱，可见血管扭曲、不规则扩张（图 2-163）。

2. FFA　左眼颞侧上下血管弓向黄斑区靠近，血管扭曲、扩张，可见荧光渗漏（图 2-164）。

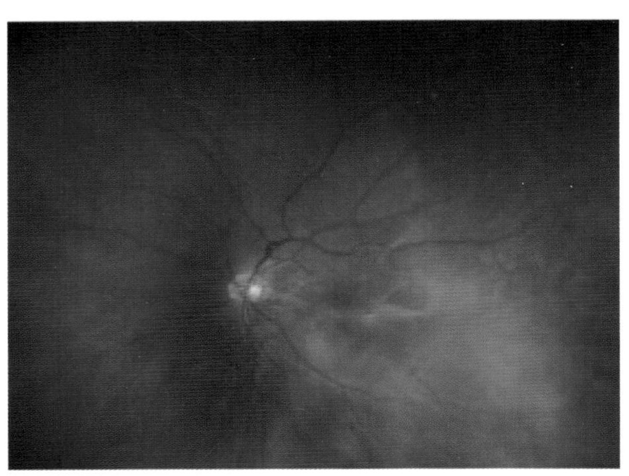

▲ 图 2-163　左眼超广角眼底成像

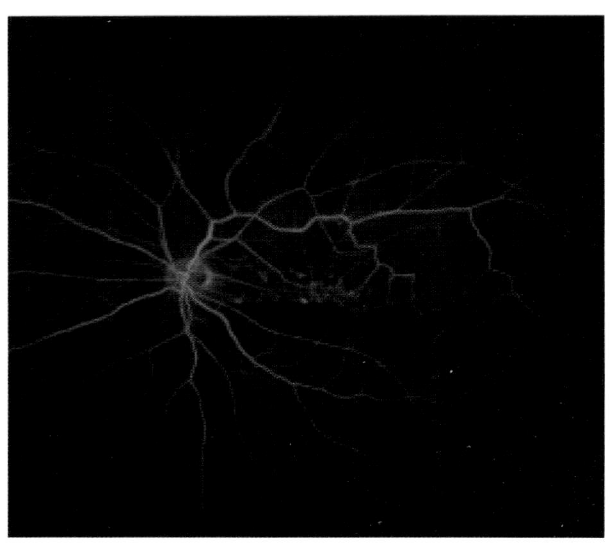

▲ 图 2-164　左眼 FFA

3. 黄斑 OCT　左眼黄斑区中心凹视网膜隆起变平，表面可见条状高密度信号影，RPE 完整（图 2-165）。

【诊断】

1. 左眼黄斑前膜。

2. 双眼年龄相关性白内障。

【鉴别诊断】

1. 先天性视网膜前膜　该病仅眼底表现类似黄斑前膜，但无视网膜血管扭曲，视力及荧光血管造影检查均正常。

2. 中心性浆液性脉络膜视网膜病变　多见于青壮年男性，黄斑部有浆液性盘状视网膜神经上皮脱离和（或）浆液性视网膜色素上皮（RPE）脱离，有自限性并有复发倾向。黄斑区可见视网膜神经上皮的浆液性浅脱离，荧光血管造影有典型的渗漏可以鉴别。

3. Irvine 综合征　黄斑部有多叶的囊样损害，但玻璃体与黄斑无粘连，大多数病例病损消失后不留痕迹。

4. 黄斑囊样水肿（CME）　各种原因致视网膜增厚，黄斑水肿呈蜂窝状或囊状外观，囊壁视网膜厚薄不均匀。荧光眼底血管造影见黄斑区花瓣状荧光染料积存。

5. 视网膜劈裂症　变性性视网膜劈裂症位于下方周边眼底，呈半球形隆起，由囊样变性融合发展而成。内壁菲薄透明，外壁缘附近可以色素沉着，如果其内外壁均有破裂，成为真性裂孔而发生裂孔性视网膜脱离。先天性视网膜劈裂症多发现于学龄儿童，有家族史，视网膜血管常伴有

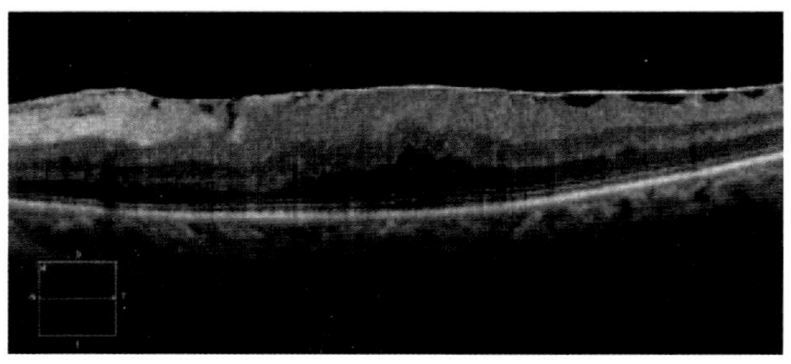

▲ 图 2-165　左眼黄斑 OCT（一）

白鞘，病变位于眼底下方或颞下方，双眼对称，如内壁破裂而成大裂孔，与锯齿缘截离相似，但其前缘不到锯齿缘。

【治疗经过】

患者左眼黄斑前膜诊断明确，症状、体征、OCT 检查支持诊断，完善相关术前准备后行左眼玻璃体切除＋黄斑前膜剥除术治疗。术后 1 个月复查，左眼裸眼视力 4.6，矫正无提高，OCT 检查示左眼黄斑区前膜已完全去除，黄斑区视网膜厚度减低（图 2-166）。

【病例分析及诊疗思路】

该患者诊断黄斑前膜，予以玻璃体切除联合黄斑前膜剥离手术治疗，术后复查 OCT，黄斑前膜已剥离。

黄斑前膜是一种常见的玻璃体视网膜病变，多数黄斑前膜患者无明显症状。通常根据病因的不同分为特发性黄斑前膜和继发性黄斑前膜，其中特发性黄斑前膜最常见，约占 80%，主要发生在老年人，多有玻璃体后脱离。推测是由于玻璃体后皮质与黄斑分离时造成内界膜裂口，胶质细胞经由裂口移行至视网膜内表面进而增生。

黄斑前膜病因至今仍未明确，大多数学者认为，主要因为异常玻璃体后脱离使得玻璃体细胞残留在内界膜表面，当被多种细胞因子和生长因子激活时，残留细胞发生增生或分化而产生。黄斑前膜与以下因素有关：①内眼手术后，如视网膜脱离术、玻璃体手术、视网膜光凝或冷凝术后；②某些炎症性眼病，如眼内炎、视网膜血管炎等；③出血性视网膜血管疾病；④眼外伤等。

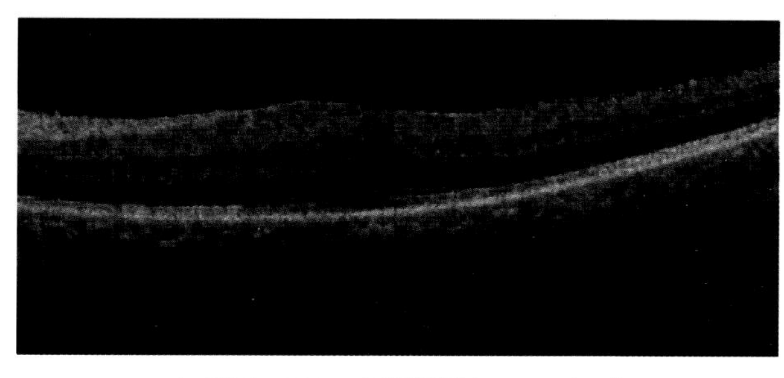

▲ 图 2-166　左眼黄斑 OCT（二）

黄斑前膜的辅助检查包括 FFA、OCT、视野及视觉电生理检查。① FFA 能清晰地显示黄斑区毛细血管拱环的形态，病变小血管的变形、扭曲现象，以及来自病变区域的异常强荧光、荧光遮蔽或点状、不规则状的荧光渗漏。② OCT 检查对黄斑前膜的观察非常直观、确切，显示率达到 90% 以上，可提供黄斑前膜及其深部的视网膜切面特征，分析黄斑前膜的位置、形态、厚度及与视网膜玻璃体的关系，确定是否存在黄斑囊样水肿、全层孔、板层孔或假性黄斑裂孔，以及是否存在黄斑区浅脱离。在 OCT 检查中其主要表现为：与黄斑部视网膜内层相连的中高增强增宽的光带；视网膜增厚；如果黄斑前膜围绕中心凹，产生向心性收缩，中心凹呈陡峭状或狭小的外形，形成假性黄斑裂孔；如果神经上皮层部分缺失，则形成板层黄斑裂孔。③视野检查作为一种心理物理学检查方法，通过对黄斑阈值的测定，可以较准确地反映黄斑部疾病的早期改变。利用自动视野计，可以根据黄斑病变范围进行相应的区域性光敏感度分析。早期黄斑前膜可无视野异常，晚期的视野改变多数为不同程度的光敏感度下降。利用光敏感度及光阈值的波动，可以对黄斑前膜的病程进展及手术效果进行视功能评价。④视觉电生理检查：测定黄斑功能常选用的视觉电生理检查包括明视视网膜电图、暗视红光和明视红光视网膜电图、闪烁光视网膜电图、局部黄斑视网膜电图、多焦视网膜电图、视觉诱发电位等。其中多焦视网膜电图检查具有客观、准确、定位、定量的特点，能够更加精确、敏感、快速地测定后极部视网膜 23° 范围内的视功能。黄斑前膜对视网膜电活动影响不大，早期的视觉电生理检查一般无明显异常，晚期局部黄斑视网膜电图和多焦视网膜电图可出现不同程度的波幅降低。被认为可能与黄斑前膜对视网膜组织的牵拉，造成视锥细胞的排列方向发生改变及屈光间质透明度下降等有关。这两项检查作为评价视功能的客观和较敏感的指标，对分析病情进展和手术效果有重要意义。

国内外学者根据黄斑前膜形态、视网膜浅表血管的改变，以及视网膜的变化对黄斑前膜进行分期。Gass 于 1971 年提出分期标准：① 0 期，表面呈箔状反光，组织结构正常；② 1 期，表面出现薄膜，视网膜浅表面细小皱纹，血管略扩张弯曲，由于膜的切线收缩，可出现游离缘或膜部分与其下的视网膜分开；③ 2 期，表面出现半透明膜，视网膜出现全层皱褶，血管明显歪曲变形。张少冲等国内学者则将其分为：①早期黄斑前膜薄而透明，受累视网膜表面粗糙呈锡纸样不规则反光，黄斑区小血管轻度迂曲；②中期黄斑前膜增生进一步发展，以黄斑为中心视网膜呈放射状皱缩，黄斑区呈灰白色半透明样反光，同时可伴有水肿及假性裂孔形成，黄斑区小血管迂曲、僵硬，偶见小的出血灶；③晚期黄斑前膜继续增生变厚，形成灰白色不规则不透明膜状或条索状，并可伴有固定皱褶及假性裂孔形成。随着 OCT 技术的出现，其具有成像速度快、高分辨率、高灵敏度、非接触、无创等诸多优点，Mathews 等提出依据 OCT 图像上黄斑中心凹厚度和距其 1mm 处视网膜厚度的比值将黄斑中心凹形态定量分为 0 级、1 级、2 级三个等级，分别代表凹陷、平坦、隆起 3 种类型，具有定量、客观、测量简便、重复性强的优点，广泛应用于临床的诊断治疗。

黄斑前膜的治疗以手术治疗为主。手术与否取决于患者症状、视力下降程度、视力要求、是否伴随眼部其他疾病、年龄以及对侧眼情况等。以下几种情况可考虑手术：①视力在 4.0 或以下，不伴随永久性黄斑损害；②视力在 4.6 以上，但有严重的复视、视物变形等症状（要求更好的视力效果的患者，可由熟练的术者尝试手术）；③视力较好，但荧光造影显示已有荧光素渗漏或黄斑部水肿；④视网膜脱离术后的黄斑前膜应待其稳定，无活动性收缩后方可手术。玻璃体切割联合黄斑前膜撕除术治疗可明显降低黄斑前膜患者黄斑中心凹视网膜厚度，改善椭圆体带完整性和黄斑形态，从而提高患者视力，减轻视物变形程度。术后视力恢复的程度与手术时机选择有关。术前黄斑无囊样水肿及视网膜神经上皮脱离者，术后视力恢复较好。

（欧阳科　雷颖庆　吕红彬）

参考文献

[1] Dupas B，Tadayoni R，Gaudric A. Epiretinal membranes. J Fr Ophtalmol，2015，38（9）：861-875.

[2] Sebag J. Anomalous posterior vitreous detachment：a unifying concept in vitreo-retinal disease. Graefes Arch Clin Exp Ophthalmol，2004，242（8）：690-698.

[3] 张少冲，冷云霞，佘洁婷，等 . 特发性黄斑前膜的手术效果及评价 . 中国实用眼科杂志，2005，23（8）：825-827.

[4] 王震，荣翱，莫利娟 .23G、25G 联合经结膜免缝合微创玻璃体切割术治疗黄斑前膜 . 眼科新进展，2012，32（3）：253-256.

[5] 黄晓波，邹海东 . 特发性黄斑前膜的诊断和治疗新进展 . 眼科新进展，2008，28（10）：797-799.

[6] 王宇宏，王一鹏 . 内界膜剥除联合玻璃体腔注射曲安奈德治疗特发性黄斑前膜疗效观察 . 中国实用眼科杂志，2015,（1）：150-151.

[7] Asencio-Duran M，Manzano-Muoz B，Vallejo-García JL，et al. Complications of Macular Peeling. Journal of Ophthalmology，2015，2015：467814.

[8] 韩丽英，李兵 . 玻璃体切割联合内界膜剥离治疗黄斑部疾病的疗效观察 . 新乡医学院学报，2013，30（3）：209-210.

[9] 葛丽娜，沈丽君，方海珍，等 . 不同类型黄斑前膜术后视力相关因素分析 . 眼科研究，2008，26（11）：848-851.

[10] 骆贵军，姚莎莎 . 玻璃体切割联合黄斑前膜撕除对特发性黄斑前膜患者视力和视物变形的影响 . 国际眼科杂志，2019，19（2）：264-267.

[11] 梁曦达 . 特发性黄斑前膜手术前后视物变形变化及影响因素 . 中华实验眼科杂志，2019，37（1）：21-28.

[12] 王肖 . 特发性黄斑前膜在炫彩成像联合光学相干断层扫描的形态学分析 . 中山大学学报，2018，39（4）：631-635.

[13] 胡圆．特发性黄斑前膜的研究进展．南昌：南昌大学硕士学位论文，2017.

病例 87　外伤性脉络膜新生血管

【病例介绍】

患者，男性，50岁。

主诉：右眼外伤后视力下降1年，视物变形3个月。

现病史：患者自述1年前不慎被玻璃窗砸伤右眼，立觉右眼视力急剧下降、眼痛、眼红，伴视物遮挡感，于当地医院住院治疗，诊断为“右眼外伤，右眼玻璃体积血”，具体治疗方案不详，患者自觉治疗后视力提高出院。3个月前患者自觉右眼视物变形，视力进一步下降，门诊以“右眼玻璃体积血，右眼视网膜脉络膜陈旧性裂伤，右眼并发性白内障，高血压病，2型糖尿病”收入院。

既往史：高血压病史1个月，最高达180/110mmHg，口服降压药物；糖尿病病史1个月，口服降糖药物；余无特殊。

家族史：家族内其他成员无类似疾病。

【专科查体】

眼部检查。视力：右眼3.3，矫正无提高，左眼5.0。右眼眼睑无松弛、红肿，结膜无充血水肿，巩膜无黄染，角膜透明，KP（-），前房轴深约3CT，房水清，Tyn（-），虹膜纹理欠清，颜色正常，瞳孔形圆居中，直径约3mm，对光反应迟钝，晶状体黄白色混浊，玻璃体血性混浊，眼底隐约见颞侧视盘，后极部视网膜被出血遮挡窥不清，颞侧周边部视网膜见片状变性区及裂隙样裂孔；左眼外眼及前后节未见确切异常。眼压：右眼19mmHg，左眼15mmHg。

【辅助检查】

1. 超广角眼底成像　右眼玻璃体血性混浊，眼底隐约见颞侧视盘，后极部视网膜被出血遮挡窥不清，颞侧周边部视网膜见片状变性区及裂隙样裂孔（图2-167）。

2. 超广角FFA　右眼颞侧周边部、黄斑颞侧及下方视网膜见荧光素渗漏（图2-168）。

3. 黄斑OCT　右眼黄斑中心结构未见明显异常，黄斑周围被出血遮挡（图2-169）。

【诊断】

1. 右眼玻璃体积血。

2. 右眼视网膜脉络膜陈旧性裂伤。

3. 右眼并发性白内障。

4. 高血压病。

5. 2型糖尿病。

【鉴别诊断】

1. 牵拉性视网膜脱离　常常继发于其他眼底疾病，如糖尿病视网膜病变、玻璃体积血等，因玻璃体内出血、机化、增生条带牵拉所致视网膜脱离。

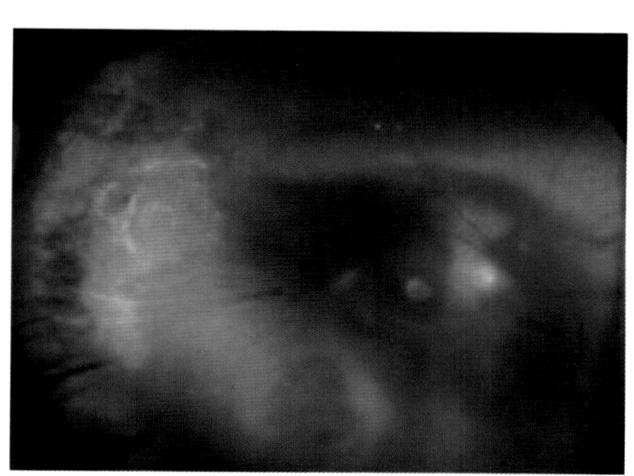

▲ 图2-167　右眼超广角眼底成像

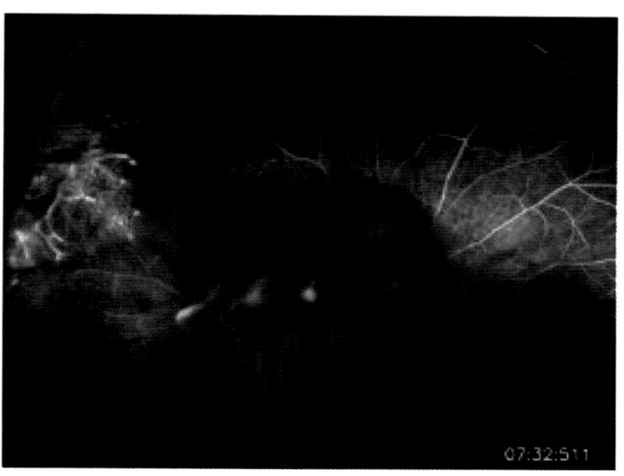

▲ 图2-168　右眼超广角FFA

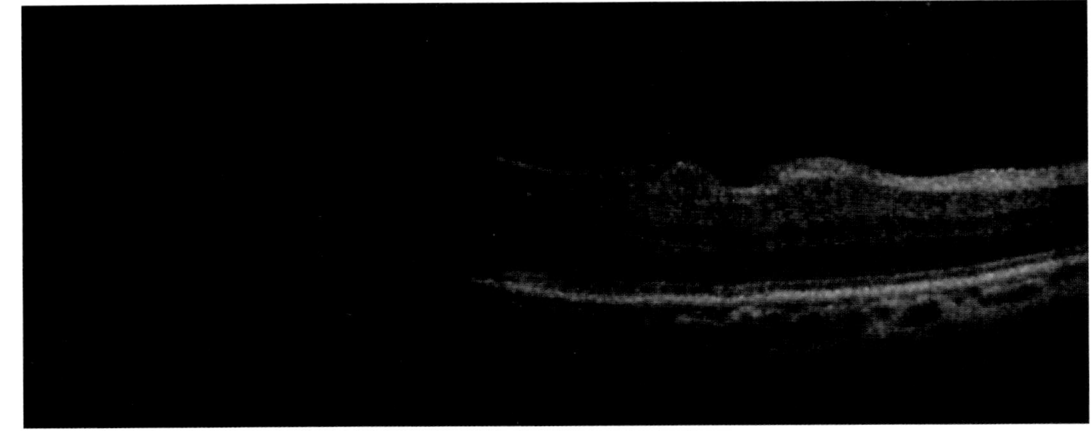

▲ 图 2-169　右眼黄斑 OCT

2. 湿性 AMD　好发于 50 岁以上患者，无明显诱因出现视力下降、视物变形，眼底可见典型的黄斑区暗红色出血、渗出及萎缩病灶。

【治疗经过】

局麻下行右眼玻璃体切除＋视网膜激光光凝术，术中见右眼晶状体棕黄色混浊，玻璃体血性混浊，切除玻璃体后见视盘界清色淡，视网膜平伏，黄斑颞侧见一弧形陈旧性视网膜脉络膜裂伤，未见明显出血、脱离，周边部视网膜见大片变性区。术毕，玻璃体腔清，视网膜平伏，激光光斑可见，指测眼压正常。

术后 1 个月，门诊随访超广角眼底成像：视盘边界清楚，颜色正常，黄斑中心呈暗红色，反光未见，黄斑颞侧见陈旧性脉络膜裂伤，颞侧视网膜周边部见片状变性区，激光斑清晰（图 2-170）。超广角 FFA 示，黄斑区上方点团状荧光素渗漏，黄斑旁颞侧视网膜条形荧光素渗漏，颞侧周边部视网膜见点斑驳样荧光素渗漏（图 2-171）。黄斑 OCTA 示黄斑区见团状新生血管血流信号（图 2-172）。

门诊诊断为"右眼脉络膜新生血管（CNV）"，表麻下行右眼玻璃体腔内注药（雷珠单抗）术。

右眼玻璃体腔注药术后 1 个月，门诊随访超广角眼底成像。视盘边界清楚，颜色正常，黄斑中心呈暗红色，反光未见，黄斑颞侧见陈旧性脉络膜裂伤，颞侧视网膜周边部见片状变性区，激光斑清晰（图 2-173）。黄斑 OCTA 示，黄斑区团状新生血管血流信号，较 1 个月前范围明显缩小（图 2-174）。继续观察中。

【病例分析及诊疗思路】

患者为中年男性，起病急，病程短，外伤史

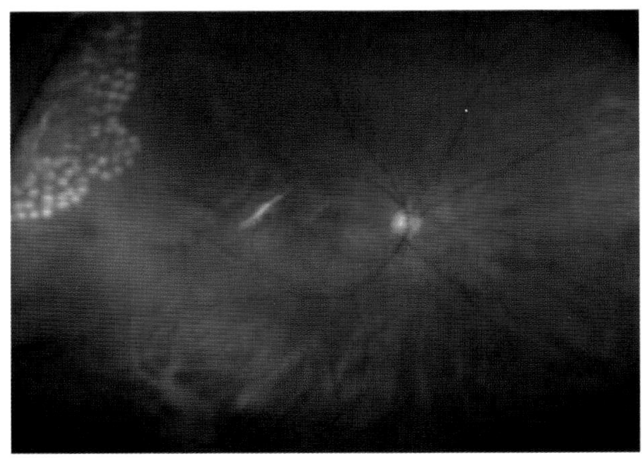

▲ 图 2-170　右眼超广角眼底成像

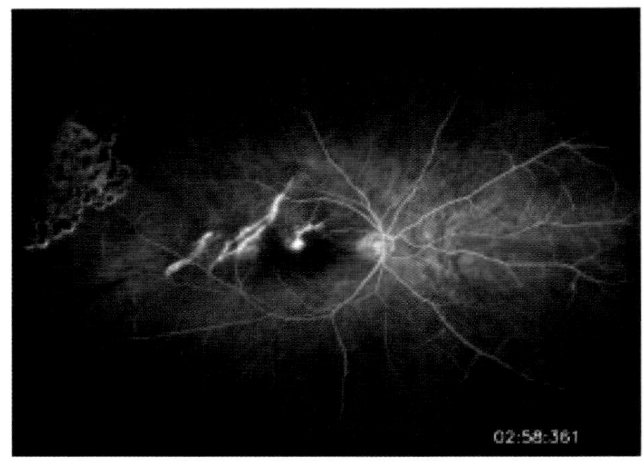

▲ 图 2-171　右眼超广角 FFA

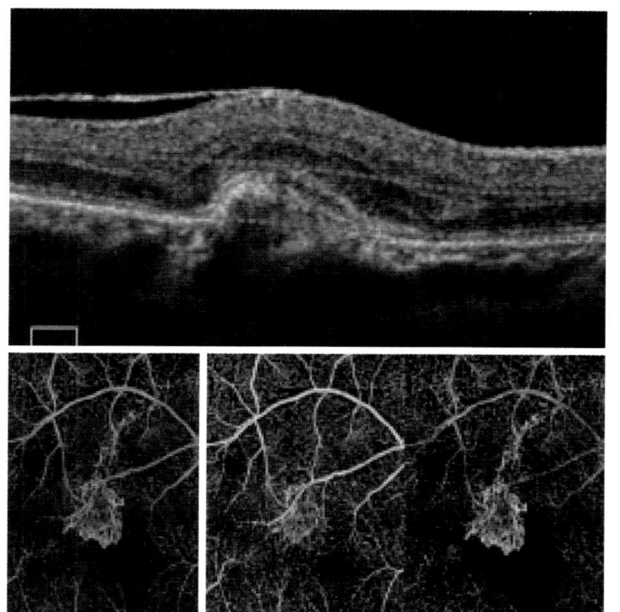

▲ 图 2-172　右眼黄斑 OCTA

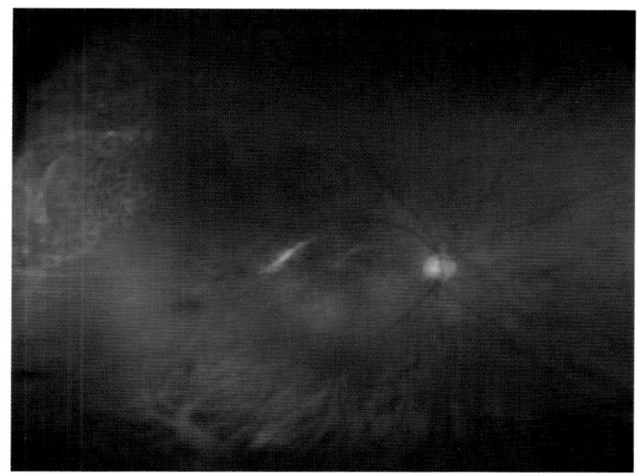

▲ 图 2-173　右眼超广角眼底成像

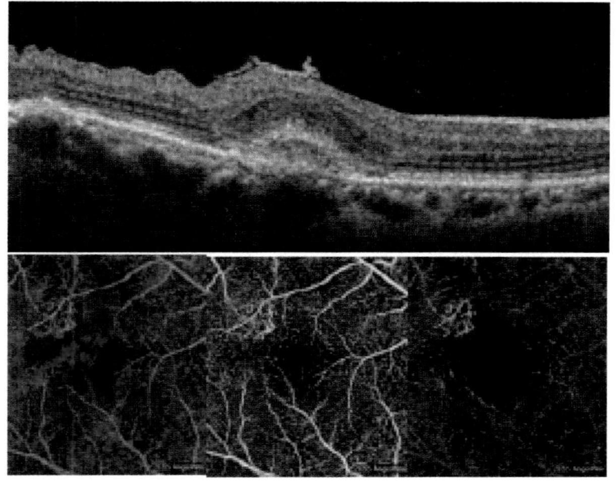

▲ 图 2-174　右眼黄斑 OCTA

明确，完善超广角眼底成像及 FFA 等检查，考虑诊断：因外伤致右眼玻璃体积血，右眼视网膜损伤，病情进一步发展为脉络膜新生血管。

脉络膜新生血管可能与脉络膜与视网膜之间的屏障－玻璃膜完整性破坏有关，认为玻璃膜的损害（增厚、变性、破裂）是产生脉络膜来源的新生血管的先决条件，分为特发性 CNV 和继发性 CNV。常见的造成玻璃膜损害及继发性 CNV 的有以下四种情况，即变性（如老年性黄斑变性、血管样条纹的黄斑病变、高度近视黄斑病变）、炎症损害、外伤、肿瘤。特发性 CNV 是指年龄小于 50 岁，找不到病因的。CNV 检眼镜下脉络膜新生血管呈灰蓝或淡黄色斑块，周围常伴有环形出血，晚期病变纤维增生呈灰白色，常继发 RPE 或神经上皮浆液性或出血性脱离。眼底荧光血管造影是发现视网膜下新生血管存在及定位的可靠方法，可以区分脉络膜新生血管的类型、定位、测量面积大小等，新生血管的形态于动脉前期或动脉早期显示最为清晰。由于新生血管的渗透性强，因此在新生血管显影后不久，很快就有荧光素渗漏，一直持续到造影全过程结束后仍维持相当长一段时间，新生血管易于出血，出血处呈边缘清晰的低荧光区。CNV 的 FFA 分型分为典型性、隐匿性。吲哚菁绿血管造影（ICGA）分型分为焦点状、斑点状、混合型、特殊类型。CNV 需要结合 FFA、ICGA、OCT 综合诊断同时也要针对病因治疗，近年来，抗 VEGF 药物已成为 CNV 类疾病的一线用药，现已证实比光动力或者联合光动力治疗 CNV 更加有效，该患者外伤后行包双眼、活血化瘀等保守治疗无效后，行“右眼玻璃体切除＋视网膜激光光凝术”，去除玻璃体积血，封闭视网膜裂口。后再行“玻璃体腔内注药（雷珠单抗）术”抑制 CNV 的生长和渗漏，不同程度地维持和改善了患者的视功能。

（向小红　吕红彬）

参考文献

[1] 刘家琦，李凤鸣 . 实用眼科学 .3 版 . 北京：人民卫生出版社，2010.

[2] 高鸽，孙娜，姜媛，等 . 抗血管内皮生长因子治疗前后脉络膜新生血管的光学相干断层扫描血管成像分析 . 眼科新进展，2019，39（9）：845-848.

[3] Larsen M，Schmidterfurth U，Lanzetta P，et al. Verteporfin plus ranibizumab for choroidal neovascularization in age-related macular degeneration：twelve-month MONT BLANC study results. Ophthalmology，2012，119（5）：992-1000.

[4] Sun P. Intravitreal bevacizumab for treatment of subfoveal idiopathic choroidal neovascularization：results of a 1-year prospective trial. American Journal of Ophthalmology，2012，153（2）：300-306.

病例 88　特发性息肉样脉络膜血管病变

【病例介绍】

患者，男性，64 岁。

主诉：左眼视力下降伴视物遮挡 2 个月，加重 3 天。

现病史：2 个月前患者无明显诱因出现左眼视力下降、视物变形，不伴眼红、眼痛、眼前黑影飘动等不适。门诊以“左眼特发性息肉样脉络膜血管病变”收入院。

既往史：高血压病史 1 年，未规律服药及血压监测。

家族史：家族内其他成员无类似疾病。

【专科查体】

入院查体，血压 146/82mmHg。眼部检查。视力：右眼 4.9，左眼 CF/20cm，双眼视力矫正无提高。右眼外眼及前后节未见确切异常；左眼外眼未见异常，结膜未见充血水肿，角膜透明，KP（-），前房轴深约 3CT，虹膜纹理清晰，颜色正常，瞳孔形圆居中，约 3mm，对光反应灵敏，晶状体不均匀白色混浊，玻璃体轻度混浊，眼底见视盘边界清楚，颜色淡红，C/D 约 0.3，黄斑区见息肉样橘红色病灶，约 1PD，色素紊乱，颞侧视网膜下见簇状黄白色血管样条纹，视网膜未见出血，渗出及脱离。眼压：右眼 20mmHg，左眼 20mmHg。

【辅助检查】

1. 眼底照相　左眼黄斑区见息肉样橘红色病灶，约 1PD，色素紊乱，颞侧视网膜下见簇状黄白色血管样条纹（图 2-175）。

2. FFA　左眼晚期黄斑区视网膜下片状遮蔽荧光，视网膜颞侧见大片状荧光素渗漏（图 2-176）。

3. 黄斑 OCT　左眼黄斑区见不规则高反射，可见“双轨征”，浆液性色素上皮层脱离（图 2-177）。

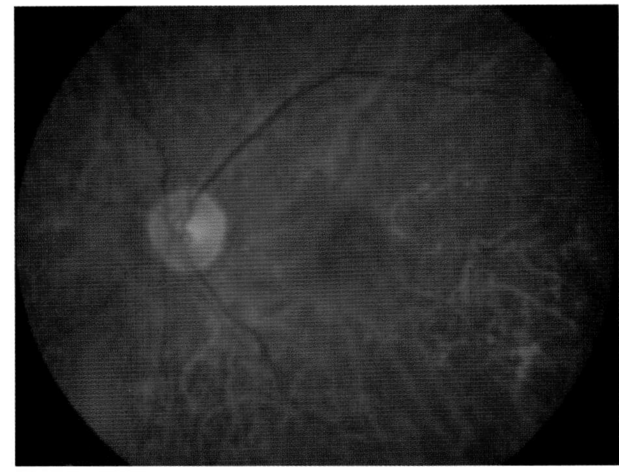

▲ 图 2-175　左眼眼底照相

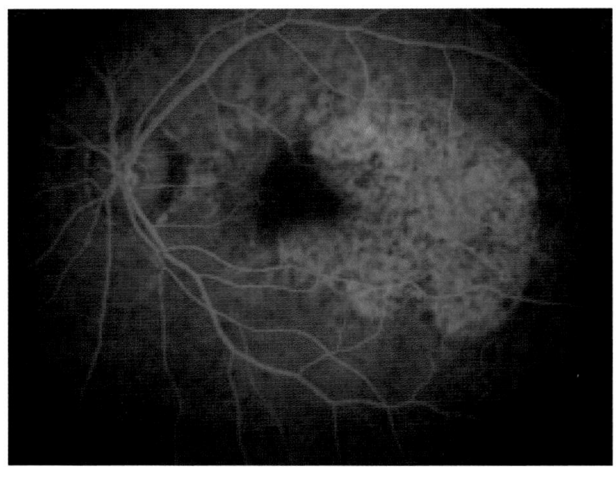

▲ 图 2-176　左眼 FFA

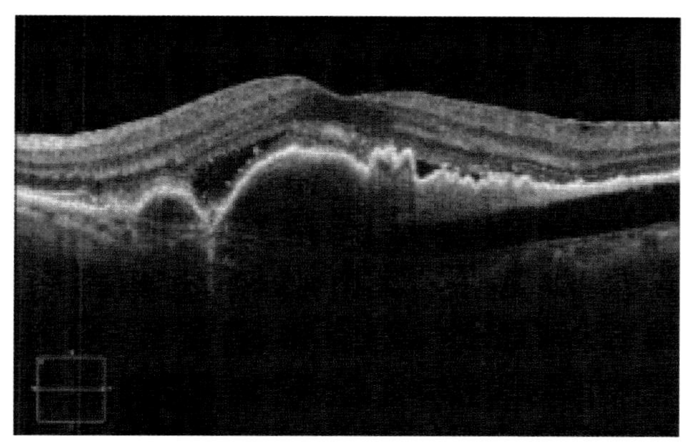

▲ 图 2-177　**左眼黄斑 OCT**

【诊断】

1. 左眼特发性息肉样脉络膜血管病变（idiopathic polypoidal choroidal vasculopathy，IPCV）。

2. 高血压病。

【鉴别诊断】

1. 视网膜色素上皮浆液性脱离　是指 RPE 与 Bruch 膜脱离，可单独发病，亦可合并中浆，或为其先行发病。原因可能是脉络膜毛细血管局限性病灶造成毛细血管渗透性改变，使液体渗出，或是 RPE 本身病变使脉络膜毛细血管的渗出液积存于 RPE 之下造成 RPE 脱离。

2. 渗出型 AMD 等 CNV 性疾病　主要鉴别依据有：①与白色人种比较，IPCV 相对好发于有色人种，而 AMD 白色人种易罹患；② IPCV 患眼或对侧眼眼底较少有软性玻璃膜疣及局部色素沉着等 CNV 易患因素改变；③如无遮挡，可见息肉状病灶呈橘红色结节样隆起，而 CNV 病灶一般呈青灰色改变；④ IPCV 患眼病情发展相对平缓，最终较少瘢痕化，视力预后较好。

【治疗经过】

表麻下行左眼玻璃体腔内注药（康柏西普）术。

术后 3 个月门诊复查。视力：右眼 4.9，左眼 CF/20cm，矫正无提高。眼压：右眼 20mmHg，左眼 20mmHg。

超广角眼底成像示，左眼眼底黄斑区有橘红色息肉样病灶，约 2/3PD 大小，病灶鼻上方见暗红色出血，颞侧见团状血管样条纹，视盘鼻下方见暗红色出血灶（图 2-178）。

黄斑 OCT 示，左眼黄斑区有指状高反射隆起（图 2-179）。

诊断仍为左眼 IPCV，建议再次行玻璃体腔内抗 VEGF 药物注射，患者拒绝，放弃治疗。

【病例分析及诊疗思路】

本例患者为老年男性，病程长，单眼发病，视力渐进性下降，无明确外伤史，结合典型橘红色息肉样眼底改变，考虑诊断为 IPCV。

IPCV 又称为多灶复发性浆液血液性视网膜色素上皮脱离、后极部葡萄膜出血综合征。本病病因不明，病变原发于脉络膜血管及脉络膜血管呈息肉状膨隆，因 IPCV 造成黄斑区及其周围视网膜下出血、浆液性和出血性视网膜色素上皮脱离及常见于老年人等特征，临床上极易将其同

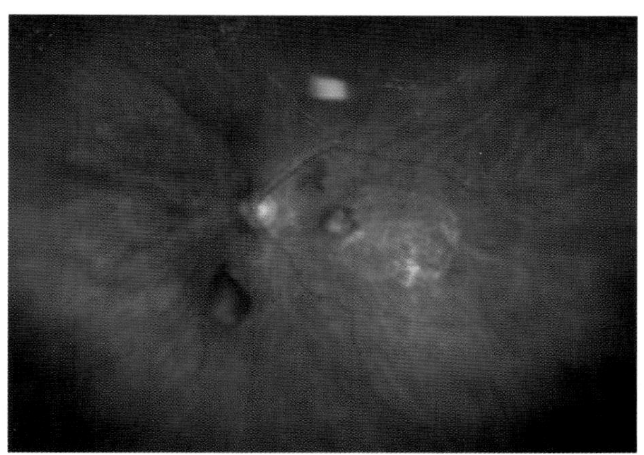

▲ 图 2-178　**左眼超广角眼底成像**

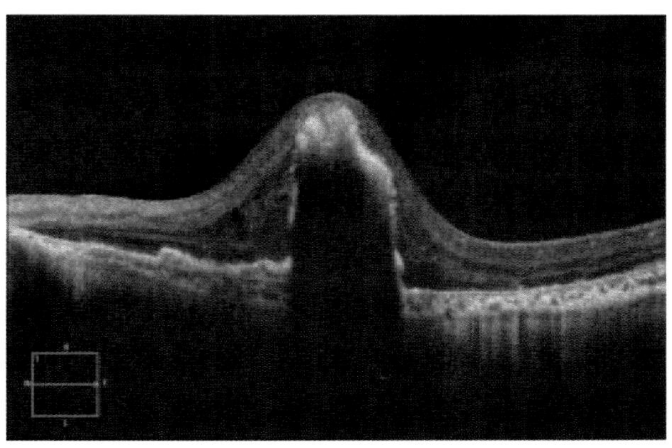

▲ 图 2-179　**左眼黄斑 OCT**

渗出型老年性黄斑变性（AMD）混淆。吲哚菁绿血管造影（ICGA）为该病的诊断与鉴别诊断的主要依据。ICGA 有如下特征性表现：①早期于 RPE 下可见一个 2～3 DD 大小、呈伞样异常分支的脉络膜血管网，部分血管网可见一起自于脉络膜血管的滋养动脉供应其中心。②随血管网充盈显示出其末梢的多个息肉状扩张、膨隆灶，即所谓的“息肉状结构”，其位置对应于检影镜下所见的橘红色息肉状病灶。活动性病变早期呈强荧光，随造影时间延长，渐有染料渗漏，晚期呈现染色或显示周围组织相对强荧光影像；静止性病变晚期则荧光减弱或出现“冲洗”（wash-out）现象而显示出大的脉络膜血管负影。2018 年 PCV 指南指出，将视力治疗作为治疗的目标。抗 VEGF 单药 / 联合抗 VEGF 与光动力治疗（PDT）治疗均可作为初始治疗的选择。而抗 VEGF 单药治疗可以带来显著的视力提升。

抗 VEGF 治疗可以减轻渗漏，提高或稳定 PCV 患者的视力，且对息肉状病灶的消退与稳定也有很好的疗效。故该患者行玻璃体腔内注药（康柏西普）术治疗后病情有所好转。

（向小红　吕红彬）

参考文献

[1] 姜利斌，文峰，吴乐正 . 特发性息肉状脉络膜血管病变 . 中华眼底病杂志，2002，18（4）：310–312.

[2] 刘家琦，李凤鸣 . 实用眼科学 .3 版 . 北京：人民卫生出版社，2010.

[3] Stern RM，Zalov ZN，Zegarra H，et al. Multiple recurrent serosanguineous retinal pigment epithelial detachments in black women. Am J Ophthalmology，1985，100（4）：560–569.

[4] Perkovich BT，Zakov ZN，Berlin LA，et al. An update on multiple recurrent serosanguineous retinal pigment epithelial detachments in black women. Retina，1990，10（1）：18–26.

[5] Spaide RF，Yannuzzi LA，Slakter JS，et al. Indocyanine green video angiography of idiopathic polypoidal choroidal vasculopathy. Retina，1995，15（2）：100–110.

[6] Yannuzzi LA，Ciardella A，Spaide RF，et al. The expanding clinical spectrum of idiopathic polypoidal choroidal vasculopathy. Arch Ophthalmol，1997，115（4）：478–485.

病例 89　病理性近视脉络膜新生血管

【病例介绍】

患者，男性，35 岁。

主诉：右眼视物模糊，伴视物变形 10 天。

现病史：患者自述 10 天前无明显诱因出现右眼视物模糊，伴视物变形，不伴眼胀、眼痛等不适。门诊以“右眼脉络膜新生血管，双眼高度近视伴眼底改变”收入院。

既往史：发现双眼高度近视 20 年，近 10 年佩戴眼镜矫正，右眼 -12.0DS，左眼 -10.0DS，余无特殊。

家族史：家族内其他成员无类似疾病。

【专科查体】

眼部检查　视力：右眼 3.3，矫正无提高，左眼 CF/20cm－10.00DS＝3.3。右眼前节未见明显异常，玻璃体絮状混浊，眼底见视盘边界清楚，颜色正常，近视弧形斑显见，视网膜呈豹纹状改变，黄斑区见暗红色出血渗出灶，色素紊乱，视网膜未见出血、渗出及脱离；左眼前节未见明显异常，玻璃体絮状混浊，眼底见视盘边界清楚，颜色正常，近视弧形斑显见，视网膜呈豹纹状改变，未见出血、渗出及脱离。眼压：右眼 21mmHg，左眼 19mmHg。

【辅助检查】

1. 超广角眼底成像　右眼视盘周围近视弧形斑显见，视网膜呈豹纹状改变，黄斑区见暗红色出血渗出灶，色素紊乱，视网膜未见出血、渗出及脱离（图 2-180）。

2. 超广角 FFA　右眼黄斑区见片状荧光素渗漏（图 2-181）。

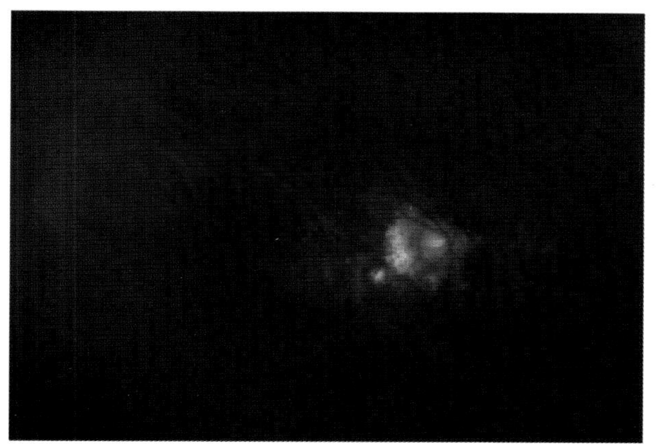

▲ 图 2-180 右眼超广角眼底成像

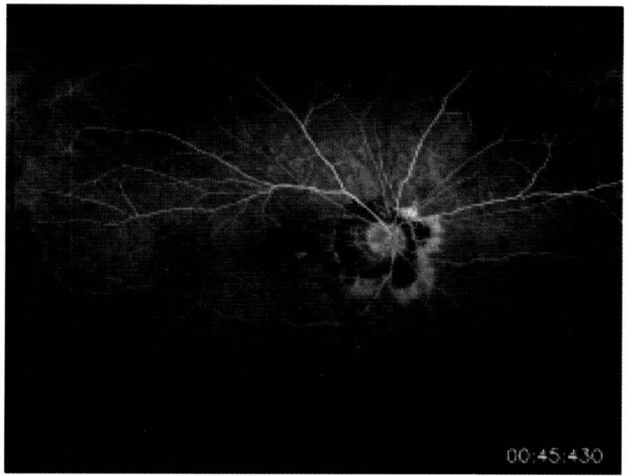

▲ 图 2-181 右眼超广角 FFA

3. 黄斑 OCTA 右眼黄斑区见团状新生血管血流信号（图 2-182）。

4. 黄斑 OCT 右眼黄斑区见高反射信号（图 2-183）。

【诊断】

1. 右眼脉络膜新生血管。

2. 双眼高度近视。

3. 双眼高度近视伴眼底改变。

【鉴别诊断】

湿性老年性黄斑变性：老年性黄斑变性常常发生于 50 岁以上，有典型的视力下降、视物变形症状，但无高度近视相关眼底改变。

【治疗经过】

表麻下行左眼玻璃体腔内注药（雷珠单抗）术。

右眼玻璃体腔注药术后 1 个月，门诊随访。

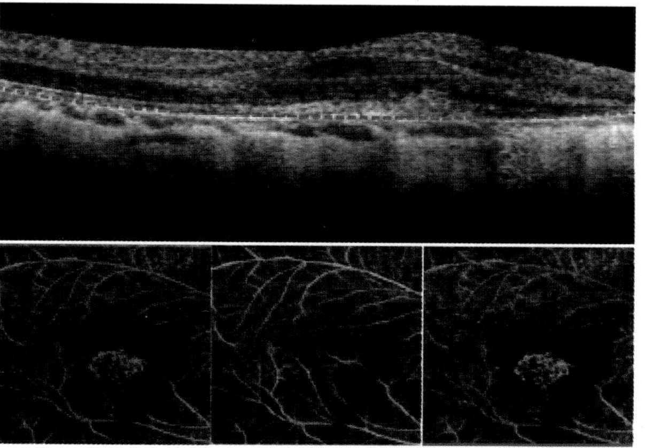

▲ 图 2-182 右眼黄斑 OCTA

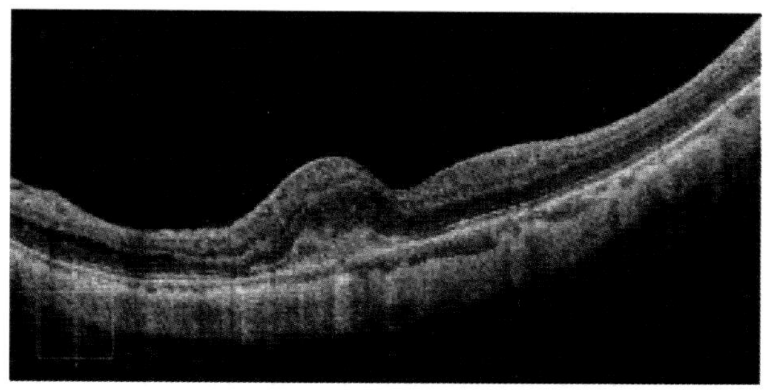

▲ 图 2-183 右眼黄斑 OCT

视力：右眼 3.3 - 12.00DS = 4.5，左眼 CF/20cm - 10.00DS = 3.3。眼压：右眼 14mmHg，左眼 15mmHg。

黄斑 OCTA 示，右眼黄斑区有团状新生血管血流信号，较术前范围缩小，但新生血管长入视网膜深层（图 2-184）。

黄斑 OCT 示，右眼黄斑区有高反射信号（图 2-185）。

表麻下行第二次右眼玻璃体腔注药（雷珠单抗）术，术后 2 个月门诊随访。视力：右眼 3.3 - 12.00DS = 4.8，左眼 CF/20cm - 10.00DS = 3.3。眼压：右眼 15mmHg，左眼 16mmHg。

黄斑 OCTA 示，右眼黄斑区有少量点状新生血管血流信号，较治疗前明显消退（图 2-186）。

黄斑 OCT，右眼黄斑区有少量高反射信号（图 2-187）。

【病例分析及诊疗思路】

患者为中年男性，有 20 年的高度近视病史，

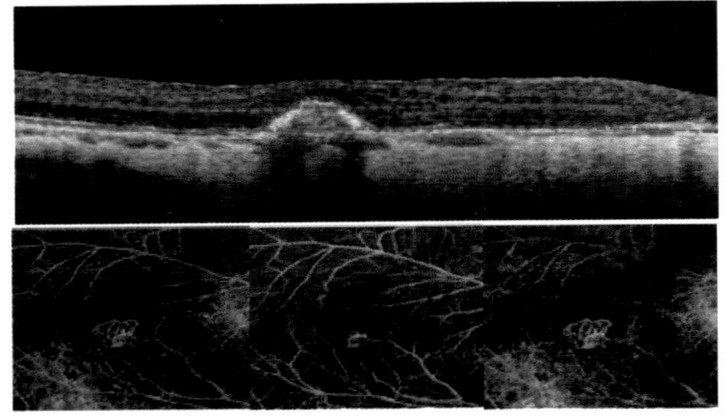

▲ 图 2-184　右眼黄斑 OCTA

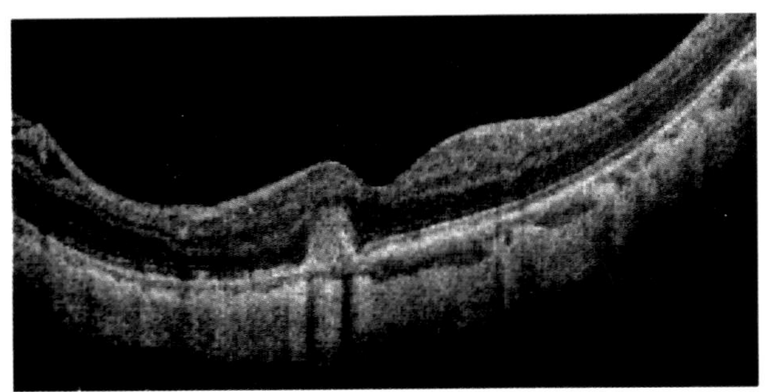

▲ 图 2-185　右眼黄斑 OCT

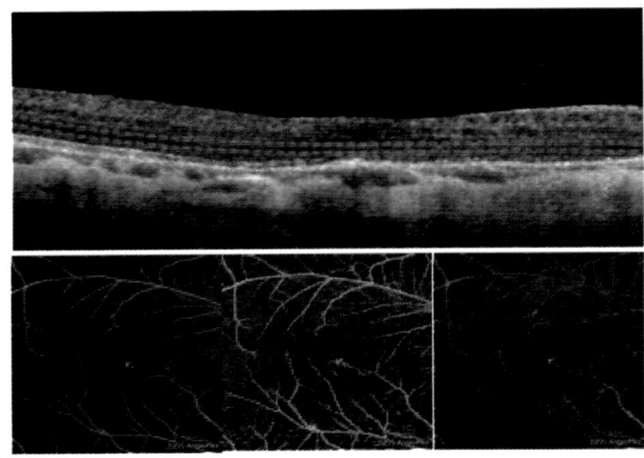

▲ 图 2-186　右眼黄斑 OCTA

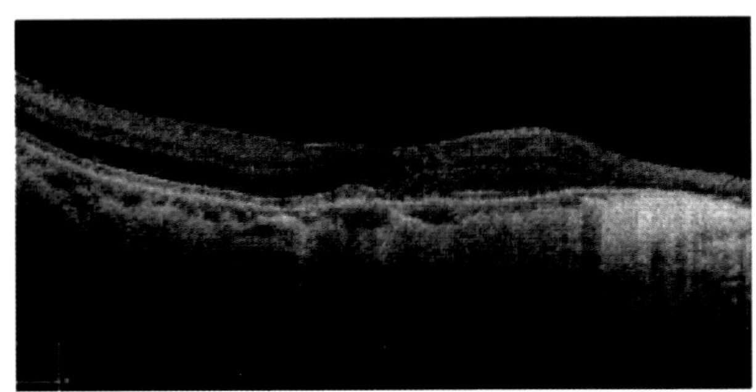

▲ 图 2-187　右眼黄斑 OCT

病程长。病理性近视是指近视屈光度超过 6.00D 的轴性高度近视患者眼底出现退行性改变，因眼轴增加，后极部脉络膜视网膜变性，常常并发 CNV。近年来，随着人们生活方式的改变，我国病理性近视的发病率呈逐年增高趋势，且显著高于发达国家。预计至 2050 年，世界高度近视患病率约 9.8%。PM-CNV 患病率为 5.2%～11.3%。脉络膜新生血管（CNV）发病率较高，是导致病理性近视患者视力严重损害的常见并发症之一。其危险因素包括年龄、眼轴长、中心凹下脉络膜厚度薄、患眼有萎缩斑或漆裂纹，上述因素引起的视网膜色素上皮萎缩或缺氧导致外层视网膜分泌血管内皮生长因子（vascular endothelial growth factor，VEGF）有关。近年来，有研究发现，雷珠单抗玻璃体腔注射在治疗病理性近视脉络膜新生血管疾病中效果显著。血管内皮生长因子是促进新生血管产生的关键因素之一。病理性近视脉络新生血管疾病的患者房水中的 VEGF 浓度大多显著高于健康人。抗 VEGF 药物具有结合并抑制 VEGF，抑制新生血管的形成，阻止患者血管渗漏的效果，抗 VEGF 药物能抑制 CNV 的发生，改善 CNV 疾病病情。该患者行 2 次雷珠单抗玻璃体腔注射治疗病理性近视脉络膜新生血管效果显著，能有效降低不良事件发生率。

（向小红　吕红彬）

参考文献

[1] 孟王乐，魏文斌，李燕龙，等 . 玻璃体腔注射雷珠单抗治疗病理性近视脉络膜新生血管的疗效观察 . 中华眼底病杂志，2016，32（1）：70.

[2] 杨琳，金学民，周朋义 . 贝伐单抗和雷珠单抗玻璃体腔注射治疗病理性近视脉络膜新生血管的疗效对比观察 . 中华眼底病杂志，2017，33（2）：139-143.

[3] 袁建树，吴摇越，王育文 . 病理性近视脉络膜新生血管抗 VEGF 治疗期间黄斑中心凹下的脉络膜厚度变化 . 国际眼科杂志，2016，16（5）：905-908.

[4] 修立恒，李佳林，李常栋，等 . 玻璃体内注射雷珠单抗治疗病理性近视合并脉络膜新生血管疗效观察 . 眼科新进展，2015，35（11）：1067-1070.

三、视神经疾病

病例90 Leber遗传性视神经病变

【病例介绍】

患者，男性，12岁。

主诉：双眼视物模糊1个月余，加重2周。

现病史：患者自述1个月前看书时发现双眼视物模糊，无畏光、流泪，无头晕、视物旋转等不适，患者未予以重视，未行特殊治疗。2周前，患者发现双眼视物模糊加重，遂于我院就诊，完善头颅及眼眶MRI示，双侧视神经近眼环处少许高信号影，头颅MRI未示特殊异常，诊断为“双眼视神经炎”，予以营养神经、抗炎等治疗，症状未见明显好转后出院。1周后于“某医院”就诊，完善双眼黄斑及视盘OCT示，双眼黄斑区神经纤维层部分变薄，诊断为“Leber遗传性视神经病变（？）”收入院。

既往史、个人史、家族史：无特殊。

【专科查体】

眼部检查。视力：右眼3.6，左眼CF/30cm，均矫正无提高。双眼眼睑未见明显异常，结膜无明显充血、水肿，角膜透明，KP（-），前房轴深约4.0CT，周边前房＞1/3CT，Tyn征（-），虹膜纹理清楚，未见粘连，瞳孔形圆居中，直径约3mm，对光反应灵敏，瞳孔区未见渗出物，晶状体透明，玻璃体透明，眼底见视盘色淡红，边界不清，视盘毛细血管扩张，视网膜平伏，黄斑中心凹反光可见。眼压：右眼11mmHg，左眼10mmHg。

【辅助检查】

1. VEP　双眼P100波振幅降低，P100波潜伏期延长（图2-188）。

2. 视野　右眼中心视野缺损及鼻下方局限性视野缺损；左眼残存下方部分视野、上方周边视岛（图2-189）。

3. 基因测序　G11778由G突变为A（纯合变异）。

【诊断】

双眼Leber遗传性视神经病变（leber hereditary optic neuropathy，LHON）。

【鉴别诊断】

1. 视神经炎　部分患者存在眼球转动疼痛，眼底检查存在视盘炎者视盘充血、水肿，视盘表面或周围有小的出血点，部分后极部视网膜有水肿，荧光素造影可见渗漏；球后视神经炎患者眼底多无异常改变。青少年男性拟诊断为视神经炎者需通过突变点位测序进行鉴别。

2. 前部缺血性视神经病变　患者年龄多在55岁以上，视力骤然严重下降，眼球运动无疼痛。视盘肿胀趋于灰白色，视野缺损最常见在下方，常为弓形或扇形视野缺损，呈水平分布。

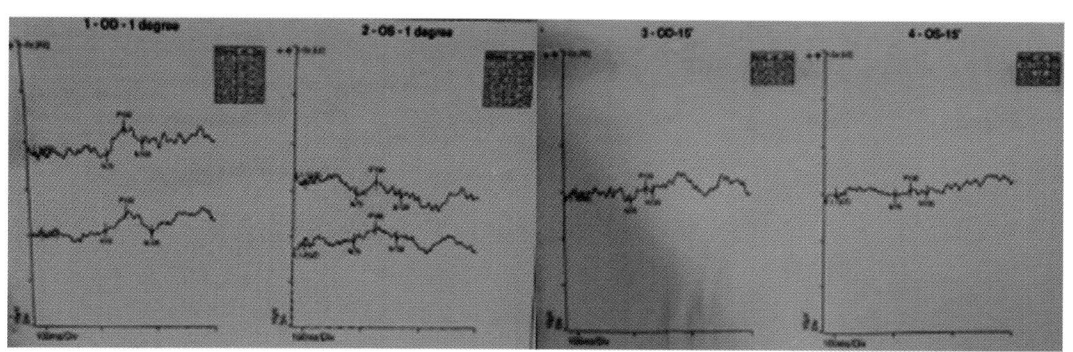

▲ 图2-188　双眼VEP

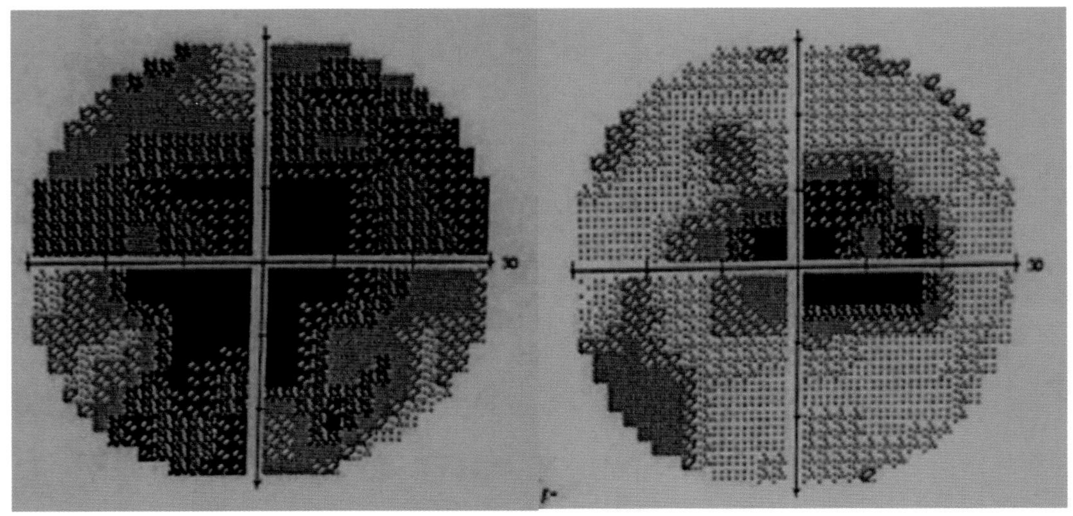

▲ 图 2-189 双眼视野

【治疗经过】

入院后完善相关检查，予以甲钴胺片、维生素 B_1、维生素 C 营养神经，ATP、辅酶 Q_{10}、艾迪苯醌改善能量代谢等治疗。

【病例分析及诊疗思路】

本例患者为青少年，以双眼突发无痛性视力下降为主诉入院，入院查体见视盘毛细血管扩张、视盘边界不清等表现，结合患者 VEP、FFA、视盘 OCT、视野检查结果及基因测序，初步诊断为 Leber 遗传性视神经病变。治疗上以营养神经、改善能量代谢为主。

Leber 遗传性视神经病变（LHON）是一种线粒体 DNA 点突变导致的母系遗传性疾病，最常见的 3 种基因突变覆盖了 80%～95% 的 LHON 患者，即 G3460A、G11778A、T14484C。其中以 G11778A 最常见，G11778A 自发缓解率低，且缓解程度有限，是目前基因治疗的热点。据文献报道，黄斑区 GCC 及 ILM-RPE 层各象限变薄也可提供线索。LHON 临床表现以双眼同时或先后无痛性、急性或亚急性视力下降。目前治疗上以营养神经及改善线粒体代谢为主，基因治疗仍在进一步临床试验中。

LHON 的临床表现与视神经炎较易混淆，在临床工作中对于双眼无痛性视力下降疑诊为视神经炎的青少年男性要注意鉴别，其母系遗传病史可以提供线索，也可行突变点位测序进一步明确诊断。

（田　敏　吕红彬）

参考文献

[1] 滕达，杨沫，彭春霞，等 .Leber 遗传性视神经病变患者外显率和视网膜神经纤维层及黄斑厚度观察 . 中华眼底病杂志，2019，35（3）：235-241.

[2] Yang S，Chen C，Yuan JJ，et al. Multilocus mitochondrial mutations do not directly affect the efficacy of gene therapy for leber hereditary optic neuropathy. Journal of neuro-ophthalmology：the official journal of the North American Neuro-Ophthalmology Society，2019，1-8.

[3] Jurkute N，Harvey J. Treatment strategies for Leber hereditary optic neuropathy. Current opinion in neurology，2019，32（1）：99-104.

病例 91　视神经炎

【病例介绍】

患者，男性，16 岁。

主诉：双眼视力下降 1^+ 个月。

现病史：患者于 1^+ 个月前感冒后出现双眼视力下降，伴轻度头晕，不伴眼红、眼痛、眼胀、畏光、流泪，不伴头痛、恶心、呕吐等不适。

既往史：1+ 年前因双眼视力下降以“双眼视神经炎”住院治疗，后好转出院门诊随访。

个人史及家族史：无特殊。

【专科查体】

眼部检查。视力：右眼 3.6－5.75DS＝4.7，左眼 3.0－1.75DS/－0.75DC×5＝4.0，右眼眼睑未见明显异常，结膜无充血水肿，巩膜无黄染，角膜透明，KP（－），前房轴深约 3.5CT，房水清，虹膜纹理清楚，颜色正常，瞳孔形圆居中，直径约 4mm，对光反应稍迟钝，晶状体透明，眼底见视盘边界清，颜色淡，轻度隆起，黄斑中心凹反光（＋），未见视网膜脱离、出血及渗出征象；左眼眼睑未见明显异常，结膜无充血水肿，巩膜无黄染，角膜透明，KP（－），前房轴深约 3.5CT，房水清，虹膜纹理清楚，颜色正常，瞳孔形圆居中，直径约 4mm，对光反应稍迟钝，晶状体透明，眼底见视盘边界欠清，颜色苍白，隆起明显，黄斑中心凹反光（＋），未见视网膜脱离、出血及渗出征象。眼压：右眼 14mmHg，左眼 17mmHg。

【辅助检查】

1. VEP　双眼潜伏期延长、振幅降低（未见明显波形），右眼 P100 潜伏期 136.2ms，左眼 P100 潜伏期 115.1ms（图 2-190）。

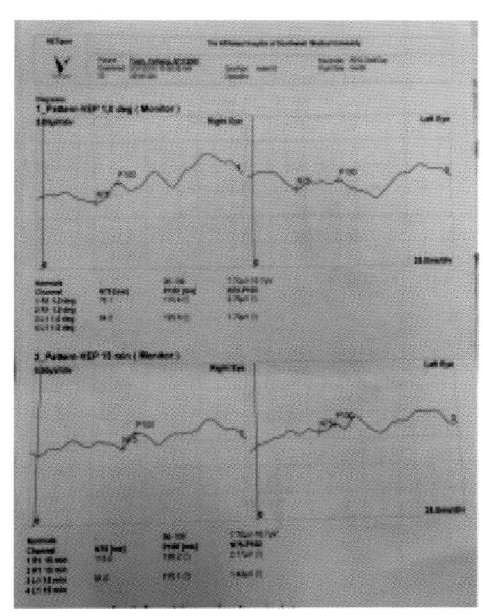

▲ 图 2-190　**VEP 检查**

2. 视野　双眼生理盲点扩大，中心暗点，以左眼为甚。

3. 视盘 OCT　右眼 C/D 0.73，左眼 C/D 0.77。

4. 头颅 MRI　提示双侧大脑半球、脑干及小脑见多发结节、斑片状异常信号影，以侧脑室旁及深部脑白质区域为主，T_1WI 呈稍低信号，T_2WI 稍高信号，边界清楚，Flair 为高信号，DW1 呈高信号，脑室、脑池未见明显异常（图 2-191）。

5. 其他　既往行脑脊液检查寡克隆蛋白定性（＋），血清 APQ-4（－）。

【诊断】

1. 双眼炎性脱髓鞘性视神经炎。
2. 双眼屈光参差。
3. 双眼屈光不正。
4. 多发性硬化（复发－缓解型）。

【鉴别诊断】

1. 视盘炎　患者年龄较轻，常伴眼球转动痛，视盘水肿更明显，视网膜出血，可伴有视网膜渗出，视野呈中心暗点及周边向心性缩小。

2. 前部缺血性视神经病变　视盘肿胀为非充血性，灰白，多为单眼，常突然发生，典型的视野缺损呈与生理盲点相连的弓形或扇形缺损。

3. Leber 遗传性视神经病变　常发生在 10—30 岁男性，开始为单侧，很快发展为双侧迅速的进行性视力丧失，视盘肿胀伴有视盘周围毛细血管扩张，以后发生视神经萎缩。

【治疗经过】

患者入院后完善相关检查，排除激素使用禁忌证，予以全身激素冲击治疗后视力明显好转，后改为口服泼尼松并缓慢减量，定期动态观察视力、头颅 MRI 变化。

【病例分析及诊疗思路】

视神经炎（optical neuritis，ON）泛指视神经炎性脱髓鞘、感染、非特异性炎症等疾病，在大量的病因研究中，多发性硬化（multiple scerosis，MS）是其最常见的病因类型，若为 MS 引起的

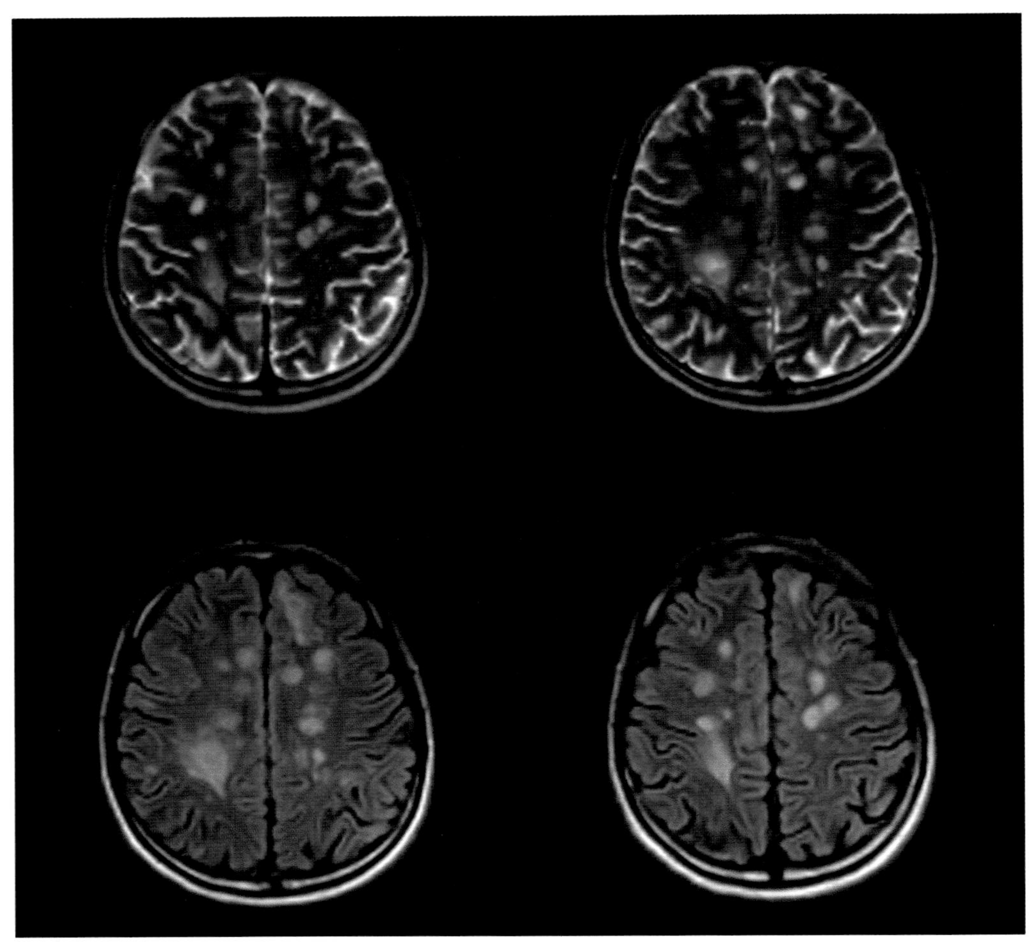

▲ 图 2-191　头颅 MRI

ON 其本质病理过程为神经纤维的脱髓鞘过程，ON 可发生于 MS 之前、同时或之后，ON 是 MS 最常见的临床诊断依据之一，有 15%～25% 的 MS 患者有 ON 表现，另有 35%～40% 的 MS 患者在该病的某一阶段发生 ON，临床中所见不明原因的 ON 其本质多为脱髓鞘性疾病引起，其中多数患者为 MS，少数患者为视神经脊髓炎。ON 的发病率和 MS 有关，约 70% 的女性和 35% 的男性 ON 患者最终进展为 MS，确诊 MS 的患者中 70% 有 ON 的临床证据。

炎性脱髓鞘性视神经炎目前临床采用的诊断标准如下。

1. 急性或亚急性视力损害于 4 周内达到高峰并于 8 周内有明显恢复，同时伴有明确的视野改变。

2. 详细的眼科和神经科及实验室检查，除外感染性、压迫性、中毒性、缺血性、代谢性、遗传性视神经病变，以及其他导致急性视力下降的眼部疾病。

3. 至少具备以下情况中 1 条：① VEP 的 P100 波潜伏期明显延长，波幅相对正常或波形明显离散；②脑脊液检查示髓鞘碱性蛋白 MBP 和（或）寡克隆区带（+）；③ MRI 示视神经异常、Flair 序列信号和（或）中枢神经系统白质脱髓鞘病灶。

在诊疗过程中，还应根据 MRI 提示判断是否存在脱髓鞘灶，若发现脱髓鞘灶，需注意是单发还是多发；部分脱髓鞘性视神经炎患者不治疗可自行恢复，激素治疗目的是减少复发，缩短病程；除糖皮质激素静脉冲击治疗方案外，还可根据病

情给予 β- 干扰素；此外，既往已存在 MS 患者可酌情选择免疫抑制药、丙种球蛋白等联合治疗。

（郭　露　吕红彬）

参考文献

[1] 赵堪兴，杨培增 . 眼科学 .8 版 . 北京，人民卫生出版社，2013.

[2] 韦企平 . 视神经炎 . 中国中医眼科杂志，2003，13（3）：165.

[3] 王维治 . 多发性硬化的研究进展及现状述评 . 中国神经免疫学和神经病学杂志，2001，8（3）：131-133.

[4] 杨景存，曹木荣 . 视神经病学 . 郑州：河南科技出版社，1996：101，161.

病例 92　埋藏性视盘玻璃膜疣

【病例介绍】

患者，女性，27 岁。

主诉：左眼突发视力下降 9^+ 个月，复发 1^+ 个月。

现病史：患者于 9^+ 个月前无明显诱因出现左眼突发视力下降，伴视野缩小、眼胀眼痛、同侧头痛，不伴恶心、呕吐等不适，曾就诊于当地某医院，诊断为“左眼视神经炎”，予以口服中药（具体不详）及维生素 C、维生素 B_1 治疗，自述经治疗 1^+ 个月后视力恢复。1^+ 个月前，患者因情绪激动后再次出现左眼视力下降，但较首次发作时轻，就诊于宜宾市某医院，诊断为“左眼视神经炎”，予以口服中药（具体不详）及泼尼松、甲钴胺、维生素 B_1 等药物治疗，经治疗后以上症状明显好转。为进一步明确病因来我院就诊。

既往史、家族史：无特殊。

【专科查体】

眼部检查。视力：右眼 4.0 - 2.50DS/ - 0.50DC × 10 = 5.0，左眼 4.0 - 2.50DS/ - 0.50DC × 5 = 5.0。双眼前节未见明显异常，眼底所见：右眼眼底未见明显异常；左眼视盘边界欠清，余未见明显异常。眼压：右眼 15mmHg，左眼 17mmHg。

【辅助检查】

1. 眼底照相　左眼视盘边界欠清，余未见明显异常（图 2-192）。

2. FFA　双眼未见明显异常（图 2-193）。

3. 视盘 OCT　左眼视盘鼻侧见团状中高反射信号，下方可见遮蔽所致低反射信号(图 2-194)。

4. B 超　左眼视盘处可见一结节样强回声，降低增益至 60DB 时仍可见结节样强回声（图 2-195）。

5. 眼眶 CT　左侧眼环后份点状高密度影（图

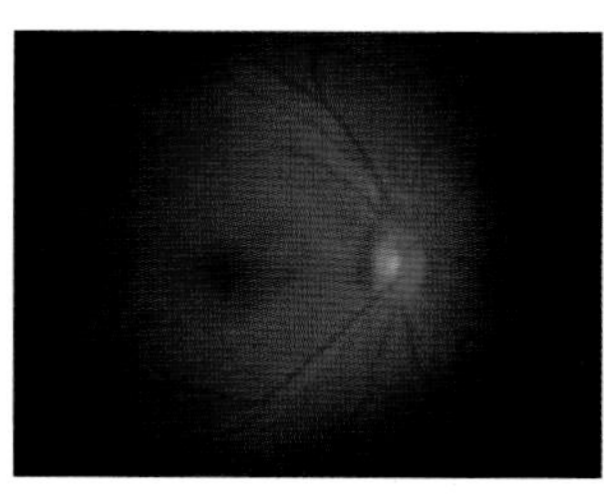
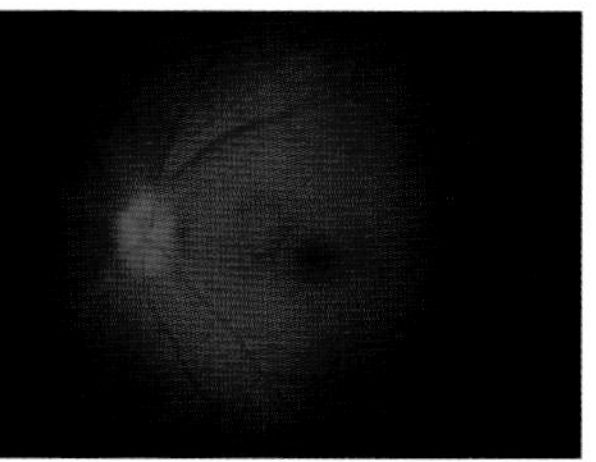

▲ 图 2-192　双眼眼底照相

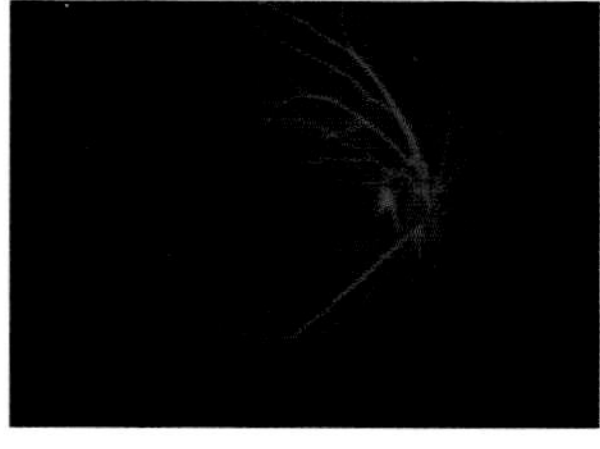
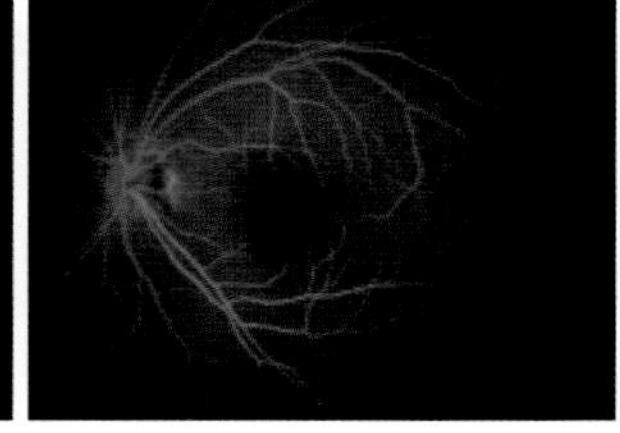

▲ 图 2-193　双眼 FFA

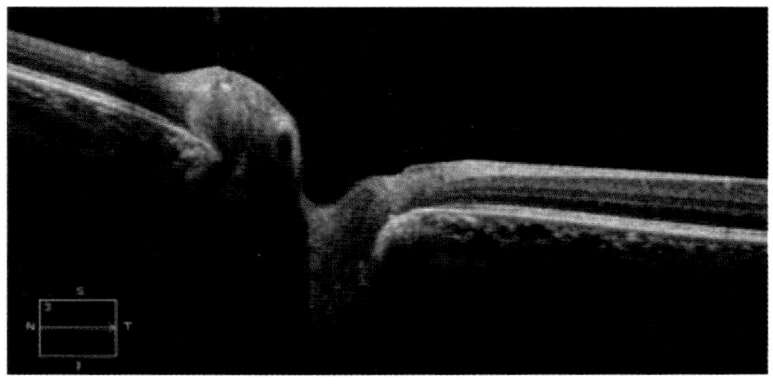

▲ 图 2-194　左眼视盘 OCT

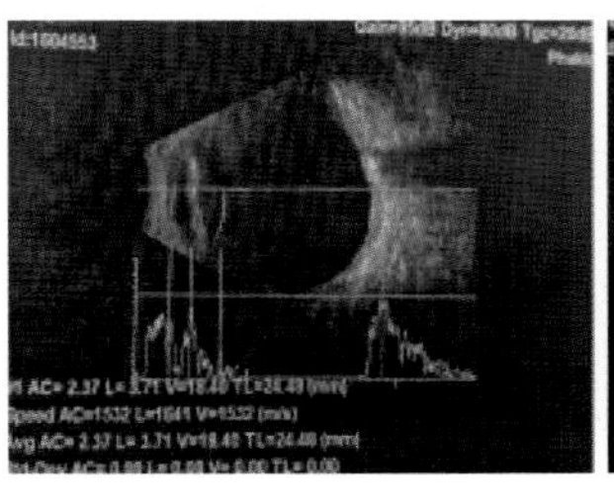
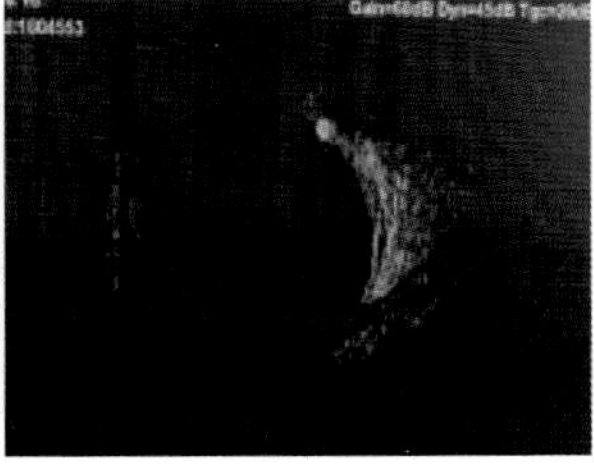

▲ 图 2-195　左眼 B 超

2-196）。

6. VEP　左眼 P100 波振幅低于右眼（图 2-197）。

7. 自发荧光　左眼视盘高荧光（图 2-198）。

【诊断】

1. 左眼埋藏性视盘玻璃膜疣。

2. 双眼屈光不正。

【鉴别诊断】

1. 视盘异物　视盘处异物亦可表现为 OCT 上的遮蔽荧光，B 超上的强回声，眼眶 CT 上的高密度影等，患者可有明确的外伤史，眼底自发荧光可予以鉴别。

2. 视盘占位性病变　亦可表现为 B 超上的强回声，眼眶 CT 上的高密度影，可行眼底自发荧光检查，随访观察是否随病程的延长逐渐增大。

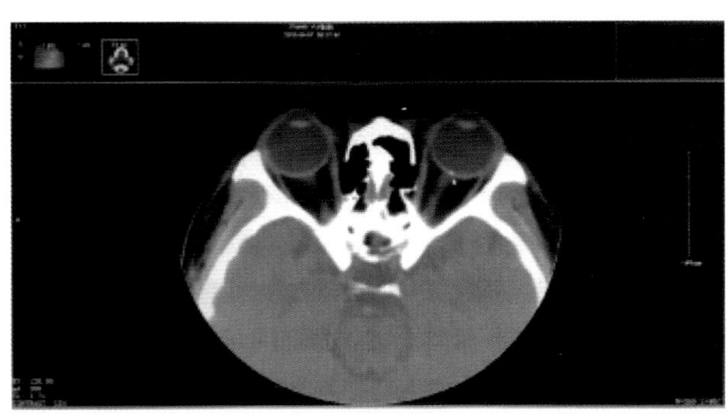

▲ 图 2-196　眼眶 CT

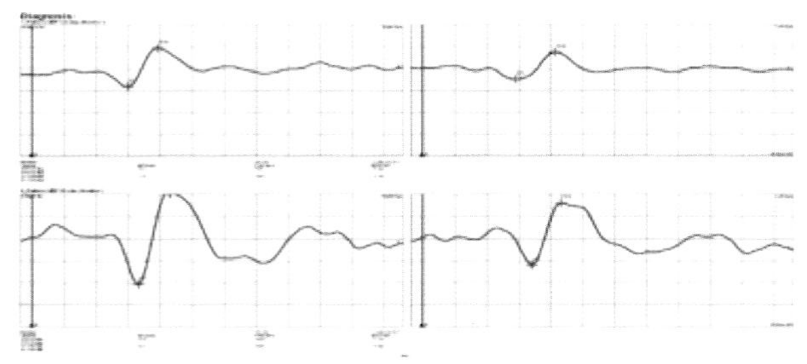

▲ 图 2-197　双眼 VEP

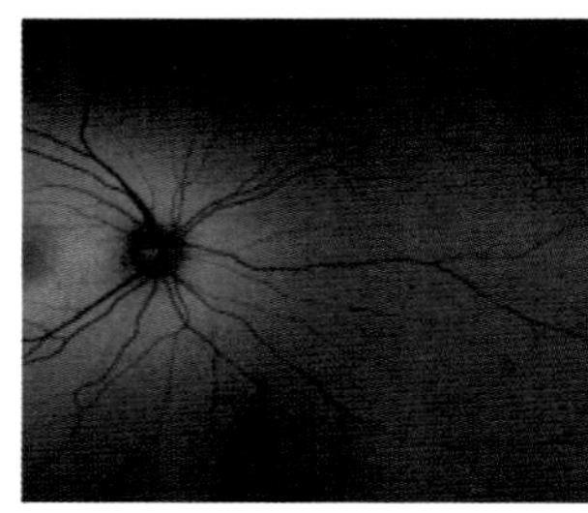

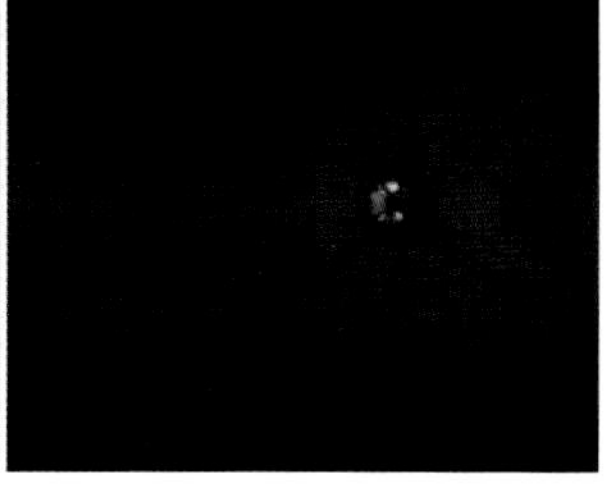

▲ 图 2-198　自发荧光

【治疗经过】

密切随访，观察是否有并发症产生。

【病例分析及诊疗思路】

埋藏性视盘玻璃膜疣临床上较少见，发病隐匿，症状轻微，且多数眼底表现正常，直接检眼镜下较少发现阳性体征，易误诊、漏诊。青少年较多，可单眼（1/3），亦可双眼（2/3）。病因不明，目前认为可能与视神经胶质增生、不完全结节性硬化、视神经局部营养失调、Bruch 膜过度生长、常染色体显性遗传等有关。

埋藏性视盘玻璃膜疣的诊断主要借助以下影像学检查：① B 超。典型病例可见视盘可见结节样强回声，降低增益后仍可见结节样强回声。② FFA。典型病例可见造影早期视盘局限性高荧光，随造影时间延长，视盘部分荧光逐渐增强，后期呈斑块状、结节状或者不均匀强荧光，全程形态、大小无变化，无荧光素渗漏。所有患者视网膜血管均未见明显异常。③自发荧光。首先，视盘区高荧光。其次，视觉电生理检查、视野、眼眶 CT 等检查也有一定的辅助诊断价值，视野形态可多样，如与视盘相连的弓形暗点、旁中心暗点、环形暗点等；VEP 可正常，或振幅稍降低或其他；眼眶 CT 在部分病例视盘处可见高密度影。④ OCT 检查可辅助诊断。

该病例首次就诊诊断为“左眼视神经炎”，因此除对患者行常规的视力、眼压、眼底检查外，首先完善眼底血管造影检查及黄斑 OCT 检查，眼底血管造影检查未发现明显异常，而黄斑 OCT 提示左眼视盘鼻侧见团状中高反射信号，下方可见遮蔽所致低反射信号。行 B 超检查提示：视盘处可见结节样强回声，眼眶 CT 提示左侧眼环后份点状高密度影。以上检查均提示异常集中于视盘处，结合患者否认外伤史等，考虑视盘玻璃膜疣可能性大，遂完善自发荧光检查，结果提示视盘区高荧光。最终明确诊断为“左眼埋藏性视盘玻璃膜疣”。

（吕红彬 唐 敏）

参考文献

[1] Merchant KY, Su D, Park S C, et al. Enhanced depth imaging optical coherence tomography of optic nerve head drusen. Ophthalmology, 2013, 120 (7): 1409-1414.

[2] Crespi J, Buil JA, Bassaganyas F. A novel mutation confirms MFRP as the gene causing the syndrome of nanophthalmos-Renititis pigmentosa-foveoschisis-optic disk drusen. American Journal of Ophthalmology, 2015, 160 (2): 401-401.

[3] Silverman AL, Tatham AJ, Medeiros FA, et al. Assessment of optic nerve head drusen using enhanced depth imaging and swept source optical coherence tomography. Journal of neuro-ophthalmology: the official journal of the North American neuro-ophthalmology society, 2014, 34 (2): 198-205.

病例 93 视盘血管炎

【病例介绍】

患者，女性，22 岁。

主诉：右眼渐进性视力下降 1^{+} 个月。

现病史：1^{+} 个月前，患者无明显诱因出现右眼渐进性视力下降，不伴眼胀、眼痛，不伴视物遮挡、视物变形，不伴头晕头痛、恶心呕吐等不适，未予诊治，现患者自觉上述症状逐渐加重，为进一步诊治来我院，门诊遂以“右眼视盘血管炎”收入院。

既往史、个人史、家族史：无特殊。

【专科查体】

眼部检查。视力：右眼 3.3，左眼 5.0，均矫正无提高，双眼前节未见明显异常，右眼眼底可见：视盘充血水肿，边界不清，全视网膜出血呈火焰状，未见明显渗出及脱离；左眼眼底未见明显异常。眼压：右眼 14mmHg，左眼 14mmHg。

【辅助检查】

1. 超广角眼底成像 右眼视盘充血水肿，边界不清，全视网膜出血呈火焰状，未见明显渗出及脱离（图 2-199）。

2. 超广角眼底血管造影 右眼视盘表面扩张的毛细血管呈强荧光，随时间延长毛细血管荧光素渗漏，使视盘周围染色呈强荧光；静脉期荧光素渗漏，晚期持续渗漏，持续时间长（图 2-200）。

【诊断】

右眼视盘血管炎（optic disc vasculitis）。

【鉴别诊断】

1. 视网膜中央静脉阻塞 主要与本病的静脉阻塞型相鉴别。前者多发生于老年人，常伴有动脉硬化、糖尿病等全身病变，对激素治疗不敏感。

2. 视盘水肿 主要与本病的视盘水肿型相鉴别。前者一般合并有全身或局部病变，且视盘水肿更严重。

3. 缺血性视盘病变 多发生在老年人，而本病多发生在青壮年，前者有视盘象限性缺损的典型

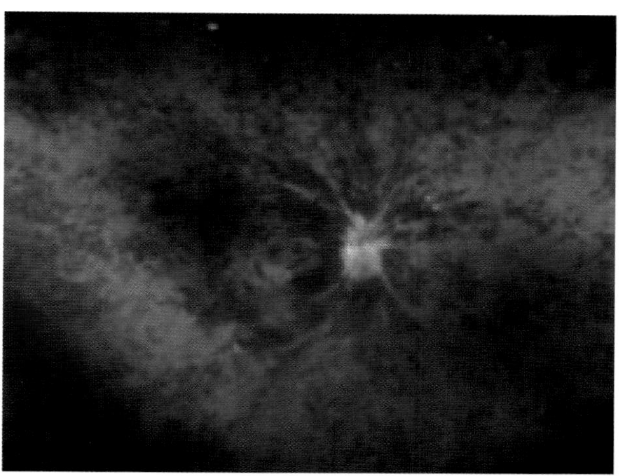

▲ 图 2-199 右眼超广角眼底成像

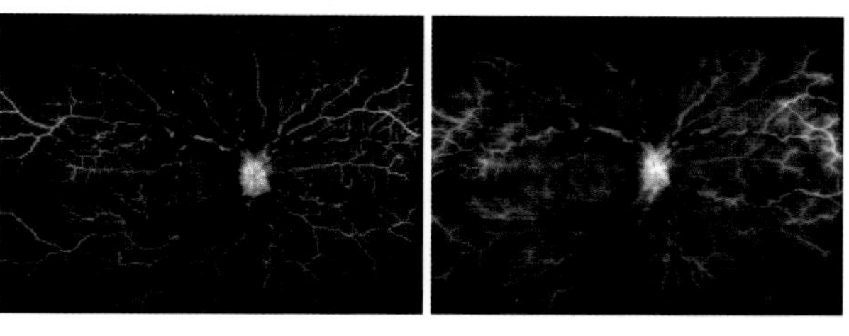

▲ 图 2-200 右眼超广角眼底血管造影

视野改变，多伴有全身动脉硬化、颞侧动脉炎等。

【治疗经过】

予以营养神经等对症治疗，完善检查，排除激素使用禁忌后予以地塞米松磷酸钠静脉滴注；定期门诊随访。

【病例分析及诊疗思路】

视盘血管炎是原发于视盘血管的非特异性炎症。常见于全身情况良好的青壮年，男性多于女性，单眼发病，偶有双眼。视盘血管包括位于筛板前的睫状动脉小支和位于筛板后的视网膜中央动脉和中央静脉。当炎症主要累及筛板前区，引起睫状动脉炎，毛细血管渗出增加，液体积聚于该区内的疏松神经胶质组织中，从而表现为视盘水肿，称为视盘水肿型，也有学者称为Ⅰ型视盘血管炎；当炎症主要累及筛板后的视网膜中央血管，则主要表现为静脉炎，可致静脉完全或不完全阻塞，眼底镜下类似于视网膜中央静脉阻塞，主要以出血为主，故称为静脉阻塞型，亦有学者称为Ⅱ型视盘血管炎。

1. *视盘血管炎的眼底表现* ①视盘充血水肿、边界不清，视盘水肿一般不超过 3D；②视盘表面或周围视网膜可有渗出和数量不定、大小不等的线状或火焰状出血，静脉阻塞型则更为严重，累及范围更大；③视网膜静脉迂曲、充盈，动脉管径正常或变细。

2. *FFA 表现* 视盘水肿型视盘血管炎在 FFA 动脉期可见视盘表面扩张的毛细血管呈强荧光，随时间延长，毛细血管荧光素渗漏，使视盘周围染色呈强荧光，持续时间长。静脉阻塞型表现为视网膜循环时间延长，静脉期荧光素渗漏，晚期持续渗漏，持续时间长。

3. *治疗* 早期大剂量激素治疗，效果较显著，可联合扩血管药物治疗。治疗不当或延迟治疗可能合并黄斑水肿，必要时行玻璃体腔注药术。

（唐　敏　李友谊　吕红彬）

参考文献

[1] 李筱荣，陈有信，李志清 . 荧光素眼底血管造影 . 天津：天津科技翻译出版公司，2014.

[2] Erdurman FC，Durukan AH，Mumcuoğlu T，et al. Intravitreal bevacizumab treatment of macular edema due to optic disc vasculitis. Ocular Immunology & Inflammation，2009，17（1）：56.

第3章 屈光不正、眼肌病

一、屈光相关

病例94 老视：Presby Max 迈可视老视矫正术

【病例介绍】

患者，女性，49岁。

主诉：双眼近视30年，阅读困难6^+年。

现病史：30年前发现双眼视物不清，于当地医院检查发现近视，双眼近视度数约-2.00D，给予配镜治疗，后因近视度数增加，曾多次更换眼镜。10年前因美观需要，开始配戴隐形眼镜，6^+年前自觉戴镜视近物不太清楚，5年前停戴隐形眼镜，后继续佩戴框架眼镜。现因有摘镜需求来院要求手术治疗。

既往史：2005年曾在外院行"肾结石取出手术"。

个人史：无特殊。

家族史：母亲中度近视。

【专科查体】

眼部检查。双眼外眼未见异常，结膜充血（-），滤泡（-），角膜透明，前房清，虹膜纹理清，瞳孔圆，直径3mm，直接对光反应（+），晶状体透明。眼底：视盘界清，颜色红润，C/D约0.3，黄斑中心凹对光反应（+）。

【辅助检查】

1. 眼科检查　见表3-1。

2. Pentacam角膜地形图　双眼排除圆锥角膜（图3-1至图3-4）。

3. Keratron Scout角膜波前像差仪　检查双眼波前像差并予以个性化设计（图3-5和图3-6）。

表3-1　眼科检查

眼科检查	右眼（主视眼）	左眼
裸眼视力	远：3.7；近：J7	远：3.7；近：J7
小瞳电脑验光	-5.75DS/-0.75DC×100	-5.75DS/-0.50DC×87
散瞳验光	-5.25DS/-0.75DC×95=5.0	-5.25DS/-0.25DC×80=5.0
显然验光	-5.50DS/-0.75DC×95=5.0	-5.50D=5.0
对比度视力	20/63	20/63
角膜厚度（μm）	598	597
眼压（mmHg）	16	16
眼轴长度（mm）	24.51	24.53
角膜直径（mm）	11.3	11.2
瞳孔直径（mm）	明室：2.86； 暗室：5.71	明室：2.92； 暗室：5.38

【诊断】

1. 双眼屈光不正。

2. 双眼老视。

【治疗经过】

患者有摘镜需求，已完善屈光术前相关检查（表3-2）。由于该患者长期从事文案工作，视近物不清症状明显，故想同时解决老视问题。拟行双眼老视矫正手术。

随着年龄增长，晶状体逐渐硬化，弹性减弱，睫状肌的功能逐渐减低，从而引起眼的调节能力逐渐下降。40—45岁开始，出现阅读近距离工作困难，这种由于年龄增长所致的生理性调节减

表 3-2　老视矫正术前检查（1）

	右眼（主视眼）	左眼
远视力	裸眼：3.7	裸眼：3.7
	-5.50DS/-0.75DC×95=5.0	-5.50DS=5.0
近视力	裸眼：J7，戴镜：J5	裸眼：J7，戴镜：J5
	ADD：+1.75DS	
	-3.75DS/-0.75DC×95=J2	-3.75DS=J2
调节幅度	4.50D	4.50D
	OU：4.50D	

弱称为老视。老视是一种生理现象，不是病理状态，也不属于屈光不正，是人们步入中老年后必然出现的视觉问题。

非主视眼（左眼）预留 -0.75D 至 -1.50D（步长：-0.25D），分别测试患者单眼远、近视力及双眼远、近视力，并询问患者的主观感受（表 3-3）。

根据患者的视力和主观感受，初步选定非

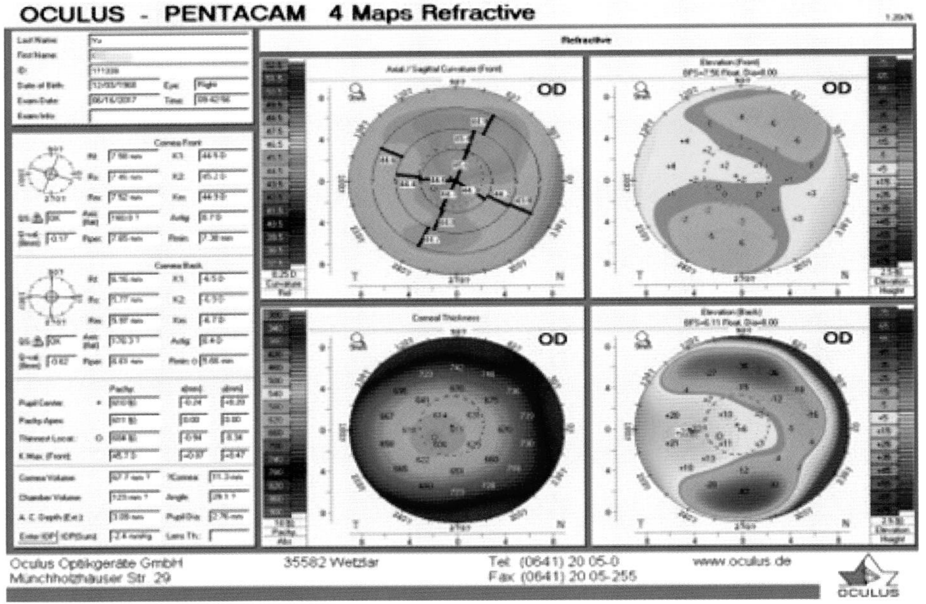

▲ 图 3-1　右眼 **Pentacam** 角膜地形图（屈光四联图）

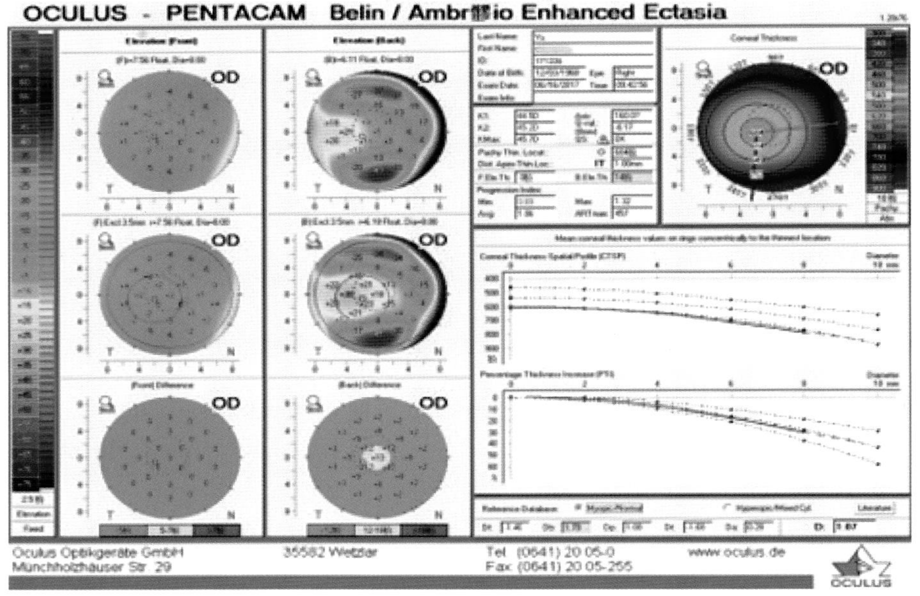

▲ 图 3-2　右眼 **Pentacam** 角膜地形图（**Belin** 图）

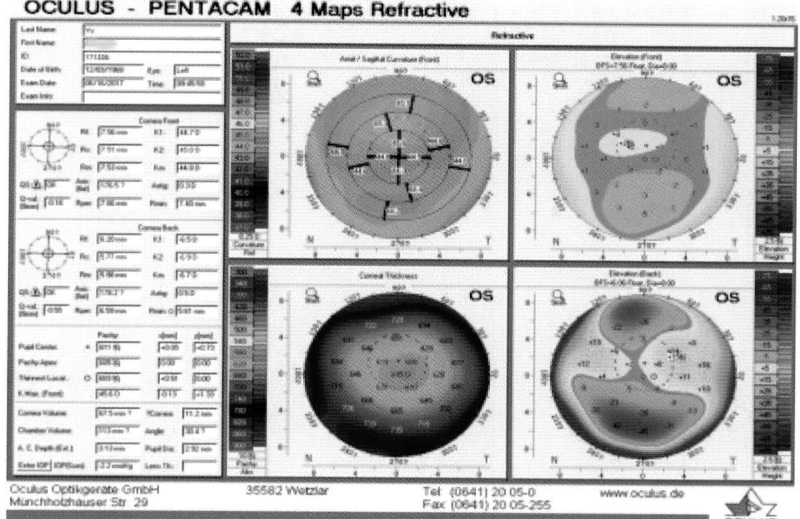

▲ 图 3-3 左眼 **Pentacam** 角膜地形图（屈光四联图）

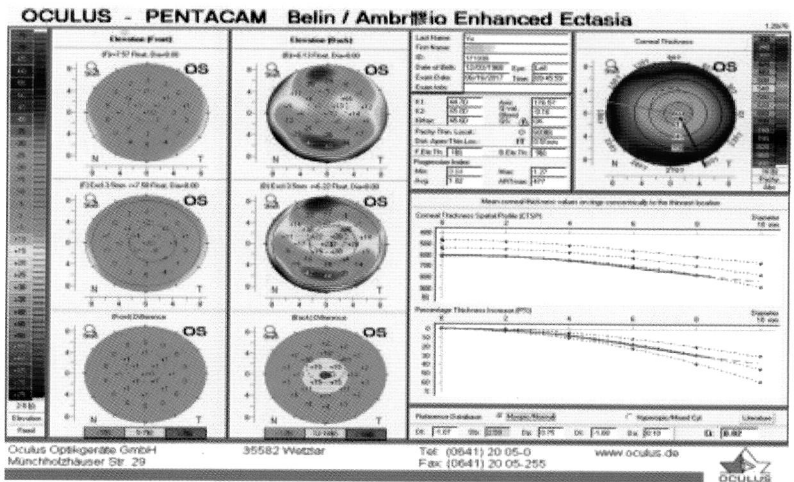

▲ 图 3-4 左眼 **Pentacam** 角膜地形图（**Belin** 图）

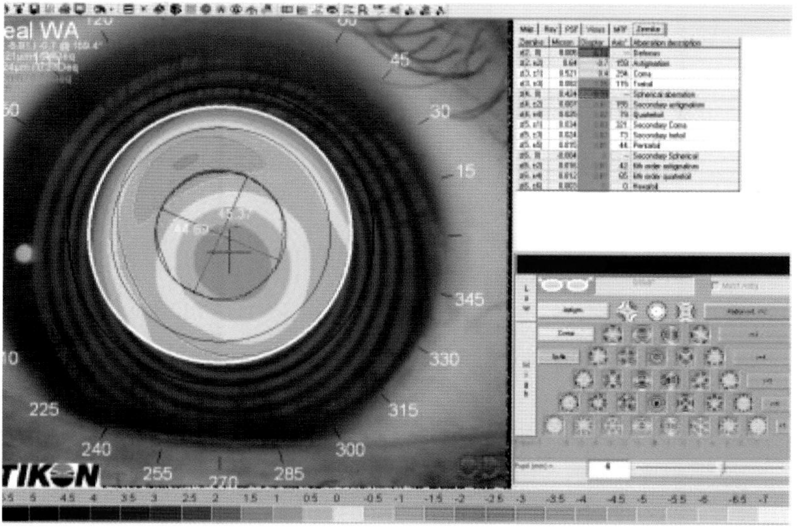

▲ 图 3-5 右眼像差图

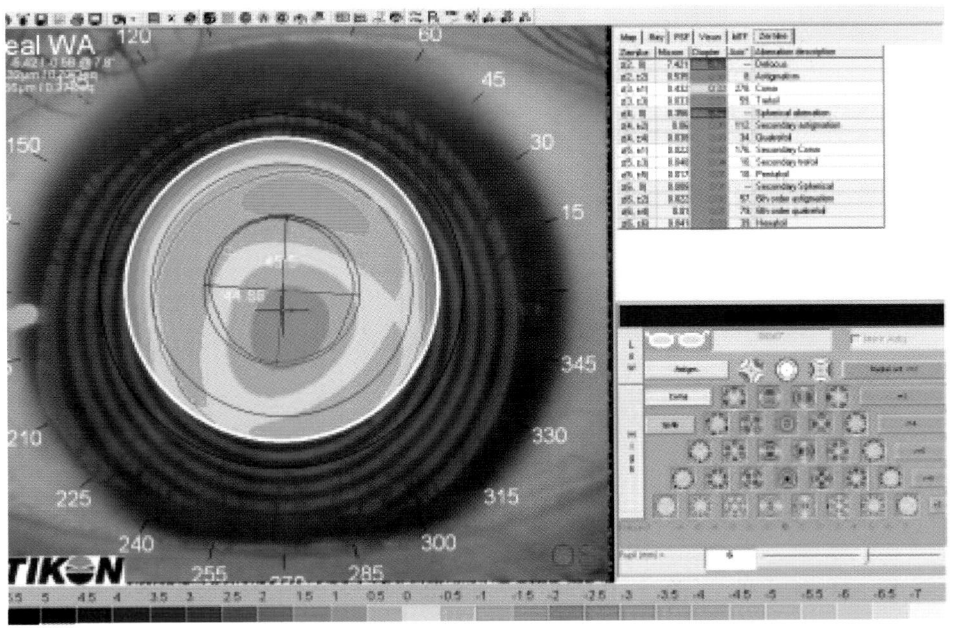

▲ 图 3-6　左眼像差图

表 3-3　老视矫正术前检查（2）

	远视力	近视力
非主视眼预留 -0.75D	右眼：5.0；左眼：4.9；双眼：5.0	右眼：J5；左眼 OS：$J4^+$；双眼：$J3^-$
	主观感受：非常清晰	
	远视力	近视力
非主视眼预留 -1.00D	右眼：5.0；左眼：4.9；双眼：5.0	右眼：J5；左眼：J3；双眼：$J2^-$
	主观感受：非常清晰	
	远视力	近视力
非主视眼预留 -1.25D	右眼：5.0；左眼：4.8；双眼：5.0^-	右眼：J5；左眼：$J3^+$；双眼：J2
	主观感受：较清晰	
	远视力	近视力
非主视眼预留 -1.50D	右眼：5.0；左眼：4.7；双眼：5.0^-	右眼：J5；左眼：J2；双眼：$J2^+$
	主观感受：较清晰	

主视眼预留 -1.25D。经过试戴 1 天，患者感觉良好，遂行 Presby Max 迈可视老视矫正手术（图 3-7 和图 3-8）。

术后测试患者单眼远、近视力及双眼远、近视力（表 3-4）。老视矫正模式在短期内显示了较好的预测性、稳定性和安全性，但非主视眼的裸眼远视力较术前略有下降。对于 40 岁以上且既往曾有屈光不正的患者，更愿意接受老视矫正手术。

【病例分析及诊疗思路】

该患者因长期从事近距离工作，近两年老视症状明显，强烈要求在摘镜状态下能舒适地看远、中、近距离的物体。

Presby Max 迈可视老视矫正术应用双 - 非球面切削，所有同心区域都是多焦点设计，属于 central presby LASIK，即中心区视近，与多焦点人工晶状体或屈光性多焦点人工晶状体的设计原理相似，Presby Max 治疗后角膜表面形成一个多焦点表面（图 3-9）。

Presby Max 迈可视老视矫正术可治疗患者原有的近视、远视及散光。手术适应证为等效球镜 +5.00D～-8.00D，柱镜低于 ± 3.00D，近视附加 +1.25D～+2.25D。老视矫正术后患者满意度为远视＞高度散光＞高度近视＞正视＞低度近视，根据患者屈光类型、屈光不正程度选择满足患者需求且最适合的手术方式，进而提高患者视觉质量、生活质量。

表 3-4 术后效果

		术后 1 天	术后 1 周	术后 1 个月	术后 3 个月	术后半年	术后 1 年
远视力	右眼	4.9	4.9	5.0	5.0	5.0	5.0
	左眼	4.7	4.8	4.7	4.8	4.8	4.8
	双眼	4.9	4.9	5.0	5.0	5.0	5.0
近视力	右眼	J6	J5	J5	J5	J5	J5
	左眼	J4	J3	J3	J3	J3	J3
	双眼	J4	J3	J3	J3	J3	J3

Planning Data

Type of treatment	Presby Aberration-Free
Treatment method	FemtoLASIK
Type of refraction	Presbyopic Compound Myopic Astigmatism
K-Reading Pre K1	44,50 D @ 160 °
K-Reading Pre K2	45,20 D @ 70 °

Refraction @ VD = 12,0 mm ; RZ = 4,00 mm

	Sphere	Cylinder	Axis
Manifest	-5,50 D	-0,75 D x	95 °
Target	-0,13 D	0,00 D x	95 °
Lasersetting	-5,35 D	-0,75 D x	95 °

Treatment Data

Optical zone (OZ)	6,20 mm
Transition zone (TZ)	1,92 mm
Ablation zone (TAZ)	8,12 mm
Ablation depth MAX	85,66 μm
Ablation depth CENTRAL	84,94 μm
Ablation depth MIN	0,046 μm
Ablation volume	1874 nl

Presbyopic Info

Addition	+1,80 D	μ-monovision	Yes
Model	Bi-Aspheric	Hybrid	Yes
Distance eye	OD	Reversal	No

▲ 图 3-7 双 - 非球面：**Presby MAX®** 矫正术右眼手术记录

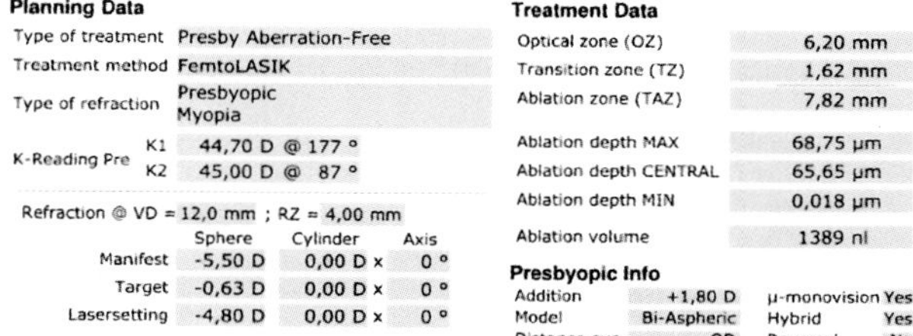

Planning Data

Type of treatment	Presby Aberration-Free
Treatment method	FemtoLASIK
Type of refraction	Presbyopic Myopia
K-Reading Pre K1	44,70 D @ 177 °
K-Reading Pre K2	45,00 D @ 87 °

Refraction @ VD = 12,0 mm ; RZ = 4,00 mm

	Sphere	Cylinder	Axis
Manifest	-5,50 D	0,00 D x	0 °
Target	-0,63 D	0,00 D x	0 °
Lasersetting	-4,80 D	0,00 D x	0 °

Treatment Data

Optical zone (OZ)	6,20 mm
Transition zone (TZ)	1,62 mm
Ablation zone (TAZ)	7,82 mm
Ablation depth MAX	68,75 μm
Ablation depth CENTRAL	65,65 μm
Ablation depth MIN	0,018 μm
Ablation volume	1389 nl

Presbyopic Info

Addition	+1,80 D	μ-monovision	Yes
Model	Bi-Aspheric	Hybrid	Yes
Distance eye	OD	Reversal	No

▲ 图 3-8 左眼手术记录

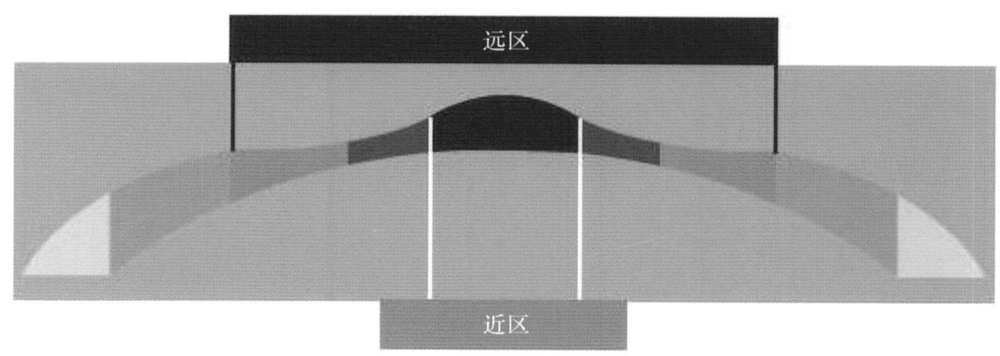

▲ 图 3-9 双 - 非球面 **Presby Max®** 老视矫正术原理示意

（孔祥梅 黄朝霞 吕红彬）

参考文献

[1] 赵堪兴，杨培增 . 眼科学 .8 版 . 北京：人民卫生出版社，2013.

[2] 廉井财，李海燕，谭勇，等 . 准分子激光 Presby Max 程序矫正老视 . 中国激光医学杂志，2016，27（5）：74.

[3] Ortiz D，Alió J，Illueca C，et al. Optical analysis of Presby Lasik treatment by a light propagation algorithm. J Refract Surg，2007，23（1）：39–44.

[4] Chan T，Kwok P，Jhanji V，et al. Presbyopic correction using monocular Bi–aspheric ablation profile（Presby MAX）in hyperopic Eyes：1–year outcomes. Journal of Refractive Surgery，2017，33（1）：37.

病例 95　高散光：SMILE 手术

【病例介绍】

患者，女性，31 岁。

主诉：双眼近视10年，配镜10年，近5年稳定。

现病史：10 年前发现双眼视物不清，在当地医院检查发现近视伴高度散光，给予配镜治疗，右眼配镜度数 -2.00DS/-2.50DC × 180，左眼配镜度数 -2.00DS/-3.00DC × 180，自觉配镜后视物较清楚，但常感眼部酸胀不适。5 年前症状进一步加重，再到医院检查，发现双眼度数增加了约 0.50D，重新配镜，现右眼配镜度数 -2.50DS/-3.00DC × 180，左眼配镜度数 -2.50DS/-3.00DC × 180，自觉症状改善不明显。现因有摘镜需求来院要求手术治疗。自觉近 5 年度数变化不明显。

既往史：无角膜接触镜佩戴史。

个人史及家族史：无特殊。

【专科查体】

眼部检查。双眼外眼未见异常，结膜充血（-），滤泡（-），角膜透明，前房清，虹膜纹理清，瞳孔圆，直径约 3mm，直接对光反应（+），晶状体透明。眼底：视盘界清，颜色红润，C/D=0.4，黄斑中心凹对光反应（+）。

【辅助检查】

1. 眼科检查　见表 3-5。

2. Pentacam 角膜地形图　双眼排除圆锥角膜（图 3-10 至图 3-13）。

【诊断】

1. 双眼屈光不正。

2. 双眼高度散光。

【鉴别诊断】

圆锥角膜是一种常见的非炎症性、慢性、进展性、角膜局部扩张性疾病，以中央或旁中央角膜基质变薄、中央顶点呈圆锥形突出变形、角膜失去正常的弧形、产生不规则散光和形成瘢痕为特征。圆锥角膜的病因至今尚未明确，有一定家族遗传倾向，同时发现其与胶原发育障碍、内分泌与细胞代谢紊乱、免疫缺陷等有关，也可能是多因素发病机制。本病最早由 Mauchart 于 1748 年报道，Nottingham 于 1854 年又对其进行了较详细描述。罗宗贤于 1933 年首先在国内报道，

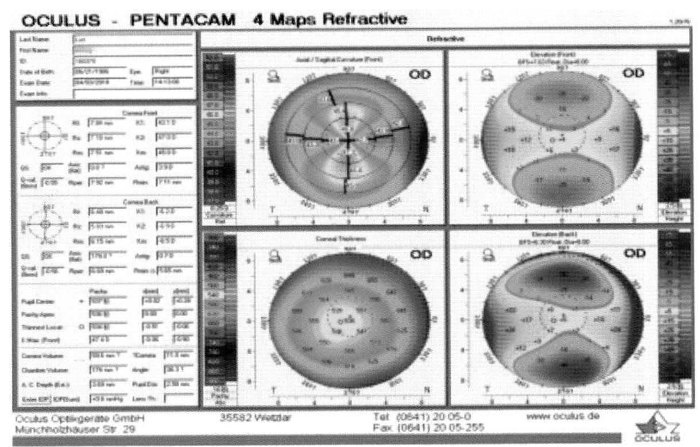

▲ 图 3-10　右眼 Pentacam 角膜地形图（屈光四联图）

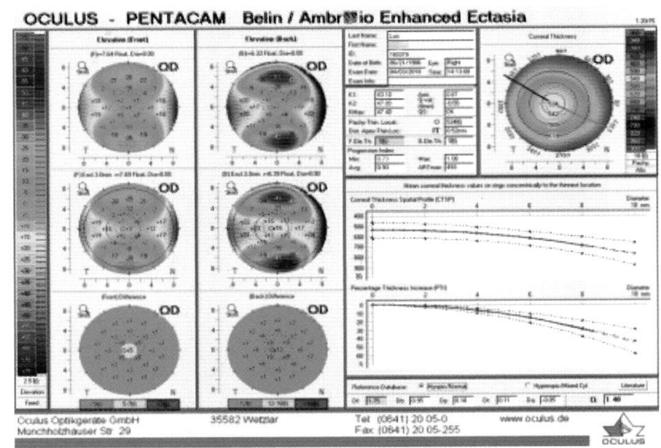

▲ 图 3-11　右眼 Pentacam 角膜地形图（Belin 图）

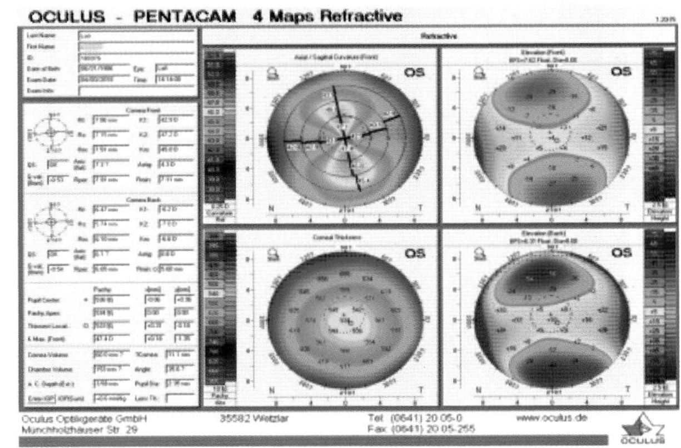

▲ 图 3-12　左眼 Pentacam 角膜地形图（屈光四联图）

表 3-5 眼科检查

眼科检查	右眼（主视眼）	左 眼
裸眼视力	远：3.9；近：J3	远：3.9；近：J3
小瞳电脑验光	−3.00DS/−3.50DC × 178	−3.00DS/−4.00DC × 10
散瞳验光	−2.50DS/−3.75DC × 180=4.9	−2.75DS/−4.00DC × 10=4.9
显然验光	−2.75DS/−3.50DC × 180=4.9	−2.75DS/−3.75DC × 10=4.9
对比度视力	20/32	20/40
角膜厚度（μm）	527	529
眼压（mmHg）	11	12
眼轴长度（mm）	24.56	24.46
角膜直径（mm）	11.0	11.0
瞳孔直径（mm）	明室：2.72；暗室：5.47	明室：2.74；暗室：5.26

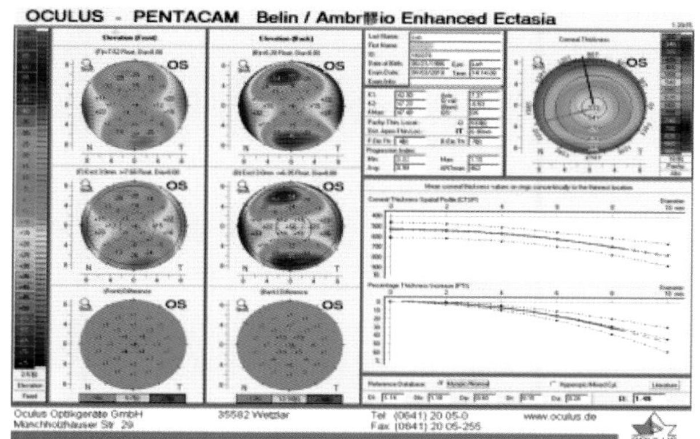

▲ 图 3-13 左眼 **Pentacam 角膜地形图（Belin 图）**

此后又有许多学者对本病进行了较系统的研究。

【治疗经过】

患者因高度散光，配镜长期需要定做，等待时间较长，舒适度欠佳，视觉质量不高，故想通过角膜屈光手术得到更好的视觉质量。角膜屈光手术的发展经历了漫长的过程，从准分子激光屈光性角膜切削术（photo refractive keratectomy，PRK）、准分子激光原位角膜磨镶术（laser in situ keratomileusis，LASIK）、飞秒激光基质透镜切割术（femtosecond laser lenticule extraction，FLEX）到飞秒激光小切口基质透镜取出术（small incision lenticule extraction，SMILE）等，手术技术不断进步，手术设备不断升级，手术耗时越来越短，角膜损伤越来越小，患者术后效果越来越好。与既往手术不同，SMILE 无须制作传统角膜瓣，更加微创，它利用飞秒激光的穿透性和精确定位的特性，于角膜基质内制作一个角膜透镜，并将透镜从角膜微切口处完整取出，即达到改变角膜前表面曲率的目的，从而矫正视力。基于 SMILE 的以上优势，该患者最终选择了飞秒激光小切口基质透镜取出（SMILE）手术，图 3-14 示意了 SMILE 手术原理。患者术中及术后效果如下（图 3-15 和图 3-16，表 3-6）。

【病例分析及诊疗思路】

散光是指平行光线通过眼球折射后所成像并非一个焦点，而是在空间不同位置的两条焦线和最小弥散圆的一种屈光状态。严格意义上，即使正常生理状态，眼球各屈光成分每条径线上的屈光力也不尽相同，因此现实生活中很难找到一只完全没有散光的眼睛。但轻微的散光量对视力无影响，没有临床意义，一般无须矫正。散光按大小分类，小于 1.00D 为低度散光，1.00D～3.00D 为中度散光，大于 3.00D 为高度散光。散光患者主要有两大症状，即视力降低和视物疲劳，有时还会产生视物变形和头痛。

国家标准中对眼镜的加工，散光允许的偏差：0.50D 以内最低不超过 7° 的轴位偏差，0.50～0.75D 不超过 5° 的轴位偏差，0.75～1.50D

表 3-6　术后效果

		术后 1 天	术后 1 周	术后 1 个月	术后 3 个月	术后半年	术后 1 年
视力	右眼	4.9	5.0	5.0	5.0	5.0	5.0
	左眼	4.9	4.9	5.0	5.0	5.0	5.0
眼压（mmHg）	右眼	10	9	10	10	9	9
	左眼	8	9	9	9	10	9

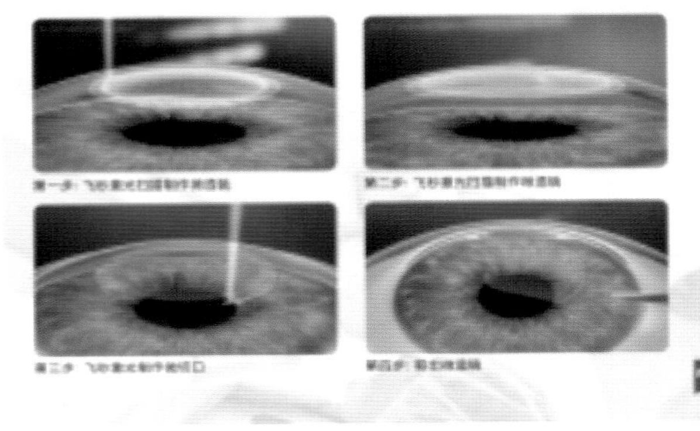

▲ 图 3-14　全飞秒激光 SMILE 手术原理

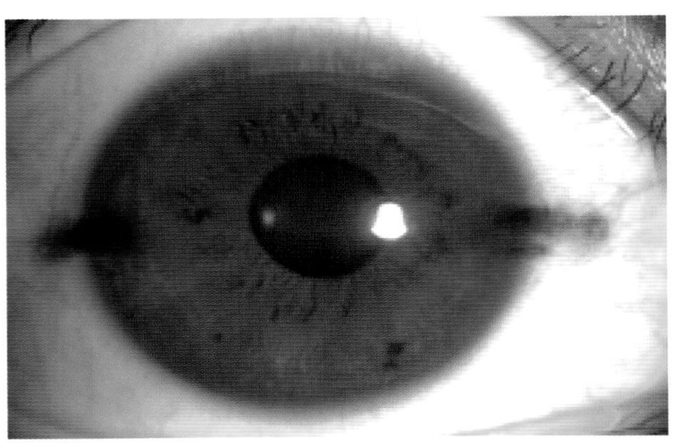

▲ 图 3-15　术前标记定位图

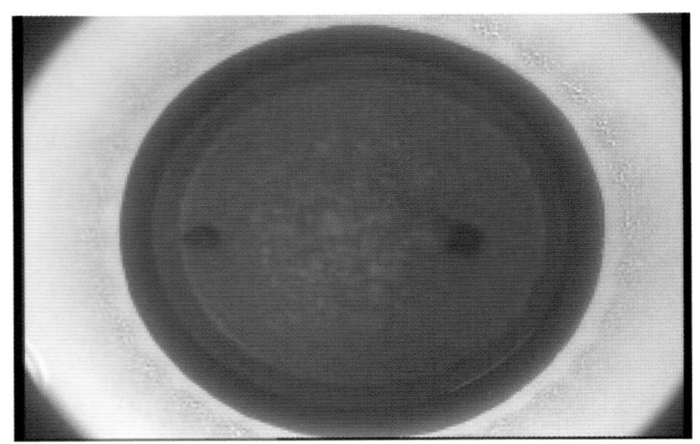

▲ 图 3-16　术中定位图

不超过 3° 的轴位偏差，1.50D 以上不超过 2° 的轴位偏差，否则就属于不合格眼镜。该患者散光较高，对轴位的偏离度要求高，为了避免出现术后重影等现象，术前对该患者术前做角膜标记定位，加强术中透镜定位的准确性以提高飞秒激光透镜取出疗效，降低手术残余散光及彗差。SMILE 手术用于矫正近视及近视散光具有良好的安全性、有效性、可预测性及稳定性。患者术后的视力明显优于术前戴框架眼镜的矫正视力。

（黄朝霞　孔祥梅　吕红彬）

参考文献

[1] 李颖，魏瑞华，赵少贞 . 圆锥角膜的临床特点和诊断 . 国际眼科杂志，2011，11（2）：270–272.

[2] 王雁，鲍锡柳，汤欣，等 . 飞秒激光角膜微小切口基质透镜取出术矫正近视及近视散光的早期临床研究 . 中华眼科杂志，2013，49（4）：292–298.

[3] 马晶，夏丽坤，刘鹤南，等 . 飞秒激光小切口基质透镜取出术的临床优势与局限 . 眼科新进展，2015，35（10）：997–1000.

[4] 李庆和，李岳美，齐绍文 .SMILE 治疗大散光 2a 的疗效观察 . 国际眼科杂志，2018，18（6）：1153–1156.

[5] Alió del Barrio，Jorge L，Vargas，et al. Small incision lenticule extraction（SMILE）in the correction of myopic astigmatism：outcomes and limitations–an update. Eye and Vision，2017，4（1）：26.

病例 96　超高度近视：SMILE 手术联合 ICL 植入术

【病例介绍】

患者，男性，20 岁。

主诉：双眼近视10年。

现病史：自觉双眼裸眼视力差10年，戴眼镜不舒服，现因想学习挖掘机技术，有摘镜需求来院要求手术治疗。

个人史及家族史：无特殊。

【专科查体】

术前检查见表3-7。

【辅助检查】

1. 双眼底超广角眼底成像　右眼眼底视盘可见近视弧，豹纹状眼底改变，视网膜未见明显出血、隆起、渗出等，黄斑中心凹反光（+），左眼眼底成像未见明显异常（图3-17）。

2. 右眼ICL植入术前检查　见表3-8。

【治疗经过】

1. 双眼SMILE手术设计　见表3-9。

2. SMILE术后2周检查　见表3-10。

3. 右眼ICL术后1周恢复情况　见表3-11。

4. 术后右眼眼前节照相　右眼ICL晶状体位正居中（图3-18）。

5. 右眼眼前节OCT　右眼ICL晶状体拱高

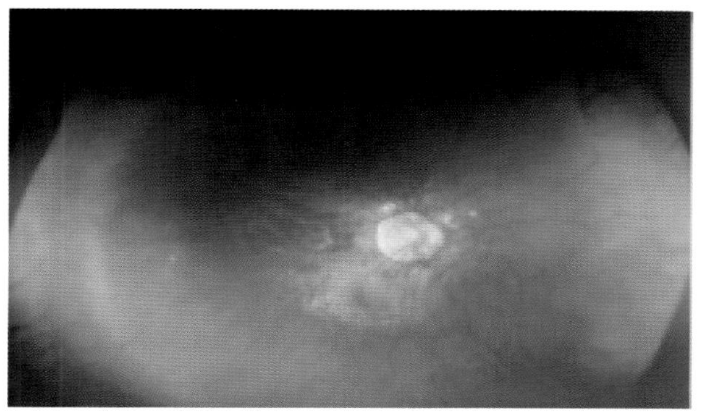

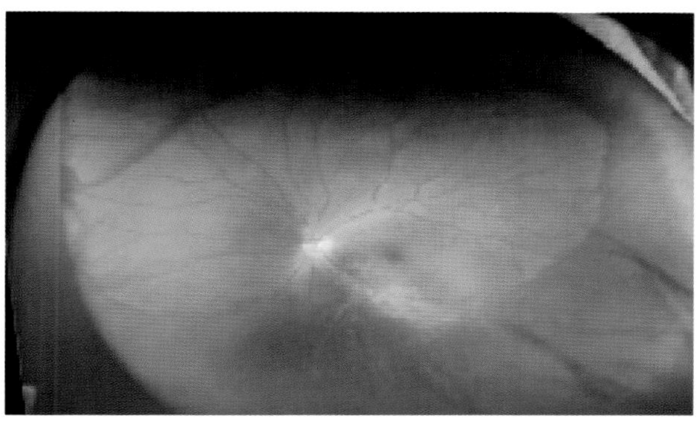

▲ 图3-17　双眼超广角眼底成像

表3-7　术前检查

眼科检查	右眼（主视眼）	左　眼
裸眼视力	CF/50cm	3.8
小瞳电脑验光	-18.75DS/-2.00DC×100=4.8	-5.50DS/-2.50DC×80=4.9
角膜曲率	44.2/45.5	44.2/45.5
对比度视力	20/80	20/40
角膜厚度（μm）	536	534
眼压（mmHg）	20	21
立体视	无立体视	
融合功能	右眼抑制（worth 4点）	
瞳孔直径（mm）	明室：3.28；暗室：6.71	明室：3.28；暗室：6.61

表3-8　术前检查

角膜曲率	42.6/43.9	Pentacam
前房深度	3.11 3.16	UBM Pentacam
角膜直径	11.5 11.4	Pentacam 卡尺
内皮细胞数	3038	内皮细胞计数仪
眼轴长度	29.44 29.46	IOL-Master B超

表3-9　双眼SMILE手术设计

手术设计	右　眼	左　眼
输机屈光度	-1.5DS/-2.00DC	-6.00DS/-2.5DC
光区大小（mm）	6.5	6.5
角膜帽厚度（μm）	130	110
切削深度（μm）	74	140
剩余角膜厚度（μm）	332	283

表3-10　SMILE术后2周检查

	右　眼	左　眼
屈光度	-16.75DS	PL
裸眼视力	3.3	5.0
眼压（mmHg）	19.3	9.3
对比度视力	20/63	20/40
立体视	无立体视	
调节幅度（负镜片法）	5.00D	5.50D
融合功能	有融合功能，融合范围-11°～+3°（同视机）右眼抑制（worth 4点）	

500μm，前房角开放（图 3-19）。

【病例分析及诊疗思路】

高度近视是一种严重影响眼部健康及日常生活的眼病，患者常因极低的裸眼视力而严重影响日常生活。目前矫正高度近视的方法有框架眼镜、角膜屈光手术、ICL 植入术及白内障超声乳化吸除联合人工晶状体植入术。而对于超过 -10.0D 的高度近视，角膜屈光手术常常难以完全矫正屈光度，对于超过 -18.0D 的超高度近视，ICL 植入术则无法满足完全矫正屈光度。本例患者为超高度近视，且对远视力要求较高，单纯一种屈光手术均无法达到屈光矫正目的。本例患者右眼通过角膜小切口基质透镜取出术（SMILE）联合 ICL 植入术，完全矫正了患者所有近视度数，术后视力明显高于术前最佳矫正视力，手术效果满意，但由于该患者术前已长时间存在高度屈光参差，双眼无立体视功能，术后远期视功能恢复尚需进一步长时间观察随访。本例为早期首次接受联合手术患者，虽达到了较好的治疗效果，但针对角膜屈光手术联合眼内屈光手术矫正超高度近视患者，建议先行眼内植入 ICL，待稳定后再次检查残余度数，通过角膜屈光手术予以矫正。

表 3-11　右眼 ICL 术后 1 周恢复情况

	右　眼	左　眼
裸眼视力	5.0	5.1
眼压（mmHg）	16.7	10.7
同时知觉	有	
立体视	立体视图册：1600′，同视机检查无立体视	
BUT（OCULUS 眼前节分析仪）	3.75s	7.65s
融合功能	有融合功能，融合范围：-8°　~+3°	
主观斜视角	-3°　L/R ≈ 5°	

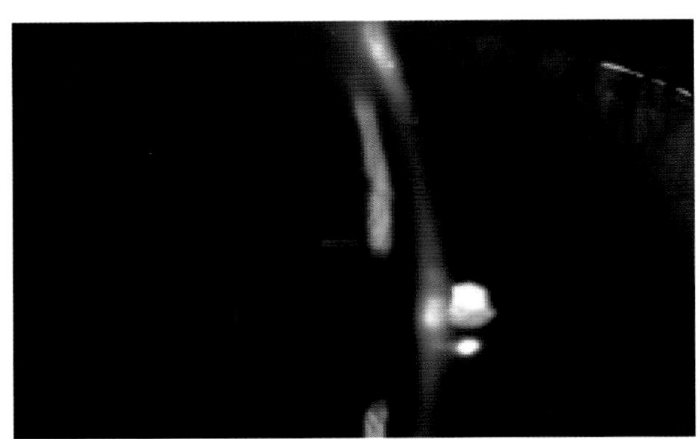

▲ 图 3-18　右眼眼前节照相

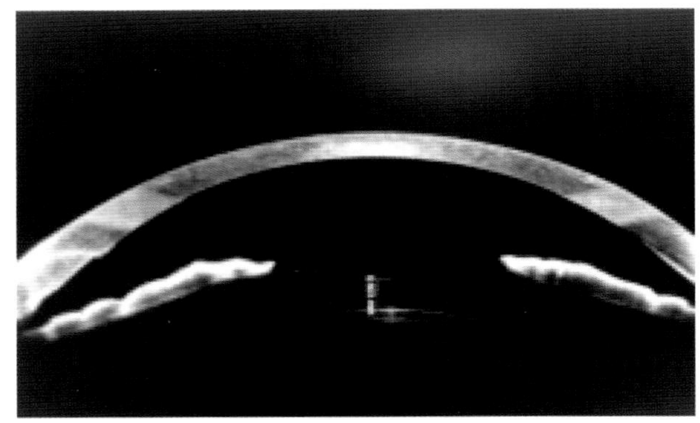

▲ 图 3-19　右眼眼前节 OCT

（王　芳　吕红彬）

参考文献

[1] Price，Marianne O，Price，et al. Evaluation of the toric implantable collamer lens for simultaneous treatment of myopia and astigmatism. Expert Rev Med Devices，2015，1（1）：25-39

[2] 谭倩，马代金 .SMILE 与 FS-LASIK 术后视觉质量比 . 中华眼视光学与视觉科学杂志，2017，19（8）：468-475

[3] 赵晓金，朴勇虎，吕素景，等 .ICL V4 与 V4c 治疗高度近视临床对比 . 中国实用眼科杂志，2017，35（7）：708-712

[4] 陈珣，王晓瑛，缪华茂，等 . 新型中央孔型有晶状体眼后房型人工晶状体（ICL V4c）用于矫正中高度近视眼的临床结果 . 复旦大学学报（医学版），2017，44（1）：34-41

[5] 王晓贞，付晶，王京辉，等 . 有晶状体眼后房型人工晶状体植入术后双眼视觉的变化 . 中华眼视光学与视觉科学杂志，2015，17（8）：468-470

病例 97　经角膜上皮准分子激光角膜切削术后角膜上皮下混浊

【病例介绍】

患者，男性，18 岁。

主诉：双眼视力下降1个月，无眼红、眼干、流泪等不适。

既往史：双眼经角膜上皮准分子激光角膜切削术后2个月，无外伤史，无高血压、糖尿病病史。

个人史及家族史：无特殊。

【专科查体】

眼部检查。视力：右眼3.9－3.50DS/－0.75DC×180＝5.0，左眼3.9－2.75DS/－0.50DC×170＝5.0。双眼眼睑未见明显异常，结膜无充血水肿，巩膜无黄染，角膜中央可见直径约7mm上皮下混浊区，边界较清，前房轴深3.5CT，房水清，虹膜纹清色正，瞳孔形圆居中，直径约3mm，对光反应灵敏，晶状体透明，玻璃体腔透明，小瞳下眼底可见视盘边界清，色红润，C/D=0.3，周边网膜豹纹状眼底改变，视网膜未见明显出血、隆起、渗出等，黄斑中心凹反光（+）。眼压：右眼16mmHg，左眼18mmHg。

【辅助检查】

1. 角膜地形图　双眼术前角膜地形图未见明显异常，排除圆锥角膜（图3-20）。

2. 眼前节OCT　双眼术后2个月角膜上皮下可见大片白色混浊区（图3-21）。

3. 眼前节照相　双眼术后2个月角膜中央可见直径约7mm上皮下混浊区（图3-22）。

【诊断】

1. 双眼角膜上皮下混浊（haze）。

2. 双眼经角膜上皮准分子激光角膜切削（TPRK）术后。

【治疗经过】

患者因参军需要，表麻下行双眼经角膜上皮准分子激光角膜切削术（TPRK），手术顺利，术后1周角膜上皮完全修复后取出双眼角膜绷带镜，角膜透明，双眼视力5.0。眼压：右眼14mmHg，左眼16mmHg。患者术后未严格遵医嘱返院复查，未佩戴墨镜遮挡紫外线保护双眼，术后1个月自觉视力较前稍差，未予以重视，术后2个月自觉视物模糊加重，就诊于我院门诊。视力：右眼4.9，左眼4.7。眼压：右眼15mmHg，左眼16mmHg。双眼角膜中央可见直径约7mm上皮下混浊区，予以角膜地形图、眼前节OCT、眼前节照相等检查，佩戴墨镜保护双眼，同时予以激素冲击治疗，预防性使用降压药物，密切观察眼压

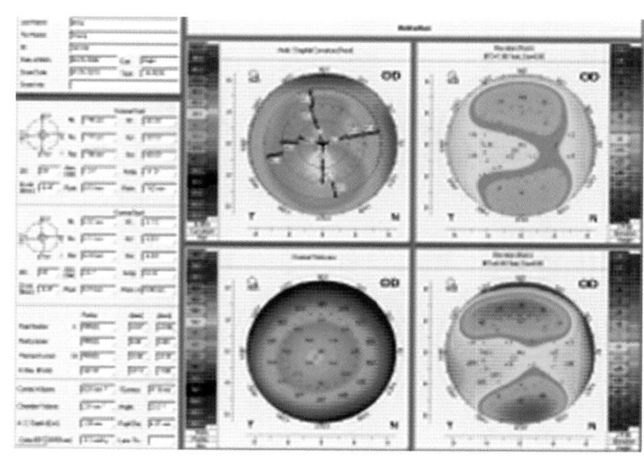

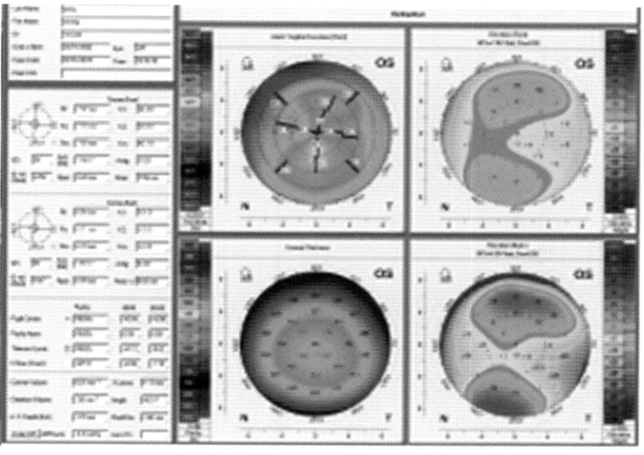

▲ 图3-20　双眼术前角膜地形图

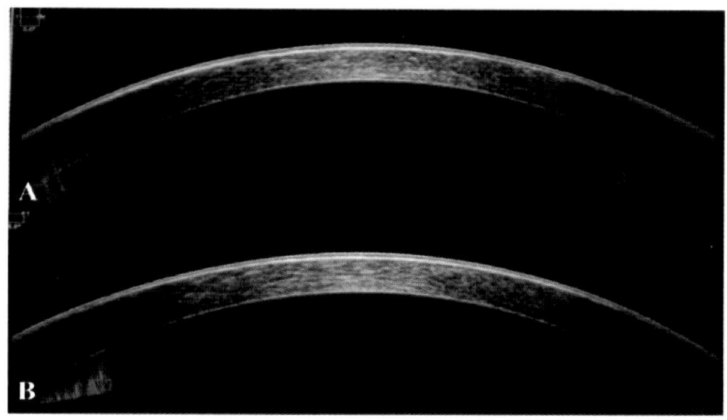

▲ 图3-21　双眼眼前节OCT

A. 右眼；B. 左眼

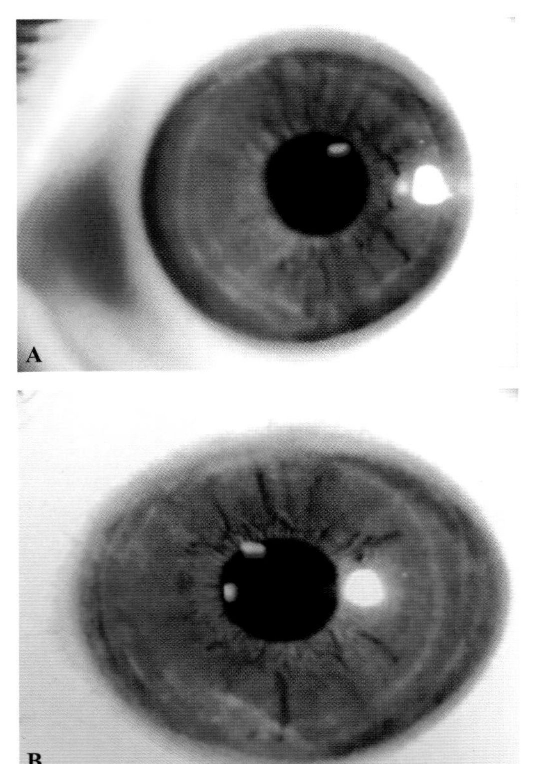

▲ 图 3-22 双眼眼前节照相

A. 右眼；B. 左眼

情况，术后 2 个半月复查。视力：右眼 4.9，左眼 4.8。眼压：右眼 13mmHg，左眼 12mmHg。双眼角膜中央仍可见直径约 7mm 上皮下混浊。术后 3 个月复查，双眼视力均为 4.9。眼压：右眼 11mmHg，左眼 12mmHg。角膜中央上皮下混浊较前稍有好转。

【鉴别诊断】

病毒性角膜炎：患者常存在感冒病史，眼红、眼痛、畏光流泪、视力下降，角膜病变可侵及角膜各层，典型形态包括树枝状、地图状、盘状、角膜葡萄膜炎等。

【病例分析及诊疗思路】

屈光术后角膜上皮下混浊（haze）形成的主要因素为角膜上皮前弹力层及基底层的破坏，角膜上皮的过度增生、前基质成纤维细胞数量增多且合成功能活跃、有新的细胞外基质合成及新生胶原纤维排列紊乱。相较于 LASIK 和 SMILE 手术，TPRK 手术可损伤角膜上皮基底膜，失去其保护作用，更容易形成角膜混浊。根据角膜混浊出现的时间顺序可以将其分为两类，一类为术后 1～3 个月内发生，一般临床症状较轻，能于术后 1 年内慢慢自行消失；另一类为术后 2～5 个月发生，有明显的视力下降、屈光度回退等临床症状，此类角膜混浊至少需要 3 年的时间才能缓解，一些严重者甚至会形成瘢痕无法恢复视力。Ang 等研究者发现角膜混浊的危险因素除了紫外线外，年龄小、屈光度高、高散光、二次手术、小光学区、激素等均为发生术后角膜混浊的高危因素。针对术后角膜混浊，预防重于治疗，目前很多研究表明术中使用 0.02% 丝裂霉素能有效预防术后角膜混浊的形成，但丝裂霉素同时引起的角膜缘干细胞损伤、角膜上皮修复延迟等相关不良反应仍需重视。此外，研究发现口服维生素 C 每天 1000mg 对紫外线损伤引起的角膜混浊也有较好的预防作用，甚至有研究者建议 PRK 术后术眼至少需 1 年避免紫外线照射。本例患者主要原因考虑紫外线因素引起的角膜混浊，因此，首先需去除病因，调整用药，密切观察随访，根据角膜恢复情况进行对症处理。总之，为避免术后角膜混浊形成，术前、术中、术后采取正确的预防措施、合理调整用药、规律随访检查非常重要。

（郭　露　吕红彬）

参考文献

[1] Jester JV, Moller-Pedersen T, Huang J, et al. The cellular basis of corneal transparency: evidence for 'corneal crystallins'. J Cell Sci, 1999, 112（5）: 613-622.

[2] Jordan A, Margo, M. Corneal haze following refractive surgery: A review of pathophysiology, incidence, prevention, and treatment. Int Ophthalmol Clin, 2016, 56（2）: 111-125.

[3] Chen L, Ye T, Yang X. Evaluation of the long-term effects of photorefractive keratectomy correction for myopia in China. Eur J Ophthalmol, 2011, 21（4）: 355-362.

[4] Miyai T, Miyata K, Nejima R, et al. Comparison

of laser in situ keratomileusis and photorefractive keratectomy results: long-term follow-up. J Cataract Refract Surg, 2008, 34 (9): 1527-1531.

[5] Fahd D, de la Cruz J, Jain S, et al. Corneal haze after refractive surgery. In: Alio JL, Azar DT, eds. Management of complications in refractive surgery. Berlin, Heidelberg: Springer-Verlag, 2008: 179-186.

[6] Ang BC, Foo RC, Lim EW, et al. Risk factors for early-onset corneal haze after photorefractive keratectomy in an Asian population: Outcomes from the singapore armed forces corneal refractive surgery programme 2006 to 2013. J Cataract Refract Surg, 2016, 42 (5): 710-716.

[7] Stojanovic A, Nitter TA. Correlation between ultraviolet radiation level and the incidence of late-onset corneal haze after photorefractive keratectomy. J Cataract Refract Surg, 2001, 27 (3): 404-410.

[8] Carones F, Vigo L, Scandola E, et al. Evaluation of the prophylactic use of mitomycin-C to inhibit haze formation after photorefractive keratectomy. J Cataract Refract Surg, 2002, 28 (12): 2088-2095.

[9] Rubinfeld RS, Pfister RR, Stein RM, et al. Serious complications of topical mitomycin-C after pterygium surgery. Ophthalmology, 1992, 99 (11): 1647-1654.

[10] Majmudar PA, Schallhorn SC, Cason JB, et al. Mitomycin-C in corneal surface excimer laser ablation techniques: a report by the American Academy of Ophthal-mology. Ophthalmology, 2015, 122 (6): 1085-1095.

病例 98 SMILE 术中负压脱失

【病例介绍】

患者，女性，52 岁，退休职工。

主诉：左眼 SMILE 术中负压脱失 1 个月。

现病史：1 个月前左眼 SMILE 术中负压脱失，无眼红、眼痛、流泪等不适，左眼视力同术前，现拟行左眼二次手术。

既往史：右眼 SMILE 术后 1 个月。

个人史：近视 30$^+$ 年，戴镜 30$^+$ 年。

家族史：无特殊。

【专科查体】

眼部检查。视力：右眼 1.0，左眼 3.5 − 7.00DS/ − 0.50DC × 75 = 5.0。双眼眼睑未见明显异常，结膜无充血水肿，巩膜无黄染，右眼角膜颞上方可见一长约 2mm 弧形角膜切口，双眼角膜透明，前房轴深 3.5CT，房水清，虹膜纹清色正，瞳孔形圆居中，直径约 3mm，对光反应灵敏，晶状体较透明，玻璃体腔透明，小瞳下眼底可见视盘边界清，色红润，C/D=0.4，周边网膜豹纹状眼底改变，视网膜未见明显出血、隆起、渗出等，黄斑中心凹反光（+）。眼压：右眼 11mmHg，左眼 1mmHg。

【辅助检查】

1. Pentacam 角膜地形图 双眼术前角膜形态未见明显异常（图 3-23），左眼第二次术前角膜形态规则，与第一次术前检查未见明显差异（图 3-24）。

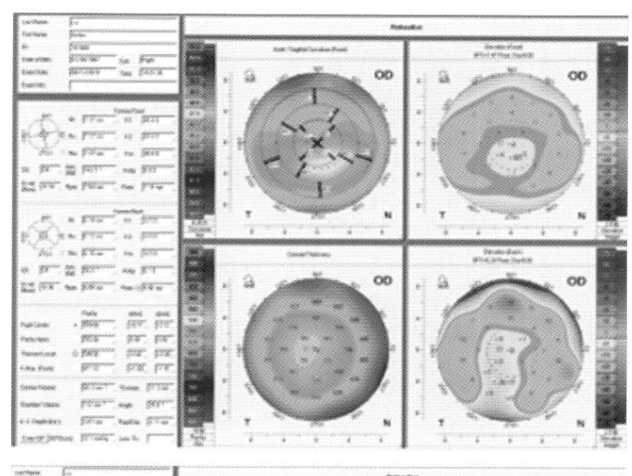

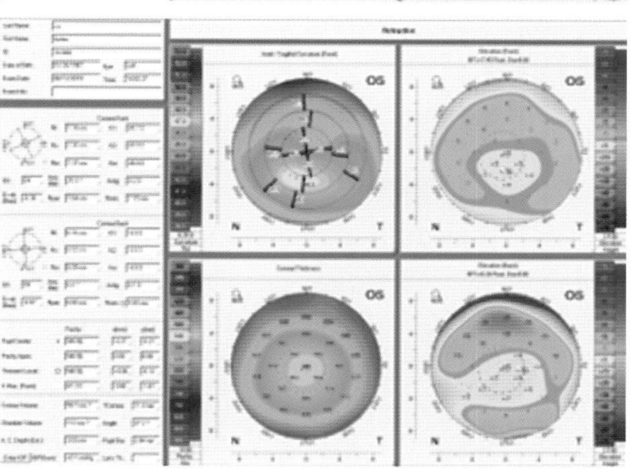

▲ 图 3-23 双眼 pentacam 角膜地形图

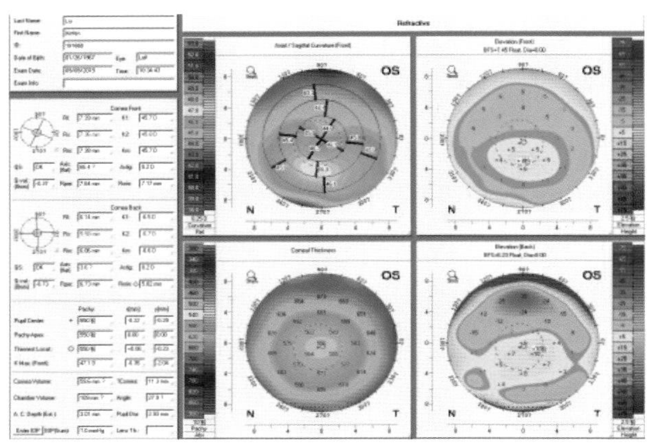

▲ 图 3-24　左眼第二次术前角膜地形图

2. 超广角眼底成像　眼底可见视盘边界清，色红润，C/D=0.4，周边网膜豹纹状眼底改变，视网膜未见明显出血、隆起、渗出等，黄斑中心凹反光（+）（图 3-25）。

3. 客观视觉质量分析系统（OQAS）　右眼 SMILE 术后 1 个月 OSI 为 2.9，左眼二次手术术前 OSI 为 4.5（图 3-26）。

4. 眼前节 OCT　左眼第二次手术前角膜基质激光扫描层完全恢复，未见明显层间（图 3-27）。

【诊断】

1. 左眼屈光不正（SMILE 负压脱失术后）。

2. 右眼 SMILE 术后。

【治疗经过】

患者第一次手术完善相关术前检查在表面麻醉下行双眼 SMILE 术，右眼手术顺利，光学区 6.5mm，角膜帽直径 7.5mm，厚度 120μm，切削深度为 125μm，剩余角膜厚度为 311μm，切口 2mm，位于 130°，顺利完成扫描，取出透镜。左眼激光扫描约 50% 时，患者眼球突然转动，负压失吸致脱环，被迫暂停手术。术后局部抗炎、预防感染、滋润眼表等对症治疗，门诊规律复查，于 1 个月后行第二次左眼 SMILE 手术，光学区 6.5mm，角膜帽直径 7.5mm，厚度 120μm，切削深度为 121μm，剩余角膜厚度为 313μm，切

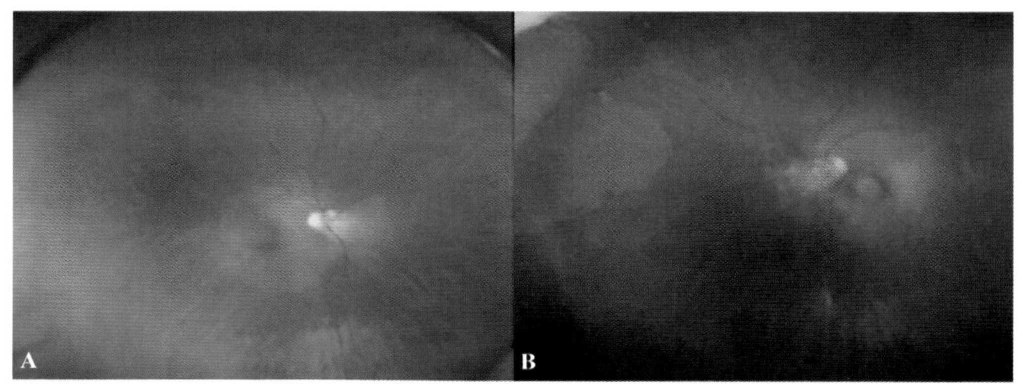

▲ 图 3-25　双眼超广角眼底成像

A. 右眼；B. 左眼

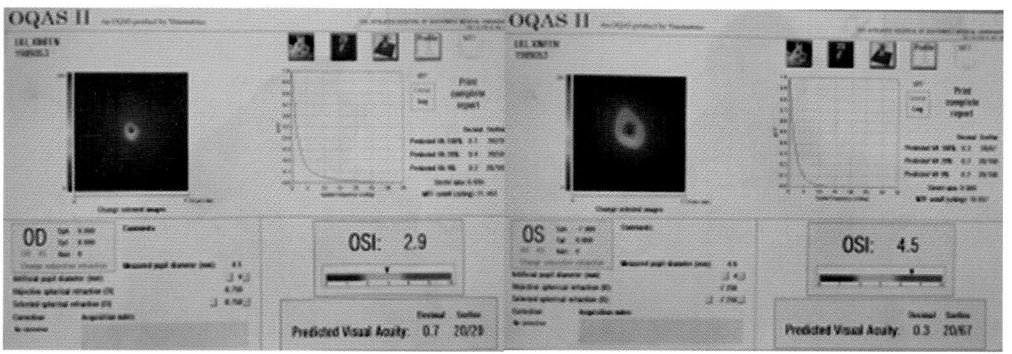

▲ 图 3-26　右眼及左眼二次手术前 OQAS

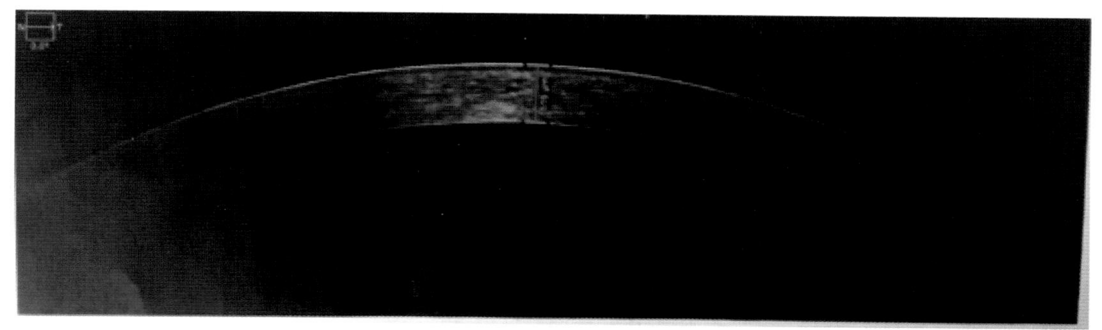

▲ 图 3-27　左眼第二次手术前眼前节 OCT

口 2mm，位于 130°，手术顺利。顺利完成扫描，取出透镜。第二次术后第一天，视力：右眼 5.0，左眼 4.9；眼压：右眼 5.3mmHg，左眼 6.7mmHg。第二次手术术后 1 周，视力：右眼 5.0，左眼 5.0；眼压：右眼 6mmHg，左眼 7mmHg。角膜透明，切口对合好。

【病例分析及诊疗思路】

飞秒激光是一种以脉冲形式运转的红外激光，利用光爆破原理进行组织的切割。飞秒的持续时间为 10～15s，瞬时功率可达百万亿瓦，聚焦直径 2～3μm，利用飞秒激光在角膜基质内制作角膜基质透镜，并将其从 2mm 切口中去除，以达到治疗近视及近视散光的作用，飞秒激光因其具有很高的精确性和安全性而在眼科得到了越来越多的应用，但在制作透镜过程中，需将角膜吸附在负压环上，术中如果眼睛移动，激光扫描过程中负压脱环，激光扫描终止，会影响手术的正常进行，导致手术中断，甚至更改手术方式或推迟手术。常见的负压脱失的主要原因包括术中眼球异常转动、角膜表明水分过多，此外，角膜帽直径偏大、角膜形态不规则、角膜过小均为其危险因素，因此术前宣教、减少患者紧张情绪、保证术中良好的固视均很重要，制作透镜过程中，气泡在角膜基质层累积可能会导致患者失去固视点而引起失吸，一些研究者表示，激光扫描面积低于 10% 时，术者可重新吸附，再次进行 SMILE 手术，同时可根据情况将角膜帽直径增加 0.2～0.3mm；若激光扫描面积大于 10%，可立即改为 FS-LASIK，角膜瓣和角膜帽厚度一致，也可将角膜瓣直径增加至 8mm，若患者要求行 SMILE 手术，角膜基质气泡导致患者固视困难，则建议推迟手术，避免偏心切削。Park 等研究表明 SMILE 术后负压脱失再处理会影响术后视力恢复，这可能与角膜组织水肿程度及术后伤口愈合反应机制相关，但仍需进一步研究。本例患者术中角膜激光已完成 50%，因角膜气泡遮挡术眼紧张导致失去固视，眼球转动负压脱失，手术停止。负压脱失是 SMILE 术中常见的并发症，常发生于激光扫描透镜前表面时，其中角膜水分过多、患者突然动眼最常见，因此术前沟通、术中配合尤为重要。

（郭　露　吕红彬）

参考文献

[1] Kymionis GD，Kankariya VP，Plaka AD，et al. Femtosecond laser technology in corneal refractive surgery：a review. J Refract Surg，2012，28（10）：912-920.

[2] Ratkay-Traub I，Juhasz T，Horvath C，et al. Ultra-short pulse（femtosecond）laser surgery：initial use in LASIK flap creation. Ophthalmol Clin North Am，2001，14（2）：347-355.

[3] Vestergaard A，Ivarsen A，Asp S，et al. Femtosecond（FS）laservisio n correction procedure for morderate to high myopia：a propective study of ReLEx® flex and comparison with a retrospective study of FS-laser in situ keratomileusis. Acta Ophthalmol，2013，91（3）：355-362.

[4] Osman IM，Awad R，Shi W，et al. Suction loss during femtosecond laser-assisted small-incision lenticule

extraction: incidence and analysis of risk factors. J Cataract Refract surg, 2016, 42（2）: 246–250.

[5] 马娇楠，王雁，等.小切口角膜基质透镜取出术中负压脱失的临床研究.中华眼科杂志，2018，54（12）：890–896.

[6] Park JH, Koo HJ. Comparison of immediate small-incision lenticule extraction after suction loss with uneventful small-incision lenticule extraction. J Cataract Refract Surg, 2017, 43（4）: 466–472.

二、眼肌病

病例 99　先天性内斜视

【病例介绍】

◆ 患者 A，男性，5 岁。

主诉：发现左眼向内侧转动 5 年。

现病史：5 年前，患者出生后即被发现左眼向内侧转动，患儿无特殊不适，曾于外院诊治，诊断为“斜视”，建议患者年长后再进一步治疗。

既往史：足月顺产，无吸氧史；余无特殊。

家族史：患儿家属否认家族史。

◆ 患者 B，女性，12 岁。

主诉：右眼视物偏斜 12 年。

现病史：患儿出生时（12 年前）被父母发现右眼视物偏斜，于当地某医院就诊，诊断不详，建议患儿年长后再行手术治疗。在当地医院的门诊随访中，诊断为“右眼内斜视，右眼弱视”，建议行弱视治疗，但患儿配合欠佳，一直未进行正规治疗。目前因为外观上的要求进一步来我院诊治，门诊以“右眼先天性内斜视，右眼弱视”收入院。

既往史、家族史：无特殊。

【专科查体】

◆ 患者 A

眼部检查。视力：右眼 4.9 +0.50DS = 5.0，左眼 CF/40cm，矫正无提高。双眼眼睑无红肿，下睑轻度内翻，睫毛倒向眼球，未完全接触眼球，右眼结膜无充血、水肿，角膜透明，前房轴深约 3CT，Tyn（－），虹膜纹清色正，瞳孔形圆居中，直径约 3mm，对光反应灵敏，晶状体透明，眼底见视盘色红，C/D=0.3，余未见明显脱离及出血灶，左眼结膜无充血、水肿，角膜透明，前房轴深约 3CT，Tyn 征(－)，虹膜纹清色正，瞳孔形圆居中，直径约 3mm，对光反应灵敏，晶状体透明，眼底见视盘色红，C/D=0.3，余未见明显脱离及出血灶。眼压：右眼 16mmHg，左眼 15mmHg。33cm 处角膜映光试验示，右眼角膜映光点位于瞳孔中央，左眼角膜映光点位于瞳孔缘外侧缘，右眼为主视眼。

◆ 患者 B

眼部检查。视力：右眼 3.0 + 1.00DS/ + 1.00DC × 90 = 3.3，左眼 4.8 － 1.00DC × 5 = 5.0，双眼眼睑未见明显红肿，双眼结膜未见明显充血、水肿，角膜透明，前房轴深约 3CT，Tyn 征（－），虹膜纹理清楚，瞳孔形圆居中，直径约 3mm，对光反应灵敏，晶状体透明，眼底见视盘色红，C/D 约 0.4，黄斑中心凹反光可见，余未见明显脱离及出血灶。眼压：右眼 14mmHg，左眼 15mmHg。33cm 角膜映光试验示，右眼角膜映光点位于颞侧瞳孔缘，左眼角膜映光点位于瞳孔中央，眼球运动基本正常。

【辅助检查】

◆ 患者 A

1. 三棱镜检查　33cm 及 6m 处双眼分别注视，斜视度均为 $+70^{\triangle}$。

2. 主导眼检查　右眼主视眼（图 3–28）。

3. 同视机检查　无同时视，无融合功能及立体视觉。

◆ 患者B

1. 三棱镜检查 33cm及6m处双眼分别注视，斜视度均为+60△。

2. 主导眼检查 左眼主视眼（图3-29）。

3. 同视机检查 无同时视，无融合功能及立体视觉。

【诊断】

◆ 患者A

1. 左眼先天性内斜视（congenital esotropia）。

2. 左眼弱视。

◆ 患者B

1. 右眼先天性内斜视（congenital esotropia）。

2. 右眼弱视。

【鉴别诊断】

◆ 患者A

1. 内眦赘皮 指在内眦角前方的一片垂直的皮肤皱襞，遮掩着内眦角，使内眦角角度较没有内眦赘皮的人为小，为先天性皮肤发育异常，影响眼的美观。

2. 麻痹性内斜视（paralytic esotropia，PE） 该病在任何年龄均可发生，常因神经系统疾病、颅内血管病、炎症或肿瘤、肌肉疾病、代谢或内分泌障碍、外伤等诱发，多有复视、眩晕，常伴有代偿头位，眼球运动多有障碍，该病第二斜视角＞第一斜视角。

◆ 患者B

1. 内眦赘皮 为先天性皮肤发育异常，看似内斜视，但做斜视检查时，发现眼位正。

2. 麻痹性内斜视 该病在任何年龄均可发生，常因神经系统疾病、颅内血管病、炎症或肿瘤、肌肉疾病、代谢或内分泌障碍、外伤等诱发，多有复视、眩晕，常伴有代偿头位，眼球运动障碍，且第二斜视角大于第一斜视角。

【治疗经过】

◆ 患者A

患者住院于全麻下行左眼内直肌退后＋外直肌折叠术，术后第一眼位示双眼正位（图3-30）。

◆ 患者B

患者住院于全麻下行右眼内直肌退后＋外直肌折叠术，术后眼位正（图3-31）。

【病例分析及诊疗思路】

对于该类患者，首先仔细询问病史，包括出现斜视的年龄、出现斜视的眼别或是否双眼交替

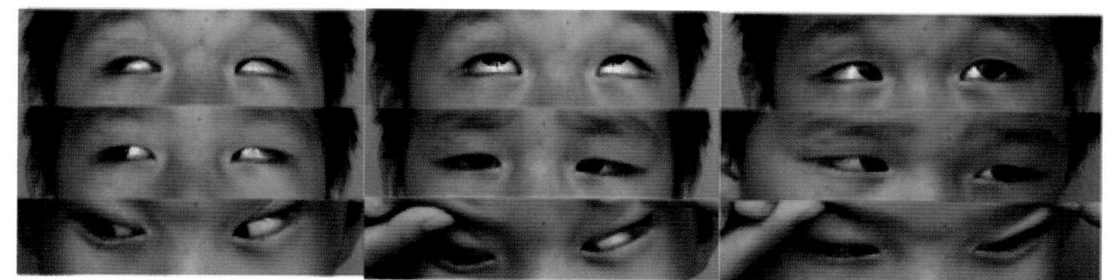

▲ 图3-28 术前眼位

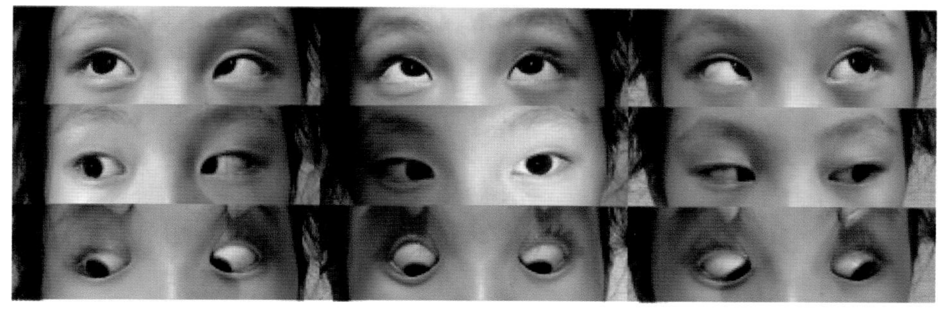

▲ 图3-29 术前眼位

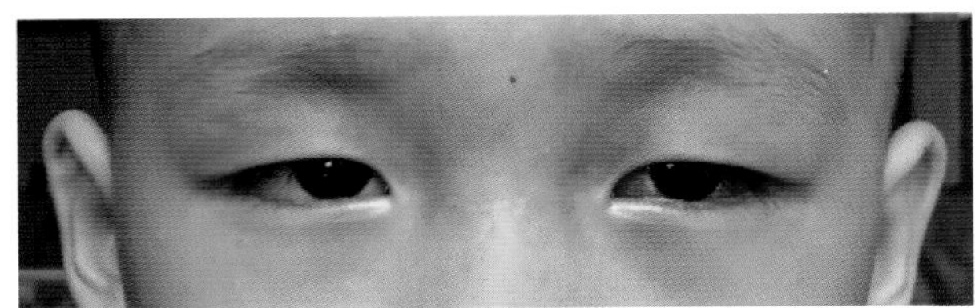

▲ 图 3-30　术后第一眼位图

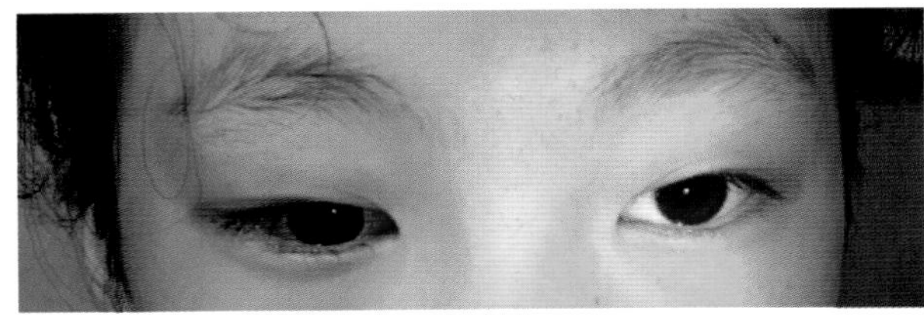

▲ 图 3-31　术后眼位

出现、有无诱因等。

1. 客观检查

(1) 眼睑望诊：判断双眼睑裂宽度是否一致。

(2) 头位望诊：通常情况下共同性斜视头位正常，而眼外肌麻痹者为了避免复视，常出现头部代偿性偏位，A-V 综合征患者向上方看时与向下看时斜视度差别明显，为了避免或减轻复视常出现头部偏位。

(3) 角膜映光法：通过观察角膜映光点位置来粗略判定斜视的类型及偏斜度数。

(4) 眼外肌运动功能检查：检查眼外肌作用的亢进与不足。

当某一方向的眼球运动幅度不能达到正常位置时（向鼻侧转动，瞳孔内侧缘达上下泪小点垂直连线处，向颞侧转动，角膜颞侧缘达外眦角处，向上转动，角膜下缘达内外眦角连线处，向下转动，角膜上缘达内外眦角连线处），或将要达到终点时出现眼球震颤，视为肌肉力量不足，而眼球运动超过上述位置时视为肌肉力量亢进。

(5) 遮盖试验：①单眼遮盖试验，主要用于区别显性斜视与隐性斜视。②交替遮盖试验，主要用于打破双眼融合功能，但无法准确分辨隐性与显性斜视。③交替遮盖结合三棱镜测定斜视度，主要用于测定斜视度，从而为制订具体手术方案提供依据。

(6) 同视机检查：确定斜视度及双眼视功能。

(7) 双眼验光检查：客观检查眼的屈光状态。

(8) 主导眼检查：确定主导眼与非主导眼。

人类在视物时两眼所起的作用常不相同，其中一眼往往在一定程度上占优势，成为定位及引起融合反射的主要承担者，称为主导眼，当双眼同时注视一个物体时，视觉定位往往偏于主导眼。

(9) Bagolini 条纹镜试验：用于融合功能检查，视网膜正常对应与异常对应检查、单眼抑制检查、主导眼检查、复视检查。

Bagolini 条纹镜结果发现：①被检者看到呈 X 形的灯像，光点位于交叉点，说明被检者有融合功能。②被检者仅看到一条表示右眼灯像的斜线，为左眼抑制，右眼为主导眼；仅看到一条表现左眼灯像的斜线，为右眼抑制，左眼为主导眼。③被检者看到一条斜线在两斜线交叉点处有缺口，为单眼斜视，黄斑中心凹有抑制。④被检者看到两斜线交叉，交叉点在点光源之上，说明有内斜视复视，交叉点在点光源之下，说明有外斜视复视。

2. 手术治疗　斜视度＞15°，内斜视患儿佩戴全矫眼镜半年，双眼视力平衡后手术；对双眼视力无提高的患儿，一般只进行非注视眼手术。

3. 手术时机　2 岁以内手术有利于恢复双眼单视功能，9 岁后手术不仅仅是美容手术，仍然对双眼单视功能的恢复有积极作用。

（曹　阳　张熙伯　吕红彬）

参考文献

[1] 卢炜，张方华，孔令媛，等. 斜视诊疗图谱. 北京：北京科学技术出版社，2005：4-23.

[2] 楼继先，曹永葆，徐洁慧，等. 儿童部分调节性内斜视的手术量. 眼外伤职业眼病杂志，2006，28（2）：104-106.

[3] 薛华，王艳青. 共同性内斜视的手术治疗. 中国实用眼科杂志，2004，22（5）：377.

[4] 孙荣霞，刘桂香，宁香玉，等.283 例手术治疗共同性内斜视临床特点分析. 中国斜视与小儿眼科杂志，2012，20（1）：4–7.

病例 100 急性共同性内斜视

【病例介绍】

患者，男性，12 岁。

主诉：左眼内斜伴双眼复视 6 个月。

现病史：6 个月前患者突然出现左眼向内偏斜，伴左眼视力轻度下降，双眼视物重影，不伴眼痛、眼胀、头痛等症状，曾在当地医院治疗无效。今为改善症状来院，以“急性共同性内斜视”收入院。

既往史：无外伤史，近期无感冒发热史。

【专科查体】

眼部检查。视力：右眼 5.0，左眼 4.9 − 0.50DC × 10 = 5.0，33cm 处角膜映光试验示，右眼角膜映光点位于瞳孔中央，左眼位于颞侧瞳孔缘与角膜缘中央，眼球运动正常。三棱镜检查：33cm 及 6m 处双眼分别注视均为 +70$^{\triangle}$；同视机检查：有同时知觉，客观斜视角：+33°，有融合功能，融合范围 +24° ~+40°，有立体视觉，立体视范围 +25° ~+40° （15'）（图 3–32），余眼内未见明显异常。

【辅助检查】

头颅 MRI：未见明显异常。

【诊断】

1. 急性共同性内斜视（acute comitant esotropia，ACE）。

2. 左眼屈光不正。

【鉴别诊断】

1. 展神经麻痹　麻痹性斜视角不稳定，急性发作，头颅外伤、颅内炎症、中毒、中耳病变、肿瘤、代谢性疾病等都可以引起麻痹性斜视。可以发现患者存在大度数的内斜视，受累眼外转受限，严重时外转不能超过中线，有代偿头位，脸面转向麻痹肌作用方向，伴明显的复视，外转时复视更重。

2. 基本婴儿型内斜视　在出生后 6 个月内发病，斜角大（> 30$^{\triangle}$）且稳定，中枢神经系统正常，有交叉注视（向右看时用左眼注视，向左看时用右眼注视），可呈现内转过强、外转不足、视动性眼震不对称，伴有斜肌异常、弱视、异常头位、双眼视功能不正常。

【治疗经过】

患者入院后完善术前检查，予以行左眼内直肌后退＋外直肌折叠术，术后双眼眼位正，复视消失（图 3–33）。

【病例分析及诊疗思路】

该患者诊断为急性共同性内斜视，行头颅 MRI 未发现异常信号，根据患者 6 个月病史，解除患者复视问题，予以及时行左眼内直肌后退＋外直肌折叠手术治疗，术闭双眼第一眼位为正位，复视消失。

急性共同性内斜视是一种急性发生的共同性内斜视，主要见于年长儿或成人，在儿童斜视患者中仅占 0.3%。特点是突然出现的内斜伴有水平同侧复视，眼球运动正常。主要表现为突发复视，可以准确描述出发病日期、时间，且在相同

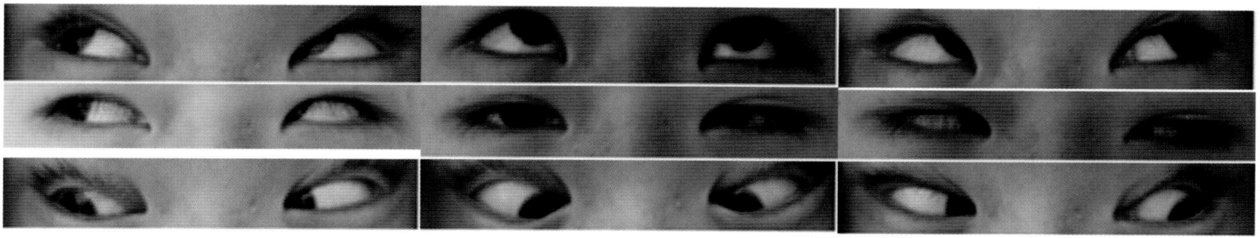

▲ 图 3–32　术前眼位照

▲ 图 3-33 术后眼位照

距离的各个注视方位复视像距离相同。双侧展神经麻痹可造成急性内斜视伴复视，看远看近都有复视，但当向双侧麻痹肌作用方向转动时，复像间距变大，并有两眼外转受限。对任何急性内斜有突然复视主诉者，首先要除外中枢神经系统疾患，尤其在合并神经系统症状时更应引起重视，如脑积水、Chiari Ⅰ型畸形、脑肿瘤、丘脑疾病、重症肌无力、癫痫等。1958 年，Burian 和 Miller 根据不同的发病原因和临床表现，将急性共同性内斜视分为 3 种类型：① Ⅰ 型（Swan 型），1947 年由 Swan 首先描述，由于单眼遮盖或一只眼视力下降破坏融合而发生的急性共同性内斜视；② Ⅱ 型（Burian-Franceschetti 型），患者虽然有轻度远视但无调节因素，斜视度数较大，可能存在身体和精神的刺激。大多数学者认为多数患者属于这一类型；③ Ⅲ 型（Bielschowsky 型），由 Bielschowsky 首先报道了一组急性共同性内斜视伴有近视的病例，发生在青少年和成年患者，早期表现为看远复视，从日常外观看斜视度较小，但随着时间的推移斜视度逐渐增加。

急性共同性内斜视治疗的主要目的是矫正患者的异常眼位（内斜视）并消除复视，使患者在运动和知觉两个方面都恢复正常。通过恰当的治疗，不伴有神经系统疾病的急性共同性内斜视，成人患者在运动和知觉方面都可以获得良好的疗效。急性共同性内斜视的治疗方法有非手术治疗和手术治疗。非手术治疗包括单眼遮盖（缓解复视症状）、压贴三棱镜（主要用 15PD 以下的小度数内斜视）和肉毒杆菌毒素 A 注射，大部分学者对急性共同性内斜视采取手术治疗。急性共同性内斜视 Ⅱ 型应该至少观察 6 个月，并进一步行神经影像学检查排除了颅内病变后方可进行手术，行双眼内直肌后徙术的反应良好，术后通常不会复发；而急性共同性内斜视 Ⅲ 型的特点是有复发趋向，可发生在术后几个月或几年，可能与此型患者存在双眼持续的集合倾向有关。

（张熙伯）

参考文献

[1] Mohney BG. Conmmon forms of child strabismus in an incidence cohort. Am J Ophthalmol，2007，144：465-467.

[2] 蔡春艳，覃银燕，黄华林，等．急性共同性内斜视临床特点及病因分析．中国斜视与小儿眼科杂志，2017，25（1）：31-33.

[3] 易昀敏，苏明山，王慧珍，等．急性共同性内斜视的研究进展．实用临床医学，2012，13（3）：129-131.

[4] 任美玉，王琪，王利华．急性获得性共同性内斜视的临床特征及手术疗效．中华眼科杂志，2017，53（12）：908-915.

第 4 章　眼外伤

病例 101　陈旧性眼外伤球内异物合并 PHPV 样改变

【病例介绍】

患者，男性，19 岁。

主诉：左眼外伤后致视力下降 3 天。

现病史：3 天前在家敲打铁块时左眼不慎被溅起的异物击中后出现视力下降，伴眼痛，不伴眼红、流血等，患者未到其他医院正规诊治，因症状加重，遂来我院就医。门诊以“左眼球内异物”收入院。

既往史：5 岁时曾因“先天性唇裂”行手术治疗，否认既往眼部外伤史。余无特殊。

个人史、家族史：无特殊。

【专科查体】

眼部检查。视力：右眼 5.0，左眼 HM/ 眼前，左眼矫正无提高。右眼前后节未见异常。左眼结膜轻度充血，10 点钟位置角膜缘外 5mm 处可见长约 2mm 的结膜瘢痕，角膜透明，前房中央深度约为 4CT，瞳孔欠圆，直径为 3.5mm，直接对光反应迟钝，7 点钟至 11 点钟位置瞳孔虹膜后粘连，晶状体乳白色混浊，2 点钟至 6 点钟位置晶状体不全脱位，余眼内结构窥不清。眼压：右眼 21mmHg，左眼 9mmHg。

【辅助检查】

1. 双眼眼前节照相　如图 4-1。

2. 眼眶 CT　左眼球缩小，玻璃体腔内见约 0.3cm 小结节状高密度影，周围伴放射状伪影，其他层面隐约可见晶状体后方条状中密度影与视盘相连（图 4-2）。

3. 双眼 B 超　右眼眼轴 22mm，未见明显异常；左眼眼轴 17mm，玻璃体腔内见片状强回声，后伴伪影遮蔽后方球壁，视盘旁玻璃体腔内可见条索状强回声与球壁相连（图 4-3）。

【诊断】

1. 左眼球穿通伤、球内异物、外伤性白内障、晶状体不全脱位、结膜瘢痕、视网膜铁锈沉着症。

2. 左眼永存原始玻璃体增生症（persistent hyperplastic primary vitreous，PHPV），待诊。

【鉴别诊断】

1. 眼弓蛔虫病（OT）　常见周边肉芽肿和后极部之间玻璃体条索、形成牵拉性视网膜脱离、视网膜皱襞，部分病例 UBM 可见睫状体下方平坦部中强回声伴增厚，血常规检查可发现白细胞计数升高，抗弓蛔虫抗体阳性，CT 检查发现眼

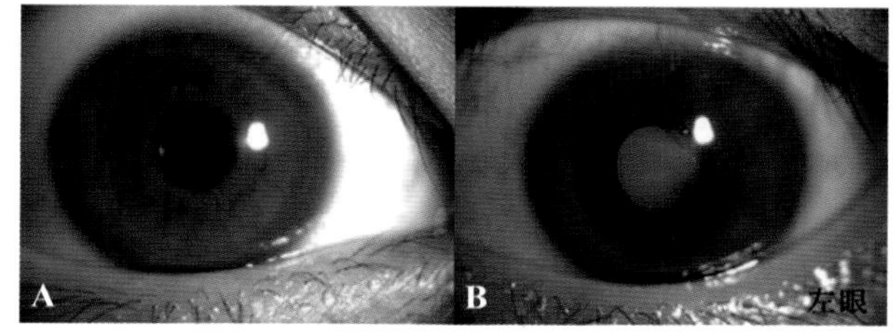

▲ 图 4-1　双眼眼前节照相

A. 右眼；B. 左眼

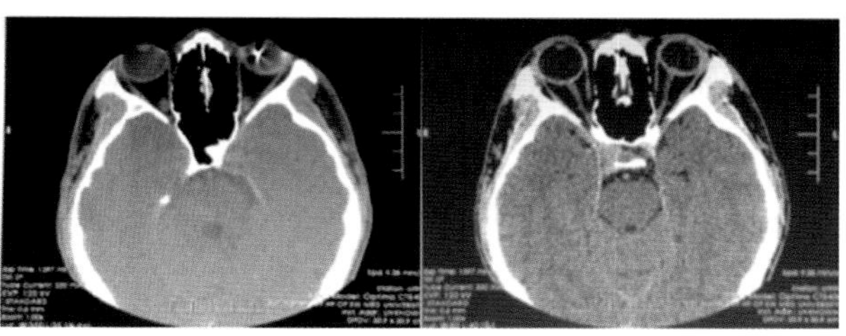

▲ 图 4-2　眼眶 CT

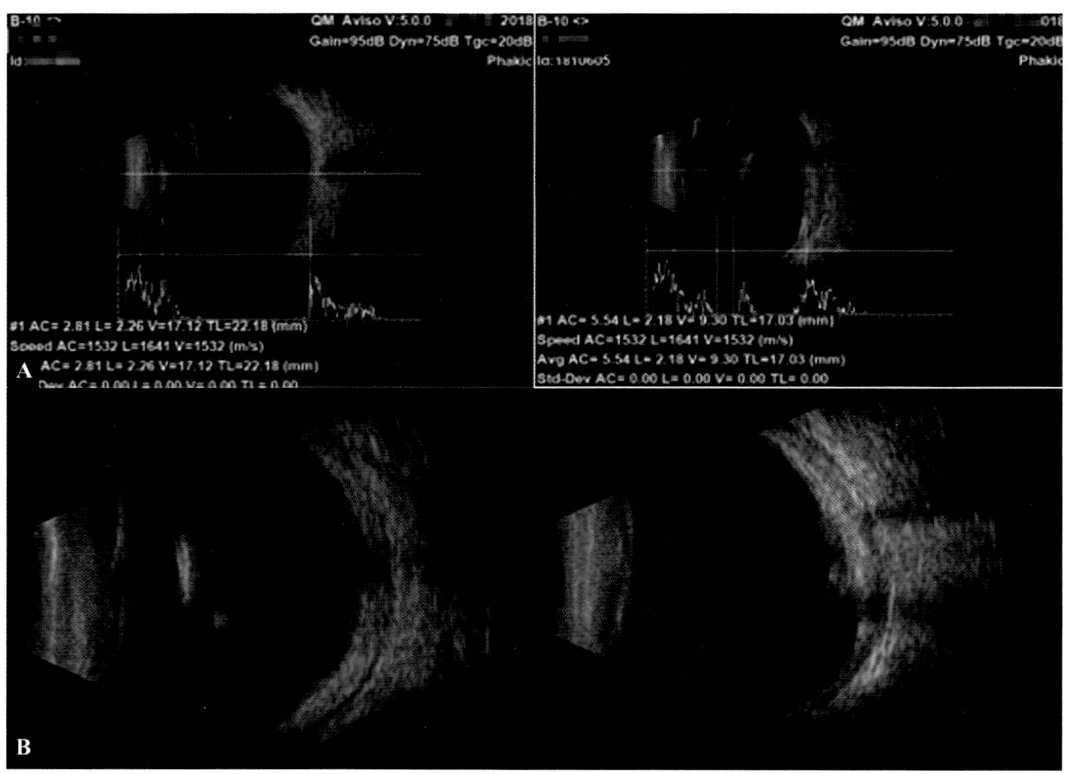

▲ 图 4-3 双眼 B 超

A. 右眼；B. 左眼

内钙化灶等。

2. 家族性渗出性玻璃体视网膜病变（FEVR）常有家族史，遗传方式为常染色体显性遗传，一般双眼发病，晚期病变可出现纤维条索牵拉视网膜脱离，视网膜血管异常、扩张，周边都呈直线走行，周边部视网膜存在 1～3PD 的无血管区等。

【治疗经过】

患者完善相关术前检查，于 2018 年 10 月 23 日局麻下行左眼白内障抽吸＋玻璃体切除＋球内异物取出术。术中发现晶状体乳白色混浊，晶状体脱位偏向鼻侧，颞侧晶状体悬韧带可见，分离虹膜后粘连，行白内障抽吸，连接 25G 三通道，全视网膜镜下可见玻璃体重度混浊，玻璃体腔内异物表面厚重机化包裹（图 4-4，红箭），玻璃体腔内见从视盘旁到颞侧睫状体的原始玻璃体增生样成条索、质硬（图 4-4，蓝箭），离断条索时发现靠近视盘端的条索中央似见一条红线，未见断端渗血，条索处视网膜牵引性脱离，部分视网膜脉络膜皱褶，显微剪剪断两端后取出，取出黑色磁性异物，检查全视网膜变性，铁锈沉着，部分视网膜皱褶。术中从角膜缘切口取出条索样物（图 4-4，黄箭）。

术后给予局部预防感染、抗炎等处理。术后 1 周，患者自觉左眼视力下降较前明显好转，左眼视力 CF/10cm + 17.50DS=4.3。眼压：右眼 21mmHg，左眼 16mmHg。复查左眼 B 超提示脉络膜脱离减轻，未见明显视网膜脱离（图 4-5）。

术后 1 个月，左眼视力 CF/10cm + 17.00DS = 4.4。超广角眼底成像及 FFA 可见左眼视网膜呈黄褐色，视网膜血管走行异常，形态僵直（图 4-6）。左眼 B 超玻璃体腔内未见异常条带（图 4-7）。UBM 提示左眼轻度睫状体脱离，下方睫状体平坦部可见中强回声伴增厚。眼部彩超检查，提示左眼球后组织血管内血流信号，玻璃体腔内条索残端内未见血流信号，眼轴 21mm（图 4-8）。

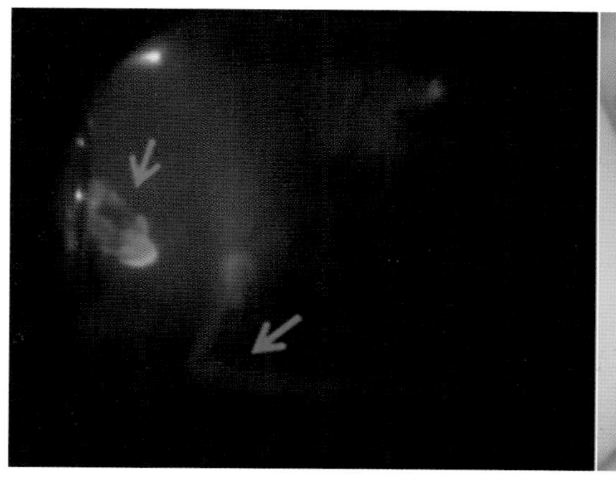

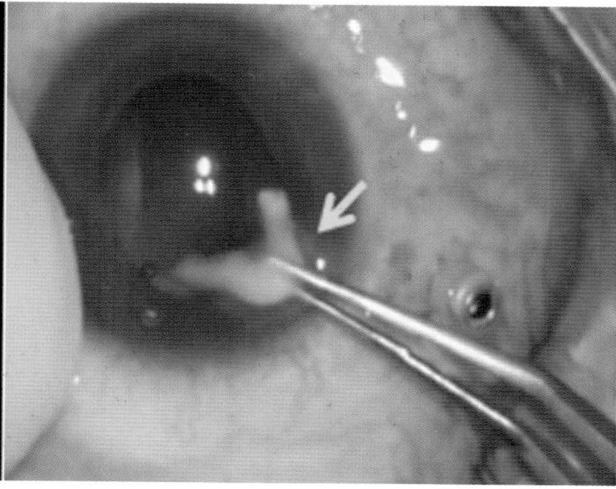

▲ 图 4-4　左眼术中所见

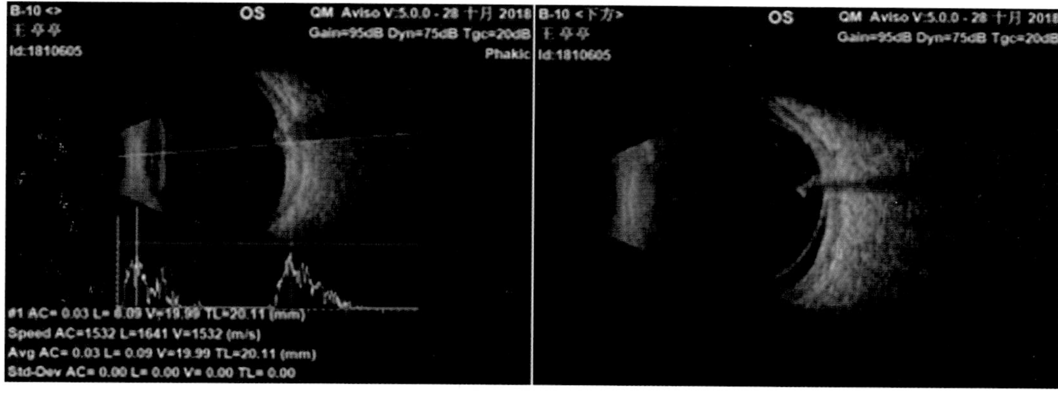

▲ 图 4-5　术后 **1** 周左眼 **B** 超

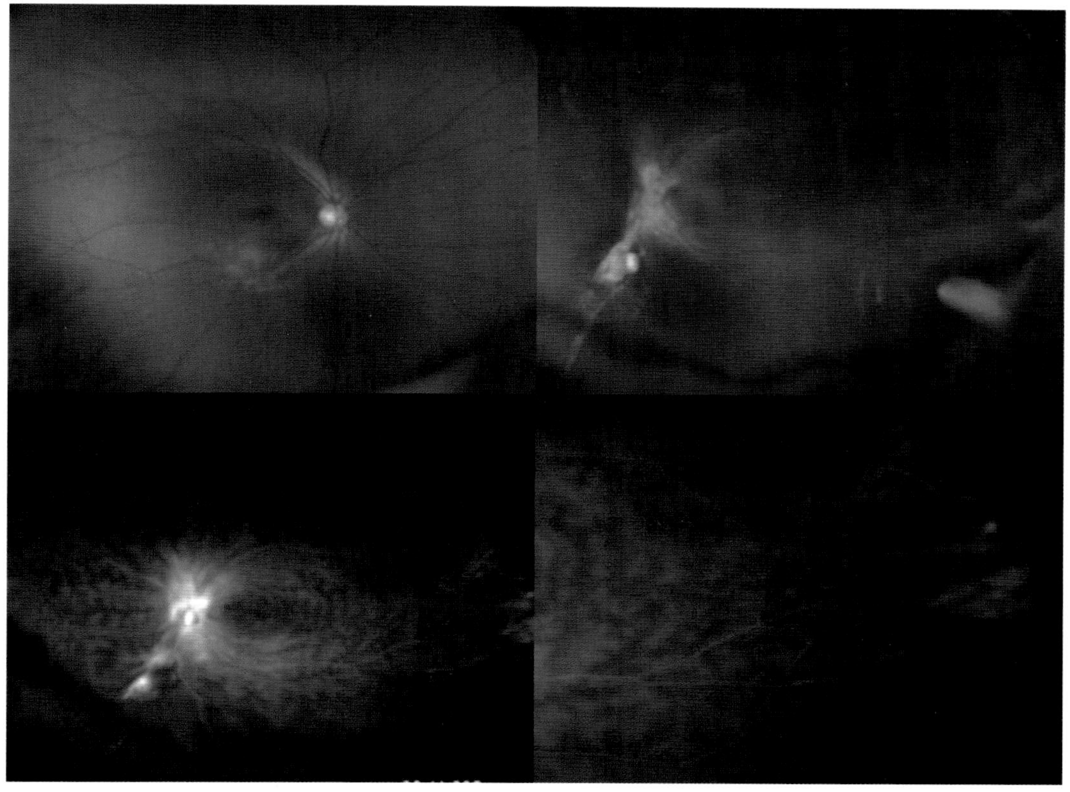

▲ 图 4-6　术后 **1** 个月双眼超广角眼底成像及左眼 **FFA**

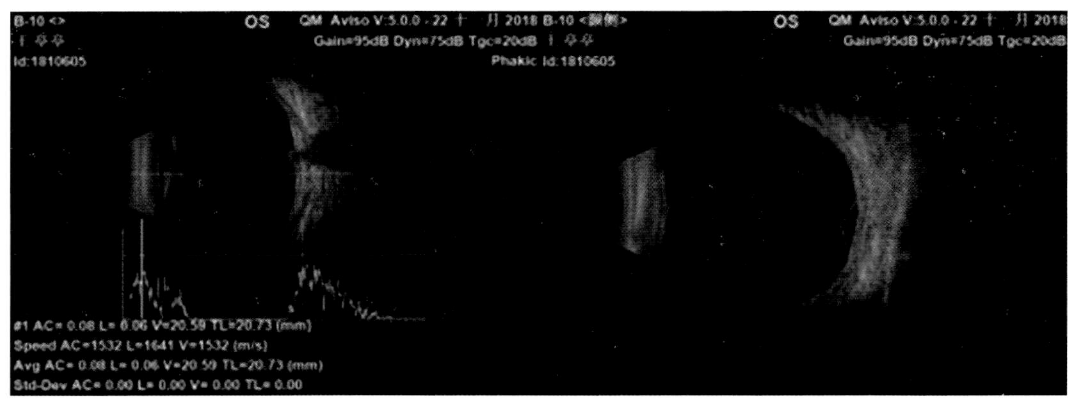

▲ 图 4-7　术后 1 个月左眼 B 超

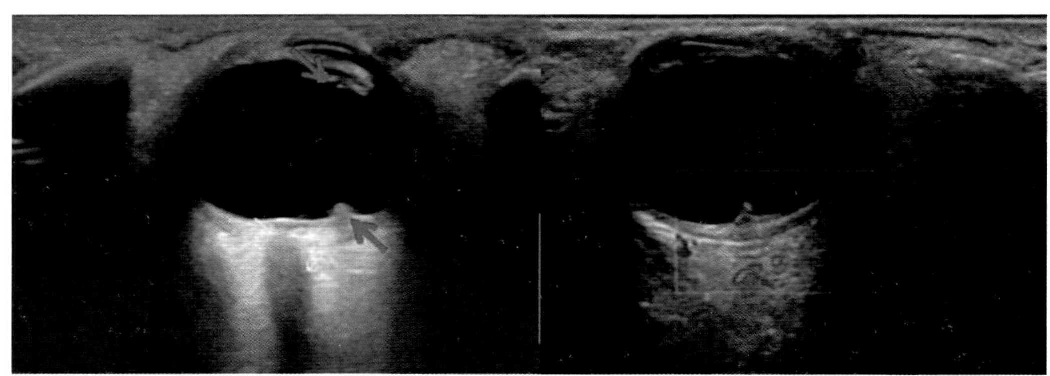

▲ 图 4-8　术后 1 个月左眼彩超

【病例分析及诊疗思路】

PHPV 为胚胎期原始玻璃体未消失且继续增生所致的一种玻璃体先天性异常。病理表现为玻璃体内存在纤维组织包裹的血管襻。其向前黏附于晶状体后囊，甚至穿破后囊进入晶状体之中，向后连于视盘，病变位置相当于 Cloquet 管区，玻璃体内可伴有少量陈旧积血。该病单眼发病率为 90%。诊断主要根据眼底原始玻璃体胶质组织的存在合并小眼球、浅前房、晶状体后囊裂、白内障或发生闭角型青光眼。严重病例在视盘周围可存在牵拉性视网膜脱离。

临床工作中病史询问与查体情况需要互相验证，本病例中术中发现异物表面厚重机化包裹明显、结膜瘢痕与患者 3 天病史不相符合。临床工作中应避免惯性思维，专注于主要诊断后可能会遗漏其他诊断，本病例中术前眼眶 CT 及 B 超都有蛛丝马迹提示 PHPV 诊断。

诊断上主要通过临床表现加 CT、超声检查的特征性表现。结合临床特征，小眼球、玻璃体腔内见条索状或锥形软组织影，从晶状体后部连接到视盘，软组织内未见高密度钙化灶为 PHPV 的 CT 典型表现。CT 扫描可清晰显示眼内病变组织，可为 PHPV 的诊断和鉴别诊断提供客观可靠的影像学依据，具有极其重要的价值。超声检查无创且安全，还可以提供眼内结构的实时显示。通过观察超声特征，临床医生可以评估 PHPV 患者病变的大小、位置和严重程度，这将有助于确定手术方法和了解临床预后。

治疗主要是通过手术治疗，晶状体完全混浊后可导致继发性青光眼，症状发生后可通过巩膜切口或扁平部切口行晶状体和前部玻璃体切割。手术成功则可以保留眼球，但不能改善弱视。本病例为陈旧性眼外伤球内异物合并PHPV样改变，手术后左眼视力 CF/10cm+17.00DS=4.4，较术前显著提高，拟二期人工晶状体植入解决高度屈光不正和屈光参差。

（雷颖庆　吕红彬）

参考文献

[1] Shastry BS. Persistent hyperplastic primary vitreous: congenital malformation of the eye. Clin Exp Ophthalmol, 2009, 37（9）: 884–890.

[2] Hu A, Yuan M, Liu F, et al. Ultrasonographic feature of persistent hyperplastic primary vitreous. Eye Sci, 2014, 29（2）: 100–103.

[3] 黄新文，吕红彬，兰永树，等. 永存原始玻璃体增生症的 CT 诊断价值. 中国临床医学影像杂志，2007，18（4）：229–231.

病例 102　球内异物

【病例介绍】

患者，男性，41 岁。

主诉：右眼被铁片击伤后眼痛、眼红伴视力下降 15 天。

现病史：患者自述 15 天前在家修理东西时敲击物品，不慎被反弹的小铁片击伤右眼，立即出现右眼眼痛、眼红、视力下降，不伴恶心、呕吐等不适，于当地医院就诊，予以局部使用抗生素滴眼液抗炎治疗，眼红、眼痛症状稍好转，但视力无提高，今为进一步治疗来我院。

既往史、个人史：无特殊。

【专科查体】

眼部检查。视力：右眼 3.4，矫正无提高，左眼 5.0。右眼眼睑未见明显异常，结膜混合充血（++），水肿（+），鼻侧瞳孔缘 2 点钟位可见一长约 3mm 全层角膜裂口，裂口已闭合（图 4–9），余角膜透明，前房轴深约 3CT，Tyn 征（+），瞳孔形圆，直径约 3mm，对光反应迟钝，角膜裂口对应处虹膜存在裂口，晶状体白色混浊，玻璃体混浊，隐约可见部分视网膜血管，黄斑区和视盘无法窥及；左眼查体无特殊。眼压：右眼 19mmHg，左眼 15mmHg。

【辅助检查】

1. 眼前节照相　右眼鼻侧瞳孔缘 2 点钟位可见一长约 3mm 全层角膜裂口，裂口已闭合（图 4–9）。

2. 眼眶 CT　右眼球内高密度影，球内异物（图 4–10）。

3. 眼部 B 超　右眼玻璃体腔内异物影（图 4–11）。

【诊断】

右眼球穿通伤伴球内异物，见角膜裂伤、虹

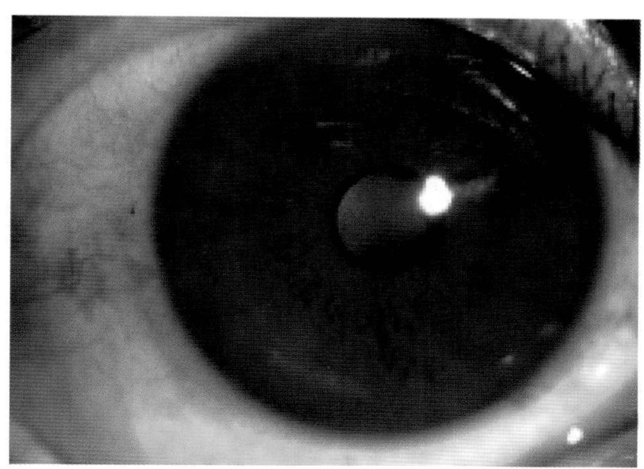

▲ 图 4–9　右眼眼前节照相

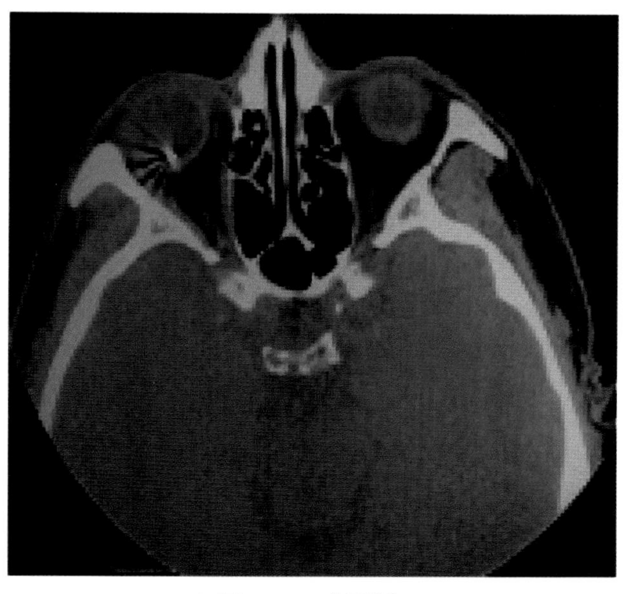

▲ 图 4–10　右眼眶 CT

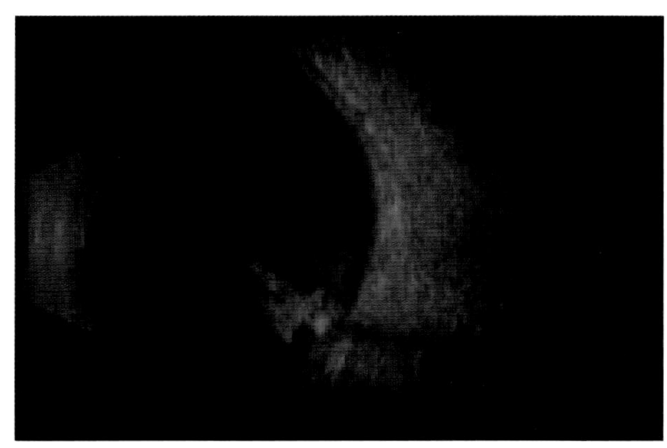

▲ 图 4-11　右眼 B 超

膜裂伤、外伤性白内障、晶状体破裂、球内异物、视网膜裂孔、视网膜下出血、眼内炎。

【鉴别诊断】

眼球穿通伤伴眶内异物：本病可通过眼眶 CT 或 MRI 检查与眼球穿通伤伴球内异物鉴别，通过影像检查可以直接看出异物是位于球内还是眶内。

【治疗经过】

入院后完善相关检查，予以散瞳及局部抗炎治疗，排除手术禁忌后于在局麻下行右眼白内障切除＋玻璃体切除＋球内异物取出＋视网膜光凝＋硅油填充术，术中可见玻璃体腔混浊，后极部视网膜上方嵌顿 6mm × 3mm × 2mm "片状" 磁性异物，被积血及积脓包裹，对应处视网膜下出血及裂孔形成。术后予以全身及局部抗感染、抗炎，局部散瞳等治疗。术后 5 天出院时，右眼矫正视力为 4.5。

【病例分析及诊疗思路】

本病例中，患者有明确的外伤史，结合患者入院后眼眶 CT 提示眼球内高密度影，眼部 B 超提示玻璃体腔内异物影，该患者球内异物可诊断。入院后及时予以散瞳及抗感染、抗炎治疗，并及时行玻璃体切割手术取出球内异物。

球内异物是眼科常见急诊，是发达国家和发展中国家失明的重要原因。在我国，球内异物以敲击伤最为常见，金属异物多见，因此球内异物结合患者眼部外伤史及眼眶 CT、眼部 B 超等辅助检查，排除磁性异物可行 MRI 检查，通常容易诊断。球内异物对于眼部的损害主要表现在：①异物对于眼球的化学作用，如铁质反应、铜质反应等；②异物对于眼球的物理刺激作用。球内异物常常合并有外伤性白内障、前房积血、玻璃体积血、视网膜脱离、眼内炎等并发症，影响患者视力。对于取出球内异物的时间，目前并没有统一结论，多数文献报道，保持眼环的完整性有效减少眼内感染及炎症，应尽早行眼球清创缝合术，排除眼内炎等情况，球内异物取出时间一般在受伤后一周左右。现在文献报道有争议，有的建议待玻璃体后脱离后手术，有的建议尽早手术。随着显微技术的成熟，玻璃体切除手术成为取出球内异物的最佳治疗方案。球内异物的取出途径通常由异物大小及位置决定，行白内障摘除时通常由角膜缘切口取出异物（图 4-12）；大于 5mm 球内异物、眼球壁前端的异物，不伴有增生性玻璃体视网膜病变的异物通常由巩膜外途径取出（图 4-13）；小于 5mm、眼球后段、伴有玻璃体积血、视网膜脱离等球内异物通常行玻璃体切除手术，异物由原切口或睫状体扁平部取出（图 4-14）。手术视力预后与就诊时视力有关。球内异物是我国常见眼病，工作场所佩戴护目镜至关重要。

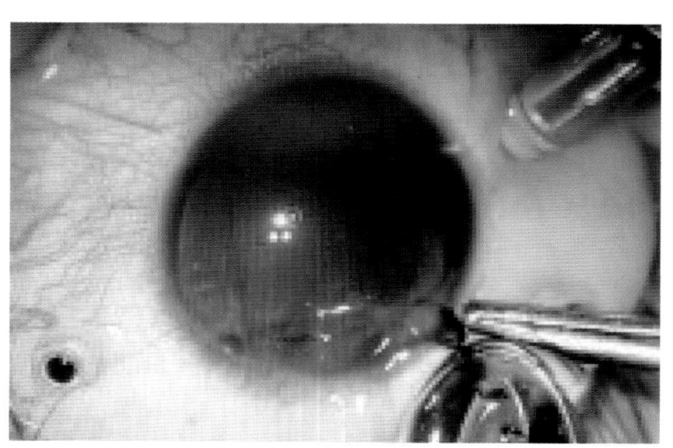

▲ 图 4-12　术中眼前节照片（一）

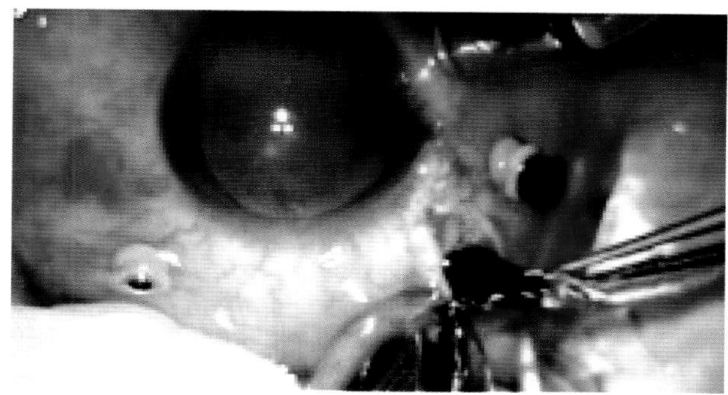

▲ 图 4-13　术中眼前节照片（二）

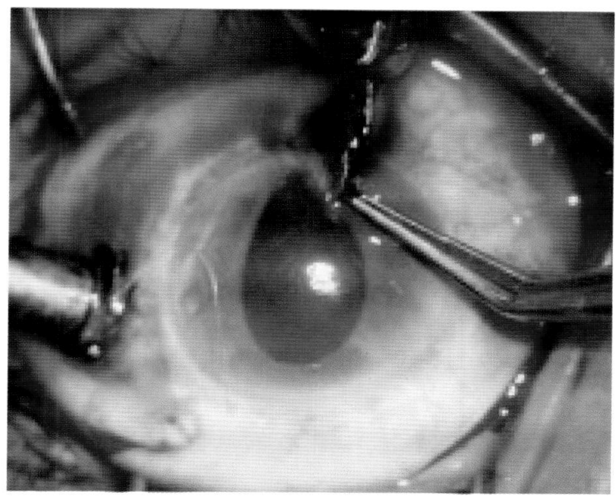

▲ 图 4-14　术中眼前节照片（三）

（田　敏　吕红彬　欧阳科）

参考文献

[1] Candice C. H. Liu, Justin M. K. Tong, Patrick S. H. Li, et al. Epidemiology and clinical outcome of intraocular foreign bodies in Hong Kong：a 13-year review. Int Ophthalmol, 2017, 37（1）：55-61.

[2] Yang CS, Hsieh MH, Hou TY. Predictive factors of visual outcome in posterior segment intraocular foreign body. J Chin Med Assoc, 2019, 82（3）：239-244.

[3] Zhang Y, Zhang M, Jiang C, et al. Intraocular foreign bodies in China：Clinical characteristics, prognostic factors, and visual outcomes in 1421 Eyes. American Journal of Ophthalmology, 2011, 152（1）：66-73.

[4] Sborgia G, Recchimurzo N, Niro A, et al. 25-Gauge vitrectomy in open eye injury with retained foreign body. J Ophthalmol, 2017, 2017：3161680.

病例 103　眼化学烧伤（中度）

【病例介绍】

患者，男性，57 岁。

主诉：双眼被膨胀剂烧伤后出现视力下降、疼痛 7^{+}h。

现病史：患者于 7^{+}h 前在工地上干活时双眼不慎被膨胀剂烧伤后出现视力下降，伴疼痛、流泪、头痛不适，不伴恶心、呕吐和意识障碍等症状，立即予以清水冲洗双眼，其后疼痛稍好转，为进一步治疗入院。

既往史及家族史：均无特殊。

【专科查体】

眼部检查。视力：右眼 4.3 − 0.50DS = 4.5，左眼 HM/20cm，双眼矫正无提高。右眼眼睑未见明显异常，结膜充血水肿，结膜囊未见明显异常分泌物，角膜轻度水肿，前房轴深约 4CT，房水清，瞳孔形圆居中，直径约 4mm，直接对光反应消失，晶状体轻度混浊，眼底见视盘边界清楚，颜色正常，C/D ≈ 0.3，视网膜未见明显出血、隆起、渗出等；左眼结膜充血水肿（++），下方结膜色苍白，血供差，结膜囊内少量透明丝状分泌物，角膜瞳孔区大片角膜上皮缺损，其余角膜水肿，内皮皱褶，前房轴深约 4CT，房水欠清，下方见深约 2mm 的白色渗出，虹膜纹理欠清，瞳孔形圆居中，直径约 4mm，直接对光反应消失，晶状体轻度混浊，余眼内结构窥不清。眼压：右眼 15mmHg，左眼因角膜原因未测。

【辅助检查】

眼前节照相：左眼角膜瞳孔区大片角膜上皮缺损，余角膜水肿，内皮皱褶，前房下方见高约 2mm 白色积脓样渗出（图 4-15）。

【诊断】

双眼睑烧伤（右眼轻度、左眼中度）。

【鉴别诊断】

角膜酸烧伤：患者眼部有酸性接触史，伤眼

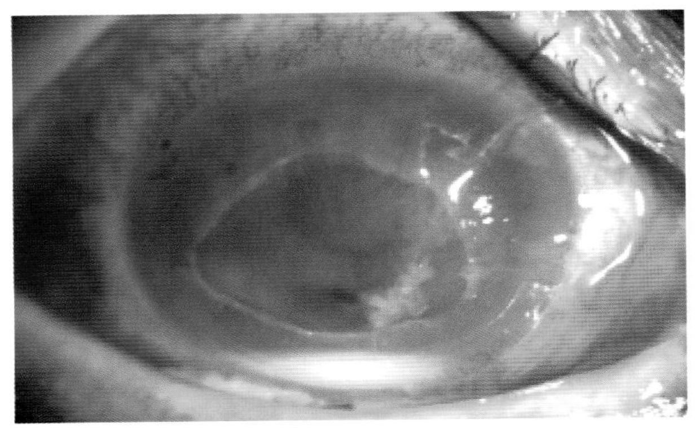

▲ 图 4-15　左眼眼前节照相

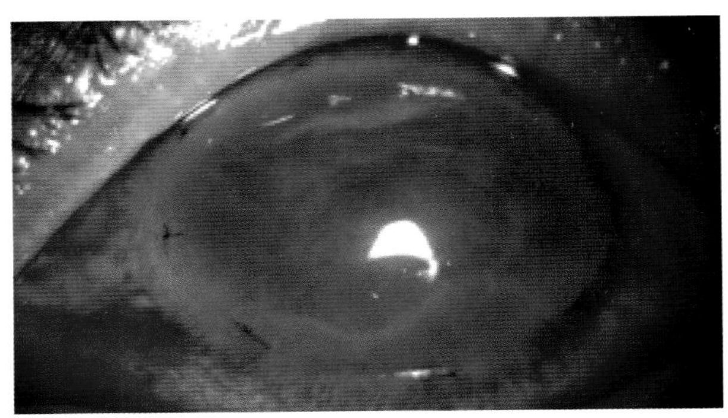

▲ 图 4-16　羊膜覆盖术后眼前节照相

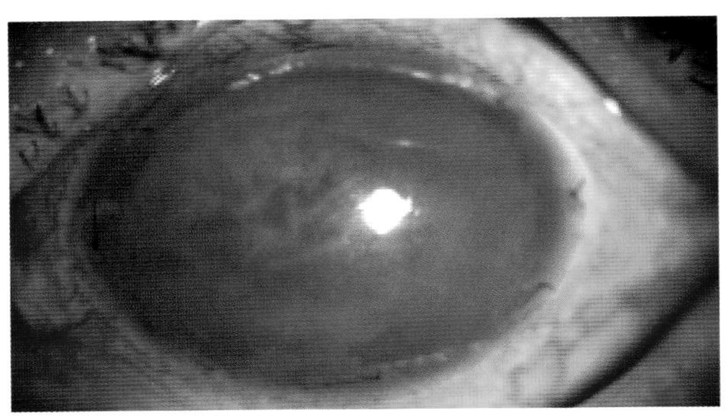

▲ 图 4-17　门诊复查时眼前节照相

疼痛、流泪、视力下降、眼睑及角膜水肿、角膜上皮混浊甚至脱落，创面较浅，边界清楚，一般预后较碱烧伤好。

【治疗经过】

患者入院后立即予以结膜囊冲洗，以后每天结膜囊冲洗 2 次，并测量冲洗前后 pH，每次冲洗至 pH 约 7；先后予以左眼两次羊膜覆盖术（图 4-16）及佩戴角膜绷带镜促进角膜恢复，并给予左氧氟沙星滴眼液、妥布霉素地塞米松滴眼液和眼膏、普拉洛芬滴眼液局部抗炎、预防感染，50% 自体血清促修复、聚乙二醇滴眼液滋润眼表等对症治疗。患者眼部病情恢复良好，建议院外继续用药，定期门诊随访，门诊复查时见患者左眼角膜上皮已完全修复，角膜基本恢复透明（图 4-17）。

【病例分析及诊疗思路】

该患者诊断“双眼碱烧伤”明确，有明确化学制剂接触史，受伤后患者立即予以清水冲洗双眼，这样不但可以减轻损伤，而且对预后非常重要。入院后立即再次予以结膜囊冲洗，并以后每天结膜囊冲洗 2 次，冲洗前后均测量 pH，每次冲洗至 pH 约 7。因患者左眼烧伤较重，预后较右眼差，所以左眼先后行两次羊膜覆盖术促进角膜恢复。术后见左眼下方结膜血供逐渐恢复，角膜混浊水肿逐渐减轻。妥布霉素地塞米松滴眼液和眼膏由于含有类固醇能促进角膜溶解，用药 7～10 天后逐渐减量。患者左眼烧伤严重，下方结膜血供差，后期可根据情况予以结膜或角膜缘干细胞移植术治疗。

眼化学性烧伤（ocular chemical injury）是由于眼部接触化学物品的溶液、粉尘或气体所致，多发生在化工厂、实验室或施工场所。其中以酸、碱烧伤最为常见，占眼外伤的 7%～10%，占眼科住院人数的 1/30。近年来由铝水等所致的眼热烧伤有增加趋势。常见的酸性物质为硫酸、盐酸、硝酸、冰醋酸等，酸性溶液多为水溶性，酸与眼表组织接触后会使蛋白质发生凝固变性和坏死，由于凝固的蛋白不溶于水，能在损伤表面形成所谓的屏障，一定程度上起到阻止酸性物质继续向深层渗透扩散的作用。因此，酸烧伤的特点是损伤表浅，不是进行性损伤，但严重酸烧伤也会导致严重后果，类似碱外伤。常见的碱性物质为氢氧化钾、氢氧化钠、石灰和氨溶液等，碱性溶液与细胞膜脂肪酸发生皂化反应，致细胞崩裂和死亡。损伤的组织刺激产生炎症反应，释放蛋白水解酶进一步损伤组织。其中由于修复障碍常导致无菌性角膜溃疡或穿孔，若合并继发感染，病情则进一步恶化。角膜碱烧伤修复时间长，病情反复，久治不愈，预后极差。碱烧伤后常因组织炎症诱发新生血管长入形成瘢痕，后期常引起结膜囊缩窄、睑球粘连等严重后遗症。因此，碱烧伤的特点是损伤快、穿透性强、并发症多、预后不良。

眼化学烧伤患者可引起不同程度的眼部刺激症状，伤后即刻出现灼痛、异物感、畏光、流泪、眼睑痉挛及不同程度的视力下降等症状。其中酸烧伤损伤部位局限，主要是眼睑、结膜和角膜；碱能迅速通过前房（2～3min），碱烧伤可损伤虹膜、睫状体、晶状体、小梁网等，引起前房炎症反应。早年 Mc Culley 根据酸碱烧伤后的组织反应，把化学性烧伤的临床经过分为四个阶段：①始发期（即刻），指眼表组织与酸碱接触区即刻呈现的伤情；②急性期（0～7 天），以受伤后眼组织迅速发生的进行性眼表及眼内炎症为特征，同时也伴有周边部早期角膜细胞增生、移行；③早期恢复期（7～21 天），以角膜、结膜上皮及角膜基质细胞显著增生，损害区修复并开始表面上皮化为特征，但对重度烧伤，上皮化进程缓慢者，且由于胶原酶增多的关系，易出现基质溃疡及穿孔；④晚期恢复期（＞ 21 天之后），指眼表上皮化已经完成或近于完成，而伤势严重的角膜常被纤维血管化的血管翳所遮盖，或角膜、结膜瘢痕化导致睑球粘连，球内异常，可有青光眼、白内障、低眼压、眼球萎缩等后遗症。化学性烧伤程度的分级常用的是 Hughes 法，共四级：Ⅰ级，表现为角膜上皮损坏，结膜无缺血，预后良好；Ⅱ级，表现为透明度下降，能看到虹膜纹理，结膜缺血区＜ 1/3 角膜缘，预后良好；Ⅲ级，表现为角膜上皮全损坏，基质混浊，不能看到虹膜纹理，结膜缺血区占 1/3～1/2 角膜缘，预后差；Ⅳ级，表现为全角膜混浊，不能看到虹膜纹理，结膜缺血区＞ 1/2 角膜缘，预后差。在我国，根据眼化学伤组制定的眼化学性烧伤分度标准，也把伤情分为四度：Ⅰ度烧伤，主要表现为眼睑及结膜轻度充血水肿，角膜上皮损伤；Ⅱ度烧伤，主要表现为眼睑水肿，结膜血管稀少，贫血，角膜基质浅层水肿、混浊，角膜缘缺血＜ 1/4 周；Ⅲ度烧伤，主要表现为眼皮肤及结膜组织坏死，角膜基质浅层水肿、混浊明显，角膜缘缺血区 1/4～1/2 周；Ⅳ度烧伤，主要表现为眼睑及结膜全层坏死，角膜呈瓷白色混浊，角膜缘缺血区＞ 1/2 周。其中，Ⅰ度和Ⅱ度烧伤预后良好，后者经治疗可能遗留少许角膜翳。Ⅲ度和Ⅳ度烧伤预后差，后者常多发生角膜穿孔、睑球粘连、视力丧失。

根据患者有化学制剂进入眼内史，结合典型临床表现及体征可以确诊。眼化学烧伤的治疗包括现场急救和后续治疗。

1. *现场急救*　争分夺秒、就地取材、彻底冲洗。现场的冲洗是眼化学性烧伤始发期治疗的关键。应立即分秒必争的现场就地取材，用大量清水或其他水源反复冲洗患眼，至少 30min。送至就近医院继续冲洗，医师应立即用大量生理盐水反复冲洗结膜囊，并行适当的创面清创处理，清除颗粒样物质和失活的眼表组织，冲洗停止 5～10min 后，用 pH 试纸测试穹隆部的 pH，直至 pH 7.0～7.4 才能停止冲洗。

2. *后继治疗*　①睫状肌麻痹剂，如 1% 阿托品散瞳，早期可以使睫状肌麻痹而致瞳孔散大，防止虹膜后粘连，同时使眼肌放松，减轻因肌肉痉挛导致的疼痛；②局部及全身使用抗生素防止感染，随着感染或炎症的有效控制，可逐渐减少抗生素用量，直至停药；③糖皮质激素，早期使用抑制炎症反应和新生血管形成，但上皮不完整时禁用；由于糖皮质激素能促进角膜溶解，用药 7～10 天后逐渐减量，并密切观察患眼角膜情况；④ 20% 自体血清（烧伤后 7 天以内）、滴眼维生素 C、胶原酶抑制药（异地酸二钠 0.37%、乙酰半胱氨酸 2%、四环素族）等促进眼表修复；⑤肝素（375U，用生理盐水稀释 0.3ml，结膜下注射）早期改善循环；⑥降眼压治疗，烧伤使胶原蛋白变形和缩短，致小梁变形而使眼压升高，另烧伤过程中释放前列腺素进一步升高眼压；⑦必要时可行羊膜移植术或角巩膜移植术治疗，保护角膜创面、促进创面愈合、抑制新生血管的产生，以及减轻瘢痕形成；⑧对再生不良，上皮化难以形成的持续性缺损、溃疡或穿孔，以及后期形成的血管翳、睑球粘连等要针对具体病症选择使用组织黏合剂、角膜接触镜、羊膜贴敷及睑裂缝合、口腔黏膜移植、角膜缘上皮细胞移植、角膜板层或全层移植等手术治疗。

应对患者进行严密观察，定期复查。由于糖皮质激素能促进角膜溶解，用药 7～10 天后逐渐减量，并密切观察患眼角膜情况。重度烧伤患者，应长期应用不含防腐剂的人工泪液，针对具体的远期并发症选择合适的手术方式，同时注意心理护理及做好健康饮食指导。

（王贵渠）

参考文献

[1] Blackburn J, Levitan EB, MacLennan PA, et al. The epidemiology of chemical eye injuries. Current eye research, 2012, 37（9）: 787-793.

[2] 葛坚 . 眼科学 .2 版 . 北京：人民卫生出版社，2011.

[3] Meller D, Pauklin M, Thomasen H, et al. Amniotic membrane transplantation in the human eye. Dtsch Arztebl Int, 2011, 108（14）: 243.

[4] 尹君，王小琦 . 生物羊膜移植治疗中重度眼烧伤的效果 . 中华眼外伤职业眼病杂志，2016，38（1）: 33-35.

病例 104　松毛虫毒毛致眼外伤

【病例介绍】

患者，男性，42 岁。

主诉：毛虫掉入右眼后疼痛、奇痒伴视力下降 20+ 天。

现病史：患者于 20+ 天前在树林玩耍时毛虫掉入右眼，随即用手用力揉搓右眼，当即出现右眼疼痛，右眼奇痒和视力下降，伴眼红、畏光、流泪等不适。

既往史、个人史：无特殊。

【专科查体】

眼部检查。视力：右眼 4.3，矫正无提高，左眼 5.0，右眼上下睑轻度红肿，眼睑痉挛，不能自主睁眼，球结膜混合充血（++），角膜混浊水肿，角膜中央偏下方部分上皮脱落，见散在针尖样大小棕色纤维状异物存留于上皮下、基质层及后弹力层，1 点钟位置隐约可见长约 1.5mm 异物位于虹膜表面，7 点钟位置可见一长约 2mm 异物刺入虹膜，角膜后沉着物（-），前房轴深约 3CT，前房闪辉（+），虹膜纹理欠清楚，瞳孔形圆居中，直径约 3mm，对光反应灵敏，瞳孔区晶状体未见明显混浊，眼底情况窥不清；左眼前后段未见确切异常。

【辅助检查】

右眼前节照相：球结膜混合充血（++），角膜混浊水肿，角膜中央偏下方部分上皮脱落，见散在针尖样大小棕色纤维状异物存留于上皮下及基质层（图 4-18）。

【诊断】

1. 右眼异物伤。

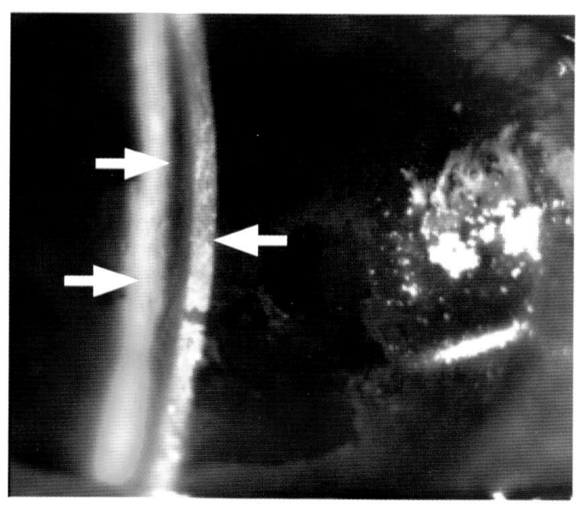

▲ 图 4-18　入院时右眼眼前节照相

2. 右眼角膜、前房异物。

3. 右眼角结膜炎。

【鉴别诊断】

1. 急性细菌性结膜炎 该疾病病情进展迅速，结膜充血水肿，伴有大量脓性分泌物，可伴有角膜浸润、混浊、角膜溃疡 严重可发生角膜穿孔。还可并发前房积脓、虹膜炎、泪腺炎及眼睑脓肿等。

2. 慢性细菌性结膜炎 部分由急性结膜炎演变而来，主要表现为眼痒、烧灼感、干涩感、眼刺痛及视疲劳。结膜轻度充血，可有睑结膜增厚、乳头及滤泡增生等。多见于鼻泪管阻塞或慢性泪囊、慢性睑缘炎及睑板腺功能异常者。

3. 细菌性角膜炎 由细菌感染引起的角膜炎症，导致角膜上皮缺损和角膜基质坏死。急性起病，常有角膜外伤或佩戴角膜接触史。有畏光、流泪、疼痛、视力障碍、眼睑痉挛等症状、结膜水肿，睫状充血或混合充血，存在角膜浸润，严重者溃疡形成，可伴有前房积脓。

【治疗经过】

入院后予以紧急缩瞳处理，裂隙灯下行右眼角膜浅层异物取出术，术后继续缩瞳并予以抗过敏药物、糖皮质激素药物、抗生素及促进角膜上皮修复类药物治疗。术后3天角膜上皮水肿减退（图4-19），清晰可见前房内毒毛（图4-20），3天后表面麻醉下行右眼角膜、前房异物取出术，术后继续药物治疗。入院后10天检查：双眼视力：5.0，右眼眼睑无红肿，能自主睁眼，球结膜混合充血（++），角膜上皮已修复，3点钟至7点钟位置角膜周边轻度混浊，少量针尖样大小棕色纤维状异物存留于角膜基质层，角膜后沉着物（-），前房闪辉（-）（图4-21）。患者出院后门诊定期复查。

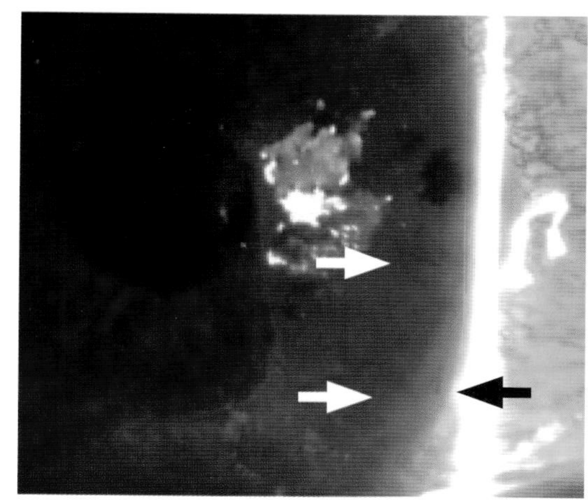

▲ 图4-19 术后3天右眼眼前节照相

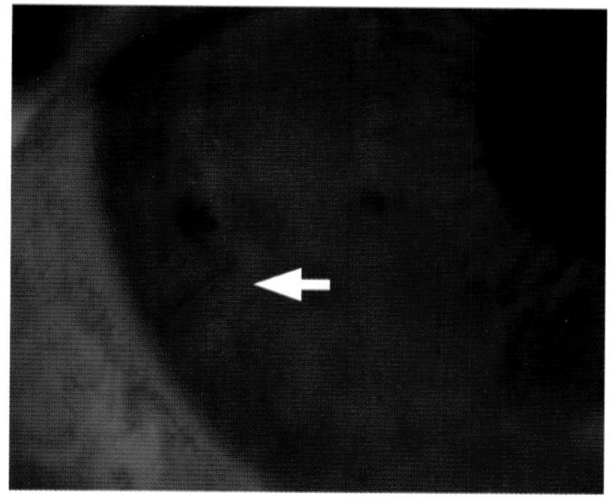

▲ 图4-20 术后3天右眼眼前节照相（箭所示为毒毛）

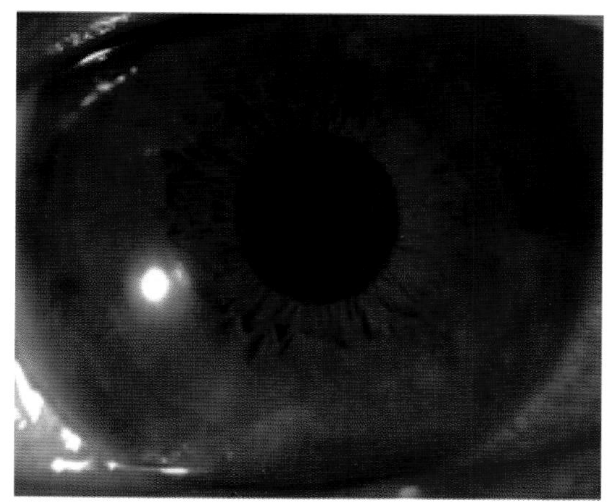

▲ 图4-21 出院时右眼眼前节照相

【病例分析及诊疗思路】

本例患者右眼异物伤诊断明确，外伤眼部进异物后患者用手揉搓患眼，这样就有足够的力量使纤细的毒毛刺刺入角膜深层及前房，导致患者眼部症状加重，因此患者在受伤后尽量不要揉搓眼睛，尽早于眼科就诊。入院后首先采取的是缩瞳的方式，避免毒毛进入前房及眼后段组织，减少进一步的损伤。由于毒毛质硬且易碎，棉签擦拭易将毒毛推向组织深层，镊子夹取易断，使得取出困难。因此，必须采用正确的方法尽早取出毛刺，避免毒毛刺对眼部的进一步损伤。

毒毛刺进入角膜后被角膜炎症浸润所掩盖，内皮层及虹膜面的毛刺易被遗漏，且该患者受伤时间较久，因此，采取先取表浅且可以看清楚的毒毛刺，待角膜混浊水肿稍减后再予以行角膜异物及前房异物取出。有研究指出，松毛虫毒毛引起的轻度角膜浸润可随着时间的推移逐步消失，糖皮质激素类眼液可促进该异物的吸收渗透。本例患者在院期间予以糖皮质激素眼液治疗，出院时角膜基质层还存在少许较短的毒毛刺，结膜充血还是较重，院外继续使用糖皮质激素类药物抗炎、抗过敏及抗水肿治疗，还得继续随访观察患者是否会发生角膜炎，若发生了角膜炎还得按角膜炎常规治疗。

毒毛引起的角结膜病变水肿较重，毒毛短，易深入结膜下及角膜深层而难以被检查出，且毒毛具有并发虹膜炎、眼内炎，严重者失明的可能，应及早诊断，适时取出异物，可预防外伤后进一步的损伤及并发症，以保护眼球，保持和恢复视功能。

（田　敏　吕红彬）

参考文献

[1] 徐昕，张志芬，周振庭．松毛虫蜕毛致眼损伤的诊治．中国中医眼科杂志，2001，11（2）：103.

[2] 董庆红，黄萍．角膜异物－榛子毛 24 例治疗体会．中国实用医药，2011，6（1）：109-110.

病例 105　狗咬伤致泪小管断裂

【病例介绍】

患者，女性，24 岁。

主诉：右眼被狗咬伤致眼痛、流血 8^{+}h。

现病史：患者自述 8^{+}h 前在家抚摸狗时不慎被狗咬伤右眼，随即出现眼痛、流血不适，无视力下降、视物模糊等不适，遂于当地防疫站行“狂犬疫苗治疗”，随后患者于当地医院就诊，建议转上级医院就诊，遂急诊以“右眼上睑裂伤、上泪小管断裂”收入院。

既往史及家族史：无特殊。

【专科查体】

眼部检查。视力：右眼 4.8，左眼 4.9，均矫正无提高。右眼上下睑高度肿胀，右侧眉弓中央下方至上睑内眦部可见长约 4cm 不规则形皮肤裂口，局部皮肤缺损，裂口深达肌层，裂口处可见少许渗血、渗液，内眦部上睑部分组织游离，未见正常上泪小点结构，下睑内眦部可见深约 4mm 全层裂口，泪小管断裂，结膜囊可见少量血性分泌物，结膜轻度充血及出血，角膜透明，KP（－），前房轴深约 3CT，Tyn（－），虹膜纹理清楚，瞳孔形圆居中，直径约 3mm，对光反应灵敏，晶状体透明，玻璃体混浊，眼底见视盘色红，C/D=0.3，余未见明显脱离及出血灶，左眼眼睑未见明显红肿，结膜未见明显充血、水肿，角膜透明，前房轴深约 3CT，Tyn 征（－），虹膜纹理清楚，瞳孔形圆居中，直径约 3mm，对光反应灵敏，晶状体透明，眼底见视盘色红，C/D=0.3，余未见明显脱离及出血灶。眼压：右眼 15mmHg，左眼 15mmHg。

【辅助检查】

右眼术前外眼照：右眼上下睑高度肿胀，右侧眉弓中央下方至上睑内眦部可见长约 4cm 不规则形皮肤裂口，局部皮肤缺损（图 4-22）。

【诊断】

1. 右眼上、下睑皮肤裂伤（狗咬伤）。
2. 右上、下泪小管断裂。
3. 右眼结膜下出血。

【鉴别诊断】

眼球隐匿性破裂伤：结膜出血、水肿，结膜下巩膜伤口看不见，需完善眼眶 CT、眼 B 超等检查，必要时需术中行眼球破裂伤探查术以鉴别。

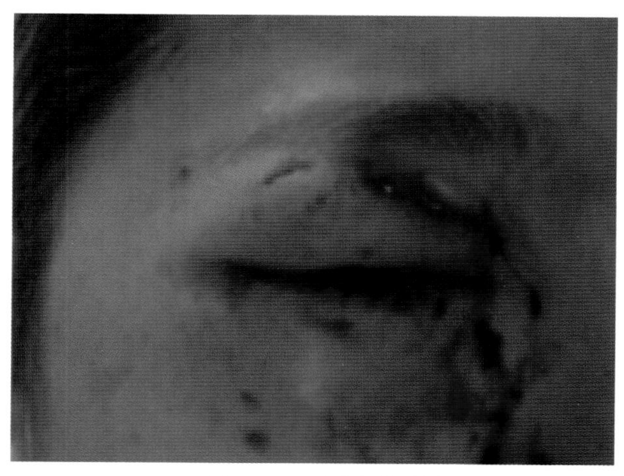

▲ 图 4-22　手术前外眼照

【治疗经过】

患者于当地防疫站行局部注射人源免疫球蛋白数小时后，局麻下行右眼上下睑清创缝合＋上下泪小管断裂吻合＋泪道引流管植入术。术后右眼上下睑皮肤对合良好，泪道引流管在位（图 4-23）。

【病例分析及诊疗思路】

狂犬病又名恐水症，由狂犬病毒侵犯中枢神经系统所致，为急性人兽共患传染病，病死率几乎可达 100%。因此，狂犬病是只可预防、不可治疗的疾病，对于狂犬病的预防非常重要。口腔颌面部是狗咬伤中最常见的部位之一，此类患者多为急诊就医，同时处理伤口要考虑患者年龄、伤情严重程度、形态及功能的恢复及狂犬病预防等多方面的因素。而作为眼科医生，夜间接诊的狗咬伤中以眼睑裂伤、泪小管断裂、眼球破裂最多见，由于动物咬伤不同于一般撕裂伤口，即使无明显组织缺失，其清创缝合亦有其特殊性，涉及如何能恢复外形和功能，降低狂犬病发病率、伤口感染率等多方面的问题。

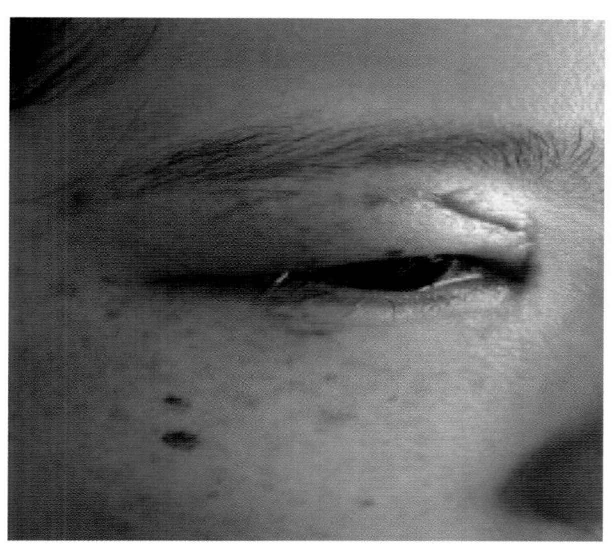

▲ 图 4-23　手术后外眼照

狗咬伤后可能会有狂犬病毒经过破损的皮肤、黏膜伤口侵入机体，该病毒对神经组织有强大亲和力，但不随血液传播，病毒在窗口肌细胞停留至少 72h 或更长的时间才进入末梢神经，并沿神经轴索向心性扩展。故狗咬伤的伤口予以局部反复清洁创口后，不缝合、不包扎、不涂软膏、不用粉剂以利伤口排毒。但若伤口较大或面部伤口确需缝合的，可予以清创消毒后应用动物源性血清或人源免疫球蛋白，在伤口周围做浸润注射，数小时后再缝合、包扎。

该例患者为年轻女性，眼睑创口较大，且破碎组织较多，同时合并上、下泪小管断裂，故在接受狂犬病疫苗接种后，建议患者在当地卫生防疫站行“局部组织注射人源免疫球蛋白”数小时后（不低于 2h）再行右眼上下睑清创缝合＋上下泪小管吻合＋泪道引流管植入术。

（曹　阳　张熙伯）

参考文献

[1] 杨绍基，任红 . 传染病学 . 北京：人民卫生出版社，2008：7.

[2] 宋绍华，屈跃军，陈炳强 . 颌面部狗咬伤急诊治疗 53 例临床分析 . 中国美容医学，2006，15（10）：1166-1167.

[3] 胡钦才，刘红霞 . 治疗颌面部犬咬伤 106 例 . 中国美容医学，2005，14（2）：222.

[4] 张晓静，杨海云 . 狂犬病暴露后的伤口处理及预防接种指导 . 中国医药指南，2014，19：161-162.

第5章　眼眶疾病

病例106　眼眶巨大肿瘤

【病例介绍】

患者，女性，57岁。

主诉：发现右眼眶包块19年。

现病史：19年前，患者无明显诱因出现右眼眶包块，未到医院就诊，包块进行性长大，伴视力进行性下降，15年前发现右眼失明，之后包块长大减缓，患者曾于省内外多家医院就诊，因包块大、手术难度高没有任何一家医院给其施行手术，今为求进一步诊治来我院。

既往史、家族史、个人史：无特殊。

【专科查体】

眼部检查。视力：右眼无光感，左眼5.0，右眼眶见一大小约11cm×10cm×9cm包块，下方可见睑裂，透过睑裂可见粉红色肿瘤组织，未见眼球结构（图5-1），包块表面皮肤皮温稍高，有多根粗大血管走行，包块下方可见睑裂及睫毛，睑裂增大，透过睑裂可见粉红色肿瘤组织，未见眼球结构。左眼前后段未见明显异常。

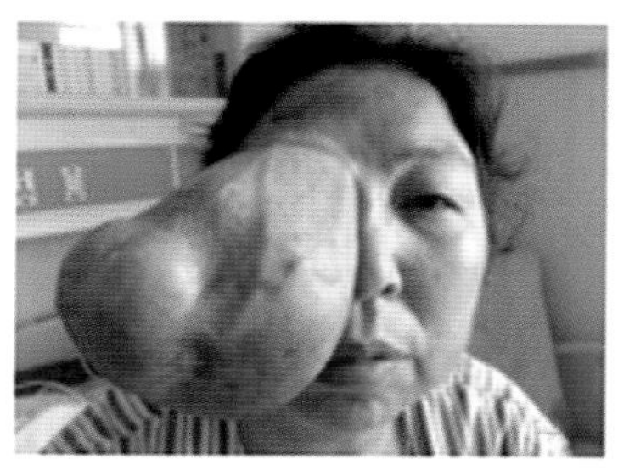

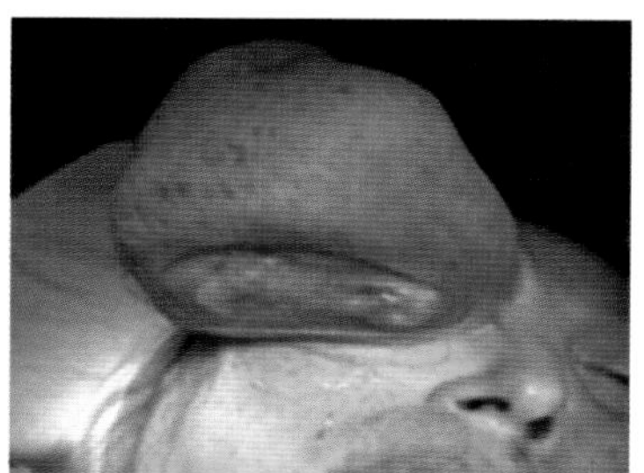

▲ 图5-1　眼部检查

【辅助检查】

1. 眼眶增强CT　右眼眶巨大肿块向前突出，富含血供，考虑血管瘤可能性大，右眼球结构显示不清（图5-2）。

2. 腹部增强CT　肝内多发肿瘤，血管瘤可能性大，考虑血管瘤，左侧肾上腺体支交界区小结节，考虑腺瘤，子宫底肌瘤。

【诊断】

1. 右眼眶巨大肿瘤。
2. 右眼球萎缩。
3. 肝血管瘤。
4. 左侧肾上腺腺瘤。
5. 子宫肌瘤。

【鉴别诊断】

1. 海绵状血管瘤　是成人最常见的眼眶血管性肿瘤，多见于女性，20—40岁多发。眼眶海绵状血管瘤多为球后肌锥内的类圆形肿块，边界清楚。T_1WI多呈低信号，T_2WI多呈高信号，可伴有纤维间隔的低信号区，增强扫描呈渐进性强化征象。

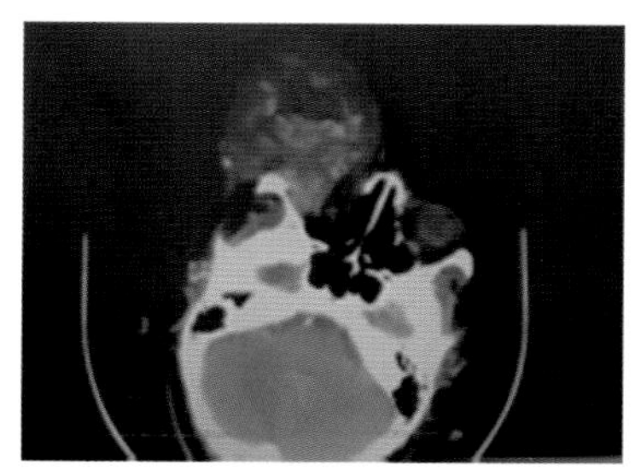

▲ 图5-2　眼眶增强CT

2. *神经鞘瘤* 在 T_1WI 多呈低信号，在 T_2WI 呈高信号，可因瘤内存在坏死而伴有低信号区，强化不均匀。这些 MRI 影像特点与眼眶孤立性纤维性肿瘤有所不同。

3. *眼眶血管外皮瘤* 血供丰富，影像上较难与眼眶孤立性纤维性肿瘤相鉴别。血管外皮瘤在 T_1WI、T_2WI 上常呈中信号，增强后可显著强化。与眼眶孤立性纤维性肿瘤相比，部分血管外皮瘤可侵犯眶骨及周围结构，且肿瘤形态较为单一，缺乏孤立性纤维性肿瘤的形态多样性。

4. *眼眶毛细血管瘤* 是儿童最常见的眼眶血管性肿瘤，好发年龄与眼眶孤立性纤维性肿瘤不同。眼眶毛细血管瘤边界不规则可呈结节状，在 T_2WI 上可出现血管流空所致的无信号区，并可合并有皮肤草莓痣。

【治疗经过】

患者完善相关检查，行全麻下右眼眶巨大肿瘤切除＋眶内容物清扫＋眼睑成形术，术后肿瘤病检结果提示：右眼眶孤立性纤维性肿瘤。

【病例分析及诊疗思路】

病例特点是病史长，眼眶肿瘤巨大致眼球萎缩，肿瘤血供丰富，术中出血多，手术目的之一是切除肿瘤、明确性质，还有眼睑成形、改善外观，术后肿瘤病检结果提示为孤立性纤维性肿瘤。

孤立性纤维性肿瘤（solitary fibrous tumor，SFT）是一种较为少见的梭形细胞间叶组织源性肿瘤，最早报道发生于脏层胸膜，随着文献报道病例不断增多，目前发现 SFT 还可发生于腹膜、心包、软组织、胃、肺、肝脏、肾脏、乳腺、甲状腺等部位，大多数 SFT 生物学行为呈良性或交界性。SFT 可发生于任何年龄段，文献报道为 9—76 岁，平均 43 岁，在性别上无明显差异。

眼眶 SFT 较少见，多数为良性，发病机制尚不明确，通过对特殊抗体的免疫组织染色提示该肿瘤可能来源于间质组织，而对部分患者进行染色体基因检测发现存在染色体异位、缺失或基因突变等变异。其临床表现主要为渐进性无痛性或有痛性眼球突出、眼球活动受限、斜视、视力下降等。但在 CT 上 SFT 表现各异，多表现为圆形、卵圆形孤立性肿块，边界清楚，有的可见浅分叶，密度均匀或不均匀，实性部分多呈软组织密度，囊变坏死区多为低密度。病理上，大多数 SFT 可有以下多种改变并存现象：①组织排列：几乎所有病例都有细胞密集区和稀疏区交替排列特点，细胞稀疏区可看到多量增粗的胶原纤维似瘢痕样改变；②富于血管也是 SFT 间质的特点之一，血管壁可出现纤维化或玻璃样变；③肿瘤细胞多由温和的梭形细胞和类圆形细胞构成，胞质少、红染，核仁不明显，可有异型性；④梭形细胞呈车辐状、波浪状、涡旋状不规则排列；⑤与周围组织关系：肿瘤境界清楚，可有假包膜。SFT 的免疫组化阳性标志物包括 CD34、Bcl-2 和 Vimentin，其中 CD34 是公认的比较特异和准确的标志物。在形态学良性区域，CD34 表达率较高，而在明显间变区域，CD34 阳性表达率往往下降或缺失。本病理检查提示：右眼眶梭形细胞肿瘤，结合免疫组化结果：CD34（+），Bcl（+），STAT6（核+），Ki-67（+，2%），P53（+，20%），支持孤立性纤维性肿瘤。

目前认为手术完整切除肿瘤是最好的治疗手段。多数 SFT 无复发和转移，但少数良性的 SFT 复发后可转化为恶性，甚至转移。眼眶 SFT 的局部复发和恶性转化可能与肿瘤初次手术切除不完全或其侵袭性的组织学类型有关，肿瘤完整切除是良好预后的重要因素。因此，最好的处理原则为局部完整切除并长期随访。

【护理体会】

此为我科近年来收治的最大一例眼眶肿瘤。患者慢性起病，病程长，眼眶包块 19 年，患者因为长在眼睛上的巨大肿瘤而不能正常出门，无法劳作，日常生活也受到影响。

术前对患者进行评估，了解患者病情，特别注意评估患者的凝血功能及心理状况，患者及家属因手术风险极高，表现出恐惧和担忧，耐心对患者和家属讲解手术过程、预后，给予心理支持，增强其渡过手术难关的信心。

手术取出的肿瘤重达1kg左右，大小约15cm×13cm×10cm，伤口较大，虽然同时进行了颜面部整形修复手术，还是应该对患者做好术后心理护理。引导患者说出焦虑的心理感受，分析其原因并估计患者的焦虑程度。鼓励患者及家属提出有关疾病与治疗方面的问题，给予解释说明，介绍疾病转归、预后的知识，以减轻患者的担忧，恢复自信。

进食易消化、清淡及营养丰富含粗纤维多的食物，如蔬菜、水果等，以保证营养物质供给，提高组织修复能力，促进伤口愈合，保持排便通畅，不吃用力咀嚼、坚硬及刺激性食物。术后1周内患者卧床休息，取平卧或头抬高15°～30°，避免用力咳嗽、擤鼻。

术后最重要的工作是止血和预防眼部感染，遵医嘱全身应用止血药物、抗生素治疗预防感染，观察患者体温变化，强调眼部的护理：①在治疗和护理过程中注意观察眼部情况，观察术眼敷料有无渗血及渗血的多少，切口有无分泌物，如有异常及时通知医生处理；②保持眼部及周围皮肤的清洁；③在检查、治疗及护理操作时动作要轻柔，不能加压眼球；④预防交叉感染，注意眼部卫生，不用不洁的纸巾或毛巾擦拭眼部，以免引起感染；⑤眼药水必须专用，不与他人共同使用。

在护理工作中，要重视患者的心理护理，加强对伤口管理，术后并发症的观察和护理是确保手术成功的关键。

（周 琦 范秋梅 张熙伯 吕红彬）

参考文献

[1] Brum M, Nzwalo H, Oliveira E, et al. Solitary fibrous tumors of the orbit and central nervous system: A case series analysis. Asian J Neurosurg, 2018, 13（2）: 336-340.

[2] Shen J, Li H, Feng S, et al. Orbital solitary fibrous tumor: a clinicopathologic study from a Chinese tertiary hospital with a literature review. Cancer Manag Res, 2018, 10: 1069-1078.

[3] 王海燕，范钦和，贡其星，等.伴有巨细胞的血管外皮细胞瘤/孤立性纤维性肿瘤的临床病理观察.中华病理学杂志，2009，38（3）：169-171.

[4] Mosquera JM, Fletcher CD. Expanding the spectrum of malignant progression in solitary fibrous tumors: A study of 8 cases with a discrete anaplastic component—is this dedifferentiated SFT? The American Journal of Surgical Pathology, 2009, 33（9）: 1314-1321.

[5] Bernardini FP, de Conciliis C, Schneider S, et al. Solitary fibrous tumor of the orbit: Is it rare? Report of a case series and review of the literature. Reports of a case series and review of the literature. Opthalmology, 2003, 110（7）: 1442-1448.

[6] 古文珍，林丽婷.颅颌面巨大肿瘤切割术的护理配合.中华护理杂志，2013，48（9）：843-844.

[7] 黄秋雨，古文珍，林丽婷，等.颅颌面巨大肿瘤联合切割术的围术期护理.中华口腔医学研究杂志（电子版），2013，7（2）：146-149.

[8] 刘凤玲.一例经颞侧开眶术治疗巨大眼眶平滑肌瘤的观察与护理.2006年全国护理职业安全与临床护理新进展学术交流会论文集，2006：275-276.

病例107 静脉注射荧光素钠渗漏

【病例介绍】

患者，男性，85岁。

主诉：右眼异物感、视力下降20⁺天。

现病史：20⁺天前患者无明显诱因出现右眼异物感、视力下降，不伴眼部及头部胀痛不适，遂于当地医院就诊，考虑“右眼眼底出血、右眼白内障”，予以滴眼液（具体不详）治疗后无明显好转。门诊以“双眼白内障”收入院，自发病以来，患者精神良好，食欲正常，睡眠正常，大小便正常，体重无减轻。

既往史：高血压病史5⁺年，血压高达

150/100mmHg，未正规治疗。

【专科查体】

眼部检查。视力：右眼 3.3，左眼 NLP，均矫正无提高。双眼睑皮肤稍松弛，无眼睑内外翻及倒睫；右眼结膜充血（++），水肿（+），巩膜无黄染，角膜缘环形灰白色混浊，余角膜雾状水肿混浊，前房轴深约 3CT，房水性质不明，虹膜纹理欠清，表面可见新生血管爬行，瞳孔形圆居中，直径约 4mm，对光反应消失，晶状体不均匀黄白色混浊，眼底隐约见散在片状出血；左眼结膜充血（++），水肿（+），巩膜无黄染，角膜缘环形灰白色混浊，余角膜水肿混浊，表面呈大泡样改变，前房轴深约 2CT，虹膜纹理不清，瞳孔形圆居中，直径约 8mm，对光反应消失，晶状体不均匀黄白色混浊，眼底窥不清。眼压：右眼 38mmHg，左眼 36mmHg。

【辅助检查】

1. 心电图　窦性心律、左前分支阻塞、顺钟向转位。

2. 心脏彩超　主动脉瓣、三尖瓣反流（轻度），左心室舒张功能减低。

3. 心肌损伤标志物　超敏肌钙蛋白 I 0.001ng/ml；肌红蛋白 33.67ng/ml；肌酸激酶 MB 亚型 0.70ng/ml。

4. 其他　其余检查无特殊异常。

【诊断】

1. 右眼新生血管性青光眼。

2. 右眼眼底出血。

3. 左眼继发性青光眼。

4. 左眼大泡性角膜病变。

5. 双眼并发性白内障。

6. 双眼角膜老年环。

7. 左眼失明。

8. 高血压病。

【鉴别诊断】

慢性闭角型青光眼：①早期眼压升高呈波动性，可以自然缓解；②尽管在高眼压状态下，房角不会全部闭塞，甚至可以看到相当范围的睫状体带；③瞳孔轻度扩大，无明显虹膜萎缩。

【治疗经过】

入院后完善相关检查，行眼底血管荧光造影检查，2 日后护士为患者测量血压时，挽起患者长袖发现患者左腕部皮肤局限红肿，边界清，直径大小约 2cm × 1cm，表面不规则水疱形成，局部皮温高，无脓疱、溃疡形成。请皮肤科会诊，协助治疗，结合皮肤科会诊意见，给予复方甘草酸苷 40ml + 0.9% 生理盐水 100ml 静脉滴注，每天 1 次；1 ∶ 10 5% 聚维酮碘湿敷患处，每天 3 次，每次 10～15min；夫西地酸乳膏涂患处，每天 2 次，治疗 2 天后无好转，再次请伤口治疗师会诊，协助治疗。2 日后伤口治疗师床旁换药，见左手腕关节桡侧黑色结痂伤口，直径约 2cm × 1cm，予以清创、消毒等处理，并行水胶体外敷，保持创面湿润，促进坏死组织脱落，同时预防感染（图 5-3）。3 日后查看伤口仍有黑色结痂，予以机械去除、清洁消毒后用德湿银＋水胶体外敷（图 5-4）。每日换药，并用德湿银＋水胶体外敷，左腕部创面逐渐好转。5 日后清洁消毒创面后用德湿银＋重组牛碱性成纤维细胞生长因子凝胶外敷，5 日后见左腕部伤口大小 2cm × 0.7cm，周边新生肉芽修复（图 5-5），此后每周换药 3 次，并行重组牛碱性成纤维细胞生长因子凝胶外敷及外用敷贴减张处理，30 日后可见左腕部创面完全愈合，形成长约 6mm 线形瘢痕，予以出院，嘱患者院外继续治疗，门诊随访（图 5-6）。

【病例分析及诊疗思路】

1. 病例分析

(1) 85 岁高龄：由于年龄偏大，痛觉减退，反应迟钝，对于手腕部的情况没有及时发觉。高龄患者的血管弹性差、管腔窄、脆性增加等原因，从而增加渗漏的概率。所以在选择血管时应选择弹性好、粗直的血管。

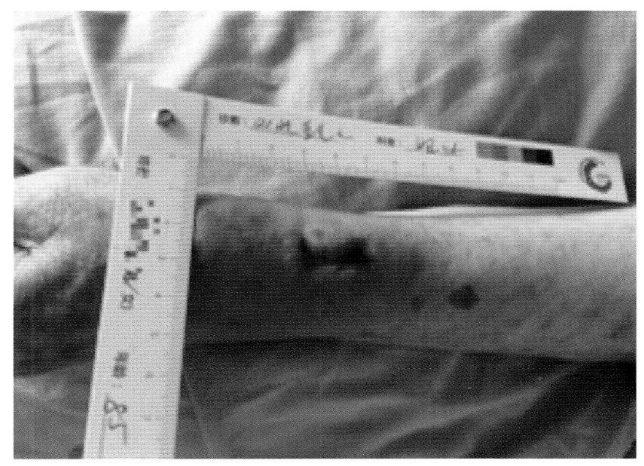
▲ 图 5-3　治疗第 4 天的皮肤情况

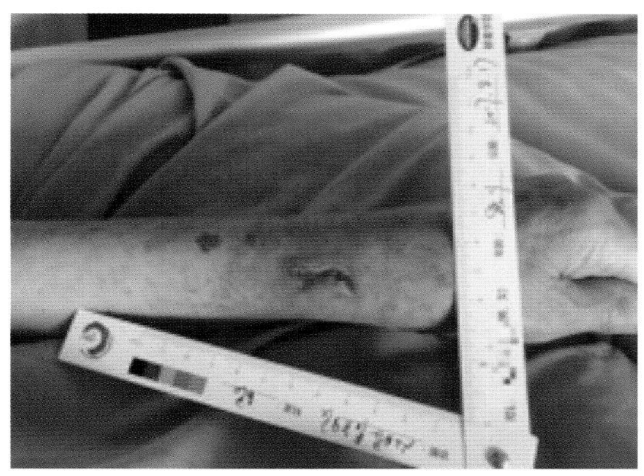
▲ 图 5-4　治疗第 7 天的皮肤情况

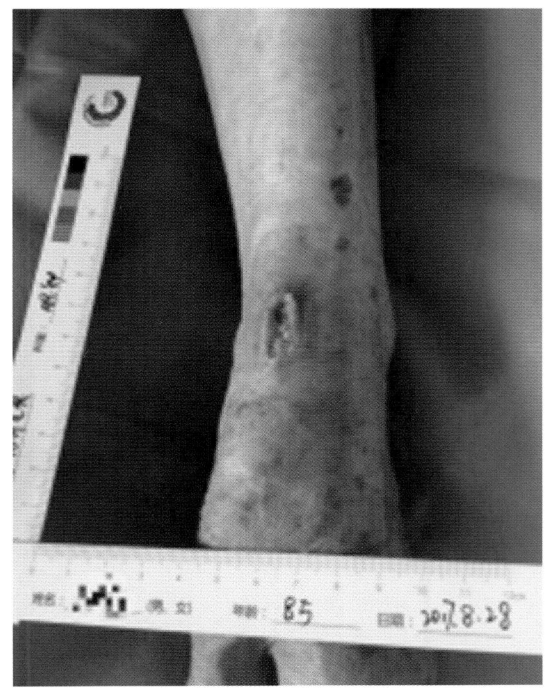

▲ 图 5-5　治疗第 17 天的皮肤情况

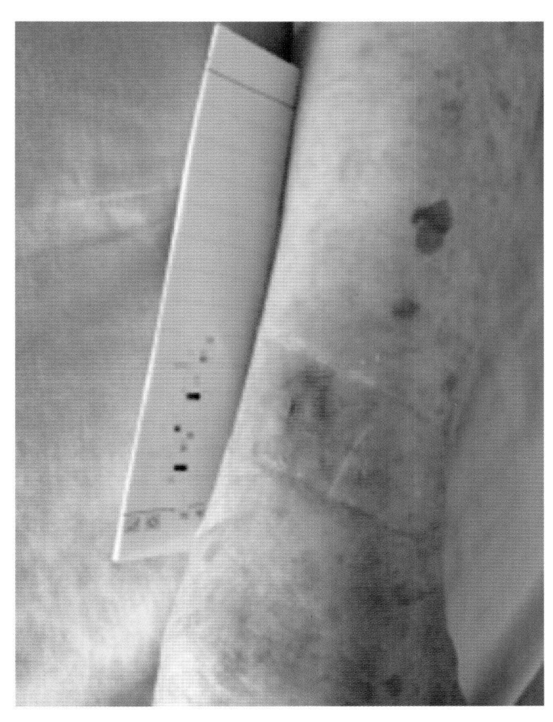
▲ 图 5-6　治疗第 30 天（出院时）的皮肤情况

(2) 药物因素：荧光素钠注射液是高碱性药物，如渗漏发生在推药过程中，由于快速静脉推注导致单位时间内剂量过多，引起二氧化碳蓄积、血管内压增高、血管通透性增强，对血管有强烈的刺激性，一旦药物外漏，不但影响血管显影效果，更重要的是可以引起局部组织疼痛、糜烂、坏死。

(3) 静脉穿刺技术：①血管选择，按照造影剂说明书要求选择肘静脉。对于高龄患者，由于血管弹性差、脆性增强、血管壁薄等特性，应慎重仔细地选择明显、粗直的富有弹性的血管，尽量不要在手腕活动处穿刺。②环境，造影需要在暗室环境下进行，但是静脉穿刺时需要保证充足的光线，不要因为开灯关灯麻烦而摸黑进行穿刺，容易造成穿刺失败或者影响观察穿刺的结果。③穿刺技巧，先用生理盐水空针进行穿刺，确保针头在血管内且无疼痛肿胀。进针深度不够，针头斜面刚进入血管回血良好，注射荧光素钠稀释液通畅，当快速静脉推注时，由于血管内压增大或者针头固定不牢，引起斜面不完全滑出血管而造成渗漏（此时回抽可有回血）。在穿刺失败的静脉下端进行穿刺静脉推注该药时，由于血管内压增高而引起穿刺点渗漏。

2. 经验总结

(1) 医务人员做到早发现早处理。

(2) 多学科（皮肤、创面外科、伤口治疗师）合作处理伤口，促进伤口早日愈合。

3. 穿刺前的准备

(1) 详细询问患者有无药物过敏史，为患者测量眼压、血压、脉搏，将测量结果进行记录，为预防或减轻患者在检查过程中出现胃肠道等不良反应，造影不宜空腹进行，因患者易发生低血糖性晕厥，也应避免过饱引起呕吐。

(2) 做好患者的心理护理　护士应耐心讲解造影的目的、过程、药物的特性及造影检查同意书等，避免患者紧张引起血管痉挛导致穿刺失败，嘱患者穿刺过程中不要活动局部。

(3) 加强护士责任心，提高静脉穿刺技术，减少穿刺失败。

4. 造影后护理

(1) 嘱患者造影结束后应避免强光刺激，不要进行开车、攀高等活动，老年人应有家人陪伴，确保安全。

(2) 由于荧光素钠造影剂主要由尿液排出，尿液会呈现黄绿色，嘱患者不要紧张，在检查结束后多饮水，促进药物代谢排出，24h 后症状会逐渐减轻直至消失。

(3) 造影检查结束后，患者应继续观察 20～30min。若无不适症状。住院患者方可返回病房，门诊患者方可离院，详细交代注意事项。

5. 渗漏的处理

(1) 酸性溶液外敷，如 1% 硼酸溶液涂患处，以促进局部吸收。

(2) 24h 内局部冷敷，24h 后局部热敷。

(3) 疼痛剧烈者，用 2% 的利多卡因局部封闭。

(4) 局部肿胀，立即给予浸有硫酸镁溶液的纱布外敷，以减轻局部肿胀。

(5) 让患者避开强光，直到患者局部肿胀、变色消失。

(6) 出现坏死伤口时的处理：①选择合适的敷料。透明膜敷料透气防水，能防止伤口变干，且可直接观察伤口情况。水胶体类敷料内含高浓度的水分，创造低氧、湿润的愈合环境，吸收少量至中量的渗液，减少换药次数，适应于表浅伤口、少量至中量渗液的伤口。水凝胶敷料水化伤口，提供湿润环境，促进多形核白细胞及巨噬细胞活性，以达到自溶清创的效果，利于上皮移行及肉芽生长，主要适用于有黄色腐肉和黑色坏死组织的伤口及有少量中量渗液的伤口。银离子敷料是利用银离子广谱抗菌且不损伤肉芽组织生长的功能，主要适用于严重污染伤口，感染伤口。②严格无菌技术操作，预防伤口感染。荧光素血管造影是眼科常用的检查方法之一，造影检查是否顺利其成功的关键是靠医生和护士之间的默契配合度及娴熟的技术操作，更取决于医、护、患三方的配合，还需注意造影前、中、后的护理与观察。在临床操作中应引起高度重视，争取各种有效方法，避免造成荧光素的渗漏，如果发生渗漏，应积极采取有效措施及时处理，减轻患者的痛苦。

（范秋梅　吕红彬）

参考文献

[1] 刘建华，朱振华 . 荧光素眼底血管造影的护理措施以及不良反应的相应对策 . 当代医学，2018，24（34）：82-84.

[2] 滕艳 . 眼底荧光素血管造影并发症的原因分析护理及护理安全管理 . 养生保健指南，2018，7（29）：195.

[3] 王娟，陈达 . 荧光素眼底血管造影 79 例不良反应护理体会 . 医学信息（中旬刊），2010，5（7）：1825-1826.

[4] 常美芝 . 荧光素眼底血管造影检查 267 例护理配合 . 齐鲁护理杂志，2014，20（12）：78-79.

[5] 崔爱芝 . 新型伤口敷料在压疮护理中的应用 . 中国

社区医师，2015，31（28）：118–119.
[6] 尉秋英，谢国芳 . 荧光素钠注射液静脉渗漏原因分析及对策 . 山西医药杂志（下半月刊），2012，41（3）：309–310.

病例 108　动眼神经麻痹

【病例介绍】

患者，男性，43 岁，在外务工人员。

主诉：左眼反复疼痛后睁眼困难 20 天。

现病史：20 天前患者无明显诱因出现左眼刺痛不适，持续约 3h，后自行缓解，当时不伴视物模糊，不伴睁眼困难。2 天后患者再次感左眼刺痛不适，持续约 1 天，后出现左眼睁眼不能，伴视物模糊，不伴头昏、头痛、恶心、呕吐等。患者曾于当地医院就诊，诊断为“左眼动眼神经麻痹”，予以全身大剂量激素治疗（甲泼尼龙 0.5g）、营养神经等对症治疗后症状无好转出院。

既往史：否认高血压、糖尿病病史，否认脑血管病、心脏病病史，接种预防史不详，自述对青霉素类药物过敏。

个人史及家族史：无特殊。

【专科查体】

眼部检查。视力：右眼 5.0，左眼 5.0。右眼眼睑未见明显异常，球结膜无充血，角膜透明，第一眼位正，眼球各方向运动到位，球结膜无充血水肿，角膜透明，前房深度正常，房水清，瞳孔形圆居中，直径约 3mm，对光反应灵敏，晶状体透明，玻璃体透明，眼底视盘边界清、色淡红，视网膜平伏；左眼睑无红肿，上睑下垂，不能自主睁眼，第一眼位正，眼球内转运动到位，余方向均不能转动到位（图 5–7）。球结膜无充血水肿，角膜透明，前房深度正常，房水清，瞳孔形圆居中、散大，直径约 6mm，对光反应消失（图 5–8），晶状体透明，玻璃体透明，眼底视盘边界清、色淡红，视网膜平伏。眼压：右眼 15mmHg，左眼 16mmHg。

【辅助检查】

1. 超广角眼底成像　眼底视盘边界清、色淡红，视网膜未见脱离（图 5–9）。

2. 眼 B 超　双眼玻璃体轻度混浊（图 5–10）。

3. VEP　在正常范围内（图 5–11）。

4. 视野　未见异常（图 5–12）。

5. 头颅磁共振　半卵圆中心少许缺血灶（图 5–13）。

6. 数字减影血管造影（digital subtraction angiography，DSA）　左侧颈内动脉交通段动脉瘤，

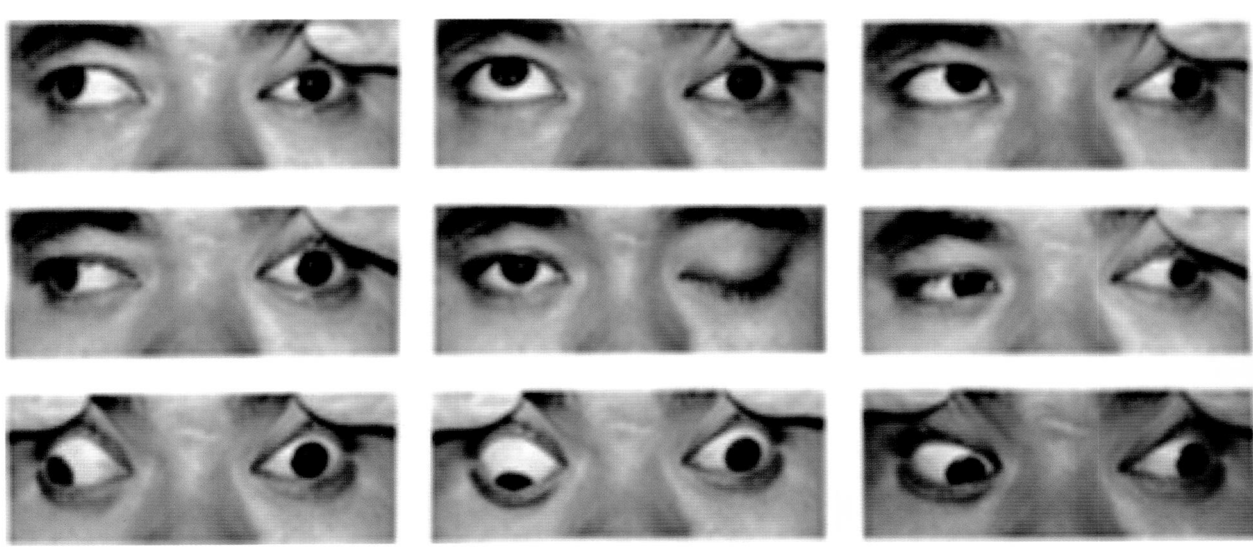

▲ 图 5–7　双眼眼位

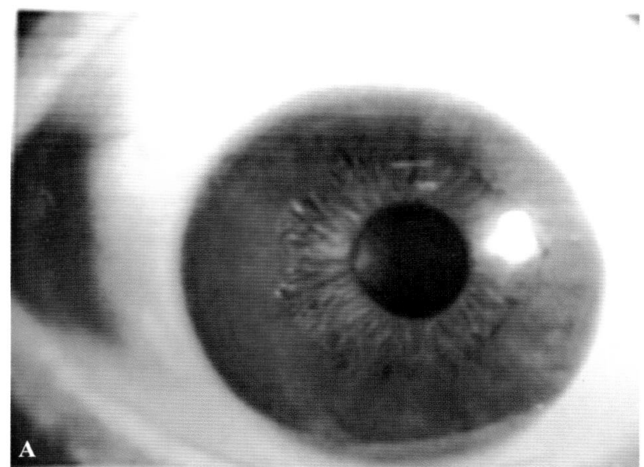

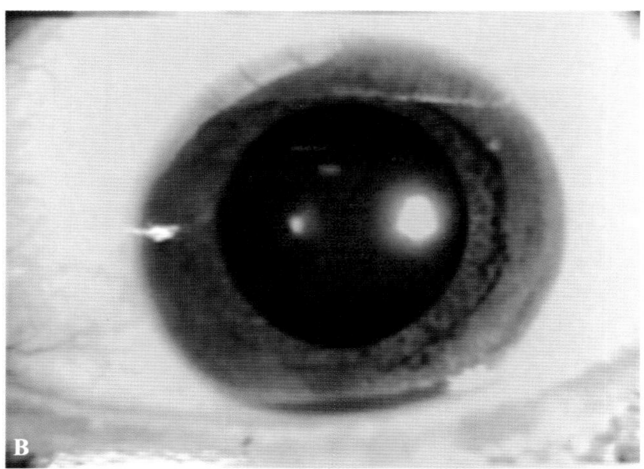

▲ 图 5-8　双眼眼前节照相

A. 右眼；B. 左眼

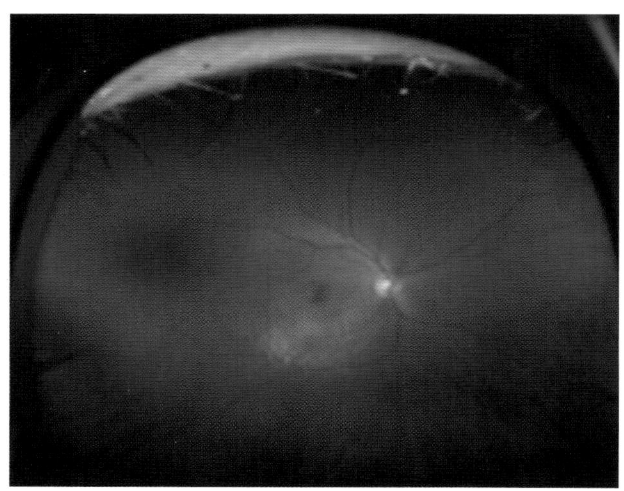

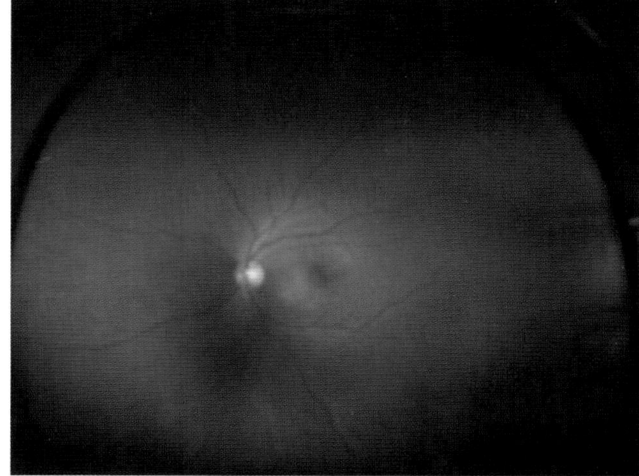

▲ 图 5-9　双眼超广角眼底成像

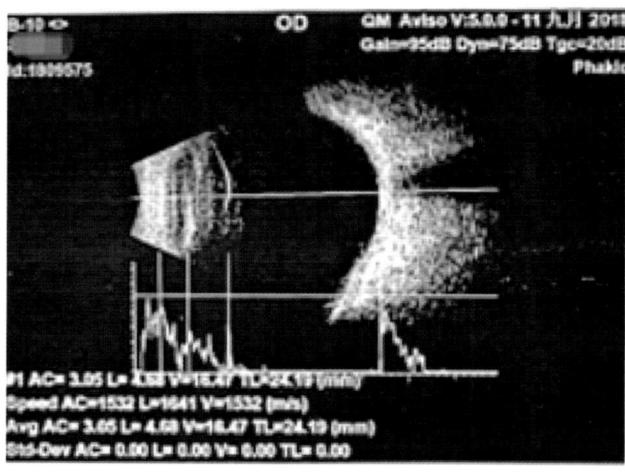

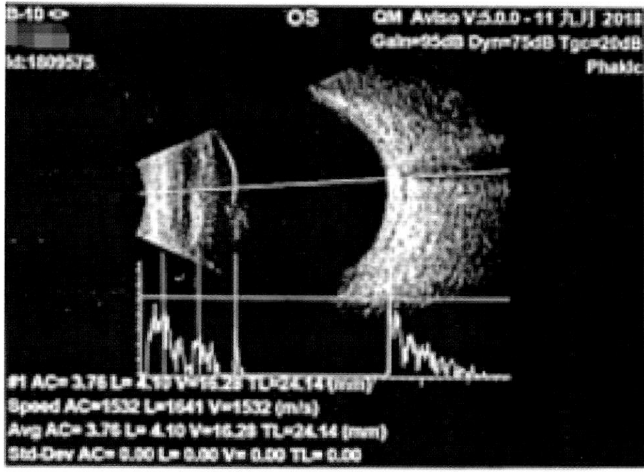

▲ 图 5-10　双眼 B 超

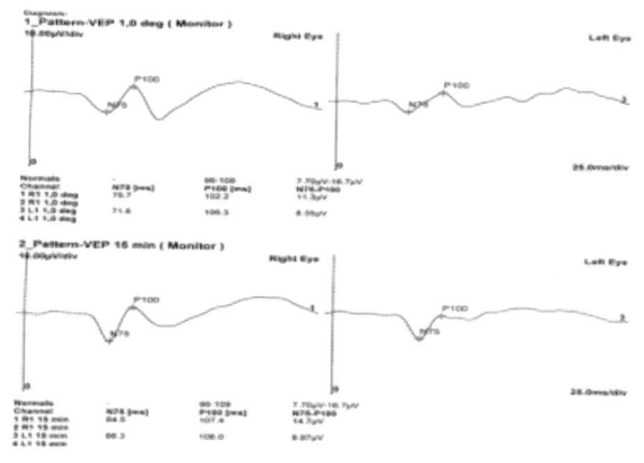

▲ 图 5-11　双眼 VEP

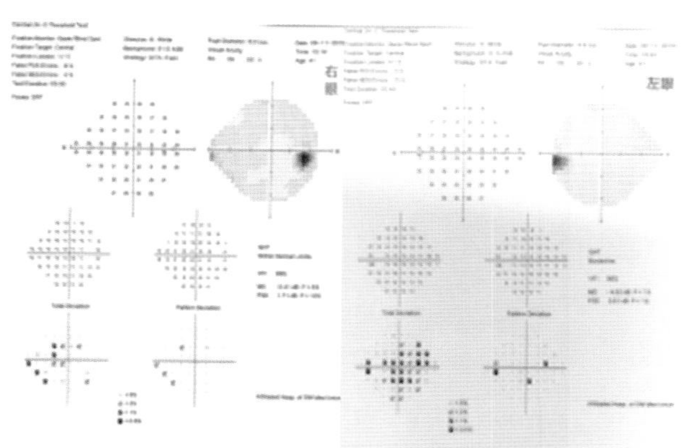

▲ 图 5-12　双眼视野

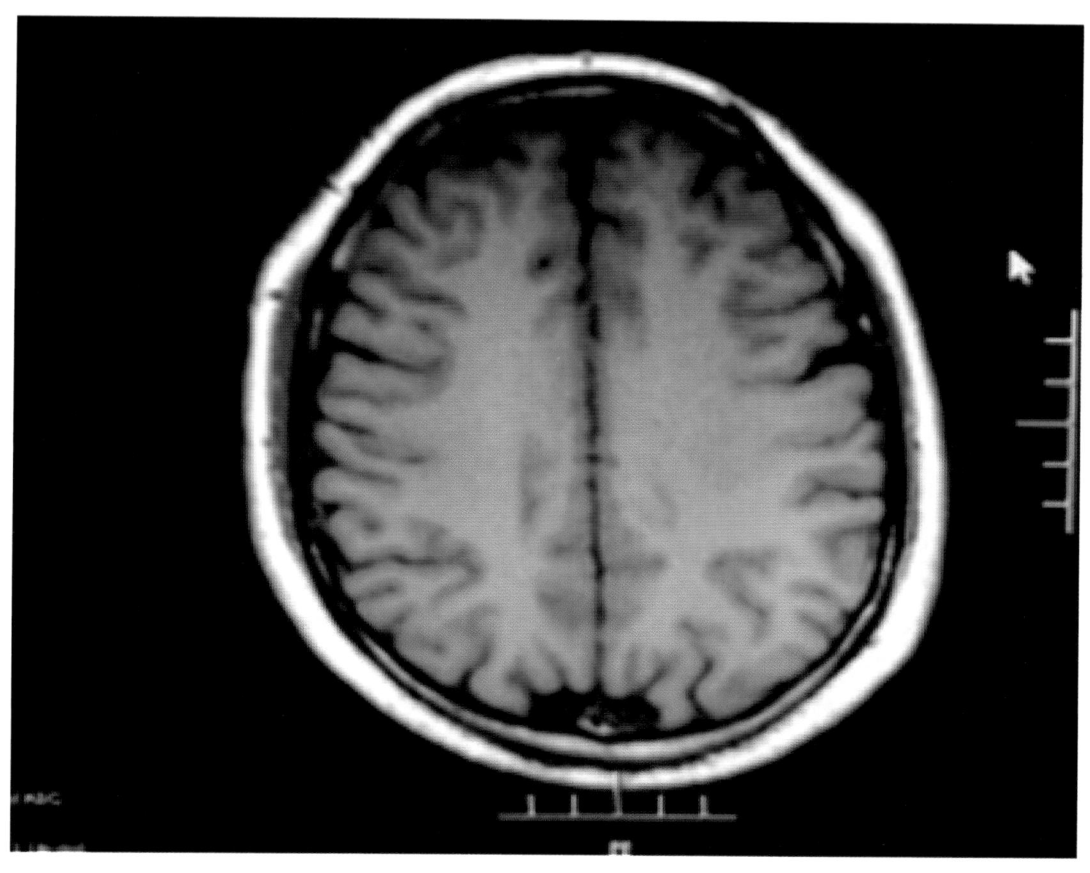

▲ 图 5-13　头颅磁共振

双侧椎动脉颅内段、基底动脉走行迂曲(图 5-14)。

【诊断】

1. 左眼动眼神经麻痹(oculomotor nerve palsy，OMNP)。

2. 颅内动脉瘤(未破裂，左侧后交通动脉)。

【鉴别诊断】

1. 颈内动脉狭窄相关眼病　急性期表现为一过性黑矇、视网膜动脉阻塞，慢性期主要有静脉淤塞性视网膜病变、慢性眼缺血综合征，通过眼病症状、辅查和颈动脉系统检查可鉴别。

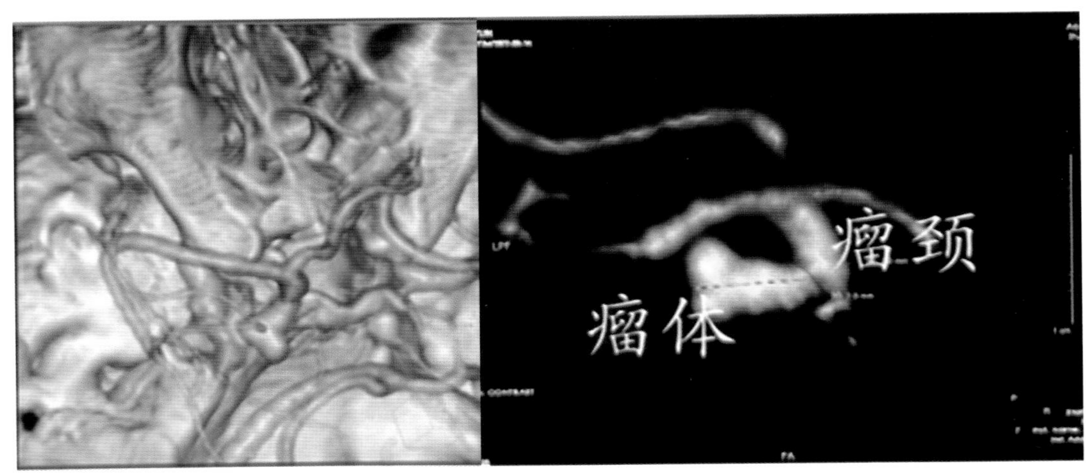

▲ 图 5-14 **DSA**

2. *颅内静脉窦血栓形成相关眼病* 临床症状和体征因为脑循环受阻、脑脊液吸收障碍所继发的脑水肿、梗死、出血所致，临床表现无特征性，常见的有头痛、呕吐、视盘水肿、局限性视神经功能损害等，头颅磁共振、数字减影血管造影检查可鉴别。

【治疗经过】

患者入院后完善相关术前检查，积极术前准备，排除绝对手术禁忌后，在全麻下行全脑血管造影术+动脉瘤介入栓塞术，手术顺利，术后予以对症治疗。拟 3 个月后复查头颅 CTA，6 个月后行全脑血管造影。

【病例分析及诊疗思路】

动眼神经麻痹是眼科临床上常见的症状，按程度可分为完全麻痹和部分麻痹。完全麻痹表现为复视、上睑完全下垂、眼外肌麻痹、瞳孔散大、直接或间接对光反应消失：部分麻痹表现为不完全上睑下垂或部分性上视、内视、下视不能或不完全性瞳孔散大及对光反应减弱。动眼神经麻痹病因复杂多样，常与颅内病变或全身系统疾病密切相关，常见有颅内动脉瘤、缺血性脑血管病变（腔隙性梗死、脑干灌注不足）、糖尿病、颅内炎症、颅脑外伤等。

Kasner 等报道约 30% 的动眼神经麻痹是由动脉瘤引起的，其中最常见的是后交通动脉瘤，约 90% 的后交通动脉瘤在破裂引起蛛网膜下隙出血之前表现为动眼神经麻痹，与本病案中患者引起动眼神经麻痹原因相符。交通动脉瘤形成时极易压迫动眼神经，产生上睑下垂、复视、瞳孔散大等表现。后交通动脉瘤起自颈内动脉床突上段下外侧壁，通过颈动脉池进入脚间池，动眼神经自中脑动眼神经外侧核发出后，向腹侧面行走，经过红核和黑质，由脚间窝穿出中脑，进入脚间池，位于后交通动脉下外侧，此区蛛网膜较厚，牢固地包绕着大脑脉络膜前动脉、后交通动脉及动眼神经。而对于其发病机制，目前最为支持的观点主要是动脉瘤扩张对于动眼神经的直接压迫导致动眼神经麻痹。临床上往往容易漏诊、误诊，最终发生破裂出血，原因不明的动眼神经麻痹应高度怀疑交通动脉瘤所致，以便早期诊断及治疗。颅动脉瘤夹闭术、介入栓塞或包裹治疗有助于及时解除或减轻瘤体对于动眼神经的压迫，有助于改善预后。以动眼神经麻痹为首发症状到眼科就诊的患者，需早期行 DSA 或 MRA 检查排除动脉瘤的存在。

（雷颖庆　李友谊）

参考文献

[1] Kasner SE, Liu GT, Galetta SL. Neuro-ophthalmologic aspects of aneurysms. Neuroimaging Clinics of North America, 1997, 7（4）: 679-692.

[2] 石崎敏，张俊庭 . 大脑后交通动脉瘤与动眼神经麻痹 . 眼科，1998,（1）：39–40.

[3] van Rooij WJ, Sluzewski M, Beute GN. Endovascular treatment of posterior cerebral artery aneurysms. Neuroradiology Journal, 2008, 21（1）：128.

病例 109　展神经麻痹

【病例介绍】

患者，男性，10 岁。

主诉：左眼向内偏斜 2 年。

现病史：2 年前发现患儿左眼向内偏斜，伴左眼外转受限、复视，不伴眼痛、眼胀、视力下降、头痛等症状，经当地医院治疗无效。今为改善外观来我院，并以“左眼展神经麻痹”收入院。

既往史：无特殊。

【专科查体】

眼部检查。视力：右眼 4.9^{-1} + 0.5DC × 65 = 4.9，左眼 4.9^{-1} − 0.5DC × 140 = 4.9。同视机检查示，无同时知觉，客观斜视角 +22°，无融合功能，无立体视觉。33cm 及 6m 角膜映光检查示，右眼注视均为 +20°，左眼不能正位注视。左眼球外转受限，其余方向运动正常（图 5–15）。余眼内未见明显异常。

【辅助检查】

头颅 MRI：未见明显异常。

【诊断】

1. 左眼展神经麻痹（abducent paralysis）。

2. 双眼屈光不正。

【鉴别诊断】

1. 眼球后退综合征　典型的眼球后退综合征有以下特征：①外转极度受限；②内转稍受限；③内转时眼球后退，睑裂缩窄；④内转时常伴有上转或下转；⑤部分变异类型：上转时眼球后退，也有下转时眼球后退。

2. 先天性内斜视　在出生后 6 个月内发病，斜角大（> $30^{\triangle}$）且稳定，中枢神经系统正常，有交叉注视（向右看时用左眼注视，向左看时用右眼注视），可呈现内转过强、外转不足、视动性眼震不对称，伴有斜肌异常、弱视、异常头位、双眼视功能不正常，但外转不足可用娃娃头试验排除。

【治疗经过】

患者入院后完善术前检查，全麻下行左眼内直肌后退术，术后双眼眼位正，第一眼位时无复视（图 5–16）。

【病例分析及诊疗思路】

该患者诊断左眼展神经麻痹，行头颅 MRI 未发现异常信号，导致患者左眼展神经麻痹的原因暂未发现中枢系统疾病，但根据患者 2 年病史，保守治疗已无效，考虑手术治疗。而手术应以减弱其支配的眼外肌的拮抗肌力量为主，故予以行左眼内直肌后退手术治疗，术后双眼第一眼位为正位，患者第一眼位无复视。

麻痹性斜视有先天性及后天性两类，展神经麻痹属于后天性麻痹性斜视，后天性者多为急性发作，头颅外伤、颅内炎症、中毒、中耳病变、肿瘤、代谢性疾病等都可以引起麻痹性斜视。应尽量进行病因检查以避免漏诊、误诊。但临床上大多数患者具体病因不清，可能是颅内的非特异性炎症所致，因此，非外伤性展神经麻痹的患者

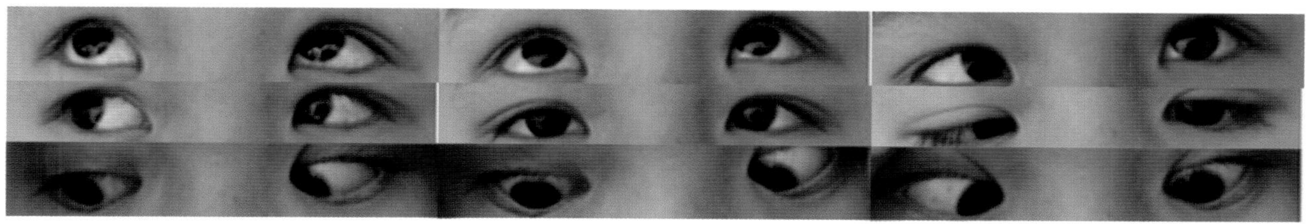

▲ 图 5–15　双眼眼位

▲ 图 5-16 术后眼位照

需要详细询问病史、既往史及个人史，进行神经系统检查、神经影像学检查、CSF 检查及随诊，查找病因。然而，非外伤性仅展神经麻痹的患者分为三类：①儿童的最常见病因为病毒感染后遗症、肿瘤；②对于 20—50 岁患者，病因最难明确；③对于 50 岁以上患者，小血管病变为最常见病因。主要的临床表现为，患者存在大度数的内斜视，受累眼外转受限，严重时外转不能超过中线，有代偿头位，脸面转向麻痹肌作用方向。

麻痹性斜视是否需要手术取决于病情是否影响患者的双眼单视功能和职业要求。治疗主要是针对病因，针对神经麻痹可使用营养神经的药物。病因清楚、病情稳定半年后不能恢复的斜视可以手术矫正。内直肌注射类肉毒素可以避免或缓解肌肉痉挛，也可以替代内直肌后退术。

（张熙伯）

参考文献

[1] 刘家琦，李凤鸣 . 实用眼科学 . 北京：人民卫生出版社，2014：571，578，583，585.

[2] Lee MS，Galetta S. Six nerve palsies in children. Pediar. Neurol，2010，43（6）：49-52.

[3] Bakri SJ，Krohel GB，Peters GB，et al. Cause and progonosis of nontraumatic sixth nerve palsies in yong and older adults. Ophthalmology，2012，109（7）：489-496.